U0621035

医学形态学染色技术

理论与应用

主编 龚 林 陈 明

中国科学技术出版社

·北 京·

图书在版编目（CIP）数据

医学形态学染色技术理论与应用 / 龚林，陈明主编. -- 北京：中国科学技术出版社，2021.5
ISBN 978-7-5046-8346-5

Ⅰ.①医… Ⅱ.①龚… ②陈… Ⅲ.①人体形态学－染色技术 Ⅳ.① R32

中国版本图书馆 CIP 数据核字（2019）第 174469 号

策划编辑	张建平　孙若琪	
责任编辑	张建平　张　晶	
装帧设计	华图文轩	
责任校对	邓雪梅	
责任印制	马宇晨	

出　　版	中国科学技术出版社有限公司
发　　行	中国科学技术出版社有限公司发行部
地　　址	北京市海淀区中关村南大街 16 号
邮　　编	100081
发行电话	010-62173865
传　　真	010-62179148
网　　址	http://www.cspbooks.com.cn

开　　本	787mm×1092mm　1/16
字　　数	480 千字
印　　张	20.5
版　　次	2021 年 5 月第 1 版
印　　次	2021 年 5 月第 1 次印刷
印　　刷	河北鑫兆源印刷有限公司
书　　号	ISBN 978-7-5046-8346-5/R·2444
定　　价	78.00 元

主编简介

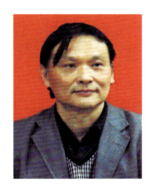

龚　林　江苏淮阴市人。毕业于泸州医学院，副研究员（自然科学类），中国细胞生物学学会会员，中国解剖学会及四川省解剖学会会员，中华医学会会员，九三学社社员。发表论文 40 余篇，参与或主研课题项目实验研究 10 余项，获国家级、省级教学竞赛奖 8项（国家级一等奖 1 项，二等奖 1 项，三等奖 2 项，省级奖 4 项），并获国家发明专利 2 项。

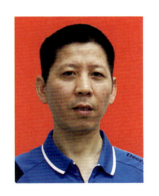

陈　明　四川泸州市人，本科学历，病理学实验师、执业医师。从事临床细胞病理诊断、教学、科研及尸体解剖工作 20 余年。承担诊断病理专业本、专科病理技术理论和实验教学工作。先后编写了《病理技术》教材、《病理技术实习指导》。培养病理技术进修生 20 余人。协助和参加科研 20 余项，发表学术论文 10 余篇，其中 SCI 收录论文 1 篇。

前　言

　　1873 年，意大利组织学家 Camillo Golgi 发现了神经元。这一伟大发现，其实是源自他一次有趣的经历。一次，一位清洁工在收拾 Golgi 的实验室时，不小心将一些铬酸盐固定后的组织块扔到了废弃的硝酸银溶液里，数日后，Golgi 捡回了这些组织块，做成了切片，竟意外看到了被染色的神经元。这是一个历史性的发现，Golgi 也因此成为一位伟大的科学家。20 世纪 80 年代初，笔者在重庆医科大学进修时，谢筱云老师告诉我们，她从 1977 年开始摸索 HE 整体染色法，也是受 Golgi 发现神经元的启发。在她的带领下，笔者将整块组织放到苏木精伊红液中，在切片中果然观察到了组织的细胞核及细胞质。1983 年，谢老师在《四川解剖学杂志》发表了一篇看似不起眼的文章《苏木精伊红整块组织染色法的经验介绍》，但却从此开启了传统整块 HE 染色法的新篇章。

　　当今的医学形态学发展到了超微结构水平，已经在分子水平上发展。但在实践应用上，许多经典的显微镜技术在组织学与病理学的初始及基础性研究中仍然被广泛且普遍应用，发挥着它不可替代的重要作用。故我们在运用新技术、新方法的同时，绝不能丢掉和轻视组织切片这种传统直观的方法。比如，2005 年，两位澳大利亚科学家因发现幽门螺杆菌并阐明其在胃炎和胃溃疡等发病中扮演关键角色而获得诺贝尔生理学或医学奖，他们所采用的方法就是最基本的医学形态学染色技术。医学形态学染色技术是医学形态学的一项基本技术，它的重要性就在于——若离开了它，医学科学研究以及一切病理诊断都将无从谈起。

　　时代的进步对医学形态学技术的发展提出了更高的要求。为了制作出更多直观、凸显、典型并具有示范性的组织学、病理学切片，并在显微镜下呈现出更好的组织图片，进一步揭示生物结构与生命活动的奥秘，笔者认为很有必要出版这本书。这也是笔者作为在医学形态学战线上工作近 40 年的医技人员应尽的责任和义务——要将前辈的经验传承下去，并有所创新与升华。

　　全书内容包括了概述、上皮组织、结缔组织、血液、软骨和骨、肌组织、神经组织、神经系统、眼和耳、循环系统、皮肤、免疫系统、内分泌系统、消化管、消化腺、呼吸系统、泌尿系统、男女性生殖系统及胚胎，共 20 章的内容。由于正常组织与病理组织在染色制作上的差异很小，故将二者的制作方法放在一起讲述。

本书具有以下特点：

（1）理论与实践紧密结合。每章节基本都是先以相关理论做指引，再重点讲述各技术实践的方法、步骤、优缺点、成败经验等，使后面的实践活动更好地印证理论，从而将理论的学习落到实处。

（2）具有系统性、全面性和丰富性。

（3）具有可操作性和实用性。每种切片的制作方法，从配药、技法、步骤、浓度、温度、时间、用具到注意事项等都一一做了详细介绍，深入浅出，具体明白，一目了然。所用药品、工具、设备在市面上都能方便买到，方法也是一般人能做得到的，真正做到了制作方法的普遍性和实用性。

（4）除具有传承性外，还加入了个人创新。本书在继承医学形态学领域前辈们宝贵经验的同时，还广泛参考了国内外本专业最新权威教科书及其他文献，并将近年被公认的新成果、新概念与新方法纳入其中，把同仁们好的、有价值的东西有机地融入书中。同时，结合笔者多年的实践工作经验，整理、改良了一些制片的技术方法，包括笔者获得的两项国家技术发明专利的方法都毫无保留地呈现在书中。

本书涵盖了医学形态学的相关理论，并将生物组织制片与染色技术作为着眼点，对人体和动物的组织形态进行了从宏观到微观的深入细致的剖析和介绍，可为广大医学院校教师、实验技术员、科研人员、医务工作者在实际教学、科研、病理诊断等工作方面提供方便和强有力的支持，可作为医学形态学制片与染色技术的参考书和工具书。

希望本书的出版能对提高医学形态学染色与制片技术水平起到推动作用，对医学院校的教学、科研、病理诊断等有所裨益。由于编者水平有限，书中不足之处恳请各位同仁批评指正。

编　者

2021 年 2 月

目　录

第1章 概　述

一、医学形态学染色技术的内容与意义

医学形态学染色技术是病理学、组织学及胚胎学等形态学科用于观察和研究组织细胞正常形态及病理变化的常用手段，用以补充生活观察的不足。它在医学科学领域中占有重要地位，是医学形态学科教学与科研不可缺少的重要组成部分。

病理学、组织学及胚胎学的发展与显微镜的发明和进步，都和医学形态学染色技术的进步密切相关。利用形态学染色技术制作的标本，不仅可以显示各种组织细胞的不同结构和形态，还可以显示细胞和组织中的某些化学组织成分的含量变化，为细胞分子学的研究提供最直观的依据。

病理学、组织学及胚胎学研究方法中许多重大发现与科学实验技术的不断创新、发展是分不开的。如果没有显微镜的发明就不会有细胞的发现，更不会有细胞学说的建立。同样，如果没有电子显微镜的发明，人们就不会认识到细胞内部结构的复杂性。因此，我们有必要学习细胞学与组织学等学科的相关理论知识，它是理解医学形态学染色技术的重要基础。

病理学和组织学都属于医学形态学学科，其中病理学在观察病变组织形态结构改变等方面是离不开医学形态学染色技术的，而对组织学来说，它是研究机体微细结构及其相关功能的科学，它们都是随着显微镜的出现，并在解剖学的基础之上发展成为医学基础学科的重要组成部分。对组织学而言，通俗来讲，就是用显微镜观察人，而对于医学形态学染色技术而言，就是把"人"制作好、制作美观，便于观察，从而达到研究其形态结构与功能的目的。

二、医学形态学染色技术的发展

医学形态学染色技术随着生命科学的发展而不断进步。在早期的显微技术中，细胞学、组织学和病理学的前辈们以新鲜的、体外生活的和活体的组织器官的研究方法来探索机体的结构。这门科学，至少可追溯到公元 1590 年，那一年，荷兰制造商亚斯·詹森（Yas Jason）和 Z.Janseen 父子制造出了简陋的显微镜，它的放大倍数为 10 ～ 30 倍，能观察昆虫和跳蚤之类的生物，故俗称为"跳蚤镜"，英国人 Harvery 就是用此种显微镜观察鸡胚的。1665 年英国物理学家虎克（Robbert Hooke，1635—1703）用简陋的显微镜观察了软体薄片后，第一次发现了细胞，并将细胞壁围成的小室称为"cell"，创立了"细胞"一词。1680 年荷兰人

A.van Leeuwenhoek 成为第一个看到活细胞的人，他观察过原生动物、人类精子、鲑鱼的红细胞、肌纤维和神经细胞等。随后，意大利人马尔比基（Malpighi）观察了脾、肺、肾及表皮等。在此之前，诸多学者在观察与实验时多用徒手切片，直至由捷克斯洛伐克科学家浦肯野（Purkinje）率先采用机械切片方法取代徒手切片。然而，早期机械切片虽然较徒手切法更进了一步，但切片仍不薄，所作切片均系直接观察，直至 1849 年 Gppert、Cohn 及 1851 年 Corti 先后发现卡红可以将组织内细胞核染色为止。1865 年 Boehmer 从染色工业上得到启发，以明矾（硫酸铝钾）和苏木精结合作为细胞核的染色剂，称明矾苏木精（alum hematoxylin），立即得到业界人士的广泛认可，并确定了将铝盐作为媒染剂。

显微镜技术的不断改进，组织切片机的诞生（Güdden 和 Welker，1856），组织染色法出现和生物固定技术（如 Fleming，1882，1884；Ganoy，1886）的应用，大大提高了人们对细胞显微结构的认识，各种细胞器相继被发现，包括 1890 年 T.Boveri 和 V. Benden 在观察细胞分裂时，发现了中心体，1897 年 C. Garnier 又发现了内质网。同年，C. Benda 发现细胞中的线粒体，Golgi 使用浸银法第一次在神经组织中发现了高尔基体等，以及 19 世纪末一篇不太起眼的技术报道宣告石蜡包埋法的诞生，它已构成现代组织学和病理组织实验观察的基础。其中，石蜡切片技术最早于 1869 年为 Klebs 所应用，直到 1882 年 Bourne 发表关于石蜡包埋技术的报道之后，石蜡包埋法才被广泛采用至今。在光镜技术条件下，常用的经典技术是石蜡切片术（paraffin sectioning），而最常用的是苏木精 - 伊红染色法（hematoxylin-eosin staining），简称 HE 染色法，这使得组织学和细胞学发展进入一个黄金时代，石蜡切片技术也成为医学形态学研究中一种不可缺少的重要实验技术手段。

早在 1858 年，Gerlach 即发现内皮细胞可着色，后来他又发明用胭脂红染神经细胞和神经纤维的方法，他明确指出了在组织学中进行染色的重要性，因此，Gerlach 有"染色之父"之誉。接着有许多学者如 Flemming（1874）、Boveri（1887）等配成各种染色液应用于组织内染色，较著名的染色液有 Schneider（1880）醋酸洋红，Weigert（1884）铁苏木精，Gremher（1885）硼砂洋红，Delafield（1885）苏木精，Van Gieson（1889）苦味酸复红，Wright、Giemsa（1920）血液染色剂，Mallory 三色染色法等。1884 年德国人 Karl Weigert（1843—1904）创建 Weigert 法，该方法是用金属化合物（重铬酸钾）先将神经组织进行媒染，然后再染苏木精，使髓鞘被染成深蓝色，神经元胞体和其他组织仍为无色，是显示有髓神经纤维的好方法。在这之后又出现了不少改良法，其中以 Pal 的改良法应用最为普遍。

1856 年，William Perkins 发现了苯胺紫，从此开创了利用人工合成染色剂的时代。1862 年 Bencke 首次描述了亚尼林在组织学中的应用，随着染色剂工业的发展，现在亚尼林已经成为多达几千种染色剂的"大家族"，至今它们仍然是生物切片染色中应用最广的一类染色剂。1867 年 Schwartz 用胭脂红对组织成分染色后，再染苦味酸，这是对比染色的开始；1889 年 Van Gieson 用酸性复红及苦味酸混合液染神经组织；1892 年 Frust 改用结缔组织染色；1891 年 Flemming 用沙黄、结晶紫及橘黄完成三重染色；1990 年 Mallory 用酸性复红、亚尼林蓝及橘黄混合染色，称为三酸染色；1891 年 Unna 发现亚甲蓝与碳酸钾配成的染液具有异染性，染肥大细胞呈红色，浆细胞呈蓝色；1896 年 Daddi 开始应用苏丹Ⅲ做脂肪染色；1901 年 Michaelis 引入苏丹Ⅳ，至今还是应用最广泛的脂溶性染色剂；其后 1926 年从 French 开始应用油红，所以苏丹类脂质染色剂是应用很久、经过考验的一类显示脂质的染色剂。

1854 年 Flinzer 最早用银化物浸染组织证明了细胞间隙。1884 年在 Karl Weigert 发表了正常髓鞘染色法之后，1890 年 Vittario Marchi 发表了专门显示变性髓鞘的方法，过去多年曾广泛应用于变性有髓纤维束的追踪，由于 Marchi 法可选择性镀染变性髓鞘，它对束路学研究的贡献颇大。1892 年 Franz Nissl 创立了 Nissl 染色法，并以发现 Nissl 体和 Nissl 变性等而闻名。Masson（1914）建立的浸银法显示了消化管黏膜内的亲银细胞，这些研究为胃肠内分泌细胞的进展奠定了基础。神经组织的研究中，Del Rio Hortega（1919）建立了显示中枢神经系统内小胶质细胞的浸银法，Nauta（1954）建立了显示溃变神经终末的浸银法。1924 年 Feulgen 反应，Brachet（1940—1944）显示 DNA 和 RNA，另外还有 Gomori（1946—1947）的碱性磷酸酶显示法。1946 年 Glees 在 Bielschowsky 法的基础上做了改进，取得了较稳定的成绩，尤其是它可以比较可靠地染出变性的神经终末。正因为这些科学家对染色技术做的不懈研究，推动了该技术的进步与发展。随后，Shikata（1973）、Tanka（1981）等分别用地衣红和维多利亚蓝混合液显示乙肝表面抗原，Croker J 等推出了核仁组成区嗜银蛋白染色的技术方法。

正是这些组织学和病理学领域的前辈们在世界科学史中不断建立了里程碑并用活体组织器官的研究方法，以及依靠切片机制备的切片、固定的染色等技术，使人体和动物的器官、组织和结构等许多生命内部的科学奥秘先后被发现，如消化管黏膜下层的 Meissner 神经丛（Meissner，1829—1905），肠肌神经丛（Auerbach，1828—1897），有髓神经纤维的 Ranvier 结（Ranvier，1835—1922），大脑皮质的巨大锥体细胞（Betz 细胞，1834—1894）；又如胰岛（Langerhans 岛，1869），表皮内的触觉细胞（Merkel 细胞，1875），甲状腺滤泡旁细胞（Baker 细胞，1877），肠腺的帕内特细胞（Paneth 细胞，1888），神经元胞质内的尼氏小体（Nissl 小体，1892）。胃肠嗜铬细胞的发现（Heidenhain，1870），纤毛运动的发现（Pukinje，1787—1869），肥大细胞的发现（Ehrlich，1897），成熟卵泡的发现（Graaf 卵泡，1616—1673），睾丸的间质细胞的发现（Von Leydig，1821—1908），肝的 Kupffer 细胞的发现（Kupffer，1829—1902），肝小叶的发现（Kiernan，1883），肺的 K 细胞的发现（Kulschitzky，1856—1925），甲状腺滤泡旁细胞的发现（Baker 细胞，1877），肠腺的发现（Lieberkühn，1711—1765），高尔基体的发现（Golgi，1898）等，用他们的姓名命名了许多细胞和组织微细胞，并沿用至今。经许多学者的研究，逐渐建立了各种特殊的显色法，例如 Gieson 胶原显示法，Foot（1925）银浸法显示网状纤维，Verhoeff（1908）和 Gomori（1950）等的弹性纤维染色法，Mallory（1938）的纤维蛋白染色法，Wrigh（1902）染血液的方法，Weigert（1884）的髓鞘染色法，张保真（1958）铁苏木精显示胆小管。

19 世纪早期的组织学也能正确描述人体各部位器官细胞的排列，随着基础研究的突飞猛进，早期的研究成果已远远不能满足现代医学科学发展的需要，在这种情况下，医学形态学染色技术已逐渐成为医学形态学学科发展过程中的一个重要环节。它具有理论性强、技术含量高的特点，已成为一门独立的科学。19 世纪后期随着其他科学，如化学、物理学及生物学的发展，组织学亦建立了一套完整、科学的操作技术，如固定、包埋、切片及染色等，推动医学形态学的向前发展。伴随着医学形态学染色技术的普及和发展，组织学在医学科学中的应用更加广泛，已进入蓬勃发展的新时期。

20 世纪初，用光学显微镜观察的组织制片已形成了完整的操作技术模式，即组织固定—包埋—切片—染色—封固。该模式一直沿用至今，并在细胞学和组织学领域广泛应用。石蜡切片是最经典、最基本的技术，它与其他新技术相结合，将传统的经典技术应用到其他科学领域，为之增添了许多新的观察方法及研究内容。随着生物学和医学的发展，医学形态学染色技术也在不断地改进和发展，它是开拓细胞学和组织学的主要手段，通过它的染色技术可获得数字化"组织切片库"大量标本。迄今为止，在医学领域众多的科学实验技术研究中，机体的器官、组织或细胞及亚细胞结构的形态学变化，仍然是最直观和最可靠的观察指标。

20 世纪 20 年代，Feulgen 创立了核酸反应，随着 30 年代相差显微镜及电子显微镜的发明，特别是 1932 年德国 Ruska 和 Knoll 研制出第一台电子显微镜（electron microscopy）并广泛应用于科学研究，组织学与病理学进入了一个新的发展时期。如果说光学显微镜曾为人类打开了微观世界宝库的第一道大门，那么，电子显微镜又为人类打开了它的第二道、第三道大门，为人们揭示了无穷的奥秘，如脱氧核糖核酸（DNA）的内部结构，过滤性病毒、细菌的详细结构及内质肉（K. R. Porter，1945）、溶酶体（De duve，1956）、核糖体（Robertis，1958）结构，揭示了过去在光镜下观察到的高尔基体（A. J. Dalton 等，1953）和线粒体（G. E. Palade，1953）等细胞器及其微细结构等。近年来，随着其他学科的进展，不少新技术和新方法给组织学染色技术增添了新的内容。尤其是计算机和电视技术的发展，推动了定量图成像分析系统、数码互动系统的进步。通过实验操作可获得满意的显微镜成像、细胞形态分布特征、精美的图片及翔实的数据，为人类的科学技术研究增添光彩，为人们开辟出一个崭新、奇妙的视觉空间。

从医学形态学染色技术发展的过程来看，它实际上就是借鉴同时代化学、物理学及生物学等领域的先进技术，如现代染料化学的成就为组织学家们提供了大量宝贵的试剂。随着新仪器、新技术的不断涌现，近代物理学的发展为医学形态学染色技术提出了新的技术及设备要求，使组织学与病理学的研究方法不断更新。但无论有多少新技术、新方法，在组织学、病理学以及医学基础科学技术研究中，医学形态学染色技术仍然是最基本、最重要的常规组织学技术，没有它的存在，一切病理学诊断及许多基础科学研究都将无从谈起。

目前，显微镜技术的发展同日益进展的处理细胞结构的固定剂、染色技术相互补充，给现代医学、生物学开拓着日益广阔的发展前景，也推动着组织切片和染色技术与仪器设备的发展与进步，使医学形态学染色技术成为研究细胞水平的形态结构、化学组成、遗传与变异以及肿瘤的研究等方面不可缺少的重要技术手段。

三、常用的染色方法

（一）一般常用的染色方法

医学形态学染色方法较多，由于对组织材料的染色要求不一样，对其研究的目的不同，选用的染色方法也不一样，根据实验中现有的分类可分为以下几种。

1. **整体染色法** 是指不必经过切片而将整个微小的或透明的生物体或器官封固起来，制成整体装片的方法，如鸡胚的整体制片等。

2. **涂片染色法** 是指将动物或人的比较疏松的组织或细胞均匀地涂布在载玻片上的一种非切片的制片方法，如单细胞生物、血细胞等。特别是在细胞学上对染色体的形态和数目的观察应用较多，效果颇佳。

3. **解离法与梳离法** 解离法是指借助药物的作用，将组织浸软，使组织的各个组成部分之间的某些结合物质被溶化而分离的一种非切片法。梳离法是指将一些纤维组织·如肌肉、神经等采用刮梳的方法，使纤维沿着纵轴的方向分离；在对动物材料分离时，首先是解离，然后是梳离，这两种方法是先后进行的，可先染色，后分离，反之亦然，如肌纤维分离法、神经纤维分离法及运动终板的制作方法等。

4. **组织块染色法** 是指将固定的组织材料洗涤干净，直接放入染液中先进行染色，再经包埋后切片的方法。适用于制作金属浸润组织，如对神经组织的镀银等。

5. **蜡带染色法** 将组织材料经石蜡包埋后切成蜡片。这种方法不需要将蜡片分开，而是直接把它们切成一片片的蜡带，放入染色剂中进行染色。

6. **切片染色法** 是将组织材料经固定、脱水、透明、包埋、切片后贴于载玻片上进行染色的方法。它是医学形态学研究中最常使用的一种方法，如石蜡切片、火棉胶切片及冷冻切片，均采用此法进行染色。根据染色的需要及染色步骤的不同，分为以下几种。

（1）单一染色法：选用一种染色剂对某一特定的组织细胞成分进行染色，如采用铁苏木精染睾丸生精细胞等。

（2）双重染色法（对比染色法）：是指用两种不同性质的染色剂，对组织细胞成分进行不同颜色对比染色的方法，如苏木精、伊红（HE）染色。

（3）多重染色方法：是指选用两种以上的染料色剂，对组织细胞成分进行染色的方法，如染疏松结缔组织的 Mallory 三重染色法、Van-Gieson 染色法等。

7. **其他分类方法** 此外，还可根据所用染色剂浓度的高低以及使不使用媒染剂等染色的方法又可分为以下几种。

（1）进行性染色（渐进法）：将组织放入较低浓度染色剂中，使组织细胞成分由浅至深，渐渐着色，当达到所需的程度时，才终止染色，如卡红染色等。

（2）退行性染色（后退法）：将组织先进行浓染过度，超过所需的程度后，再用某些溶液脱去多余的染色剂，以达到适当的深度，并使不应着色的组织细胞脱色的过程。如 HE 染色中，苏木精染细胞核的情况，它在实验室中应用比较广泛。

（3）直接染色法：一般综合染料的某些染色，在无须经过中间物媒染剂的作用下，染色剂与组织细胞成分就可直接结合而着色的过程。

（4）间接染色法：某些染料如苏木精，几乎不能与组织细胞相结合或本身的结合能力很弱，必须经过媒染剂的作用才能达到着色的过程。

（二）其他染色方法

由于显示组织细胞成分的特殊要求，或者对人体及动物的某些细微结构，采用一般的染色方法不能很好地显示出来，就有必要选用其他一些特殊染色方法来进行，如活体染色法、超活染色法及金属浸润法等。

1．活体染色法　是指对生活有机体的细胞能着色而又无毒害的一种染色方法，如台盼蓝活体染色法、中性红活体染色法等。

2．超活染色法（体外活体染色法）　它是将已经离体的或刚杀死的生物体内的活细胞，置于适当的培养液中，使它保持生活状态，再进行染色的一种方法。如血液从活体小白鼠内取出，放在载玻片上用活体染料进行染色；又如采用中性红对豚鼠胰岛的超活染色及对血细胞的中性红－詹纳斯绿双重超活染色法等。

3．金属浸润法（金属沉淀法）　选用可溶性重金属盐类（如氯化金、硝酸银、四氧化锇等），配成稀释的溶液，使它与组织细胞中的某些结构结合，然后再选用有机酸类（如甲酸、醋酸、草酸等）进行还原，使金属盐类形成不溶性的金属或金属氯化物沉积于组织细胞结构的表面，使它呈现出黑褐色及棕黄色的物影，从而显示出它的结构，如显示脊髓中的运动神经元等，它是一种组织块浸染法。

四、细胞核染色剂（碱性染料）

（一）巴西木素

巴西木素是植物性天然染剂的一种，是从几种木本的豆科植物的树皮中提取出来的，这种树木的种类很多，总称为红木或巴西木，属于云实科，其中最重要的两种是 Caesalpinia Crista 及 C.echinata，是由这种树木所提取的染剂；而巴西木素（brazilin）及苏木精（hematoxylin）是两种化学成分不同的天然染料，它们在化学结构上十分相似，经分解后，可产生两个化合物，即邻苯二酚和邻苯三酚。它们的化学结构式分别如下：

邻苯二酚　　　　邻苯三酚

　　巴西木素和苏木精均是从豆类植物的两种树的树皮中提取而得的，即巴西木素是由巴西木（或红木）制取的，而苏木精是由苏木制取的，这两种树木均属云实科，产于热带地区。巴西木素和苏木精获取的方式不同，苏木精只能从一个种别中取得，而巴西木素可从多种能产生巴西木素的不同种别中取得；巴西木素及苏木精是两种不同的天然染料。巴西苏木精别名巴西苏木素、巴西木素、巴西红木精，是从巴西木等豆科植物中提取，性质与苏木精相似；巴西木素溶液无色，暴露于空气中后会氧化为氧化巴西木素而变成红色。它通常溶于 70% 乙醇，配制成浓度为 0.5% 的溶液后进行染色。巴西木素与铬盐作用可变成红棕色至紫黑色，与铝盐作用可变成紫红色。它们的化学结构式如下：

巴西木素　　　　　　　　　　　　氧化巴西木素

　　巴西木素为最新植物制片技术上应用很广泛的染剂，染色效果极好，其配制方法是用 70% 乙醇 100ml，巴西木素 0.5g，混合配制后，放置 1～10d，变成红色后即可应用。贮藏液宜紧密封塞，放于暗处贮存，避免阳光与空气与之接触，使其过氧化而失去效用。此染料首先由贝林介绍，后来渐渐改良，广为应用。巴西木素本身不是一种染料，用时必须用钾明矾或铁明矾作媒染剂后才能发挥作用，它可用作细胞核的染色，新鲜及固定后的组织可以获得良好的染色效果。

（二）苏木精

　　苏木精是由豆科中的木本植物洋葱木的心材浸制而得，产于南美洲墨西哥的 Campeche，是一种在地面上分布很窄的特产植物，苏木精本身的分子式为 $C_{16}H_{14}O_6$，配好的苏木精溶液经过一段相当长的时期，逐渐氧化生成氧化苏木精（即苏木红），此时的分子式变为 $C_{16}H_{12}O_6$。它的水溶性（26℃）为 1.75%，醇溶性为 60.0%。早在 1840 年，人们采用的制造方法中就以乙醚提取苏木片，蒸发后再以乙醇消化，然后放入水中蒸去乙醇，苏木精就成为结晶体分离出来。后来，人们将其改用较简单的方法制造，用商用苏木提取物作为起始点代替苏木片，而近代制法是在连续提取器中用乙醚提取干燥的商用苏木提取物，蒸发至干，使其溶于水，过滤后就会有结晶自溶液中析出。

　　苏木精和巴西木素相似，只是较后者多一个羟基。一般公认的苏木精的化学结构式如下：

苏木精

苏木精和巴西木素一样，是没有双键、无发色团的醌式结构，它本身不是一种染料，不能染色，必须先经氧化作用成为有色的氧化苏木精（即苏木红），它含有对醌基的发色团，所以它有了颜色才可供染色用。氧化苏木精的化学结构式如下：

苏木精（无色）　　　　　　氧化苏木精（苏木红）

苏木精是一种十分重要的生物学染色剂，它不仅是一种很好的细胞核染色剂，而且还具有明显的多色性；若同一标本经过适宜的 pH 变化析色作用可以在同一张切片组织中，介于蓝色及红色之间，分化出若干中间性的色彩；苏木精的着色作用要看其用的媒染剂的性质及之后的处理方法而定，如用 Heidenhain 苏木精染色后，染色体及细胞核变为黑色，细胞质变为灰色，如果把切片放于氨水中，则变为蓝色。苏木精已成为目前医学形态学教学与科研及病理诊断中最重要而且应用最广泛的一种染色剂。

自 1840 年以来，虽然苏木精在单独使用时着色性能很差，但它仍然是最常用的组织学染料，至 Waldyer（1862）始用于生物切片染色。直至 1974 年，苏木精经加尿素沉淀后制成的染料才较为稳定，它是从苏木中用乙醚连续提取的淡黄色或棕黄色结晶，可溶于乙醇、甘油及热水中，形成蓝紫色沉淀色素（Lake）。苏木精单独使用时较少，因为它对组织本身的亲和力很小，若在苏木精液中加入媒染剂，苏木精与这些不同的媒染剂结合后，经过一定"成熟"阶段，变成氧化苏木精（苏木红）后才对组织具有较强的亲和力，如苏木精与铝结合使用。最知名的配法是 Delafield 苏木精（Prudden，1885）和 Ehrlich 苏木精（Krause，1926－1927），这两种苏木精液均是很有用的组织染色剂。Mayer 氧化苏木精（1891，1899），首先制出氧化苏木精，然后将其与矾结合。苏木精和铁结合成黑蓝色沉淀色素（Lake），早在 1886 年 Benda 提倡的一种铁苏木精就已经在使用，而目前最知名的是 Heidenhain 铁苏木精（1892，1896），它在组织学和细胞学中应用很广，是一种对细胞核、染色体和中心体着色很好的染色液。苏木精也可以与铬联合使用，在 Heidenhain（1886）法就需用重铬酸钾先做媒染，如 Apathy（1888）法用于普通组织染色，Weigert（1884）法用于神经组织染色。亦有人应用铜盐处理后，再经苏木精染色，如 Benda（1893）用此法来研究精子的生成；Bensley（Guyer，1936）用此法来研究染色体和组织颗粒；Cook（1879）提倡的方法中含苏木提取物、矾及硫酸铜。此外，苏木精又可与其他染料联合使用，如 Van Gieson 法是在苏木精染细胞核之后，用酸性品红、苦味酸、伊红或橙黄 G 复染细胞质，使对比效果更佳。

　　苏木精在医学形态学技术中占有重要地位，是细胞核的一种优良染料，此外对线粒体、髓鞘、肌原纤维等均可获得良好效果。苏木精溶液中加入氧化剂，使苏木精脱氢，加入氧化剂的量越多，脱掉的氢就越多，其溶液的颜色就越深。促使苏木精氧化的方法有两种：在配制苏木精时加入氧化剂或在空气中自然氧化，氧化后苏木精脱掉两个氢原子成为苏木红。配制苏木精常用的氧化剂有高锰酸钾、氧化汞、碘酸钠及过氧化氢等。氧化苏木精是一种柱状结晶体，经日光的曝晒后变成赤褐色，易溶于已沸的乙醇中，而难以溶于乙醚；如遇碱类溶液，则变成紫红色，逐渐析出带有光泽的暗蓝色苏木精沉淀色素；这种沉淀色素有强盐基性，易溶于水，待与组织结合后，则难以用水或乙醇洗去，只有用酸性溶液才能使之褪色。又如 Mayer（1903）将碘酸钠（$NaIO_3$）加入染液，使其急速氧化，则配制的染液立即可以使用，但其缺点是往往形成不染色的过氧化物而影响染色结果，这也是许多学者仍然喜欢使用自然氧化的苏木精进行染色的原因。

五、苏木精的种类、配法及其应用

　　苏木精分为明矾苏木精（如 Mayer、Ehrlich、Harris 和 Cole 苏木精）和铁苏木精（如 Heidenhain 和 Weigert 苏木精）两类，它利用高铁离子（硫酸铁铵和氯化铁）作为氧化剂或媒染剂。

（一）明矾苏木精

　　实验室最常用的苏木精有 Harris、Cole、Ehrlich、Mayer 和 Delafield 等，这些苏木精一般用于常规苏木精－伊红染色。早在 1865 年，Böhmer 就介绍了明矾苏木精，而现在大部分使用的染液是由它衍化而来的；明矾苏木精的染色时间由于许多原因而有所不同，一是要看氧化苏木精的程度，这是很重要的，因为氧化会决定苏木红在染液中的量，从而决定染色力；其他因素，如固定液的选用、对组织酸性溶液处理的时间，如在脱钙的情况下，染色时间需适当延长，要考虑使用的染色法、染液的染色力及所染切片是何种组织等。

　　明矾苏木精的不足之处在于在酸性溶液中易脱色，如某种切片组织经 Mayer 明矾苏木精过染后，再经过 Van Gieson 液处理，镜下可见细胞核染色变浅的现象。当在酸性溶液中染色时，选用铁苏木精进行染色可获得良好的结果；而在 Ehrlich 和 Mayer 酸化的苏木精溶液中对组织进行染色尤其易获得令人满意的效果，因为溶液酸性越强则与细胞核的亲和力越强，同时可达到对其他组织成分着色减少的目的。

（二）铁苏木精

铁苏木精产生于明矾苏木精之后，首先是由 Benda（1886）所使用的。目前，有两种标准铁苏木精，即 Weigert（1904）和 Heidenhain（1892，1896）。在 Weigert 染色法中，染色液于染色前混合；而在 Heidenhain 染色法中则是先后连续使用。Weigert 铁苏木精常规用于细胞核染色，是一种进行性染色。而 Heidenhain 铁苏木精是一种退行性染色，需要小心地在显微镜下控制分化程度，它常用于显示肌肉的横纹、髓鞘、线粒体及染色质。在这些染液中，铁盐用作氧化剂和媒染剂，使用的盐是氯化铁和硫酸铁铵，但应特别小心，要防止这些溶液发生过度氧化，故常将铁苏木精分为媒染剂与染色液两种溶液形式分别保存。

六、细胞质染色剂（酸性染料）

用于细胞质染色的染料种类虽多，但常用的只有数种，如伊红、藻红、光绿、橘黄 G、酸性复红、焰红、刚果红等。实验室最常使用的是伊红。伊红是一种人工合成的煤焦油染料，是钠或溴盐的酸性红色细胞质染色剂。它的种类很多，一般可分为伊红 Y、伊红 B、伊红 BN、乙基伊红、甲基伊红等。

（一）伊红（Eosin）

伊红又称曙红，是人工合成的染料，伊红有醇溶性伊红和水溶性伊红两类。醇溶性伊红有甲基伊红和乙基伊红，水溶性伊红常见的有伊红 B、伊红 Y 两种，另有一种极少见的是伊红 R。日常组织染色中水溶性伊红是首选的伊红染料。

伊红为细胞质、胶原纤维、肌纤维及嗜酸性颗粒等常用的染料，是一种钠或溴盐的酸性染料。

伊红的种类很多，同时名称也不统一，一般可分为下述几种。

1. 伊红 Y（eosin aqueous，yellowish） 是一种酸性染料，是很重要的细胞质染色剂，又称曙红 Y、黄光伊红、黄光曙红等。伊红 Y 是四溴荧光素，分子量为 691.906，分子式为 $C_{20}H_6O_6Br_4Na_2$。因其中常含有一溴和二溴的衍生物，因此会影响到色调，含溴越多颜色越红，它是一种红色粉末，而市售的多为这种化合物的混合物，其色调因含溴数目的多少而不同，含溴愈多染色愈深。伊红 Y 的化学结构式如下：

伊红 Y

伊红 Y（四溴荧光素二钠盐）是一种酸性红色细胞质染料，含有 1 个醌型苯环的发色基和 2 个形成钠盐的酸性助色基。伊红 Y 溶于水中能离解成带负电荷的色酸部分（即染料的有色部分）和带正电荷的钠离子部分（即染料的无色部分）。因其红色中带黄色感（橙红色－鲜红色），故又称黄光伊红，0.5% 伊红 Y 的溶液外观呈橙红色－鲜红色，因其选染性强、着色力强，组织对比染色鲜明、清晰，所以是 HE 染色的首选对比染色染料。从"水溶伊红"的字面上往往使人认为它不溶于乙醇，然而实际情况并非如此。它在 15℃ 的水中溶量为 44.0g，在无水乙醇中为 2g，在二甲苯内不溶，为红中带蓝的小结晶或棕色粉末，浓溶液为暗紫色，稀溶液为红黄色至红色，有黄绿色荧光；而浓乙醇溶液为红黄色，稀溶液为红色，荧光与水溶液相同。伊红 Y 分水溶性和醇溶性两种，组织学常规染色多用水溶性的，即水溶性伊红 Y，它的溶解度在 26℃ 时，在水中是 44.2%，在醇中是 18%，在二甲苯内不溶。通常所用的为伊红 Y，它是一种酸性染料，略带黄色，很容易溶解于水（15℃ 时达 44%），所以特称为"水溶性曙红"，较不易溶于乙醇（2%），在普通光照下具有强荧光效应。

2. 伊红 BN（Eosin BN） 又称蓝光伊红，或伊红 B（Erythrosin B），是二硝基荧光素的二溴衍生物，分子量为 879.882，分子式为 $C_{20}H_6O_5I_4K_2$ 或分子量为 624.090，分子式为 $C_{20}H_6N_2O_9Br_2Na_2$。伊红 BN 的化学结构式如下：

伊红 BN

这种染色剂与黄光伊红相比有一个明显的蓝色色调。伊红 B 水中能溶 10.0g，无水乙醇中能溶 5g，在二甲苯内不溶。因其带有淡淡的蓝色感，故又称蓝光伊红。将它配制成 0.5% 的溶液外观为红中带蓝，其色感在镜下不如伊红 Y 鲜明、清晰，总是带着一丝淡淡的蓝色，所以伊红 B 一般不作为组织切片 HE 染色的首选对比染色染料。

伊红 B 偏蓝色调，一般配成 0.5%～1% 水溶液或乙醇溶液。作为一种对比染色剂，伊红 B 偶尔用于组织学中，例如 Mayer 钾明矾氧化苏木精法即需要用此，Lillie（1944）认为它可用于配制中性染色剂做组织染色。

3. 乙基伊红（Eosin S）与甲基伊红 乙基伊红分子量为 714.072，分子式为 $C_{12}H_{11}O_5Br_4K_{10}$。在水中不溶，在无水乙醇溶 1g，在二甲苯中溶 0.07g。而甲基伊红的分子量为 700.046，分子式为 $C_{21}H_9O_5Br_4K$，在蒸馏水中溶 10.0g，在无水乙醇中溶 7.5g，在二甲苯中不溶。乙基伊红和甲基伊红很少使用。

从上述各种伊红的溶解情况来看，除乙基伊红不溶于水外，其他均能溶于水和乙醇，只是溶解度不同；而许多染色法中常加"水溶性"或"乙醇性"等注解，这实际上是不恰当的。

（二）藻红

藻红（erythrosin yellowish）与伊红的化学性质很相似，分为藻红 Y 和藻红 B 两种，其中藻红 B 近似于伊红 B，又称碘伊红。藻红的分子量为 628.078，分子式为 $C_{20}H_8No_5I_2Na_2$；在 15℃ 100ml 蒸馏水中可溶 8.5g，在无水乙醇中溶 4.5g，在二甲苯中不溶。藻红的使用方法及使用效果与伊红基本相同。

七、苏木精－伊红液的配法及染色法

苏木精是一种植物染料，是从苏木（Campechianum 属）蒸馏而成的，能溶于乙醇、甘油，加热时可溶于水。配制苏木精液时，一般先将苏木精溶于乙醇，再加入明矾液及少量甘油以防止过度氧化，在苏木精液中加氧化汞、高锰酸钾、过氧化氢或将瓶口敞开等方法可加速其氧化，产生染色作用。

苏木精液氧化成熟后才能获得良好的染色效果，用人工加速氧化后配成的染液，制好之后就可以使用了；若让其自然成熟，则须在光线充足下放置一定时间才能使用。苏木精是实验室中最主要的染色剂，配法很多，各有特点，以下介绍几种常用的苏木精配制方法。

（一）常用的苏木精配制方法

1. Heidenhain 苏木精液　Heidenhain 苏木精是 1892 年由 Heidenhain 发现的，不久即被组织学家采用。它作为组织制作技术上最重要的一种染色剂之一，至今已有 100 多年的历史，目前仍然是研究细胞学及组织学普遍采用的染色剂。用这种染色剂进行染色的效果良好，尤其对于染色体、线粒体、中心体等，不但染色良好，而且颜色可长久保存。下面介绍经典 Heidenhain 苏木精液的配制方法。

Heidenhain 苏木精液：甲液，铁明矾 2 ～ 4g，蒸馏水 100ml；乙液，苏木精 0.5g，95% 乙醇 10ml，蒸馏水 90ml。甲液是媒染剂兼分色剂，应随配随用；乙液是染色剂，溶解后暴露在敞口的广口瓶中，氧化后应用，可以久藏。两液应分别制用，不可混合。染色时，先浸入甲液中染色，水洗后再染乙液，然后再用较稀的甲液分色，一般染成蓝黑色。

2. Harris 苏木精液　Harris 苏木精是人工氧化成熟类型的代表，是一种古典的（1900）、原创性的苏木精染料，其特点是染色力特别强，在组织内细胞核的着色力方面居各类苏木精液之首。其配制方法如下：

Harris 苏木精液：苏木精 2.5g，无水乙醇 25ml，钾明矾 50g，蒸馏水 500ml，氧化汞 1.25g，冰醋酸 20ml。将苏木精溶于乙醇中（稍加热），将预先已溶解钾明矾的蒸馏水加入苏木精乙醇液中，使溶液尽快沸腾，将火焰熄灭或稍有火，慢慢加入氧化汞，防止溶液溅出，再煮沸 1 ～ 2min；此时将烧瓶（烧瓶的容积大于染色剂容量）立即浸入冷水中，当染液冷却后，加入冰醋酸，过滤后即可使用。此液的优点是配制后即可应用，染色力较强；缺点是配制较麻烦，极易形成沉淀，尤以室温低时最显著，故需经常过滤。Harris 苏木精适合气温较高季节的组织染色和细胞涂片染色。

3. Ehrlich 苏木精液　Ehrlich 苏木精（Ehrlich，1889）也是一种古典的、原创性的苏木精染料，其配方组成成分合理，染色效果良好，性能极为稳定，其染色连续使用时间可达

7～9周。其配制方法如下：

Ehrlich苏木精液：苏木精1g，无水乙醇50ml，冰醋酸5ml，甘油50ml，硫酸铝钾5g，蒸馏水50ml。将苏木精溶于15ml的无水乙醇中，加入冰醋酸后搅拌，以加速其溶解；当苏木精溶解后将甘油倒入并摇动容器，同时加入剩余的无水乙醇；将硫酸钾矾加热溶解于水中，将温热的硫酸铝钾溶液慢慢加入上述染色剂中，并随时搅动。此液混合完毕后，将瓶口用一层包着小块棉花的纱布塞住，放在暗处通风处，并经常摇动以促进其成熟，直到颜色变为深红色为止。成熟时间需2～4周，若加入0.2g碘酸钠，可立刻成熟。

4．Weigert苏木精液

（1）Weigert苏木精液：29%三氯化铁水溶液4ml，蒸馏水95ml，盐酸（比重1.124）1ml。配制方法：临用前取上液与1%苏木精乙醇（95%）溶液1：1混合，即成染液。

（2）Weigert铁苏木精液：Ⅰ液，苏木精1g，无水乙醇100ml。Ⅱ液，30%三氯化铁水溶液4ml，蒸馏水100ml，盐酸1ml。临用时将Ⅰ、Ⅱ液等量混合，在试管内先加入Ⅰ液，再加入Ⅱ液则很容易混合，反之则难混合，此染色液应呈紫黑色。需在使用1周前配制Ⅰ液使其成熟，或者用已成熟的5%苏木精溶解于无水乙醇原液来配制；后者除可以配制此染色液外，还可配制成Heidenhain苏木精液和其他染液，优点是经4～5周成熟后任何时间皆可使用。

5．Delafield苏木精液　将苏木精4g溶解于无水乙醇25ml中，将其倒入10%铵明矾水溶液400ml内，放在光亮处3～4d，过滤后再加甘油及甲醇各100ml，2～3d后再过滤，能长久使用。此液着色力较强，染色数分钟即可，对细胞核及嗜碱性颗粒染色效果良好。

6．Mayer苏木精液　Mayer苏木精是一种良好的细胞核染色剂，常常作为组织特殊染色的对比核染色剂来应用，也常用于显示酶的组织化学技术中细胞核的对比染色。

（1）Mayer苏木精明矾液：苏木精1g，蒸馏水100ml，碘酸钠0.2g，钾矾50g。加温溶解后呈蓝紫色，加水化氯醛50g及枸橼酸1g，溶液变为红紫色，能长久保存。组织切片染色4～6min，小块组织染12～24h。陈旧性染色液的着色力较强，可用2%钾明矾水溶液适当地加以稀释，染后用流水洗至细胞核呈深蓝色。

（2）Mayer钾明矾苏木精液：将苏木精1g溶解于95%乙醇50ml中。稍加温以加速溶解，再加5%钾明矾水溶液100ml，最后加少许樟脑。

（3）改良的Mayer液：苏木精30ml，硫酸铝钾1.5g，碘酸钠5mg，蒸馏水75ml。将苏木精溶于少量无水乙醇中；另将硫酸铝钾加热溶解，再将苏木精乙醇液混入硫酸铝钾液中，煮沸后去火加入碘酸钠5mg，再煮沸后过滤即可。

（4）Mayer钾明矾氧化苏木精液：苏木精1g，95%乙醇50ml，钾明矾50g，蒸馏水1000ml，麝香草酚少许。将1g苏木精加热溶解于50ml的95%乙醇中，将50g钾明矾溶于1000ml的蒸馏水中，再把氧化苏木精倒入钾明矾水溶液内，冷却后过滤即可。

7．Mac Conaill铅苏木精液　Mac Conaill铅苏木精液（Solcia等改良液，1969）。Ⅰ液，5%硝酸铅1份，醋酸铵饱和液1份，经过滤，每100ml滤液加40%甲醛2ml，室温下可储存数周。Ⅱ液,苏木精0.28g溶于95%乙醇1.5ml中,加至10mlⅠ液中,用10ml蒸馏水稀释,不断搅拌20～30min后,经过滤,用蒸馏水加至75ml即可使用。

8. Hansen钾明矾苏木精液　Ⅰ液:苏木精1g,无水乙醇10ml。Ⅱ液:钾明矾20g,蒸馏水200ml。Ⅲ液:高锰酸钾1g,蒸馏水16ml。三液分别溶化,然后将Ⅰ液注入Ⅱ液,再加3mlⅢ液慢慢搅拌,加温至煮沸0.5～1min,使其快速冷却,苏木精遇高锰酸钾,则氧化成氧化苏木精(每克苏木精需0.177g高锰酸钾)。此液配后即可使用,对组织染色后无须碱化,细胞核即成蓝色,效果颇佳。

9. 磷钨酸－苏木精液　苏木精0.1g,蒸馏水100ml,磷钨酸2g。先将苏木精溶于少量热蒸馏水中,冷却后加入磷钨酸及其余的蒸馏水。如染色力弱可加0.25%高锰酸钾溶液5ml。该染色液对神经组织及纤维素是一种较为卓越的染色剂。

10. Gill改良苏木精液　苏木精2g,无水乙醇250ml,硫酸铝钾17g,蒸馏水750ml,碘酸钠0.2g,冰醋酸20ml。先将苏木精溶于无水乙醇中,再将硫酸铝钾溶于蒸馏水中;等前两种液体溶解后将其混合,再加入碘酸钠,待苏木精氧化成紫红色,再加入冰醋酸,即可使用。

11. Bohmer苏木精液　苏木精1g,无水乙醇10ml,钾明矾20g,蒸馏水200ml。将苏木精溶于无水乙醇稍加温,钾明矾溶于蒸馏水;将前两种液体混合后置于烧杯或广口瓶中,以纱布或棉花封盖,在阳光下照射1～2个月后,可获得自然成熟的苏木精液。

(二)常用伊红染色液的配制

常用的伊红染色液配方有以下几种。

1. 水溶性伊红乙醇液　Ⅰ液:伊红Y0.2～0.5g,蒸馏水30ml。Ⅱ液:蒸馏水70ml。先取少许蒸馏水,加入伊红Ⅰ液,用玻璃棒研磨,再加入全部蒸馏水(Ⅱ液)溶解伊红。

2. 水溶性伊红溶液的配制　伊红Y0.5～1g,蒸馏水100ml。先将水溶性伊红加入蒸馏水中,用玻璃棒将伊红搅溶后过滤,每100ml加冰醋酸1滴。

3. 乙醇性伊红液的配制　伊红Y0.5～1g,90%乙醇100ml。先将伊红溶于乙醇中,用玻璃棒研碎溶解后,每100ml加冰醋酸1滴。

4. 酸化伊红Y染液　Ⅰ液:伊红Y20g加入蒸馏水500ml。Ⅱ液:盐酸10 ml。Ⅲ液:将Ⅱ液加入Ⅰ液中,生成伊红沉淀物,烘干伊红沉淀物后加入95%乙醇1000ml。染色液即是取Ⅲ液100ml加入95%乙醇100～200ml。

5. 复制国产伊红配法　将伊红2g溶于10ml蒸馏水中,加冰醋酸1ml搅拌成糨糊状,再加蒸馏水10ml搅拌,又加冰醋酸10滴,最后加蒸馏水10ml搅拌过滤。将滤纸和沉淀物一起置于60℃恒温箱中烘干,取出沉淀物放入200ml95%乙醇中即可。

6. 复制伊红染色液的配制　将伊红Y1.5g溶于6ml蒸馏水中,溶解后将冰醋酸一滴一滴地加入其中,边滴边搅动,见沉淀生成,待成糨糊状,再加蒸馏水少许,滴加冰醋酸至沉淀为止,过滤,将沉淀物用蒸馏水洗几次,于50～60℃干燥箱中烤干,将沉淀物溶于

100ml 的 95% 乙醇中即可。

7. 氯化钙 – 伊红 Y 溶液　氯化钙 0.5g，伊红 Y 0.5g，加水 100ml，搅拌充分溶解后即可使用。

以上的几种配方中，以氯化钙 – 伊红 Y 溶液的着色为最强，但较易产生沉淀，故使用后可定时过滤。在伊红 Y 水溶液内加入冰醋酸，可促进染色作用，增强染液的着色力，但在加入冰醋酸后，对比染色常易过染，且不易被水或乙醇洗脱；而使用苏木精对细胞核染色也较易褪色，故宜少加为好。如要使对比染色加深，可适当延长染色时间或更新伊红染液，以确保对比染色的均匀、清晰。

（三）Heidenhain 铁苏木精染色方法（经典方法）

本方法的染色原理是将组织染成漆黑色，经选择性分色可将绝大多数被显示的组织成分染成不同色调的黑色和灰色，从而将组织形态与结构显示出来。

［试剂配制］

Ⅰ液：硫酸铁铵 5g，蒸馏水 100ml。Ⅱ液：苏木精 0.5g，无水乙醇 10ml，蒸馏水 90ml。或者 5% 苏木精乙醇原液（已成熟）10ml，蒸馏水 90ml。Ⅰ液需放置 4 ～ 5 周使之成熟，Ⅱ液可在临用时再配制。

［操作方法］

1. 组织切片脱蜡至水，用水冲洗后放入Ⅰ液中染色 1 ～ 3h。
2. 将切片用水冲洗 1 ～ 2h。
3. 放入Ⅱ液中染色 1 ～ 12h。
4. 经自来水洗，放入Ⅰ液中分色，在显微镜下观察，直至切片呈灰色或细胞核显示清晰。
5. 充分经自来水洗后，再经各级乙醇脱水至 95% 乙醇。
6. 用醇溶伊红复染，无水乙醇脱水，二甲苯透明，中性树胶封固。

［结果］线粒体、肌纤维横纹、胞质基质、核膜及核仁等均染成黑色或灰色。

注：本方法对细胞核内染色质的染色颇佳。

（四）Mallory 磷钨酸苏木精染色方法

［试剂配制］

磷钨酸 – 苏木精液：苏木精 1g，磷钨酸 20g，蒸馏水 100ml。

［操作方法］

1. 组织经 Zenker 液固定 24h，切片移至水洗并用碘酒脱汞，再脱碘处理。
2. 放入 0.25% 高锰酸钾溶液内处理 5 ～ 10min。
3. 自来水洗 5 ～ 10min，蒸馏水冲洗。
4. 放入 5% 草酸水溶液内处理 3 ～ 5min，蒸馏水冲洗。
5. 在磷钨酸 – 苏木精液内染色 10 ～ 20h，自来水冲洗 1 ～ 2h。

6. 常规脱水、透明、封固。

[结果] 细胞核、纤维胶质、神经胶质及纤维等均可呈蓝色；胶原、网状蛋白呈黄色至砖红色。

注：Mallory 磷钨酸－苏木精染液可用来显示多种组织成分，主要是为显示纤维素、骨骼肌纤维及神经胶质而设计的，目前常用低浓度的磷钨酸－苏木精液进行染色。

（五）Weigert-Van Gieson 染色方法（改良法）

[操作方法]

1. 组织取材，常规脱水，石蜡包埋，切片水洗。

2. 用 Weigert 铁苏木精液染色 20 ～ 30min。

3. 入 1% 盐酸乙醇液内分色，再经自来水冲洗至变蓝。

4. 经蒸馏水冲洗，放在载玻片滴 Van Gieson 染液复染。

5. 经水速洗使其适当分色。

6. 切片在 95% 乙醇内脱水，再用无水乙醇脱水，二甲苯透明，中性树胶封固。

[结果] 细胞核呈蓝黑色；胶原呈鲜红色；细胞质、肌肉及红细胞均呈黄色。

（六）Damask 苏木精－苦味酸－噻嗪红染色方法

[试剂配制]

苦味酸－噻嗪红溶液：苦味酸饱和水溶液 100ml，1% 噻嗪红水溶液 7ml。

[操作方法]

1. 切片脱蜡至水，再用 Weigert 铁苏木精液染色 5 ～ 10min。

2. 自来水洗 5 ～ 10min。

3. 入苦味酸－噻嗪红溶液染色 3 ～ 5min。

4. 蒸馏水洗后，直接加入 95% 乙醇及无水乙醇脱水、透明、封固。

[结果] 细胞核呈暗蓝色，结缔组织呈鲜红色，肌组织呈黄色。

注：苏木精若过染可用盐酸乙醇分色，噻嗪红也可用细胞核坚牢红饱和水溶液代替。

（七）Halper 苏木精－酸性偶氮红染色方法

[试剂配制]

Lavdowsky 固定液：40% 甲醛 10ml，冰醋酸 2ml，95% 乙醇 50ml，蒸馏水 40ml。

酸性偶氮红液：酸性偶氮红 0.2g，0.2% 醋酸 100ml。

橙黄 G- 坚牢绿液：橙黄 G 2g，磷钨酸 4g，坚牢绿 FCF 0.2g，蒸馏水 100ml。

[操作方法]

1. 取组织固定于 10% 甲醛液内 24h，常规脱水，石蜡包埋，切片 5 ～ 6μm。

2. 放入 Ehrlich 苏木精液染色 5 ～ 10min。

3. 在自来水或 1% 碳酸锂溶液中和返成蓝色。

4. 再入酸性偶氮红液中染色 2 ~ 5min 后，放入 0.2% 醋酸水溶液洗。

5. 在橙黄 G- 坚牢绿液染色 1 ~ 2min 后，再用 0.2% 醋酸水溶液分色 3 ~ 5min。

6. 用蒸馏水洗后，再用吸水纸将切片周围多余的水分吸去。

7. 常规脱水、透明、封固。

［结果］结缔组织呈绿色，骨骼肌呈红色，平滑肌呈红紫色，神经呈蓝灰色，神经节细胞呈紫色，红细胞呈橙色。

（八）Margonlena 和 Dolnick 苏木精－苦味酸染色方法

［试剂配制］

Ⅰ 液：10% 苏木精液（苏木精溶于无水乙醇）0.4ml，4% 氯化铁溶液 2ml，蒸馏水 47.5ml。Ⅱ 液：1% 酸性复红溶液 0.5ml，苦味酸饱和水溶液 20ml。Ⅲ 液：苦味酸饱和醇溶液。

［操作方法］

1. 组织用 Bouin 液固定 24h，常规脱水，石蜡包埋。

2. 切片 5 ~ 6μm，脱蜡后经各级乙醇至水。

3. 在 Ⅰ 液中染 2 ~ 3min。

4. 在 Ⅱ 液中分色与复染 10 ~ 15s，显微镜下控制，直至细胞核染成深灰色。

5. 入蒸馏水洗，再放入 Ⅲ 液中脱水。

6. 再经松脂醇透明，中性树胶封固。

［结果］染色质呈灰至黑色，结缔组织呈红色，肌肉和细胞质呈黄色。

八、苏木精－伊红染色法（HE 染色法）

苏木精－伊红染色是组织学、胚胎学、病理学教学与科研中最基本、使用最广泛的技术方法，简称 HE 染色方法，HE 是由苏木精（hematoxylin）和伊红（eosin）两个英文单词首位大写字母组成的简称。该方法能较好地显示组织结构和细胞形态，可用于观察、描述正常和病变组织的形态与结构等，它可将细胞核结构染成深紫色或深蓝色，所有细胞贡、胶原纤维、肌纤维嗜酸性颗粒等结构几乎都能染成各种深浅不一的粉红色。苏木精在发挥染色作用前必须先与具有媒染作用的金属盐离子结合，形成带正电的阳离子化合物，这种化合物与带有阴离子的物质如含磷酸酯的核蛋白相结合而染色。伊红是一种酸性染料，它能将嗜酸性物质染成橙色或红色，能着染组织或细胞中带正电荷的物质。标准的染色结果显示细胞核呈蓝色或深蓝色，细胞质、结缔组织、肌组织及嗜酸性颗粒呈淡红色或红色，两色对北鲜明。

根据对组织材料的处理及染色步骤的不同，苏木精－伊红染色法可分为苏木精－伊红切片染色法和苏木精－伊红整块染色法；又可根据人工或机器操作的不同，分为人工染色法和自动染色法。

（一）苏木精－伊红切片染色方法

［操作方法］

1. 将裱好的干燥切片放入二甲苯 2 次，每次放置 1～2min，以将石蜡脱净。

2. 脱蜡后，切片入无水乙醇 2 次，每次 2min，洗去二甲苯，然后经 95%、90%、80% 和 70% 乙醇，每次 2min；随后入蒸馏水浸洗。如组织是用含汞的固定液（如 Helly 液和 Susa 液）固定的，则须经碘酒脱汞，再脱碘，再加入 70% 乙醇及蒸馏水。

3. 将切片用蒸馏水浸洗后，放入 Ehrlich 苏木精液中染色 5～10min。

4. 切片从苏木精染液中取出后，用自来水冲洗，使切片上的组织变成蓝色后，再用稀盐酸 70% 乙醇溶液进行分色，脱去多余的染料（因为苏木精染色后，往往细胞核着色较深，细胞质及结缔组织纤维等亦稍着色，影响下一步的染色及观察）；然后再用自来水冲洗 15～30min。

5. 放入 1% 伊红液染色 5～10min。

6. 上行乙醇脱水经 70%、80%、90%、95% 乙醇和 2 次无水乙醇脱水，每级 1～2min。

7. 切片入二甲苯透明 2 次，每级 15～30min，中性树胶封固。

［结果］细胞核呈蓝紫色，细胞质呈红色。

（二）HE 整块组织染色方法

［试剂配制］

冰醋酸乙醇液：90ml 70% 乙醇加 10ml 10% 冰醋酸。

［操作方法］

1. 取材：动物或人，所取组织块的厚度一般以 0.3～0.5cm 为宜。

2. 固定：Zenker 液、Helly 液和 Susa 液、Bouin 液和 10% 甲醛液均可，常用固定液固定时间为 24～48h。

3. 若用 Bouin 液固定，则用 70% 乙醇加几滴氨水以脱去苦味酸的黄色。

4. 用冰醋酸乙醇液媒染 6～12h。

5. 放到 10% Ehrlich 苏木精液染色（Ehrlich 苏木精原液 10ml 加蒸馏水 90ml）5～20d。

6. 组织块在 70% 冰醋酸的乙醇中分色 4～6h。

7. 置入氨水中还原 30min（自来水中加几滴浓氨水）。

8. 自来水冲洗 24h，蒸馏水洗 4～6h。

9. 0.5% 伊红水溶液染色 1～2d。

10. 常规脱水，石蜡包埋，切片 5～6μm，贴片、烤片，置入二甲苯中去蜡。

11. 二甲苯透明，中性树胶封固。

［结果］细胞核呈蓝紫色，胶原纤维、肌纤维、嗜酸性颗粒及细胞质呈桃红色，弹性纤维呈亮桃红色。

注：①染色时间的长短取决于组织块的疏松或致密程度、多少、厚度及室温的高低等；

②染色过程中，苏木精液的颜色应始终保持相当于 10% 的苏木精液的颜色，若组织块较多，苏木精染液的浓度相对较少，在染色的第 2 天和第 3 天需加入苏木精原液数毫升，使其染液浓度始终保持恒定。

九、全自动染色机的应用

随着科学技术的迅速发展及电子计算机在生物学和医学领域（包括诊断、教学和科研）的广泛应用，在医学形态学方面，由于染色自动化仪器的问世，在许多医学院校和科研机构被广泛应用，它在常规染色方面发挥着重要的作用，其性能稳定、高效，可连续进行染色，自动记忆，染色效果好，质量控制到位，起到了手工无法比拟的作用。如英国 Shandon VaristainR Gemini 自动染片机及附带设备，已经逐步替代目前的常规 HE 染色，切片处理效率明显提高，染色质量亦得到显著改观。又如英国 Shandon 公司研制的 Varicstain TM xy 多程序全自动染色机，用来完成 HE 染色、脱落细胞染色等。

由于全自动染色机由电脑控制，它的染色剂顺序及液体的设置根据染色机所设置的染色缸多少进行调配，而染色机基本模拟手工方法，利用机械手来完成操作程序。该机器设置自动操作手臂，可在设置的范围内朝不同的方向和位置到达任何一个染色罐，朝上或朝下活动。染色罐可有多套配备，做多种染色，如组织学的 HE 染色、细胞学的巴氏染色等，又如应用 ci6000^{TM} 一套融多种染色功能于一体的全自动染色系统，通过一次运行，即可完成免疫组化、原位杂交与特殊染色。

由于染色自动化仪器的出现，许多实验室已用全自动染色机代替人工染色。全自动染色机正以各种全新设备代替手工操作的各种染色程序，因其稳定性与高效性被各大医院及相关实验室所接受并使用，逐步替代目前的常规 HE 染色，可使切片的处理效率明显提高，染色效果稳定以及染色质量显著改观。例如近代英国出品的 Shandon 染色机，Varistain 24 载玻片性能较好，使用也相当方便，其总体布置包含 24 个工位，每个工位装入的载玻片架可容纳 64 枚载玻片，且流水洗槽可选定在任何位置，由人工控制钮和搅拌选择器等全自动化控制操作完成。

常规石蜡切片，蜡带裱贴在载玻片上，在载玻片的玻片篮和全自动 60～70℃恒温烤箱中烤片 15min 后放入染色机中，常规 HE 染色完成后自二甲苯中取出切片，去掉玻片篮手柄后置入自动封片机中，即可获得制好的组织切片。

自动染色机是近几年引进的病理自动仪器，在病理制片过程中发挥着重要的作用，起到了手工无法比拟的效果。由于机器为电脑控制，放染液顺序及液体的设置根据染色机所设置的染色缸多少来调配，染色机的功能基本上模拟手工方法，利用机械手来完成操作程序，例如英国 Shandon 公司研制的 Varicstain TM xy 多程序全自动染色机等。

十、常用特殊染色技术

特殊染色技术是为了能够显示特定的组织结构或细胞的特殊成分，亦可作为普通常规染色以外的特殊组织显示技术，也是诊断病理学中不可缺少的技术，尤其是在医学形态学领域，特殊染色技术应用十分广泛，这主要是由于医学形态学研究的组织标本既含有全身各个系统，又可包括上皮组织、结缔组织、肌组织等各论的内容，其中含有神经系统所特有的神经细胞、神经纤维和胶质细胞等结构，以及消化管内本身具有的杯状细胞、内分泌细胞和帕内特细胞，尤其是后者，在研究它们的组织形态与结构改变时常常需要采用特殊染色技术来显示其功能。

（一）特殊染色的定义

从广义上讲特殊染色是指除 HE 染色以外的所有染色方法，它是用于显示特定的组织结构或细胞的染色以及其他特殊成分，它是常规染色的必要补充，也是染色技术中不可缺少的组成部分，它的目的是有利于在光镜下与其他组织或细胞区分，以便更好地了解观察对象的分布特点、数量变化，从而达到鉴别及研究的目的。它是与常规染色相对的一些专门用于显示某些特定目的物的染色方法，也可理解为选择性染色。所谓特殊染色的相对性，具体来说就是使用一种方法可以显示多种目的物或一种目的物可以采用多种方法来显示，其中一些方法可呈现出阳性，而另一些方法则可能呈阴性，故掌握的技术方法越多则越好，也可显示其方法的重要性。

（二）特殊染色的分类

特殊染色在医学形态学技术中应用范围十分广泛，又可将其分为单一特殊染色、复合特殊染色及多种特殊染色三大类。

1. 单一特殊染色　采用一种染色剂对组织中某一种结构或某一类细胞进行的染色，如使用铁明矾苏木精染睾丸生精细胞等。

2. 复合特殊染色　用两种化学性质不同的染色剂进行染色的方法，如用苏木精–伊红可分别将细胞核和细胞质染成两种不同的颜色，又如在对网状纤维染色时，既可将网状纤维染成黑色，又可用 VG 对胶原纤维进行复染，这种复染法又被称为对比染色法。

3. 多种特殊染色　选用两种以上染色剂，对其两种以上的组织结构或细胞进行染色的方法，如 Mallory 三色染色法。

（三）特殊染色方法的重点

1. 染色方法　要通过实践操作掌握实验的"诀窍"。

2. 方法应用　掌握某一种染色方法适用于什么情况及某一种组织结构可选用某种染色方法去显示。

3. 观察识别　要掌握各种组织结构的形态表现部位，与相关的理论知识结合起来，进行区分与鉴别。

4. 技术原理　各种方法的原理具有各自的特点，应灵活应用并加上创新性发现。

（四）分类及命名

1. **特殊染色方法按照所染目的物分类** 如上皮组织、结缔组织、血液、软骨和骨等。

2. **按染色对象的成分分类** 依据染色的主要组织和细胞成分，可分为结缔组织染色、肌肉组织染色、神经组织染色、内分泌系统染色等。

3. **特染的分类常按目的物的不同分类** 如结缔组织、肌肉、黏液、色素、神经、核糖核酸、内分泌器官等。

（五）特殊染色方法的命名

对于特殊染色的命名至今尚无统一的规定，常见的命名方法有以下几种。

1. 大多数方法均主要按发明者的姓名进行命名，如 Van Gieson 染色、Von Kossa 染色、Zeihl-Neelsen 染色等。

2. 有的则按所用染色剂命名，如甲基绿－派若宁染色、苏丹Ⅲ染色等。

3. 有的按目的物命名，如网织纤维染色。

4. 除此之外，还有采用混合命名方法，如 PAS（试剂＋人名）等。

（六）特殊染色的意义

1. 可以显示在常规 HE 染色切片中不明显的目的物。例如观察心肌闰盘，用 Hemalinin 染色法就容易显示；如观察网状纤维及星形细胞的突起等，均可以选用相应的特殊染色法进行显示。

2. 可以区别常规 HE 染色切片不能区分与鉴别的其他成分，如 VG 染色可以区分胶原纤维和平滑肌。

因此，特殊染色是常规染色的必要补充，也是染色技术中一个不可缺少的组成部分。

目前，在医学形态学实验室最常用的特殊染色是双重和三重染色，这类方法是通过不同的颜色和色泽、深浅来显示组织中细胞核、细胞质和细胞间质等成分。由几种染色剂相互混合，或先后或同时作用于组织切片或整块组织标本；染色通常从组织中的细胞核开始，如使用 HE 染色法，就先染细胞核等成分，再用伊红染细胞质。有许多染色方法在染色之前需要一种媒染剂进行媒染，如铁苏木精染色法中就是选用铁明矾作媒染剂；染色偏深的切片宜在显微镜控制下进行褪色，直至能观察到组织结构（成分）显示清晰的图像为止。而其些染色法可产生异染性的效果，即细胞或者组织成分染上的色彩与所用染色剂的颜色不同，例如在显示肥大细胞颗粒时，选用的甲基紫就是异染性染料，可将其染成红色。

十一、特殊染色方法的应用

为了显示特定的组织结构或其他特殊成分，常常需要分别选用相应的染色方法来进行染色，以区别组织结构、细胞形态和细胞内某些物质成分和性质。通常常规切片均用苏木素－

伊红染色，用这种染色方法，将细胞核染成蓝色，而将胶原、肌肉和神经染成红色，一般均可解决问题，但有时为了特殊目的，需要鉴别特殊结构时，则需特殊染色。在这种情况下，除广泛使用的苏木精－伊红染色程序外，还有其他众多复合染色技术方法，其中某些染色方法可用于鉴定组织中的某一特定成分，如 Mallory 或 Masson 三色染色法显示胶原纤维；地衣红－Masson 苏木精－间苯二酚－品红染色法显示弹性纤维，可以在组织内与其他纤维成分相区分。又如神经元胞体、髓鞘及神经胶质细胞可以采用浸染银的方法进行显示，另有 Giemsa、Wright 及 Romanovsky 染色法则可用来区分血液和骨髓中的不同细胞成分。选用其他特殊的染色方法，是为了特异性显示某种细胞、细胞外基质成分或细胞内的某种结构。又如用硝酸银将神经细胞浸染成黑色，用醛复红将弹性纤维和肥大的分泌颗粒染成紫色。除此之外，为显示某种细胞，可在动物组织取材之前，将无毒或毒性小的染料注入体内，再取材制成切片观察，即活体染色法。如注入的台盼蓝可被肝、肺等器官内的巨噬细胞所吞噬，这些细胞由于吞噬了大量蓝色颗粒而易于在镜下被辨认，使得组织或细胞结构呈现出清晰易于区分的图像，丰富对组织或细胞结构的认识。这些染色方法习惯上统称为特殊染色。

特殊染色是指既可以使用一种染料，又可以使用几种染料混合后对多种组织结构（成分）或细胞进行浸染或染色，如金属沉淀法、活体染色法等。而所谓"金属沉淀法"就是用可溶性的重金属盐类，配制成一定浓度的稀释的溶液，将其与细胞组织的某些结构相接触，再用有机酸类化学药物如甲酸、醋酸、草酸等进行还原，使金属盐类形成不溶性的金属或金属氯化物，沉淀于结构的表面，使需要显示的组织与结构选择性地呈现出一定色泽的"潜在物质影像"，从而有利于观察。

总之，各类特殊染色方法对教学与科研是重要的，是必须采取的手段之一。下面分别叙述各类组织的特殊染色方法，其中包括各种组织结构（成分）或细胞的特殊染色。

（龚　林）

第 2 章　上皮组织

组织（tissue）是构成动物体内各器官的基本成分，它是由细胞和细胞间质组成的群体结构；而上皮组织是由大量形态规则、排列紧密的上皮细胞和少量细胞间质组成的。上皮组织简称上皮，在体内分布很广，主要覆盖在动物体的外表面和体内的腔、管、囊及窦等内表面。按功能不同，上皮可分为被覆上皮和腺上皮两大类。被覆上皮呈膜状，衬覆于体表和体内有腔器官表面，而腺上皮由以分泌功能为主的上皮细胞组成。衬贴在心脏、血管和淋巴管腔内表面的单层扁平上皮，称内皮；分布于胸膜、腹膜和心包膜表面的单层扁平上皮，称间皮。这种分类方法主要适用于高等脊椎动物。

动物的肠系膜由中间的疏松结缔组织和两面被覆的间皮所构成，可用于上皮组织的观察。在切片中观察的单层扁平上皮多为上皮的侧面观，运用铺片镀银法显示的间皮，可显示出上皮的表面观。在采用间皮铺片进行正面观察时，尤其是经过镀银浸染后，再经苏木精复染的细胞界线，可见彼此镶嵌的特殊构型，相邻上皮细胞的轮廓呈现出多变形或不规则的波浪形，每个细胞内均含有一个染成蓝色的核。在教学实验中，对某些呈膜状的器官（如肠系膜、心包膜、皮下组织、内皮等），可运用伸展措施铺片后，再经固定、染色，这种方法称为伸展法，如制作间皮肠系膜铺片经硝酸银浸染法等。

一、动物的选择

上皮组织多选用与其覆盖的组织器官一起制成铺片或切片标本，也可制成剥落或分离上皮组织标本，以便观察细胞的完整形态与结构。

肠系膜铺片制作可观察到间皮细胞，这类细胞呈扁平状，经典的制作方法取材于大白鼠或蛙的肠系膜，采用硝酸银浸染以显示其细胞的界线。由于大多数动物肠系膜为双层结构，细胞界线经浸染之后会出现重影，而影响其观察效果。如采用蟾蜍腹壁层制作间皮铺片经硝酸银浸染后，则由于间皮不典型并含有大量色素细胞沉着，其结果也不令人满意。在通过对犬、猫、兔、小白鼠几种动物进行肠系膜制作间皮的实验性比较后，观察到兔的肠系膜为单层结构，显示出细胞边界清晰、无色素沉着等情况，可作为制作间皮较理想的组织材料。

取新鲜兔的肠系膜组织，应用硝酸银进行浸染，可较好地显示出单层扁平上皮的正面观结构；若观察单层扁平上皮的侧面观，可选择用动物的肝、胃外膜或脾等组织的浆膜层；若观察单层柱状上皮，可取人、猫、兔或犬的胆囊，固定胆囊前用生理盐水将胆液冲洗干净，铺在硬纸板上放入 Bouin 液中固定；观察单层立方上皮时，取兔的肾，除去皮质部分或甲状腺滤泡等处，用 Helly 液固定；观察假复层纤毛柱状上皮时，取人的气管，用 Susa 液固定为理想，若人的材料不易获得，可选用猴、犬的气管代替；观察复层扁平上皮时，取人、猴、犬或猫的食管，用 Helly 液固定，可观察到未角化的复层扁平上皮；若观察角化的复层扁平上皮，可取人的皮肤等处；若观察变移上皮，兔、犬、猪的膀胱均可，将其尿液放尽后，取膀胱空虚状态；若要取膀胱充盈扩张状态，可将固定液从输尿管处注入，使其充盈扩张，再用手术线结扎输尿管，放入甲醛液中先固定后修整组织即可。

二、反应原理

应用于新鲜的组织和器官方面，将其浸染于硝酸银溶液中，然后置于能引起还原反应的阳光作用下，在易受浸染的部位，如在细胞边界处，可形成银的沉淀物，在这种情况下就出现显微镜下的黑色结构；如果采用注射法染肺泡壁的上皮细胞、淋巴管及血管的内皮细胞则宜采用极稀的银溶液，最常用的银溶液是硝酸银。其原理为：由于组织内的蛋白质与 $AgNO_3$ 浸染不加还原剂，在空气中也会显出黑褐色，这是因为银离子（Ag^+）遇空气中的氧，被氧化成氧化银（Ag_2O），此化合物为黑褐色沉淀，化学反应方程式如下：

$$2Ag^+ + 2OH^- = Ag_2O \downarrow （黑褐色沉淀）+ H_2O$$

据研究显示，采用浸银法可在普通光学显微镜中清楚地显示出内皮细胞的形状和细胞间的相互关系。有学者证明，带阴电荷的物质如肝素和各种磺酸多集中在内皮细胞连接区。另有学者认为，这是因 Ag^+ 可与位于细胞边界处的卤化合物阴离子结合，继而促使银卤化物发生光化学反应而生成金属沉淀。

对各种上皮组织结构的观察，在没有特殊要求时均可采用石蜡切片，用苏木精－伊红染色法显示，下面介绍显示间皮（表面观）、内皮及假复层纤毛柱状上皮的特殊制作方法。

三、染色方法

（一）间皮细胞银浸染制作法

[操作步骤]

1. 取材于兔、大白鼠、小白鼠或青蛙的肠系膜。

2. 将动物放血致死后，取下肠系膜平铺于硬纸板或软木塞上，如组织上存积的血液过多，可用生理盐水浸洗，再经蒸馏水洗。

3. 将铺好的肠系膜组织浸于 0.5% 硝酸银溶液内，放在阳光下照射 15～30min，直至肠系膜呈棕黄色为止。

4. 经蒸馏水洗后，用苏木精染细胞核，流水冲洗。

5. 乙醇脱水，二甲苯透明后，揭去纸片，将组织膜剪成小块，铺在载玻片上，中性树胶封固。

［结果］间皮细胞边界呈棕黄色，细胞核呈淡蓝色（彩图 2-1）。

注：宜控制浸银与光照还原的时间，以锯齿状的细胞边界清晰为度。

（二）间皮与内皮细胞银浸制作方法

［操作步骤］

1．取材于青蛙、小白鼠或幼兔的肠系膜。

2．将动物麻醉后，打开胸腔、腹腔，从左心室或主动脉注入生理盐水 30 ～ 40ml，并剪破右心耳使血液外流，直至右心耳处无血液流出。

3．用注射器注入 1% 硝酸钠溶液 30 ～ 40ml，清洗血管后，再注入蒸馏水 30 ～ 40ml。

4．再注入 0.5% 硝酸银溶液 30 ～ 40ml，用手术线结扎好主动脉和腔静脉，将其放入同一浓度银液内浸染 10 ～ 15min。

5．经蒸馏水洗去多余的银液，将肠系膜用牙签或竹钉固定在木板或蜡盘上，放入蒸馏水中置于阳光下曝晒 15 ～ 20min，使肠系膜呈棕色。镜检细胞边界清晰时，用蒸馏水清洗，并剪掉肠系膜以外的组织。

6．将肠系膜放入 70% 乙醇中，剪成小块铺贴在涂有蛋白甘油的载玻片上，晾干，乙醇脱水，二甲苯透明，树胶封固。

［结果］间皮与血管内皮细胞的边界呈棕褐色锯齿状。

注：①内皮细胞的显示，关键在于对肠系膜血管的冲洗一定要彻底，否则注入钰液后将会产生沉淀，很难显示出清晰的细胞边界，可选择最适宜浸染的硝酸银浓度来浸染；②银浸后，必须在强阳光照射下使其还原，否则很难显示其清楚的结构；③放置晾干时，勿过于干燥，宜放入乙醇脱水。

（三）间皮肠系膜铺片银浸法

［操作步骤］

1．取材于兔、犬的大网膜或肠系膜，而以犬的肠系膜为宜。动物麻醉后经动脉放血，打开腹腔时尽量不要损伤腹腔内血管。取下肠系膜，放入培养皿内摊平。

2．加入 1.5% 硝酸银水溶液使其完全浸泡组织，浸染 30 ～ 60min，再经蒸馏水洗，换入新蒸馏水置于强光或紫外线灯下直照，直至肠系膜呈棕色。

3．经蒸馏水洗，放入 2.5% 硫代硫酸钠溶液固定 10 ～ 15min，充分水洗，用 Harris 苏木精液染色 4 ～ 5min，细胞核宜淡染，不宜过深，如染色过深可以用盐酸乙醇分色，再经水洗促蓝。

4．放入盛水的培养皿内，将肠系膜剪成小片，铺于涂有蛋白甘油的载玻片上，于 37℃ 恒温箱烤片短时，使其稍干即可。

5．经石炭酸、木榴油，经二甲苯透明，最后中性树胶封固。

［结果］单层扁平上皮细胞锯齿状边界浸染呈棕褐色线条，细胞核呈淡蓝色。

注：①应根据地区、季节、光照度强弱，分别试用 0.75%、1%、1.5% 不同浓度的硝酸银浸染；②浸染后的肠系膜，直接经无水乙醇脱水，二甲苯透明时易产生卷缩和脆硬，使组织不易铺平；③浸染后宜在水中剪成小膜片、铺平或直接铺于投影用书写薄膜上，效果较理想。

（四）血管内皮显示制作方法

[操作步骤]

1. 将蛙固定在蜡板上，从左心室注入生理盐水，右心房开一小口，直至血液洗净，再注射 0.5% ～ 1% 的硝酸银水溶液，注射到 20 ～ 30ml 后，肠系膜毛细血管呈乳白色时，表明硝酸银已达到肠系膜毛细血管。

2. 取下肠系膜，用木头针或牙签将其固定在软木板上，放入盛有蒸馏水的器皿内，置于阳光下，直至血管内皮呈棕黄色。

3. 标本经 70%、80% 乙醇，将肠系膜剥去，裸露血管，再经脱水直至透明，中性树胶封固。

[结果] 毛细血管内皮细胞呈深黄色。

注：①该方法可显示肠系膜的间皮，亦可显示肠系膜上毛细血管及小静脉的内皮；②肠系膜放入蒸馏水时，蒸馏水用量必须盖过肠系膜；③勿将肠系膜直接放在强阳光下照射，以免反应过快而变成黑色。

（五）动物间皮显示制作方法

[操作步骤]

1. 动物经致死放血后，用云母片绷于肠系膜下，连同云母片一起剪下，平放在含 0.5% 硝酸银水溶液内，放在日光下曝晒，直至组织呈棕色时取出。

2. 经水洗，苏木精液淡染、分色等，连同云母片一起脱水透明。

3. 将其剪成小块置于载玻片上加胶盖片即可。

[结果] 间皮边界为波纹状呈深棕色或黑色，细胞核呈淡蓝色。

注：①如肠系膜经银液前先急速用蒸馏水冲洗，可避免在肠系膜上有多余的银沉淀，但若冲洗时间过长又可致银盐不易沉淀而无法显示细胞边界；②阴天无直接阳光照射时，制作效果不佳。

（六）口腔上皮细胞新鲜标本制片方法

[操作步骤]

1. 取材时用消毒牙签刮取人的口腔颊部黏膜少许，均匀地涂抹在载玻片上，待其自然干。

2. 滴加 0.25% 亚甲蓝水溶液进行染色，摇动载玻片后，加盖片静置 1 ～ 2min。

3. 将标本放在低倍镜下选择合适的视野，再转入高倍镜下观察。

[结果] 可见细胞呈圆形、卵圆形或多边形等，位于细胞中央的核呈深蓝色，细胞质呈

浅蓝色。

注：①此方法制片不宜保存，仅作为临时观察，可拍照保存；②亚甲蓝染色不宜过深，一般浓度以 0.25% ～ 0.5% 为宜。

（七）口腔上皮细胞永久标本制作法

［操作步骤］

1. 取材于人的口腔黏膜。先用盐水漱口，再用消毒器具刮取口腔颊部黏膜，放在凹形槽载玻片的槽内，加蒸馏水 1 ～ 2 滴（稀释 1 ～ 2 倍）用玻璃棒搅匀。

2. 用玻璃棒取已稀释的黏膜混悬液，滴于涂抹少许蛋白甘油的载玻片上并涂成小片薄膜。

3. 将薄膜片放在 37 ～ 40℃恒温箱中，待烤片稍干，组织膜的亮光感消失后，移入 Bouin 液固定 10 ～ 20min。

4. 组织薄膜用含少许碳酸锂的低浓度乙醇除去黄色的苦味酸，经蒸馏水浸洗后，用苏木精伊红染色。

5. 组织片经各级乙醇脱水，二甲苯透明，中性树胶封固。

［结果］单个或成堆的细胞核呈紫蓝色，细胞质呈浅红色，唾液小体呈蓝色的小点块。

注：镜下可见细胞呈卵圆形或多边形，即为复层扁平上皮表层细胞的形态，这个标本的分散细胞也可说明细胞膜的存在。

（八）假复层纤毛柱状上皮细胞分离方法

［操作步骤］

1. 取一段动物气管，剥除外膜的纤维组织。

2. 用生理盐水浸洗上皮表面的黏液。

3. 移入 20% ～ 30% 乙醇内 6 ～ 12h，用力摇动，使上皮细胞分离、脱落于乙醇内。

4. 将乙醇内的成形组织取出，只留存细胞的乙醇混悬液，用每分钟 1000 转速度的离心机进行分离。

5. 将混悬液分离后静置沉淀，吸去上层清液，取沉淀物制成涂片标本。

6. 涂片自然干燥后，用 Wright 液染 2 ～ 5min，亦可用苏木精伊红染色。

7. 经水洗，自然干燥后封固。

［结果］细胞质呈蓝色，细胞核呈红色，细胞游离面的纤毛清晰可见。

注：①封片用香柏油可保存不脱色，但很难干燥，故不便储存；②若需长期保存，宜用中性树胶封固，利于观察。

（九）火棉胶揭取上皮法

上皮组织除可采用切片、铺片、分离和涂片等方法制作标本外，某些上皮组织，如血管的内皮、浆膜的间皮、视网膜的色素上皮等，可用火棉胶揭取上皮的技术制作标本。

［操作步骤］

1．任何固定液固定的组织，经 70% 乙醇处理 30min。

2．入 80%、95%、纯乙醇及等份乙醚－纯乙醇液各处理 15 ～ 20min。

3．将组织上皮面向上固定于软木平面上，用乙醚－乙醇液（按 1 ∶ 1 配制）滴加在组织表面，以保持组织的湿润。

4．待组织表面块自然干后，用毛笔蘸 10% 火棉胶涂其表面，待火棉胶稍干后，可用镊子从一角开始，均匀完整地揭下火棉胶膜，上皮组织亦紧贴于火棉胶膜随之而被揭下，将带有上皮的火棉胶膜保存于 70% 乙醇中。

5．取涂有蛋白甘油的载玻片，将组织上皮的一面紧贴载玻片上，稍用力压平展。

6．再用等量乙醚－乙醇配制成的混合液溶去火棉胶后，经下行乙醇至水。

7．选用苏木精伊红染色或铁苏木精染色。

8．常规脱水、透明、中性树胶封固。

［结果］上皮细胞边界清楚。

（陈　明　龚　林）

第 3 章　结缔组织

　　结缔组织广泛分布于人和动物体内，其结构特点是由多种细胞和大量细胞外基质构成，其化学成分含有大量的蛋白和多糖。它包括胶原纤维、网状纤维、弹性纤维及各种细胞成分，如成纤维细胞、巨噬细胞、脂肪细胞、浆细胞、肥大细胞及嗜酸性细胞等，除纤维和细胞外，尚存在着基质。结缔组织是体内分布广泛、结构复杂、形式多样的组织，它包括固有结缔组织、软骨和骨及血液等。在这里讨论的结缔组织主要是疏松结缔组织，它分布于人或动物皮下、肌间、血管及神经周围等处，它的细胞种类较多，纤维数量较少，排列稀疏，基质含量较多，故又称为蜂窝组织。一般所指固有结缔组织是狭义上的结缔组织，它包括疏松结缔组织、致密结缔组织、网状组织和脂肪组织 4 种。固有结缔组织由细胞和细胞外基质构成，而细胞外基质包括基质、纤维和组织液。纤维有胶原纤维、弹性纤维和网状纤维 3 种，在常规切片中，基质是无定形、不着色的胶状物。

　　本节主要讨论的是疏松结缔组织，它的主要成分包括胶原纤维、弹性纤维和网状纤维，成纤维细胞、巨噬细胞（组织细胞）、浆细胞、肥大细胞及脂肪细胞等。

一、疏松结缔组织

　　疏松结缔组织又称蜂窝组织，其特点是细胞种类多，是在人或动物体内分布最广的一类组织。疏松结缔组织的细胞有两类：一类是相对稳定的固定细胞，如成纤维细胞、巨噬细胞、肥大细胞和浆细胞等；另一类是暂时存在的，因血液游走运动而数量不定的细胞，如中性粒细胞和嗜酸性粒细胞等。疏松结缔组织在体内广泛分布在器官与器官之间、组织与组织之间甚至细胞与细胞之间，支持和连接着各种组织或器官，发挥各自的正常生理功能。此外，疏松结缔组织中可见间充质细胞和脂肪细胞。在疏松结缔组织内聚集着大量由脂肪细胞构成的脂肪组织，被疏松结缔组织分隔成团，形成脂肪小叶。

（一）细胞成分

　　1. 成纤维细胞　成纤维细胞是疏松结缔组织中最主要的细胞，是一种具有多突的梭形或星形细胞，细胞核大，染色浅，细胞质弱嗜碱性，它能合成胶原蛋白、弹性蛋白，生成胶原纤维、弹性纤维和网状纤维，成纤维细胞功能处于相对静止状态时，称为纤维细胞。

　　2. 巨噬细胞　疏松结缔组织内的巨噬细胞又称组织细胞，巨噬细胞核小、染色深，细

29

胞质嗜酸性，内含许多空泡和吞噬颗粒。组织细胞多数来源于血液中的单核细胞，少部分来源于巨噬细胞的分裂、增殖。巨噬细胞常沿纤维分布，在炎症、干扰素、异物等刺激下变为游走的巨噬细胞，趋化性地发挥自身的多种功能。

3. 浆细胞　浆细胞常见于淋巴组织、胃肠道、呼吸道和输卵管等固有膜内。在消化道、呼吸道及淋巴组织慢性炎症、过敏性疾病及某种肿瘤时，可见到浆细胞增多；例如鼻息肉时可出现数量很多且密集的浆细胞，其细胞呈圆形或卵圆形，大小不等，细胞质染成蓝色。核偏居于细胞一侧，核内有粗大的异染色质呈车轮状排列，近核部分的细胞质染色略浅，这种呈辐射状排列的"车轮状核"是浆细胞结构上的重要特征。这种细胞核处于偏心位置，由于 RNA 的浓度较高，用吖啶橙黄或 Unna-Pappenheim 染色剂可将细胞质染成鲜亮的深红色。电镜下观察，可见胞质内嗜碱性部位是密集的内质网，组织化学证明这些内质网上附有大量核糖核酸颗粒，认为它主要与抗体合成有关。肥大细胞的染色法或血液染色法如用 Giemsa 液处理均能取得满意的效果，一般观察用苏木精－伊红染色即可，经 HE 染色后，浆细胞核被染成黑蓝色，细胞质被染成红色。

4. 肥大细胞　肥大细胞（mast cell）大都沿着小血管附近分布。它的细胞核较大，呈圆形或卵圆形，位于细胞中央；细胞质中充满大量粗大不一、染成紫蓝色的颗粒，核小、染色深。1966 年 Enerback 提出大鼠肥大细胞可分为结缔组织肥大细胞（CTMC），主要分布在疏松结缔组织、小血管周围、浆膜和腹腔液内及舌、肺、皮肤和系膜的结缔组织与器官的被膜内，而黏膜肥大细胞（MMC）主要分布在消化道黏膜内。

5. 脂肪细胞　脂肪细胞呈圆形或多边形，细胞质内含脂滴，核挤向细胞一侧，这是由于在石蜡切片、HE 染色的标本上，脂滴被乙醇和二甲苯等脂溶剂所溶解而呈空泡状，使整个细胞呈印戒状（空泡状）外观。若采用油红 O、苏丹Ⅲ或锇酸等脂肪染料可以显示细胞内含有一个大的脂滴，脂滴周围胞质的多少视储存脂类的量而有所变化，当脂类多时，胞质少，外周胞质紧贴质膜，光镜下观察为核扁、被挤向细胞的一侧，核周细胞质较为丰富。

（二）纤维

结缔组织的纤维有 3 种，即胶原纤维、网状纤维和弹性纤维，均散在基质内，其中胶原纤维数量最多。这 3 种纤维广泛分布于身体各处，尤其分布于器官之间和组织之间。在 HE 染色时很难区分，尤其是在某些病理性改变时，则需借助于特殊染色加以区分与鉴别。

1. 胶原纤维　胶原纤维是结缔组织中的 3 种纤维之一，它的纤维束是 3 种纤维中分布最广泛、含量最多的一种纤维，主要分布于真皮、肌腱、韧带、骨、透明软骨、动脉、肠壁、子宫和基底膜等处。

胶原纤维具有韧性大、抗拉力强的特点，在新鲜状态下呈白色，故称白纤维。它的化学成分为胶原蛋白，加热或用弱酸处理，可溶解成胶冻状，易被酸性胃液消化，但不被碱性胰液所消化，易溶于稀碱溶液如稀氢氧化钾溶液，在稀酸溶液中，胶原纤维产生可逆性膨胀，故若在新鲜的结缔组织铺片中加入稀盐酸，胶质纤维的纵纹将消失。

胶原纤维在光镜下呈波浪形，粗细不一，其分支交织成网，为嗜酸性。这种纤维在 HE 染色中显示为浅红色，粗细不等，难以与其他纤维相区别，只有经过特殊的染色法才能鉴别，因使用的染色方法不同而具有不同的颜色，其纤维主要是由成纤维细胞产生的一种胶原蛋白交联而成。胶原纤维存在于纤维结缔组织中，成纤维细胞能合成胶原，其他源三间充质的细胞如成骨细胞、软骨细胞、平滑肌细胞等，以及神经组织的神经膜细胞亦能合成胶原。胶原纤维是由胶原蛋白（蛋白质为主的大分子）为基本单位构成的。

2．弹性纤维　弹性纤维在新鲜状态下呈黄色，故称黄纤维，它广泛分布于身体各处，特别在肺泡壁、动脉壁和皮肤最为丰富，直径为 0.2 ～ 1mm，纤维分支，交织成网，使它们具有一定的弹性。当老年人皮肤弹性减低时，就会发生弹性纤维萎缩。然而，血管壁和肺的弹性组织对保持血管和肺的弹性起着重要作用。弹性纤维由两种成分组成，即集合束的微原纤维（由糖蛋白形成）和均质状的弹性蛋白。

弹性纤维富有弹性而韧性差，与胶原纤维交织在一起，使疏松结缔组织既有弹性又有韧性，有利于器官和组织保持形态位置的相对恒定，且具有一定的可变性。光镜下，弹性纤维可被多种染料着色，它具有弹性，其化学成分为弹性蛋白，对沸水、弱酸和碱有一定的抵抗力，但可被胃液、胰液等消化；在 HE 染色切片中，着色淡红，不易与胶原纤维区分。用醛复红或地依红染色能将弹性纤维染成紫色或棕褐色，其分支交织成网。电镜下，弹性纤维的核心部分电子密度低，由均质的弹性蛋白组成，核心外周覆盖微原纤维；弹性蛋白分子能任意卷曲，分子间借共价键交联成网，在外力牵拉下，卷曲的弹性蛋白分子可伸展拉长，外力消除后，它能迅速复原，在保持管壁的弹性方面起着重大作用。

3．网状纤维　网状纤维很细，有分支且互相交织成网，这种纤维用 HE 染色一般不易辨认，若采用银氨溶液浸染能使纤维变成黑色，故又称嗜银纤维。这种纤维粗细不等，有分支并互相连接，颇似枯枝，由网状细胞产生。网状细胞呈星状，多突起，相邻细胞的突起互相连接，细胞核大，呈圆形或卵圆形，核仁明显，胞质较丰富。网状纤维细，分支多，穿行于细胞体与突起之间，共同构成网状支架。

网状纤维的分布很广泛，主要分布在淋巴组织、骨髓、扁桃体、胸腺、基底膜、血管、脾窦、肝窦及肌纤维的周围。它在疏松结缔组织内分布较少，多在腺体、肌纤维之间和基底膜等处，非常纤细，在淋巴性组织及肝脏内较多，也比较粗，易被氨性银溶液浸染并显示，而在结缔组织与其他组织交界处，如基膜的网板、毛细血管周围、肾小管周围，在造血器官和内分泌腺，亦具有较多的网状纤维，互相交织成网；网状纤维直径为 0.2 ～ 1mm，具有韧性，无弹性，能抵抗胃液的消化和弱酸的腐蚀，其主要成分是 Ⅲ 型胶原蛋白。它常以两种形式存在，一种是网状纤维和网状细胞同时存在，另一种是以网状纤维形式单独存在，无网状细胞伴随。

二、脂肪组织

脂肪组织是以大量群集的脂肪细胞为主构成的固有结缔组织。脂肪组织被疏松结缔组织分隔成小叶，小叶内群集着大量脂肪细胞。根据脂肪细胞的颜色、形态结构和功能的不同，分为两种类型，一种呈黄色（在某些哺乳动物呈白色），称为黄（白）色脂肪组织；另一种呈棕色，称为棕色脂肪组织。棕色脂肪组织也由脂肪细胞和脂肪细胞间成分组成。

1. 黄（白）色脂肪组织　黄（白）色脂肪组织呈黄色（在某些哺乳动物呈白色），即通常所说的脂肪组织，主要分布于皮下、骨骼肌之间、网膜和系膜、盆腔（子宫周围）和骨髓腔等处，另外，在大关节区、手掌和足底及眼眶等处也有分布。它由大量单泡脂肪细胞聚集而成，细胞中央有一大脂滴，细胞质呈薄层，位于细胞周缘，包绕脂滴。在 HE 制片时，由于脂滴被溶解，在切片上显示为一大空泡，细胞核呈扁圆形，被脂滴推挤到细胞一侧，连同部分细胞质呈新月形；它约占成人体重的 10%，是体内最大的贮能库。

2. 棕色脂肪组织　组织新鲜时呈棕色，其特点是组织中含有丰富的毛细血管，细胞内有许多小脂滴和线粒体，细胞核呈圆形，位于细胞中央，这种脂肪细胞称为多泡脂肪细胞。冬眠动物幼体和成体中均有棕色脂肪组织分布，而非冬眠动物体内的棕色脂肪组织分布情况不恒定。大多数哺乳动物的棕色脂肪组织主要分布于颈部和背部肩胛区，也可见于腋窝、腹股沟和某些内脏的周围，如肾和肾上腺周围等处。而在新生儿时期，棕色脂肪分布比较广泛，占体重的 2% ～ 5%，随着年龄的增长，棕色脂肪逐渐减少，仅见于肩胛肩和主动脉周围；成年人的肾周围可找到呈岛状分布的棕色脂肪，而四周则由白色脂肪组织包绕；在动物，如新生的河鼠肩胛间的脂肪垫内和腋窝内含有大量棕色脂肪。

三、疏松结缔组织铺片制作

（一）疏松结缔组织铺片染色方法的应用

为了更好地掌握疏松结缔组织的正常形态与结构，学好医学形态学，了解制作疏松结缔组织铺片染色方法是很有必要的。实验中应尽可能地显示疏松结缔组织内的细胞成分及纤维的全貌而采用铺片方法制作；为了在一张铺片中能同时观察疏松结缔组织中的胶原纤维、弹性纤维、成纤维细胞、巨噬细胞、肥大细胞等多种成分，实验中常应用体内活体染色技术，它是指把活体染料注入动物体内，显示机体的某些细胞。如用台盼蓝或墨汁注入动物的静脉或腹腔内，可显示皮下结缔组织内巨噬细胞及肝内 Kupffer 细胞等体内具有吞噬功能的细胞。同时，可利用 Weigert 间苯二酚品红染色方法以及选用醛品红、地衣红或碱性品红等多种染料来显示弹性纤维，而制作结缔组织铺片材料主要用皮下组织或肠系膜，以小白鼠或大白鼠的为最佳。

（二）疏松结缔组织铺片的活体制作方法实验性指南

1. 组织取材　制作铺片主要用肠系膜或皮下组织。将动物致死，将颈总动脉切开放血，血流得越净越好，这样处理尤其有利于肠系膜铺片的制作。用手术刀剖开腹部皮肤，用止血钳将其分开，选择吞噬色素适度的部位，用无齿镊轻轻夹起，用剪刀取一小薄块皮下组织或肠系膜组织放入载玻片上，再用探针在组织边缘将其朝四周（以免伤及组织）拨开铺平，

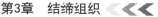

越薄越好，铺展后待至自然干后，再将其放入固定液中固定。

2．动物注射参考用量　注射选用的染料性药物（活体染料）最好现配现用（表3-1）。

表3-1　动物注射参考用量

动物	体重（g）	注射部位	注射剂量（ml）
小白鼠	20 ～ 30	皮下或腹腔	0.5 ～ 1
大白鼠	250 ～ 500	皮下或腹腔	4 ～ 5
豚鼠	35 ～ 400	皮下或腹腔	2 ～ 3
兔	1000 ～ 1500	腹腔	15 ～ 20

3．活体染料注射　以选用的白兔 1 只为例，按 2 ～ 5ml/kg 每日 1 ～ 2 次，连续注射 3 ～ 4d 或隔日注射一次，6 ～ 7d 后取材。用 0.5% ～ 1.5% 台盼蓝水溶液，注射活体染料之后，可选用青霉素 10 万～ 20 万单位和链霉素 0.2g 进行肌内注射，以预防感染。选择无毒性或毒性极小的药物，其浓度一般采用 0.5% ～ 1% 水溶液或生理盐水溶液。

4．注射染料的选择　巨噬细胞因具有吞噬异物的能力，故一般是活体注射无毒染料后取材，常用的注射染料有台盼蓝、中性红、中国墨汁等。在实验室中最常应用的制作铺片是台盼蓝，它是一种活体注射无毒性染料，将它注射到动物体内后，因巨噬细胞有吞噬异物的能力，可将台盼蓝染料颗粒摄入细胞质内。

5．实验基本原理　活体染色法常用于显示细胞生活时的活动情况，巨噬细胞具有吞噬功能，它吞噬的台盼蓝颗粒可以显示巨噬细胞的轮廓。一般认为是由于单核-吞噬细胞系统内具有吞噬功能的细胞吞噬了呈胺体或颗粒状的染色剂后，染料颗粒在细胞质中存积而造成的。它与细胞器的着色有所不同，染料颗粒可充满整个细胞质，但它却并非真正的染色。在实验动物体内做活体染色，可见巨噬细胞的胞质内分别积聚很多蓝色、红色或黑色颗粒，其色泽与注射活体染料有关。在这种情况下，成纤维细胞和其他细胞都不摄取或仅摄取少量染料颗粒，而不影响这种方法的使用。

6．其他注意事项　①一般隔日注射一次，1 周后取材，最好取材前 3 ～ 4h 再补注射一次染料性药物；②每批使用动物宜选用 2 只或更多，以免动物在注射或饲养过程中由于某种原因死亡而耽误标本的制作；③注射性药物配制好以后，宜在使用前煮沸消毒 5 ～ 8min；④固定材料多选用皮下组织或肠系膜制作铺片，有学者主张用 9 份无水乙醇与 1 份甲醛混合固定液为佳，另有学者认为经 Susa 液固定结果令人满意；同时可取肝、肺和脾等组织，其中肝显示其 Kupffer 细胞，而肺可显示其吞噬细胞（尘细胞）。

7．疏松结缔组织铺片法　①蜡盘铺片法：将熔化的石蜡均匀地倒入平放的培养皿底部，保留其上半部分，用以盛固定液，等其自然凝固。将动物处死后，立即将肠系膜于根部连同肠管剪下，将肠系膜铺平，用大头针将它固定在蜡盘上，用蒸馏水洗去血液后，再将固定液倒入盘中，待充分固定后，取下肠管的肠系膜，将其染色、修整、脱水、透明、中性树胶封固。

②软铁丝扩展法：将动物致死后，选取一段较宽阔的肠系膜，将软铁丝穿入肠管，将肠系膜于根部连同肠管剪下，制成一个圆形系膜肠管盘，将肠系膜铺平。若是进行皮下组织铺片，就剪下皮下疏松组织铺于载玻片上，并将其铺平，等自然干燥后，进行固定、染色、修整及中性树胶封固。

四、疏松结缔组织铺片制作具体方法

（一）疏松结缔组织铺片染色方法（改良法）

教学中要求在同一张切片上同时显示疏松结缔组织的多种成分，这是医学形态学染色技术上的难点，而本方法可以很好地显示疏松结缔组织铺片中各种细胞及部分纤维成分，值得推广应用。

[试剂配制]

Helly 液：Zenker 储存液 95ml，中性甲醛 5ml。

Weigert 间苯二酚 - 碱性复红试剂：1% 碱性复红水溶液 100ml，2% 间苯二酚水溶液 100ml。将两液混合煮沸，加 30% 三氯化铁溶液 30ml，煮沸并用玻璃棒不断搅拌，冷却后过滤及沉淀放入温箱充分烘干，烘干后加 200ml 95% 乙醇，用小火隔水煮沸，冷却至室温过滤，加 95% 乙醇至原来 200ml；临用时加浓盐酸 2ml。

Van Gieson 染液：1% 酸性品红水溶液 10ml，饱和苦味酸水溶液 90ml。

1% 中性品红水溶液：中性品红 1g，蒸馏水 100ml，混合。

[操作步骤]

1. 取材于健康成年大鼠，体重 200 ~ 250g，活体注射新配制的 1% 台盼蓝生理盐水溶液共 5 次，隔日一次，第 1 次 0.5ml，第 2 次 1ml，第 3 次 1.5ml，第 4 次 2ml，第 5 次 2ml。注射完第 5 次 3 ~ 4h 后即可取材。将其断头致死，取肠系膜或皮下疏松结体组织放入载玻片上进行铺平，越薄越好，用 Helly 液固定 1h。

2. 固定的肠系膜经常规脱去汞，蒸馏水速洗。

3. Weigert 间苯二酚 - 碱性复红试剂染 30min，于 56 ~ 60℃温箱中进行。

4. 蒸馏水洗，用 95% 乙醇 - 盐酸分色。

5. Van Gieson 染液染色 2min，蒸馏水洗。

6. 加入 1% 中性品红水溶液内复染 2min，蒸馏水洗，乙醇分色。

7. 无水乙醇脱水各 3 ~ 5min。

8. 二甲苯透明，将肠系膜用滤纸吸干并将染色不好的部分修去，中性树胶封固。

[结果] 胶原纤维呈桃红色，弹性纤维呈紫黑色，巨噬细胞内含有大小不等的蓝色颗粒，肥大细胞内颗粒呈橙红色，胞核无色，成纤维细胞轮廓清晰，形态呈星形，细胞核呈浅蓝色。

注：①疏松结缔组织铺片时，不宜用力过大，以免造成铺片撕烂的现象；铺片厚薄均匀，保持了组织结构的自然排列顺序，成批量制片时，切片可满足实验课教学需要；②制片中水

洗时间不宜过长，否则台盼蓝颗粒可褪色；③对疏松结缔组织铺片的固定，采用 Helly 液固定效果较好，可显示细胞内的特殊颗粒；④染色分色是关键，分色时间一定要掌握好，直至所要求的部分清晰为止，宜在镜下控制。

（二）台盼蓝注射肠系膜铺片制作方法

将动物致死，将颈总动脉切断放血，捉着动物的双腿倒立，血流得越净越好，利于肠系膜铺片的制作。本法主要用于显示疏松结缔组织铺片，还可显示多种其他组织结构，是较为理想的常用技术。

［试剂配制］

AFA 固定液：95% 乙醇 85ml，甲醛 15ml，冰乙酸 5ml。

Weigert 来复红液：来复红 0.02g，70% 乙醇 100ml，硝酸 1ml。

［操作步骤］

1. 用 200 ～ 250g 的健康成年大白鼠，腹腔注射新配制的 1% 台盼蓝生理盐水液，每次 3ml，隔日一次，共注射 3 次。

2. 麻醉动物致死放血，剪开腹部取皮下或肠系膜疏松结缔组织铺于载片，用针轻轻推开，待自然干。

3. 固定 AFA 固定液 1 ～ 2h。

4. 水洗入 Weigert 来复红液染 20 ～ 60min。

5. 经 70% 乙醇洗数次除去染色。

6. 蒸馏水洗 3 ～ 5min 后，再用 1% 伊红水溶液染 2 ～ 5min，用蒸馏水洗去多余的染料。

7. 入 0.5% 硫堇水溶液 5 ～ 10min，在显微镜下观察直到肥大细胞颗粒显蓝色为止。

8. 95% 乙醇分色，无水乙醇脱水，二甲苯透明，将适宜部分修正后用中性树交封固。

［结果］巨噬细胞不规则细胞质内含有蓝色颗粒，细胞核呈紫红色，肥大细胞胞质内有异染性颗粒呈蓝紫色，成纤维细胞呈棱形多突起，细胞质内含有少数细小台盼蓝颗粒，细胞核呈紫红色，细胞质呈淡紫色，弹性纤维呈蓝黑色，胶原纤维呈粉红色。

（三）组织细胞及成纤维细胞台盼蓝注射 HE 制作方法

［操作步骤］

1. 显示组织细胞及成纤维细胞，常用皮下组织或肠系膜制成铺片；将大、小白鼠皮下或腹腔注射 0.2% ～ 0.5% 台盼蓝水溶液，每次每千克体重注射 2 ～ 3ml，每天注射 1 次，连续注射 3 ～ 6d 后取材。

2. 取动物皮下组织、肠系膜或大网膜平铺于载玻片上，越薄越好，以 Helly 液或乙醇－甲醛－醋酸液固定 30min 至 1h。

3. Helly 液固定后的铺片用流水冲洗 1h，然后脱汞；用乙醇－甲醛－醋酸固定液固定铺片，经水洗 2 次，即可进行染色。

4. 铺片再用 1% 地衣红液染弹性纤维，在 37℃ 恒温箱中染 15～30min。

5. 用流水洗，再入蒸馏水洗，铺片用 Ehrlich 苏木精液及伊红复染。

6. 经 95% 乙醇二次分色及脱水，再经无水乙醇脱水 2 次，各 2min。

7. 用吸水纸吸干铺片，二甲苯透明，中性树胶封固。

[结果] 细胞核呈蓝紫色，细胞质呈红色，台盼蓝吞噬颗粒呈蓝色，成纤维细胞呈淡灰蓝色，弹性纤维呈红褐色，胶原纤维呈红色。

该法也可按下列步骤处理：

1. 铺片用 10% 甲醛液或甲醛 - 乙醇 - 醋酸液固定 24h。

2. 经水稍洗后用 Weigert 间苯二酚 - 碱性品红法染弹性纤维，再经水洗。

3. Van Gieson 苦味酸 - 酸性品红法染胶原纤维，再经水洗。

4. 1% 中性品红水溶液（可加冰醋酸数滴）染 5～10min，急速脱水、透明、封固。

[结果] 弹性纤维呈黑紫色，胶原纤维呈红色，细胞质呈黄色，组织细胞内饱含台盼蓝颗粒，细胞核呈淡红色，肥大细胞颗粒呈深红色，红细胞呈黄色。

注：①台盼蓝液不可久存，陈旧台盼蓝有毒，在注射过程中易使动物死亡；②注射台盼蓝的同时适量注射青霉素或链霉素，可防止炎症；③铺片固定及用水冲洗时间不能过久，否则台盼蓝吞噬颗粒可能褪色。

（四）疏松结缔组织铺片制作方法（改良法）

[试剂配制]

间苯二酚复红染液配法：碱性复红 1g，间苯二酚 2g，蒸馏水 100ml 混合溶解，一并放入锥形烧瓶内，加热煮沸，然后再加入 29% 三氯化铁水溶液 12.5ml，用玻璃棒搅匀继续煮沸 2～5min，冷却后过滤，弃去滤液，将滤纸和沉淀物一并放入烧杯中，在温箱中烤干后取出，加入 95% 乙醇 100ml，隔水加温溶解染料，取出滤纸冷却后过滤，并补充因加热而挥发掉的乙醇，再加入 2ml 盐酸即可应用。此液密封可保存数月。

AF 液：95% 乙醇 90ml，甲醛液 10ml。

[操作步骤]

1. 一只健康成年大白鼠（体重 250g），隔日注射 1% 的台盼蓝生理盐水溶液，共 3 次，每次 3ml。

2. 组织取材于最后一次注射后 3d，将鼠麻醉，剪除其腹部体毛，打开皮肤，暴露皮下组织，剪取少量皮下组织置于载玻片上，用解剖针轻轻展成薄片，待皮下组织取完后，再打开腹腔，找到大网膜，避开脂肪，取大网膜铺片。

3. 将铺片固定于乙醇 - 甲醛（AF）液固定 20～30min。

4. 固定后的标本先经蒸馏水洗数次再入间苯二酚复红染液 5～10min。其染色时间与室内温度有关，温度高则时间短，反之则长。

5. 自来水洗数秒，洗去多余染液。

6．苏木精液染 10 ～ 15min，0.5% 盐酸乙醇液分色，自来水复蓝。

7．1% 伊红水溶液染色 3 ～ 5min。

8．各级乙醇脱水，二甲苯透明，中性树胶封固。

［结果］胶原纤维呈淡红色，弹性纤维呈紫红色，细胞形态保持完整，巨噬细胞体内含有大小不等、分布不均的蓝色吞噬颗粒，肥大细胞颗粒呈紫红色，成纤维细胞胞质呈淡蓝色，轮廓清晰，脂肪细胞为空泡状，其他细胞质呈浅红色，细胞核呈蓝色，多数铺片上能见到微循环血管的分布状态。

注：①大白鼠疏松结缔组织内肥大细胞数量多，多沿着小血管附近分布，其颗粒极易保存，着色明显，为较好的实验材料；②取材时间多选择在注射后 3d，有利于组织中巨噬细胞更加充分吞噬染料，也有利于成纤维细胞胞质内吸纳的染料颗粒被清除掉，可使组织铺片背景清晰。

（五）铁明矾苏木精制作方法

［试剂配制］

苏木精染液：以 10% 苏木精无水乙醇液（每 100ml 加甘油 5ml）作为储备液，放置数周后使用，临用时取苏木精储备液 5 ～ 10ml，加蒸馏水至 100ml。

［操作步骤］

1．结缔组织铺片，固定于乙醇 - 甲醛 - 醋酸液或 Zenker 液 30min 至 1h。

2．铺片固定后水洗 1 ～ 2h，如用含汞的固定液需脱汞处理。

3．放于 2% 铁铵矾水溶液媒染 2 ～ 4h，冬天应放入 37℃温箱中媒染。

4．蒸馏水速洗 2 次。

5．铺片入 0.5% 苏木精液染色 3 ～ 6h，若入 37℃温箱中 1 ～ 2h 即可。

6．流水洗，入 2% 铁明矾水溶液分色，在镜下控制分色程度，至胞核呈蓝色，胞质呈淡灰蓝色为佳；流水充分洗，并浸泡于水中 4 ～ 6min。

7．入 0.5% 复制伊红乙醇溶液或 1% 荧光桃红水溶液复染 4 ～ 6min。

8．95% 乙醇及无水乙醇分色脱水，二甲苯透明，中性树胶封固。

［结果］成纤维细胞和组织细胞胞核呈蓝色，胞质呈灰色或灰蓝色。

注：①苏木精染色不宜过深，否则不易分色或使台盼蓝吞噬的颗粒掉色；②若不染纤维则复染步骤可省略，必要时可将媒染剂铁明矾浓度增至 4% 进行分色，效果更佳。

（六）活体注射法 Goldmann 台盼蓝活体注射制作方法

［试剂配制］

台盼蓝注射液：台盼蓝 0.5g，生理盐水 100ml。使用前煮沸及过滤。

［操作步骤］

1．将小白鼠（体重 20 ～ 25g）皮下或静脉注射台盼蓝注射液 0.5 ～ 1ml，隔 3 ～ 5d 注射一次，至皮肤呈淡蓝色。

2．取皮下疏松结缔组织，制成铺片标本，空气中干燥。

3．用 Bouin 液或 Susa 液固定 24h。

4．固定后再用 Wergert 来复红液染弹性纤维，经 70% 乙醇鉴别，蒸馏水洗，用伊红复染胶原纤维，蒸馏水洗，经各级乙醇脱水，二甲苯透明，树胶封固。

［结果］巨噬细胞的细胞质内含有大量台盼蓝呈蓝色的色素颗粒，弹性纤维呈黑色，胶原纤维呈红色。

（七）活体注射台盼蓝染液显示巨噬细胞制作方法

［试剂配制］

0.5% 台盼蓝水溶液：台盼蓝 0.5g，蒸馏水 100ml。将台盼蓝溶解于蒸馏水后，过滤于锥形瓶中，用洁净棉花塞上瓶口，然后加温至沸腾消毒 10 ～ 15min 后，冷却待用。

［操作步骤］

1．组织来源于大白鼠或小鼠皮下组织，向大白鼠皮下或腹腔内注射台盼蓝溶液，2 ～ 3ml/kg，每天注射一次，连续注射 1 周，待其耳朵变蓝后可以取材。

2．将大白鼠致死，取其皮下组织铺于干净的载玻片上，自然晾干。

3．放在甲醛 - 乙醇（AF）固定液内固定 5 ～ 10min 后，再经水洗 2 ～ 3min。

4．常规脱水、透明、封固。

［结果］巨噬细胞胞质内有大小不等的蓝色颗粒，中央可见透明的核区。

注：此切片可同时显示结缔组织内的其他成分；水洗后，加用 HE 染色或者醛复红染色，可以同时显示胶原纤维细胞、弹性纤维细胞和成纤维细胞及巨噬细胞等成分。

（八）疏松结缔组织台盼蓝染色法示吞噬细胞制作方法

［试剂配制］

台盼蓝活体染色液：台盼蓝 0.5g，生理盐水 100ml，过滤后备用。此液只能在 2 周内使用，过期后毒性增强。

［操作步骤］

1．在兔耳浅静脉内，每隔一天注射台盼蓝活体染色液 5 ～ 10ml，共注射 4 ～ 8 次。取出体壁皮下组织，放在载玻片上铺成薄片。

2．稍晾干后，用 10% 甲醛液固定 15min，随后用蒸馏水洗 3 次，共 15min。

3．用 Weigert 间苯二酚碱性复红液 10 ～ 15min。

4．经蒸馏水，50%、80%、95% 乙醇，每级 5s。如果着色较深，可在 95% 乙醇中分色后，再滴加 0.5% 伊红乙醇染液染 5 ～ 10s。

5．经无水乙醇后，二甲苯透明 30min，最后中性树胶封固。

［结果］吞噬细胞呈蓝色，胶原纤维呈红色，弹性纤维呈蓝黑色。

（九）大白鼠肠系膜（疏松结缔组织）地衣红染色铺片制作方法

[操作步骤]

1．取小白鼠 1 只，腹腔注射消毒的 0.5% 台盼蓝溶液 1ml，每隔一天注射一次，共注射 4 ～ 5 次。

2．在末次注射 2 ～ 3h 后，把动物杀死，剖开腹部，上从胃幽门部、下从直肠处剪断，再剪断系膜根，即可将全部小肠连同肠系膜取出，用 0.75% 生理盐水洗净，将肠连同系膜展开平铺在蜡盘中，用树刺将小肠钉牢。

3．加入 10% 中性甲醛溶液，使整个系膜均被溶液浸没固定 12 ～ 24h，经蒸馏水浸洗 4 ～ 12h。

4．苏木精液染色 10 ～ 20min 后，蒸馏水迅速洗 2 次。

5．再移入 2% 三氯化铁水溶液，浸泡 1 ～ 3min 以上，分化至核着色为止。

6．自来水浸洗 1 ～ 2h 以上，然后用蒸馏水漂洗 3 次。

7．放入 1% 伊红水溶液染色 5 ～ 10min，蒸馏水稍洗。

8．经各级乙醇脱水，并在 95% 乙醇中将肠系膜剪成长 1cm×1cm 的小块。

9．小心地将系膜贴片展平，用二甲苯透明，加拿大树胶封固。

[结果] 巨噬细胞的胞质内可见台盼蓝吞噬体，胶原纤维染呈粉红色，细胞核均呈蓝色。

（十）地衣红－伊红－硫堇染色方法

[试剂配制]

Unna 地衣红染液：地衣红 1g，70% 乙醇 100ml，浓硝酸 3ml。

[操作步骤]

1．将注射台盼蓝后的动物致死，取下皮下组织或肠系膜铺于载玻片上进行固定，其固定液为无水乙醇 9 份与甲醛 1 份，一般固定 4h 即可；铺片经下行乙醇至 70% 乙醇（每级 15min）。

2．入 Unna 地衣红染液染色 30 ～ 60min。

3．经 70% 乙醇洗数次除去浮色，蒸馏水洗。

4．1% 伊红水溶液染 5 ～ 10min 后，经水洗 3 ～ 4 次。

5．入 0.5% 硫堇水溶液染色 10 ～ 15min，在显微镜下观察直至肥大细胞颗粒呈蓝色，放入 95% 乙醇分色。

6．无水乙醇脱水，二甲苯透明，树胶封固。

[结果] 巨噬细胞胞质中有蓝色颗粒，胞核呈浅红色，肥大细胞胞质内有细小呈紫蓝色颗粒。成纤维细胞梭形或多突起，细胞质内有少量细小台盼蓝颗粒，胞核呈圆形、浅红色，弹性纤维呈深棕色，胶原纤维呈浅红色。

（十一）地衣红－沙黄－伊红制作方法

[试剂配制]

地衣红液：地衣红 1g，95% 乙醇 100ml，浓盐酸 1ml。

乙醇－沙黄液：沙黄 1g，95% 乙醇或无水乙醇 100ml，蒸馏水 50ml；待沙黄在乙醇中透明后再加入蒸馏水。

［操作步骤］

1．将注射台盼蓝后的动物杀死，取其肠及肠系膜铺于软木板上，经 Susa 液固定，此液需含有升汞，有时不一定产生沉淀，但慎重起见，则在染色进行中进行乙醇处理；先放入70% 乙醇中，再将其肠剪下弃之，仅留系膜，铺于白色薄纸片上，浸入蒸馏水，再剪成小块，使其附贴于涂有蛋白甘油的载玻片上，放入 40℃温箱中烘干。如为皮下组织铺片，则直接铺于载玻片上入固定液固定即可。

2．放入地衣红液染色 20min 至 2h。

3．盐酸乙醇液（100ml 的 70% 乙醇中加入浓盐酸 6 滴）分化至弹性纤维呈现清楚为止，于 70% 乙醇洗 2 ～ 5min；再用蒸馏水洗。

4．染于乙醇－沙黄液 3 ～ 5min（显微镜下控制），入 90% 乙醇洗至细胞核清楚。

5．染于 1% 伊红水溶液 3min。

6．常规脱水、透明、中性树胶封固。

［结果］巨噬细胞胞质内有粗大蓝色颗粒，肥大细胞胞质内有粗大红棕色颗粒，成纤维细胞多突起，含有少量细小台盼蓝颗粒，弹性纤维呈棕色，胶原纤维呈红色。

五、弹性纤维染色方法的应用

（一）弹性纤维

弹性纤维在常规染色中难以区别于其他纤维，只有用特殊染色方法，才能清晰地显示出来。固定时，弹性纤维适合用含升汞、乙醇的固定液固定。弹性纤维染色方法主要有碱性品红、间苯二酚所组成的间苯二酚品红法，在醛品红法中还需橙黄 G，地衣红法中主要有地衣红；弹性纤维易被酸性染料染色，若经铬酸处理后，碱性染料亦可着色，而对其他如 Muller 来复红染色具有共染现象。常用显示弹性纤维的染色方法有地衣红染色法、Gomori 醛品红染色法、Weigert 染色法及 Verhoeff-van Gieson 染色法等。

（二）弹性纤维染色方法

1．Gomori 醛复红染色方法

［试剂配制］

醛复红液：盐基性复红 1g，70% 乙醇 200ml，浓盐酸 2ml，三聚乙醛（副醛）2ml。将醛复红溶于乙醇内，然后加入盐酸和三聚乙醛，将染液充分摇匀，放置室温中 24 ～ 48h，染液变成紫色即可使用。成熟的染液可存贮于冰箱内 2 ～ 3 个月，染色时间可依染液贮存时间而增加。

橙黄 G 液：橙黄 G 2g，磷钨酸 5g，蒸馏水 100ml。

[操作步骤]

（1）切片脱蜡至水，再用 Lugol 碘液处理 20 ～ 30min。

（2）稍水洗后，入 5% 硫代硫酸钠溶液内处理 5 ～ 10min。

（3）流水冲洗 5min，放入 70% 乙醇稍洗。

（4）入醛复红液染色 10 ～ 15min。

（5）70% 乙醇浸洗，洗去多余染液至弹性纤维清晰显示为止，稍水洗。

（6）橙黄 G 液滴染 10 ～ 20s 后，再用蒸馏水洗 1 ～ 2min。

（7）95% 乙醇与无水乙醇脱水，二甲苯透明，中性树胶封固。

[结果] 弹性纤维呈深紫色，其他显复染色（彩图 3-1）。

注：本方法虽然能用绝大多数固定剂，但还是以甲醛液固定效果最佳，还可用淡绿橙黄 G 液、Masson 三色液及 Van Gieson 液等复染，但不宜过深。

2．Verhoeff 弹性组织染色方法

[试剂配制]

铁溶液（Ⅰ液）：三氯化铁 2.5g，硫酸亚铁 4.5g，蒸馏水加至 100ml；Lugol 液（Ⅱ液）：碘化钾 2g，碘 1g，蒸馏水加至 100ml。

苏木精乙醇液（Ⅲ液）：苏木精 10g，无水乙醇加至 100ml。Ⅳ染色液：新鲜配制，用过一次就不宜再使用。取Ⅰ液 25ml，Ⅱ液 10ml，Ⅲ液 3.5ml，混合后，即可使用。

[操作步骤]

（1）常规组织取材固定于 10% 甲醛液或 Zenker 液 24h。

（2）按常规脱蜡水化后，再放入Ⅳ染色液中染 15 ～ 20min，蒸馏水洗。

（3）在用水稀释 1 ～ 4 倍的Ⅰ液内分色，可自行选择，用 Van Geison 液或任何一种同类的方法做对比染色。

（4）常规脱水、透明、封固。

[结果] 弹性纤维呈深蓝色或黑色，细胞核呈蓝色或黑色，其他颜色则取决于所用的对比染色的方法（彩图 3-2）。

3．Pinkus 酸性地衣红姬姆萨染色方法 本方法特点是利用地衣红、姬姆萨及伊红三种染料，将多种组织成分显示出来并在镜下加以鉴别，可清晰地显示纤细的弹性纤维。

[试剂配制]

地衣红液：地衣红 1g，70% 乙醇 100ml，浓盐酸 0.6ml。将地衣红溶于 70% 乙醇内，加入浓盐酸，放置于冰箱内保存，24h 后过滤使用。

姬姆萨溶液：姬姆萨原液 5 滴，蒸馏水 100ml。

伊红－乙醇溶液：伊红 Y 5g，95% 乙醇 100ml。将伊红 Y 加入 95% 乙醇液内，不停搅拌，溶解后即可使用。

[操作步骤]

（1）用 10% 甲醛溶液、Helly 液或 Zenker 液固定均可，固定 24h。

（2）切片脱蜡处理至水。

（3）如系含汞固定液固定的组织，需经碘液常规脱汞处理。

（4）经 70% 乙醇洗后，再染地衣红液 30 ~ 60min。

（5）蒸馏水洗，用 95% 乙醇分化，洗去多余染液。

（6）在无水乙醇中脱色分化 5 ~ 30min，切片在镜下直至弹性纤维呈现浅棕色或紫色到黑色。

（7）底面脱色，用 1% 盐酸乙醇液处理 2 ~ 10min，直至接近无色为止。注意必须在镜下控制。

（8）自来水洗 5 ~ 10min，姬姆萨稀释液中染色。

（9）用 95% 乙醇分化，在乙醇中加数滴伊红 – 乙醇溶液，直到大量蓝色从结缔组织中脱掉为止，在镜下控制。

（10）常规乙醇脱水，二甲苯透明，中性树胶封固。

[结果] 细胞核呈深蓝色，弹性纤维呈深棕色或黑色，胶原纤维呈粉红色，黑色素呈绿色或棕色，嗜伊红颗粒呈亮红色，肥大细胞颗粒呈蓝色或紫色。

4．Schmorl 染色方法

[试剂配制]

石炭酸 – 复红液：碱性复红 2g，无水乙醇 50ml，熔化的石炭酸 25ml，放于 37℃ 恒温箱内 10 ~ 12h 后，冷却并过滤，即可使用。

Weigert 间苯二酚 – 碱性复红液：碱性复红 2g，间苯二酚 4g，蒸馏水 200ml。混合上液煮沸 1min 后加入 25ml 的 29% 氯化铁水溶液，冷却，过滤，将滤纸上的沉淀物放入 40℃ 或 60℃ 恒温箱中烘干，连同滤纸一起放入 95% 乙醇 200ml 的瓷锅或玻璃烧瓶中，在电炉上煮沸，再加入比重为 1.124 的浓盐酸 4ml，去火后将无沉淀的废滤纸取出后弃之，冷却过滤，再加入少量 95% 乙醇使溶液恢复到 200ml，此液可保存数月。

[操作步骤]

（1）切片脱蜡至水。

（2）放入石炭酸 – 复红液 37℃ 恒温箱染 1h，室温下染 24h。

（3）洗于 70% 乙醇后，放入 Weigert 间苯二酚 – 碱性复红液 20 ~ 30min。

（4）分色于无水乙醇 30 ~ 60min，洗于蒸馏水。

（5）放入 1% 亚甲蓝水溶液染色 3 ~ 5min。

（6）自来水洗后，蒸馏水洗。

（7）常规脱水、透明、封固。

[结果] 弹性纤维呈黑色，细胞核呈蓝色。

5．Gallego 铁复红染色方法　该方法主要用于经甲醛液固定后的冰冻切片，如经 Bouin 液固定的组织需作石蜡切片亦可用本方法染色。

［试剂配制］

Gallego Ⅰ液：蒸馏水 10ml，商品甲醛 2 滴，硝酸 1 滴，10% 氯化铁溶液 1 滴。

Gallego Ⅱ液：冰醋酸 1 滴，石炭酸 - 复红液 1 滴，蒸馏水 10ml。

［操作步骤］

（1）将冰冻切片放入蒸馏水处理 5 ～ 10min。

（2）转入 Gallego Ⅰ液处理 1 ～ 5min，弹性纤维将很快染出，细胞核的颜色变深。

（3）蒸馏水和自来水洗后，再用 Gallego Ⅱ液染色 3 ～ 10min。

（4）水洗后常规脱水、透明、封固。

［结果］弹性纤维呈深紫色，细胞核呈紫色。

6．Fullmer 与 Lillie 地衣二酚 - 新复红染色方法

［试剂配制］

地衣二酚 - 新复红液：新复红 2g，地衣二酚 4g，蒸馏水 200ml，煮沸 5min，冷却、过滤，将滤纸连同沉淀物一起溶于 100ml 95% 乙醇中，滤纸取出后弃之。

［操作步骤］

（1）固定于任何常用固定液，切片脱蜡至无水乙醇。

（2）染于地衣二酚 - 新复红液染色 10 ～ 20min（在 37℃下）。

（3）用 70% 乙醇分色，在镜下观察直至弹性纤维染成紫色为止。

（4）常规脱水、透明、封固。

［结果］弹性纤维呈深紫色。

注：本法可用苏木精、沙黄或苦味酸丽春红复染，其中用沙黄染色效果最佳。

7．碱性蓝 B 染色方法

［试剂配制］

碱性蓝 B 乙醇染液：碱性蓝 B 0.6g，70% 乙醇 100ml，充分溶解后使用。

［操作步骤］

（1）组织取材用 Zenker 液或 10% 甲醛液固定 24h，常规脱水，石蜡包埋。

（2）切片厚 5 ～ 6μm，经二甲苯脱蜡，经无水及各级乙醇下行至 70% 乙醇。

（3）入碱性蓝 B 乙醇染液染色 5 ～ 10min。

（4）蒸馏水速洗后，放入 4% 铁明矾水溶液 2 ～ 3min。

（5）蒸馏水洗 1min 后，入 50% 乙醇 1 ～ 2min。

（6）用 0.05% 氢氧化钾乙醇（70% 乙醇配制）液分色 3 ～ 5s，至背景清晰为止。

（7）蒸馏水速洗 2 次。

（8）入 0.5% 荧光桃红水溶液染色 3 ～ 5min，蒸馏水稍洗。

（9）经 95% 及无水乙醇分色脱水各 1min，二甲苯透明，中性树胶封固。

［结果］弹性纤维呈蓝色，胶原纤维呈红色，红细胞呈紫红色。

注：①碱性蓝 B 溶液的浓度不得低于 0.6%，用氢氧化钾分色时尤其注意时间的掌握，

以防止脱色过度；②经过染色后，选用 Van Gieson 液复染也可。

8．Romeis 地衣红染色方法

［试剂配制］

地衣红液：地衣红 1g，95% 乙醇 100ml，浓盐酸 1ml。

［操作步骤］

（1）常用固定液固定均可，切片常规脱蜡入水。

（2）放入地衣红液染色 1 ～ 2h。

（3）蒸馏水速洗后，用 95% 乙醇脱水 1 ～ 2min。

（4）经无水乙醇分色直到背景基本无色而弹性纤维显示清楚为止。

（5）常规脱水、透明、封固。

［结果］弹性纤维呈棕红色，胶原纤维呈红色。

注：①地衣红染液以新液为佳，超过半年以上，则染色效果不佳甚至完全不上色；②1% 地衣红 100ml 中，除加入 1ml HCl 外，再加入 1ml 冰醋酸，不但能加强对弹性纤维的染色效果，而且也能使细胞核着色；③复染时，选用 0.1% 光绿水溶液对比染色优于 Van Gieson 等法。

9．弹性纤维醛复红染色方法　弹性纤维的染色法较多，如醛复红法、地衣红法、Verhoeff 法、铁苏木精法及 Weigert 法等，而采用醛复红和地衣红染色法，操作简便，方法稳定，不易褪色。

［试剂配制］

醛复红有两种配法：

Ⅰ法：用 70% 乙醇 100ml 溶解 0.5g 碱性醛复红，全溶解后，加浓盐酸及副醛各 1ml，混匀，室温下放置 1 ～ 3d，待溶液变为蓝紫色，即可使用。

Ⅱ法：取碱性醛复红 0.5g，入蒸馏水 100ml，加温煮沸后过滤，于滤液中加入浓盐酸 1ml，副醛 1ml，混匀，室温下放置 3 ～ 4d，摇匀后再过滤，弃去滤液，将滤纸连同沉淀一起置温箱烘干，收集滤纸上沉淀物 0.25g，溶于 70% 乙醇 50ml 即可使用。

［操作步骤］

（1）切片按常规脱蜡至水。

（2）经 0.3% 高锰酸钾溶液氧化 1 ～ 5min，蒸馏水洗。

（3）入 2.5% 亚硫酸钠水溶液漂白即终止氧化。

（4）水洗 5min，经 50%、70% 乙醇分色后，进入醛复红染液染色 5 ～ 10min。

（5）经 95% 乙醇分色，使纤维着色清晰、底色干净，直至醛复红不再褪色为止。

（6）常规脱水，二甲苯透明，中性树胶封固。

［结果］弹性纤维呈紫色。

注：此法操作简便，易于掌握，关键在于选择质量好的碱性复红配制好醛复红染液，就会有好的效果。

10．Weigert 弹性纤维染色方法

[试剂配制]

Weigert 液：碱性品红 2g，间苯二酚 4g，蒸馏水 200ml。三者混合溶解并煮沸，加入30% 三氯化铁溶液 25ml，再煮沸 3 ～ 5min，搅拌之，冷却后过滤，放入恒温箱烘干后，取滤纸上的沉淀物，投入 95% 乙醇 200ml 内，水浴加温使之溶解，冷却后过滤，于滤液内加浓盐酸 4ml，混合后备用，此液在两个月时使用效果好，陈旧染液易使组织产生共染。

[操作步骤]

（1）组织用 Zenker 液或 Susa 液固定 24h。

（2）按常规法进行脱汞去碘，脱水，透明，石蜡包埋，切片厚 6 ～ 7μm。

（3）切片经二甲苯脱蜡，各级乙醇下行至水，移入 Weigert 液染色 30 ～ 60min，或在37℃恒温箱内染 20 ～ 30min。

（4）分色切片用盐酸乙醇液分色 5 ～ 10min，镜下控制弹性纤维呈蓝黑色、背衬无色为止。

（5）切片经蒸馏水水洗，移入苏木精染细胞核 5 ～ 10min，盐酸乙醇液分色，流水冲洗使其蓝化。

（6）切片用蒸馏水洗后，经各级乙醇脱水，二甲苯透明，中性树胶封固。

[结果] 弹性纤维呈蓝黑色，细胞核呈蓝色，底衬无色。

注：此法适用于结缔组织和血管标本的制作。

11．弹性纤维胶原纤维维多利亚蓝 - 丽春红染色方法（Victoria blue-Poncea 法）

[试剂配制]

维多利亚蓝染色液：维多利亚蓝 2g，糊精 0.5g，间苯二酚 4g，蒸馏水 200ml。将上述物质混合后加热煮沸，边煮边搅拌 5 ～ 7min，然后用另一容器取 30% 三氯化铁水溶液25ml，另行加热煮沸后慢慢倒入上述混合液中，继续煮沸 2min，不断搅拌溶液呈胶体状，去火冷却后过滤，将滤纸上的残渣连同滤纸放在 60℃恒温箱中烤干，残渣呈深蓝色细颗粒状粉末，再溶于 400ml 的 70% 乙醇液中，然后加浓盐酸 4ml 和苯酚 5g，放置至成熟后使用。

丽春红 S 染色液：5% 丽春红 15ml，加苦味酸饱和水溶液（1.22%）85ml。

[操作步骤]

（1）中性甲醛液固定组织，石蜡切片，常规脱蜡至水。

（2）切片入 70% 乙醇中洗 2min。

（3）将切片浸入盛有维多利亚蓝染色液中染色 0.5 ～ 2h。

（4）直接入 95% 乙醇中分色数秒。

（5）浸入蒸馏水洗 2min 后，用丽春红 S 染色液滴染切片 5min。

（6）直接用无水乙醇冲洗多余染色液 2 次。

（7）将切片在空气中自然干燥。

（8）二甲苯透明，中性树胶封固。

［结果］弹性纤维呈蓝绿色，胶原纤维呈红色，背景淡黄色。

注：①维多利亚蓝染色液可每次反复使用效果不减，溶液在室温中保存可用数年；而陈旧的染液，不仅染色能力可增加，还可以缩短染色时间；②维多利亚蓝染色液在乙醇中分色后，要立即浸入水中，此后在镜下观察纤维的深浅度，如果较深可以再分色；③丽春红液染色后要用无水乙醇从切片一端快速冲洗，并将切片斜放，稍干燥后即可透明封固，防止过于干燥使切片产生黑色颗粒。

12. G-Perls-SR 显示弹性、胶原纤维和含铁血黄素的复合制作方法　为了显示组织中弹性、胶原纤维和含铁血黄素成分，用高锰酸钾水溶液处理可把弹性纤维更好地显示出来；选用天狼猩红 - 苦味酸（SRPC）酸性染料与醛品红法进行组合，两种纤维成分因着色不同而加以区别，并克服 Van Gieson 法胶原纤维易褪色的缺点。然而，在较好地显示纤维的同时，需要观察含铁血黄素物质，再用 Perls 进行染色，形成对弹性纤维、胶原纤维和含铁血黄素的复合染色。

［试剂配制］

天狼猩红 - 苦味酸液：天狼星红 0.1g，溶解于苦味酸饱和液 100ml（1.22%）。

醛品红液：将碱性品红 0.5g 溶于 70% 乙醇 100ml 中，然后加入浓盐酸和副醛各 1ml，轻轻摇动使之混合均匀，于室温下静置 1～2d，变为深紫色时即为成熟；过滤，用小口砂塞瓶，置于冰箱内保存备用。

酸化高锰酸钾水溶液：0.25% 高锰酸钾水溶液 4 滴，2% 硫酸溶液 1 滴，临用时混合。

［操作步骤］

（1）取肺组织用 10% 甲醛溶液固定 24h，常规脱水、透明和浸蜡与包埋，切片 4～5μm，石蜡切片常规脱蜡至水，蒸馏水洗。

（2）酸化高锰酸钾水溶液处理 5min，蒸馏水洗后用 2% 草酸漂白液处理 1min。

（3）蒸馏水洗，70% 乙醇稍洗后，放入醛品红液染色 5～10min。

（4）70% 乙醇浸洗，至切片不脱色为止。

（5）蒸馏水洗，2% 亚铁氰化钾溶液和 2% 盐酸溶液（按 1：1）混合后处理 5～10min。

（6）蒸馏水洗，入天狼猩红 - 苦味酸液内染色 3～5min。

（7）无水乙醇直接分化、脱水，二甲苯透明和中性树胶封固。

［结果］胶原纤维呈红色，弹性纤维呈深紫色，含铁血黄素物质呈蓝色，背景淡黄色。

注：①为了能同时观察到胶原纤维、弹性纤维和含铁血黄素的分布情况，笔者尝试染色改进和组合染色。醛品红是碱性品红加入副醛和盐酸配制而成的，盐酸作为一种酸性催化剂，可使副醛逐渐解聚产生乙醛，乙醛有较高的活性，释放后与碱性品红染料外露的氨基发生化学反应，这时颜色转变为深紫色。这种成熟的醛品红对特殊的蛋白质及含有硫酸根的黏多糖具有很强的亲和力。②实验中，经酸化高锰酸钾水溶液处理后能把弹性纤维更好地显示出来。③含铁血黄素的高价铁与亚铁氰化钾作用生成亚铁氰化钾。④此方法需在酸性条件下进行，在整个操作过程中容器要干净，不使用铁制工具，各步骤用蒸馏水冲洗，防止自来水内的铁离子与组织内的钙盐结合产生假阳性反应。

六、胶原纤维染色方法的应用

(一)胶原纤维

胶原纤维是由成纤维细胞产生的一种纤维蛋白,分布广泛,对酸性染料的亲和力较强,用酸性苯胺蓝的混合液染色时,胶原纤维只选择某种酸性染料,对其他染料不着色;常用作胶原纤维染色几种阴离子染料,如苦味酸、橙黄 G、丽春红、酸性品红、苯胺蓝、亮绿、甲基蓝。在苏木精伊红染色标本中,它可被伊红染色,也能结合各种酸性苯胺染料,例如 Heiden-Hain Azan 法和 Pasini 法等,亦可被 Van Gieson 染色中的酸性复红染成红色,Mallory 染色中的苯胺蓝染成蓝色,Masson 染色的苯胺蓝或亮绿染成蓝色或绿色。

(二)胶原纤维染色方法

1. Van Gieson 染色方法(Van Gieson,1889)　本方法是鉴别胶原纤维和肌肉最容易的染色方法,染色液是一种混合物,其组成中的苦味酸能将肌肉染成黄色,酸性品红将胶原纤维染成粉红色,此方法比较稳定。

[试剂配制]

Van Gieson 液:1% 酸性品红水溶液 10ml,苦味酸饱和水溶液 90ml。

[操作步骤]

(1)固定组织,所用固定液不限,按常规脱水,石蜡包埋切片。

(2)切片经二甲苯再经各级乙醇下行至蒸馏水。

(3)以 Weigert 苏木精或其他任何苏木精液深染。

(4)经蒸馏水急洗去多余染料,不必分色。

(5)Van Gieson 液染色 1 ~ 2min。

(6)蒸馏水急洗,亦可不洗而用吸水纸略吸干。

(7)95% 乙醇分色 10 ~ 30s。

(8)用无水乙醇脱水 30s 至 1min,然后用吸水纸吸干。

(9)入二甲苯透明,中性树胶封固。

[结果]胶原纤维呈品红色,肌纤维呈黄色,细胞核呈灰黑色。

注:①目前实验室常用 Van Gieson 液直接染色,仅需一种染液。然而 Lillie(1965)喜欢用如 Weigert(1904)所推荐的在 100ml 苦味酸中加 0.1g 的酸性复红的染液;② Weigert 铁苏木精液分甲、乙两液,临用前将两液等量混合使用,而不宜预先混合,否则易氧化沉淀而逐渐失去染色能力,或用培花青 - 铬矾法染色更好;③ Van Gieson 染液分别在临用时混合,防止放置时间过长,导致组织对酸性品红不易着色。

2. 疏松结缔组织制片显示胶原纤维制作方法

[操作步骤]

(1)取哺乳动物的皮下结缔组织:解剖动物并镊取少量皮下结缔组织放在洁净的载玻片

上，用解剖针向四周铺展成为一薄层，然后使其充分晾干，材料即可紧贴在载玻片上。

（2）用 10% 中性甲醛液固定 12 ～ 24h，再经蒸馏水浸洗 4 ～ 12h（要多换几次蒸馏水）。

（3）铁苏木精液染色 15 ～ 20min。

（4）经蒸馏水速洗 2 次后，移入 2% 三氯化铁水溶液中分化至仅细胞核着色为止，约需 1min 以上。

（5）在自来水中浸洗至细胞核呈蓝色为止（2 ～ 12h）。

（6）经蒸馏水洗数分钟，再入 1% 伊红水溶液中染色 5 ～ 10min。

（7）用蒸馏水略洗，再经各级乙醇脱水，二甲苯透明，加拿大树胶封固。

[结果] 胶原纤维呈粉红色，细胞核呈蓝色。

3．Masson 三重染色方法（1992 改良）

[试剂配制]

丽春红品红液：丽春红 2R 0.7g，酸性品红 0.35g，冰醋酸 1.0ml，蒸馏水 99ml。

冰醋酸液：冰醋酸 0.5ml，蒸馏水 99.5ml。

苯胺蓝液：苯胺蓝 2.0g，冰醋酸 2.0ml，蒸馏水 98.0ml。

[操作步骤]

（1）将切片放到二甲苯脱蜡，入各种乙醇下行入水。

（2）将切片放到 Weigert 铁苏木精液内染色 20min。

（3）用自来水冲洗后，在 1% 盐酸乙醇液内分化。

（4）用自来水冲洗后，用丽春红品红液染色 5 ～ 10min。

（5）用冰醋酸液洗涤。

（6）在 1% 磷钼酸溶液内分化 5 ～ 10min，直至胶原纤维呈淡粉红色，肌肉和纤维蛋白仍呈鲜红色为止，再入冰醋酸液内洗涤。

（7）用苯胺蓝液染色，使胶原纤维呈绿色，2 ～ 5min；再用冰醋酸液充分冲洗。

（8）常规脱水，透明，封固。

[结果] 胶原纤维呈绿色，肌肉呈红色，纤维蛋白呈红色，红细胞呈红色，细胞核呈蓝黑色。

注：①为了获得最成功的结果，用此法需要有一定的技巧，固定剂的选择将会延长或缩短染色时间，但在任何情况下，均要用显微镜控制；②用酸水能防止染料被脱掉。

4．Mallory 三色染色方法（Crooke-Russell 修正）　Mallory 提倡使用的三联染色，应用了苯胺蓝、橙黄 G 及酸性品红三种染色剂，故又称结缔组织染色法。本法的特点是先用磷钨酸做媒染，再用染色液染色。一直以来，Mallory 染色法的改良法较多，如本法采用 Mallory 磷钨酸苏木精法染色时，由于染料具有强烈的多色性，所以无须使用对比染色剂，就可达到正确区别结缔组织的目的。

[试剂配制]

苯胺蓝 - 橙黄 G 混合液：苯胺蓝 0.5g，橙黄 G 2.0g，磷钨酸 1.0g，蒸馏水加至 100ml。

［操作步骤］

（1）组织用 Zenker 液固定 24h，或将甲醛固定后的组织用 2.5% 重铬酸钾溶液 95ml 加入 5% 醋酸溶液 5ml 中配制的混合液媒染 12 ～ 18h，切片移至流水冲洗 10min。

（2）用碘溶液后，再用硫代硫酸钠溶液处理切片（可脱除汞盐沉淀，亦起媒染作用）。

（3）充分水洗。

（4）用 Ehrlich 苏木精染细胞核，水洗，酸乙醇液分色和水洗至变蓝。

（5）用 1% 酸性品红溶液染色 5 ～ 10min。

（6）水洗 30s 或稍久直至胶原纤维几乎无色为止，经蒸馏水浸洗。

（7）移至苯胺蓝 - 橙黄 G 混合液内 20 ～ 30min。

（8）流水冲洗 2 ～ 5min。

（9）在 95% 乙醇内分色和脱水，再用无水乙醇脱水，二甲苯透明，树胶封固。

［结果］胶原纤维呈深蓝色，软骨、骨基质及黏液等均显示不同深浅的蓝色，细胞核呈红色，红细胞呈橘黄色，肌肉呈紫红色。

注：①酸性品红溶液易于使组织着色，经水洗后肉眼观察切片上保留一定的红色即可；②苯胺蓝染色后用 95% 乙醇分化时，应在显微镜下观察掌握分化程度；③固定较久的陈旧标本，染色时要增加时间，否则效果较差。

5. 显示胶原纤维、细胞和肌肉的新染色方法（1992）

［试剂配制］

丽春红 S 液：0.5% 丽春红 S 水溶液 10 ～ 15ml，苦味酸饱和水溶液 85 ～ 90ml。

维多利亚 B 液：维多利亚 B 0.5g，70% 乙醇 100ml。

［操作步骤］

（1）取组织固定 10% 中性甲醛液 24h，组织切片脱蜡至水。

（2）70% 乙醇稍洗后，入维多利亚 B 液中染色 10 ～ 15min。

（3）95% 乙醇中分化数秒后，用蒸馏水洗。

（4）用丽春红 S 液滴染 2min。

（5）直接用无水乙醇分化与脱水。

（6）二甲苯透明，中性树胶封固。

［结果］胶原纤维呈鲜红色，细胞核和血细胞呈绿色，肌肉呈黄色。

6. Heidenhain "AZAN" 染色方法 "AZAN" 是偶氮卡红（azocarmin）与苯胺蓝（aniline blue）的缩写。

［试剂配制］

偶氮卡红液：偶氮卡红 1g，蒸馏水 100ml，冰醋酸 1ml。将偶氮卡红加入蒸馏水内，煮沸溶解，待冷却后慢慢滴入冰醋酸，过滤后即可使用。

苯胺蓝 - 橙黄 G 液：苯胺蓝 0.5g，橙黄 G 2g，蒸馏水 100ml，冰醋酸 8ml。将苯胺蓝和橙黄 G 加入蒸馏水内混合，煮沸溶解，冷却后过滤，加入冰醋酸，染色前用蒸馏水稀释 1 ～ 3

倍即可染色。

苯胺乙醇液：1% 苯胺溶液 1ml，95% 乙醇 100ml。

[操作步骤]

（1）组织固定于 Zenker 液、Helly 液、Bouin 液及 Carnoy 液均可，一般固定 12 ～ 24h，石蜡切片厚 4 ～ 6μm，脱蜡至水。

（2）入偶氮卡红液 30 ～ 60min，在 56 ～ 60℃温箱中进行，后移至温室再染 10min。

（3）蒸馏水稍洗，入苯胺乙醇液中分化，至细胞核鲜红色，细胞质及结缔组织褪色为止。若脱色过慢，可改用 0.1% 苯胺水溶液，以减短脱色时间。

（4）入含 1% 冰醋酸的 95% 乙醇液，洗去苯胺，1 ～ 2min，若红色过深再用苯胺油脱色。

（5）入 5% 磷钨酸水溶液处理 1 ～ 3h，切片于上液可继续脱去其他组织颜色，并有媒染的作用，蒸馏水稍洗。

（6）入苯胺蓝 - 橘黄 G 稀释液 1 ～ 3h。

（7）蒸馏水洗，以 95% 乙醇鉴别，至微细的胶原纤维呈深蓝为度。

（8）经无水乙醇脱水，二甲苯透明，中性树胶封固。

[结果] 胶原纤维呈蓝色，肌纤维呈深红色或橘黄色，类胶体及黏蛋白呈蓝色，神经胶质、神经细胞呈紫红色，细胞核呈红色，红细胞呈橘黄色。

注：①若用苯胺乙醇液、苯胺蓝橘黄 G 染色时，Mallory 推荐由 1∶3 稀释的溶液染色，操作中可用 1∶1 或 1∶2 溶液进行染色；② 1% 冰醋酸的 95% 乙醇液，即 1% 冰醋酸 10ml，加入 95% 乙醇 90ml 即可。

7. Siriured 染色方法　本染色法可使胶原纤维长期保存，是一种不易褪色的好方法。

[试剂配制]

Siriured 饱和苦味酸液：0.5% Siriured 10ml，苦味酸饱和液 90ml。

天青石蓝液：天青石蓝 B 1.25g，铁明矾 1.25g，蒸馏水 250ml。溶解煮沸，待冷却过滤后，加入甘油 30ml，再加入浓盐酸 5ml。

[操作步骤]

（1）组织固定于 10% 甲醛液 24h，常规脱水，石蜡包埋。

（2）切片脱蜡至水。

（3）入天青石蓝液染色 5 ～ 10min，蒸馏水洗多次。

（4）放入 Siriured 饱和苦味酸液内染色 15 ～ 30min。

（5）无水乙醇直接分化与脱水，二甲苯透明，中性树胶封固。

[结果] 胶原纤维呈鲜红色，细胞核呈绿色，其他组织成分呈黄色。

8. Petersen 酸性茜蓝改良方法

[试剂配制]

缓冲的酸性茜蓝溶液（Ⅰ液）：酸性茜蓝 2B 0.25g，硫酸铝钾 5g，蒸馏水 50ml，煮沸 5min，冷却及过滤，再补足到原来体积，再加 20ml 的 Sorensen 柠檬酸盐溶液（柠檬酸晶体

21g，1N NaOH200ml，加蒸馏水至 1000ml）和 30ml 0.1N 盐酸缓冲到 pH 为 2.25。

苯胺蓝 - 橙黄 G 液（Ⅱ液）：苯胺蓝 0.5g，橙黄 G 2g，蒸馏水 100ml，冰醋酸 8ml，再煮沸、冷却、过滤。

［操作步骤］

（1）Zenker 液、Helly 液、Bouin 液或 10% 甲醛液固定均可，一般固定 24h，常规脱水，石蜡包埋。

（2）切片 5 ～ 6μm，脱蜡至水。

（3）在Ⅰ液中染色 3min。

（4）在蒸馏水中快速洗 2 次。

（5）在 5% 磷钨酸溶液中分色并媒染 2 ～ 3min。

（6）蒸馏水洗。

（7）再放入Ⅱ液中染色 2 ～ 3min，如染色结果太深，可用 1、2 或 3 倍体积的蒸馏水稀释Ⅱ液后进行染色，蒸馏水中略洗。

（8）先用 95% 乙醇后用无水乙醇脱水，二甲苯透明，中性树胶封固。

［结果］胶原与网状结缔组织呈蓝色，染色质呈砖红色；肌组织根据所用不同品种的固定剂，使其染色从深品红色至亮橙色，红细胞呈橙红色，黏液呈淡蓝色，神经节细胞呈淡品红色，腺细胞根据其组成从浅蓝色至品红色。

注：对胶原与网状组织、骨骼肌、心肌横纹及心肌间板等，可使用该方法染色。

9．显示胶原纤维、细胞和肌肉的染色方法

［试剂配制］

丽春红 S 液：0.5% 丽春红 S 水溶液 10 ～ 15ml，苦味酸饱和水溶液 85 ～ 90ml。

维多利亚 B 液：维多利亚 B 0.5g，70% 乙醇 100ml。

［操作步骤］

（1）组织切片脱蜡至水。

（2）70% 乙醇稍洗后，入维多利亚 B 液中染色 10 ～ 15min。

（3）95% 乙醇中分化数秒，再用蒸馏水洗 2 次。

（4）用丽春红 S 液滴染 1 ～ 2min。

（5）直接用无水乙醇分化与脱水，二甲苯透明，中性树胶封固。

［结果］胶原纤维呈鲜红色，细胞核和血细胞呈绿色，肌肉呈黄色。

注：①胶原纤维切片的厚度需 6μm，使之对比清晰；②维多利亚 B（Victoria blue B）液应盛在染色缸内，再进行染色；③丽春红 S（Ponceau S）染色后，不能与水接触，直接用无水乙醇冲洗脱水。

10．天狼猩红（sirius red）- 苦味酸染色方法

［试剂配制］

天狼猩红 - 苦味酸液：0.5% 天狼猩红 10ml，苦味酸饱和液 90ml。

天青石蓝液：天青石蓝 B 1.25g，铁明矾 1.25g，蒸馏水 250ml。溶解煮沸，待冷却过滤后，加入甘油 30ml，再加入浓盐酸 0.5ml。

[操作步骤]

（1）中性甲醛液固定组织，石蜡切片，常规脱蜡至水。

（2）加入天青石蓝液染色 5～10min，蒸馏水洗。

（3）天狼猩红－苦味酸液染色 15～30min。

（4）无水乙醇直接分化与脱水，二甲苯透明，中性树胶封固。

[结果] 胶原纤维呈红色，细胞核呈绿色，其他组织成分呈黄色。

注：①细胞核复染色用 Harris 苏木精液淡染效果更好；②染色封固后的切片，必须及时用偏光显微镜进行观察和照相，以保持鲜艳的色彩；③在偏光显微镜下观察到 I 型胶原纤维具有较强的双折光性，纤维呈黄色或红色；II 型胶原纤维呈弱的双折光；III 型胶原纤维呈弱的双折光，呈绿色的细纤维；IV 型胶原纤维呈弱的双折光，而基膜呈淡黄色。

七、网状纤维染色方法的应用

（一）网状纤维

网状纤维用 HE 染色一般不易辨识，用银氨溶液浸染能使纤维变成黑色；其染色的基本原理为网状纤维表面的糖蛋白与银化合物结合，再经过甲醛还原成金属银沉淀于纤维内。银浸染法技术最初由 Bielschowsky 在 1904 年设计并用于神经元纤维的研究，后经 Maresch 在 1905 年发展应用于网状纤维染色，以后发展为各种银氨液浸染法。常用的方法有 Bielschowsky 法及其改良法或 Hortega 法等，或用 Paps 法或 Bielschowsky 法等浸银方法，网状纤维被染成黑色及 Foot 法、Wilder 法、Gordon Sweet 法及 Gomori 法等。

（二）网状纤维的染色法

1. Foot 网状纤维银染色方法

[试剂配制]

氨银液：在 5ml 10% 硝酸银溶液中滴加 40% 氢氧化钠溶液 4～5 滴形成褐色沉淀，再缓慢滴加浓氨水 20～30 滴，边滴边搅动，直至沉淀溶解，留下少许微粒，可不过滤，用时加蒸馏水至 20ml。

[操作步骤]

（1）取材于淋巴结、脾、肝组织等，固定于 10% 甲醛液，常规石蜡包埋，切片 5～7μm。

（2）切片脱蜡，经无水乙醇浸 2～3 次。

（3）入 0.5%～1% 火棉胶液 1min，稍干后入 80% 乙醇 5～10min。

（4）经蒸馏水洗，入 0.25% 高锰酸钾水溶液氧化 3～5min。

（5）蒸馏水速洗，入 5% 草酸水溶液漂白 1～2min，切片漂白即终止。

（6）充分水洗，经蒸馏水浸洗。

（7）入氨银液 20～30min，切片呈黄色，速经蒸馏水洗。

（8）经 5% 甲醛液还原 10～15min，镜下控制至网状纤维清晰为止。

（9）流水洗，蒸馏水浸洗短时后，入 0.5% 氯化金溶液处理 3～5min。

（10）蒸馏水洗后，入 5% 硫代硫酸钠水溶液处理 5～10min。

（11）流水冲洗 20～30min，用苏木精液染细胞核。

（12）常规脱水，二甲苯透明，中性树胶封固。

[结果] 网状纤维呈黑色，细胞核呈蓝色（彩图 3-3）。

注：本方法稳定可靠，很少失败，但要求所用玻璃器皿需经清洁液浸泡，清洗洁净，氨银液配制时，此药品要求分析纯，称量准确。

2. Gomori 染色方法

[试剂配制]

银液配法：取 10% 硝酸银溶液 20ml，加入 10% 氢氧化钾水溶液 4ml，产生灰黑色沉淀，充分摇匀，待沉淀沉底，倾去上清液，剩下的沉淀用蒸馏水洗 3～4 次，边摇边逐滴浓氨水，直至沉淀完全溶解，再滴加 10% 硝酸银溶液数滴，使溶液稍显浑浊，又加浓氨水，使银液再度清亮，最后加蒸馏水稀释至 100ml，保存在有色玻璃瓶中备用。

[操作步骤]

（1）组织固定于 10% 甲醛液、Zenker 液或 Susa 液均可，一般固定 24h，按常规脱水，石蜡包埋，切片 5～6μm。

（2）石蜡切片经二甲苯脱蜡，各级乙醇下行至蒸馏水。

（3）入 0.5% 或 1% 高锰酸钾溶液处理 2～5min，流水洗。

（4）入 3% 亚硫酸钾溶液（草酸溶液亦可）处理 2～5min，流水洗。

（5）入 2% 铁明矾媒浸 3～5min，蒸馏水洗 2～3 次，每次 2～5min。

（6）入氨银溶液中镀银 1～5min，冬天宜置于 37℃ 温箱中，蒸馏水速洗。

（7）入 5% 甲醛液中还原 5～10min。

（8）流水洗，入 0.2% 氯化金水溶液调色 3～5min。

（9）蒸馏水洗，入 3% 亚硫酸钾溶液处理 1～2min。

（10）蒸馏水洗，入 2% 硫代硫酸钠溶液处理 2～5min，除去未还原的银盐。

（11）蒸馏水洗，入 95% 及无水乙醇脱水，二甲苯透明，中性树胶封固。

[结果] 网状纤维呈黑色，细胞核呈灰黑色，胶原纤维呈深黄色。

注：①配制氨银溶液时必须将器皿洗干净，所用蒸馏水要纯；②配制氨性银溶液时所加的氨水要适量，不能过多也不能过少，配好后的氨银溶液遇光或受空气作用后易解离析出银盐，故需要用棕色瓶盛装并密封避光保存，氨银溶液一般宜新鲜配制，置于冰箱中可保存数天或者数周；③丽春红复染液一般须滴染，无水乙醇冲洗时要将切片倾斜，以防止因染液停留在切片上面造成组织中胶原纤维着色不均匀的假象。

3．Bielschowsky 染色方法

[试剂配制]

氨银液：向 20ml 10%AgNO₃ 水溶液中加入 20 滴 40% NaOH 水溶液，慢慢加入浓氨水（27% ～ 28%），并不断振荡使棕色沉淀物溶解，即使沉淀不完全溶解也不可过量。溶液加水至 80ml，用前过滤，此液体必须新鲜配制。

[操作步骤]

（1）按常规将切片脱蜡。

（2）入溶于 95% 乙醇的 0.5% 碘液中 5 ～ 10min。

（3）自来水洗后入 0.5% 硫代硫酸钠溶液中 5 ～ 10min，自来水洗。

（4）切片在 0.25% 高锰酸钾水溶液中处理 5 ～ 10min，自来水洗。

（5）切片在 5% 草酸水溶液中 15 ～ 20min，自来水中充分清洗，蒸馏水洗。

（6）在柔和的光线下将切片留在 2% 硝酸银溶液中浸染 48h。

（7）蒸馏水中速洗后，再入氨银溶液中浸染 30min，再用蒸馏水速洗。

（8）5% 中性甲醛液中还原 30min，中途更换一次溶液，用自来水洗。

（9）在 1% 氯化金水溶液中调色处理 1 ～ 2h，自来水洗。

（10）用 5% 硫代硫酸钠水溶液处理 2min，可以除去多余的银。

（11）在流水中冲洗 2 ～ 3h。

（12）常规脱水，二甲苯透明，中性树胶封固。

[结果]网状纤维呈黑色，其他组织颜色根据对比染色决定。

4．Novotmy-Gomort E（1977）改良 Bielschowsky 染色方法

[试剂配制]

乙醇性氨银溶液：硝酸银 5g 溶于 60ml 蒸馏水，加无水乙醇 40ml，滴加氨水至沉淀溶解，大约需氨水 3.5ml。此液较稳定，可使用 1 天。

甲醛 - 乙醇 - 冰醋酸还原液：甲醛溶液 40ml，蒸馏水 120ml，95% 乙醇 5ml，冰醋酸 2ml。

[操作步骤]

（1）组织用 10% 甲醛液固定，亦可用 Bouin 液或 Susa 液固定。

（2）水洗，石蜡包埋切片 6 ～ 7μm，脱蜡至水。

（3）切片经 1% 高锰酸钾水溶液浸 10min，蒸馏水洗 1min，用 1% 草酸溶液漂白 2min。

（4）蒸馏水洗 1min，入 2.5% 铁明矾水溶液浸 10min，蒸馏水洗 1min，自来水洗 5min。

（5）蒸馏水洗 2min，入上面配制的乙醇性氨银溶液中处理 15min。

（6）用纯乙醇迅速将切片表面的银液洗去。

（7）入甲醛 - 乙醇 - 冰醋酸还原液 10 ～ 15min，需不断摇动。

（8）自来水洗 5min，蒸馏水洗 2min。

（9）入 0.1% ～ 0.8% 氯化金水溶液处理 5 ～ 10min。

（10）蒸馏水洗，入 1% 草酸水溶液处理 2 ～ 5min。

（11）蒸馏水洗，5%硫代硫酸钠水溶液固定 10 ～ 15min，经蒸馏水洗，脱水、透明、中性树胶封固。

［结果］网状纤维染呈深黑色，胶原纤维呈浅棕紫色，其他组织无色。

注：①本法的主要优点是具有一定的特异性，只对网状纤维浓染而其他组织不着色，故无过染现象；②切片在高锰酸钾中氧化及草酸中漂白时间均不宜过长，否则切片易剥离玻片，它们对银的浸润和着色又是不可缺少的步骤，为避免因氧化和漂白引起的切片剥离，可降低浓度并缩短处理时间。

5．醋酸铵银制作方法　本法系汪荣法等对网状纤维染色的一种创新方法，以往的网状纤维染色法都用氢氧化氨银或碳酸铵银，而该法则改用醋酸铵银，除可达到稳定显示网状纤维外，其背景尤其清晰，有利于复染，以达到观察的目的。

［试剂配制］

醋酸铵银溶液：10%硝酸银水溶液 5ml，10%醋酸钠水溶液 2 ～ 3ml，浓氨水适量。取 10%硝酸银水溶液 10ml，加 10%醋酸钠水溶液 2 ～ 3ml，摇匀，混合液呈乳白色，并有乳凝块状悬乳颗粒，再逐滴加入浓氨水，边加边振荡或搅拌，至溶液接近清亮为止，然后加蒸馏水至 20ml，即可使用。

［操作步骤］

（1）组织用 10%甲醛液固定 24h。

（2）石蜡切片 4 ～ 6μm，脱蜡至水洗。

（3）0.5%酸性高锰酸钾水溶液氧化 5min。

（4）1%草酸水溶液漂白至无色为止，蒸馏水洗 2 ～ 3 次。

（5）3% ～ 5%硝酸水溶液处理 5 ～ 15min，蒸馏水速洗。

（6）醋酸氨银溶液浸染或滴染 3 ～ 5min，蒸馏水速洗。

（7）10%甲醛液还原 1 ～ 2min，水洗 2 ～ 3min。

（8）0.2%氯化金水溶液调色 1min，水洗 1 ～ 2min。

（9）5%硫代硫酸钠水溶液固定 1min，水洗 10min。

（10）需要时进行复染。

（11）95%乙醇及无水乙醇脱水，二甲苯透明，中性树胶封固。

［结果］网状纤维呈黑色，背景无色或呈复染的颜色。

注：①配制氨银液加浓氨水时切忌过量；②此法仅使网状纤维选择性地着色，底面无色；③在氧化处理时，若将酸性高锰酸钾水溶液改为 1%高锰酸钾水溶液，经氧化漂白后，再用 2.5%铁明矾水溶液强化媒染，其他染色程序和方法不变，可同时将网状纤维及基底膜均染成黑色，背景无色或呈复染的颜色。

6．Del Rio Hortega 染色法

［试剂配制］

Del Rio Hortega 碳酸铵银溶液：取 10%硝酸银水溶液 5ml，加入 5%碳酸钠水溶液 15ml，

逐滴加入氨水，随滴随振荡，直至沉淀被溶解，再加入 55ml 蒸馏水，过滤后即可使用。此液贮存于褐色瓶中，可使用较长时间。

［操作步骤］

（1）用 10% 甲醛液、乙醇液或其他固定液固定均可，一般固定时间为 24h。

（2）石蜡切片 4～6μm，脱蜡至水洗，再经蒸馏水稍洗。

（3）浸入 Del Rio Hortega 碳酸铵银溶液内置于 45～50℃温箱中处理 1～2min。

（4）用 10% 甲醛液还原 1～2min，直至切片呈现黄色为止，蒸馏水洗 2～3min。

（5）用 0.2% 氯化金溶液调色 20～30s，蒸馏水稍洗。

（6）用 5% 硫代硫酸钠水溶液固定 5～10min，充分水洗。

（7）95% 乙醇及无水乙醇脱水，二甲苯透明，中性树胶封固。

［结果］网状纤维呈黑色。

7. Wilder 网状纤维制作方法

［试剂配制］

双氨氢氧化银液配制：取 10.2% 硝酸银水溶液 5ml 倒入量筒内，缓慢滴加浓氨水，边滴边摇动至产生棕灰色沉淀，继续滴加氨水直至沉淀恰好溶解为止，再向氨银液内加入 5ml 3.1% 氢氧化钠水溶液，摇动后再次出现沉淀，再次滴加氨水直至沉淀溶解为止，以留下几颗微粒为好，最后加蒸馏水至 50ml，过滤后即为双氨氢氧化银液。

［操作步骤］

（1）组织用 10% 甲醛液或 Zenker 液固定 24h。

（2）组织按常规法处理，石蜡包埋，切片 7～8μm。

（3）用蒸馏水洗，移入 0.25% 高锰酸钾水溶液中浸染 1～2min。

（4）用蒸馏水洗后，移入 1% 硝酸银水溶液中浸染 5～10s。

（5）切片用蒸馏水洗 10～20s，移入双氨氢氧化银溶液内 1～2min。

（6）从银液中移出，入 90% 乙醇速洗 20～30s。

（7）直接入还原液（0.5% 中性甲醛液 50ml 加入 1% 硝酸银溶液 1.5ml）中还原 1～2min。

（8）经蒸馏水浸洗 2～3min，移入 0.2% 氯化金溶液调色固定 2～3min。

（9）用蒸馏水洗，移入 2.5%～5% 硫代硫酸钠水溶液中固定 2～3min。

（10）用蒸馏水洗 2～3min，移入 0.5% 伊红水溶液内复染 2～3min。

（11）用蒸馏水浸洗，乙醇脱水，二甲苯透明，中性树胶封固。

［结果］网状纤维呈黑色，细胞核及其他组织呈深浅不等的红色。

注：①此方法操作简便，易于掌握，方法稳定，不足之处是细胞核常留有青黑色，经伊红复染可减少留色；②在操作过程中浸银所用漂洗的乙醇应经常更换新液或过滤后使用，才能染出好的效果。

8. James 染色方法

［试剂配制］

二氨银液：把氨水一滴一滴地加入 20ml 的 10% 硝酸银溶液中，边加边摇动容器，直至滴加到最初形成的沉淀恰好溶解。注意，当这种沉淀物接近于完全溶解时，在每加一滴浓氨水期间，允许耽搁几秒，并轻摇容器，以免浓氨水加得太多，最好使沉淀物不要全部溶解，最后再加入一滴 10% 硝酸银溶液和 20ml 蒸馏水。

　　[操作步骤]

　　（1）10% 中性甲醛液固定组织，石蜡切片 5～6μm，常规脱蜡至水。

　　（2）酸化高锰酸钾氧化液中处理 5～10min，蒸馏水洗。

　　（3）入 5% 草酸水溶液中 5～10min，蒸馏水洗。

　　（4）入 5% 硝酸银溶液中浸染 5～10min，蒸馏水洗。

　　（5）二氨银液作用 2～5min，蒸馏水洗。

　　（6）5% 甲醛液还原 5～10min，蒸馏水浸洗。

　　（7）用丽春红 - 苦味酸液滴染 3～5min。

　　（8）直接用无水乙醇脱水，二甲苯透明，中性树胶封固。

　　[结果] 网状纤维呈黑色，胶原纤维呈红色，背景淡黄色。

　　注：① 5% 硝酸银液要放入冰箱内保存备用，使用时不能滴染，应放在立式染色缸内进行，防止银污染组织，银液浸染后用蒸馏水浸洗较好；②二氨银是带正电荷的离子状态，能够被具有嗜银性质的网状纤维吸收，经过甲醛还原成金属银；甲醛液宜新配制，可防止银化合物不能还原成金属银。

　　9. Lillie 猩红 - 苦味酸 - 苯胺蓝染色方法

　　[试剂配制]

　　Weigert 苏木精液：苏木精 1g，95% 乙醇 5ml，29% 三氯化铁水溶液 4ml，蒸馏水 95ml，盐酸 1ml，临用时混合。

　　醋酸猩红液：猩红 0.2g，1% 醋酸 100ml。

　　苦味酸 - 苯胺蓝液：苯胺蓝 WS 0.1g，苦味酸水饱和液 100ml。

　　[操作步骤]

　　（1）取组织固定于 10% 甲醛液 24h。

　　（2）常规脱水、透明、浸蜡、包埋、切片及贴片。

　　（3）用二甲苯脱蜡 15min 后，经二甲苯与无水乙醇（按 1：1）混合液后，下行入 6 级乙醇至蒸馏水，每级 3s。

　　（4）入 Weigert 苏木精液染色 3～5min。

　　（5）自来水洗，使切片组织蓝化，再用蒸馏水洗。

　　（6）入醋酸猩红液染色 4～5min，蒸馏水洗。

　　（7）再入苦味酸 - 苯胺蓝液染色 4～6min。

　　（8）入 1% 冰醋酸水溶液处理 1～3min。

　　（9）常规脱水，二甲苯透明，中性树胶封固。

　　[结果] 网状纤维呈深蓝色，肌肉及细胞质、红细胞呈红色，细胞核呈灰色。

10. 网状纤维、弹性纤维、胶原纤维制作方法（Humason-Lushbaugh 法） 本法特点是利用银溶液和其他多种染料将网状纤维和弹性纤维分别显示出来，故又称纤维的联合染色法，染色效果令人满意。

［试剂配制］

碳酸铵银液配法：取 10% 硝酸银 10ml，加入 3% 碳酸钠水溶液 10ml，立即产生沉淀，待沉淀下沉，倾去上清液，用蒸馏水洗沉淀 3～4 次，然后逐滴加入浓氨液，至沉淀完全溶解，最后补足蒸馏水至 100ml，过滤后备用。

地衣红液：地衣红 0.5g，盐酸 0.5ml，70% 乙醇 100ml。

苯胺蓝液：苯胺蓝 0.2g，草酸 0.5g，磷钼酸 2g，蒸馏水 100ml。混合溶解后即可使用。

［操作步骤］

（1）新鲜组织用 10% 甲醛液、甲醛－乙醇－醋酸液或 Zenker 液固定均可，一般固定 24h，按常规脱水，石蜡包埋切片，或不脱水做冷冻切片。

（2）切片用二甲苯脱蜡，经各级乙醇下行至蒸馏水。

（3）入 5%～10% 吡啶水溶液 10～15min，95% 乙醇处理 1～2min，70% 乙醇处理 1～2min，蒸馏水洗。

（4）入 0.5% 高碘酸水溶液 5～10min，蒸馏水速洗 2 次。

（5）切片浸入碳酸铵银液浸染 30min 至 2h（37℃温箱内）。

（6）稀氨水速洗（浓氨水 1 滴加蒸馏水 100ml）数秒，蒸馏水速洗。

（7）入新配的 5%～10% 甲醛液还原 2～5min，蒸馏水洗 2 次。

（8）入 0.2% 氯化金水溶液调色 30s 至 1min。

（9）蒸馏水洗后入 5% 硫代硫酸钠溶液 3min，再用自来水洗，入 70% 乙醇 7min。

（10）入地衣红液染弹性纤维，37℃染 10～30min，待切片冷却后，蒸馏水速洗。

（11）入 2% 磷钼酸水溶液处理 3～5min，蒸馏水略洗。

（12）入苯胺蓝液染胶原纤维 5～10min。

（13）普通水洗后入 0.5% 醋酸水溶液 1～2min，再用自来水洗。

（14）95% 乙醇与无水乙醇脱水兼分色各 1～2min。

（15）用吸水纸吸干切片，二甲苯透明，中性树胶封固。

［结果］网状纤维呈黑色，弹性纤维呈红褐色，胶原纤维呈蓝色。

注：①此法为三种纤维联合染色方法，效果较好；②如将地衣红液改为 Weigert 品红－间苯二酚液，显示弹性纤维具有同样效果；③若用 Mallory 法的苯胺蓝－橘黄 G 液代替苯胺蓝－磷钼酸液来显示胶原纤维，同时还能显示血细胞。

11. Gordon Sweet 染色方法

［试剂配制］

银溶液配法：取 10% 硝酸银水溶液 5ml，逐滴加入浓氨液，边加边摇动容器，生成沉淀后，继续加氨水使沉淀恰好溶解为止；然后再加入 3% 氢氧化钠水溶液 5ml，则又生成沉淀，以后再滴加浓氨液，溶去沉淀，最后蒸馏水补足 50ml，过滤，置于暗处备用。

[操作步骤]

（1）新鲜组织固定于 10% 甲醛液 24h，按常规脱水，石蜡包埋切片（或冰冻切片）。

（2）切片经二甲苯、各级乙醇下行至蒸馏水。

（3）入 0.5% 高锰酸钾水溶液氧化 3～5min，流水冲洗。

（4）入 1% 草酸水溶液漂白 1～3min，流水冲洗后入蒸馏水 1min。

（5）入 2% 铁明矾水溶液媒染 10～15min，蒸馏水洗 2～3 次。

（6）入银溶液浸染 1～5min，一般应置于 37℃温箱中，蒸馏水速洗 2 次。

（7）5% 或 10% 甲醛液还原 1～3min，蒸馏水洗 2 次共 1～2min。

（8）用 0.2% 氯化金水溶液调色 1～2min，蒸馏水洗。

（9）入 5% 硫代硫酸钠水溶液 3～5min，除去银盐沉淀；蒸馏水洗 2～3min。

（10）95% 乙醇与无水乙醇脱水 1～2min，二甲苯透明，中性树胶封固。

[结果] 网状纤维呈黑色，胶原纤维呈灰色。

注：①氨银溶液宜临用前配制，镀银时间也以银溶液新旧而定；②若染色较深，可从方法的第 7 步重做；③可用 1% 中性红或荧光桃红水溶液复染；④用本法操作时，应注意防止组织切片从载玻片上脱落，为防止掉片，可用 1% 的火棉胶液加固切片上的组织。

八、肥大细胞

（一）肥大细胞的染色原理与应用

肥大细胞染色结果是通过其细胞质内的颗粒着色而显示的，颗粒可被某些具有异染性的碱性染料所着色。由于这些颗粒含有多阴离子和多硫酸基团的肝素，HE 染色标本内不易显出颗粒，选用 Alcian 蓝氏碱性藏红染色，可显示其颗粒，而颗粒的数量随动物和器官的不同而异，如豚鼠和兔很少，人、犬、猫较多，大、小白鼠更多。如用亚甲蓝（也是一种蓝色染料），可将肥大细胞颗粒染成紫红色，故它们被称为异染性颗粒。又如在肥大细胞采用甲苯胺蓝染色时，甲苯胺蓝染液的颜色为蓝色，经染色后肥大细胞颗粒呈紫红色，细胞核则为浅蓝色。常见的肥大细胞染料有亚甲蓝、硫堇、甲苯胺蓝、甲基紫、天青 A、俾斯麦棕、天青石蓝、沙黄及结晶紫等。最适合的材料为小白鼠及家兔的皮下疏松结缔组织，特别是在炎症状态下，而根据鲍鉴清的研究证明，蛙的神经节内有大量的肥大细胞。

（二）常用的肥大细胞的染色方法

1. 肥大细胞标本制作法

[试剂配制]

甲醛－乙醇液：甲醛 10ml，纯乙醇 80ml，蒸馏水 10ml。

[操作步骤]

（1）选用生长期的大白鼠，麻醉致死，用湿布擦拭动物的胸腹部，以免其毛散落沾污他处。

（2）打开胸腔，刺破右心房，用手轻压腹壁，迫使血液流出。

（3）用血管钳将腹壁拉向两侧，注意防止污染腹腔，用血管钳夹住肠系膜根部，再从肠系膜最根处剪断。

（4）将系膜断端擦拭干净，直接铺于投影用书写膜上，放入甲醛－乙醇液固定 4 ～ 12h。

（5）组织从固定液取出，依次经 90%、80%、70%、50% 各级乙醇，每级 10 ～ 20min，入蒸馏水洗后，移入 0.5% 甲绿或 0.5% 沙黄水溶液内染色 5 ～ 10min。

（6）组织用蒸馏水浸洗 1 ～ 2min，经 50%、70%、80%、95% 乙醇，每级 2 ～ 3min，在 95% 乙醇中分色，镜下控制，如着色过深，可在乙醇内延长分色时间，亦可退回重染。

（7）组织用无水乙醇脱水 10 ～ 20min，更液 2 次，浸入二甲苯透明，更液 1 次。

（8）由投影书写于膜上揭下，剪成小块后放入二甲苯中透明。

（9）再放在载玻片上，中性树胶封固。

［结果］若用甲绿染色，肥大细胞颗粒呈绿色，底衬无色或浅绿色；若用沙黄染色，肥大细胞颗粒呈橘黄色，底衬无色或浅黄色。

注：操作全过程组织膜应保存在液体内进行，不得干燥。

2. 阿利新蓝藏红花染色方法（Czaba，1969）

［试剂配制］

阿利新蓝－藏红花红液：阿利新蓝 0.36g，藏红花红 0.18g，硫酸铁铵 0.48g，Walpole 缓冲液 pH 1.42 100ml（M/1 醋酸钠 100ml 加入 M/1 盐酸 120ml）。

［操作步骤］

（1）任何固定液及切片均可应用。

（2）石蜡切片脱蜡，按常规处理至水，蒸馏水洗。

（3）放入阿利新蓝－藏红花红液染色 10 ～ 20min，自来水洗。

（4）再用正丁醇脱水，二甲苯透明，中性树胶封固。

［结果］幼稚肥大细胞颗粒呈蓝色，成熟肥大细胞颗粒呈红色。

3. 中性红染色方法（Allen 法）

［试剂配制］

中性红液：中性红 0.5g，50% 乙醇液 100ml。

［操作步骤］

（1）固定于 10% 中性甲醛液。按常规切片脱蜡处理至水。

（2）用苏木精液染细胞核 3 ～ 5min，用 1% 盐酸乙醇液分化，然后水洗返蓝。

（3）自来水及蒸馏水充分洗，放入中性红液染色 5 ～ 10min。

（4）迅速经 95% 乙醇脱水，再用正丁醇脱水 10 ～ 20min。

（5）二甲苯透明，中性树胶封固。

［结果］肥大细胞颗粒及软骨均呈红色，细胞核呈蓝色。

4. 甲苯胺蓝染色方法

[试剂配制]

甲苯胺蓝溶液：甲苯胺蓝 0.5g，蒸馏水 100ml。

冰醋酸溶液：冰醋酸 0.5ml，蒸馏水 100ml。

[操作步骤]

（1）组织来源于大白鼠或小白鼠皮下组织铺片；处死大白鼠，取其皮下组织铺在干净的载玻片上，自然晾干。

（2）放在甲醇 - 乙醇固定液内固定 5min，水洗 3 ～ 5min。

（3）入甲苯胺蓝溶液染色 20 ～ 30min，水洗 1min。

（4）入冰醋酸溶液中于显微镜下分色数秒，蒸馏水洗 2 次，各 2min，自然风干。

（5）二甲苯透明，中性树胶封固。

[结果]肥大细胞成行排列或散在分布，体积较大，呈圆形或椭圆形，细胞质中充满紫红色颗粒，有些细胞可见中央的透明核区（彩图 3-4）。

注：冰醋酸分色到肥大细胞颗粒清晰即可，分色时间过长，可使颗粒不着色。

5. Czaba 阿利新蓝沙红染色方法（改良法）

[试剂配制]

阿利新蓝 - 沙红液：阿利新蓝 0.9g，沙红 0.45g，硫酸铁铵 1.2g，醋酸缓冲液（pH 1.42）250ml。

[操作步骤]

（1）将动物皮下剪取少许组织，放入载玻片上进行铺片。

（2）空气中晾干，放入阿利新蓝 - 沙红液染色 2 ～ 5min。

（3）蒸馏水洗，待自然干后，用甘油明胶封固。

[结果]幼稚肥大细胞颗粒呈紫蓝色，成熟肥大细胞颗粒呈浅红色。

6. 天青 A 染色方法　本法是利用天青 A 对肥大细胞进行异染性染色，可使肥大细胞染为红色，其他组织染为淡蓝色，方法可靠，简便易行，有推荐价值。

[试剂配制]

天青 A 原液：天青 A 0.5g，30% 乙醇 100ml。

天青 A 应用液：天青 A 原液 10ml，30% 乙醇 90ml，此液应在临用前配制，只能使用一次，效果较好。

[操作步骤]

（1）组织切片脱蜡至水，蒸馏水稍洗。

（2）用天青 A 应用液染色 20 ～ 30min（需更换多次染液）。

（3）直接入 75% 乙醇迅速分化数秒。

（4）无水乙醇脱水，二甲苯透明，中性树胶封固。

[结果]肥大细胞颗粒呈红色，其他组织成分呈淡蓝色。

注：若需保留肥大细胞颗粒的易染性，不宜将组织放入乙醇，可经染色，自然干后，明胶封固。

7. 硫堇染色显示肥大细胞制作方法

[试剂配制]

硫堇储备液：硫堇 0.6g，蒸馏水 100ml，配成 0.6% 硫堇水溶液，室温保存，硫堇染液 40ml 蒸馏水中加 0.5ml 硫堇储备液，混合均匀即可染色。

0.5% 醋酸水溶液：冰醋酸 0.5ml，蒸馏水 100ml。

[操作步骤]

（1）固定于 10% 中性甲醛液最适合，其他固定液均可。

（2）石蜡切片脱蜡下行至蒸馏水，若用含有氯化汞成分的固定剂固定的标本，注意切片下行过程中要脱去组织内汞的沉淀颗粒。

（3）入硫堇液染色 20 ～ 30min。

（4）0.2% 醋酸乙醇液分色，光镜下观察分色适宜时，再经蒸馏水洗。

（5）无水乙醇脱水，二甲苯透明，中性树胶封固。

[结果] 肥大细胞颗粒呈红色或棕红色，细胞核呈蓝色，背景无色。

注：①硫堇液可染出肥大细胞颗粒的易染性，但若将其放入乙醇中，颗粒易染性将消失；②经硫堇液染色后的分色必须在光镜下控制其分化程度；③此法染的肥大细胞颗粒颜色易褪色，染色切片不能长久保存，可及时观察、拍照，供科学研究使用。

九、浆细胞

（一）浆细胞染色的应用

在病理组织中，由于消化道、呼吸道及淋巴组织慢性炎症、过敏性疾病及某些肿瘤时，可观察到浆细胞增多的情况，例如在鼻息肉中会出现数量多，而且密集的浆细胞。典型的浆细胞，在 HE 染色中细胞核被染成黑蓝色，细胞质被染成红色。浆细胞的取材，一般用手术切除鼻息肉的组织中可观察数量密集的浆细胞，组织易获得而浆细胞亦典型，但对于不典型者需要特染方法显示，因此，用特染方法对诊断与科学研究方面具有一定意义。

（二）浆细胞染色方法

1. 甲基蓝染色方法（Unna 法）

[试剂配制]

甲基蓝混合液：甲基蓝 0.5g，碳酸钾 0.5g，95% 乙醇 10ml，蒸馏水 50ml。按顺序混合溶解，室温下放置 3 ～ 5d，使其自然成熟。

甲基蓝液：甲基蓝混合液 10ml，蒸馏水 90ml。

伊红水溶液：伊红 0.5g，蒸馏水 100ml。

[操作步骤]

（1）固定于 10% 中性甲醛液 24h，组织切片脱蜡至水，再用蒸馏水洗 1 ～ 2min。

（2）入甲基蓝液染色 10 ～ 15min，将切片上的染液用滤纸吸干。

（3）用甘油乙醚等量混合液进行分化 3 ～ 5min，以镜下观察到浆细胞的细胞核与细胞质清晰为止，再经蒸馏水稍洗 2min。

（4）用 1% 伊红水溶液复染 2min。

（5）用无水乙醇迅速脱水，二甲苯透明，中性树胶封固。

[结果] 浆细胞的细胞质呈淡蓝色，细胞核呈暗蓝色；嗜酸性细胞的颗粒呈红色，结缔组织无色。

2. 天青Ⅱ伊红染色方法

[试剂配制]

天青Ⅱ - 伊红混合液：0.4% 天青Ⅱ水溶液 4ml，0.1% 伊红水溶液 6ml，0.2mcl/L 醋酸溶液 1.7ml，0.2mol/L 醋酸钠溶液 0.3ml，丙酮 5ml，蒸馏水 25ml。临用前按上述顺序混合配制即可。

[操作步骤]

（1）组织固定于 10% 甲醛液或 Zenker 液均可，一般固定 24h，常规脱水，石蜡包埋，切片 3 ～ 5μm，脱蜡至水洗。

（2）蒸馏水洗 1 ～ 2min。

（3）用天青Ⅱ - 伊红混合液染色 30 ～ 40min，将切片上的染液用滤纸吸去。

（4）以丙酮无水乙醇等量混合液分化数秒，用滤纸将切片吸干。

（5）二甲苯直接透明，中性树胶封固。

[结果] 浆细胞细胞核呈清晰的深蓝色，细胞质呈深蓝至淡蓝色，红细胞及背景红色。

注：分化一步很关键，应不断晃动切片，在镜下观察分化程度，要求浆细胞的细胞核与细胞质颜色分明，清晰可见为止。

十、脂肪

（一）脂肪的染色原理

中性脂肪和蜡属于单纯脂质，而脂肪多不溶于水，微溶于乙醇，容易被氯仿、二甲苯、乙醚等有机溶剂溶解。对脂肪染色一般较为理想的固定剂是甲醛钙和中性缓冲甲醛溶液，钙离子有利于磷脂的结构保存。而脂肪组织经锇酸固定后不溶解于乙醇、二甲苯等有机溶剂，故也有人用锇酸固定脂肪组织。

苏丹染料对脂质染色的机制一般认为是物理上的溶液作用或吸附作用，溶液作用是脂质染色，即先把苏丹染料溶于有机溶液中，这种染料在冰冻切片内脂质的溶解度较在原有溶剂中的溶解度更大，所以在染色时染料就从有机溶剂中转移入脂质中而使脂肪显示颜色。脂肪染料种类不多，实验室常用的是苏丹（Sudan）或油红及苏丹黑 B 等染料的染色法。这项技术是应用易溶于脂类的染料，使其溶于细胞内的脂滴中而使这些脂类物质显色，如苏丹Ⅲ、苏丹黑 B 等制成的 70% 乙醇饱和溶液可浸染组织，也可用四氧化锇（OsO_4）染色，脂肪酸或胆碱可使 OsO_4 还原为 OsO_2 而呈黑色。苏丹黑 B 作为一种脂肪染色剂，它的化学结构是很特殊的，因为在邻位上并没有典型的羟基存在。苏丹黑 B 染色法能将较细小的脂滴显示出来，Pearse（1968）认为它更能对磷脂质着色。

脂溶性染色剂的染色原理是基于它们在脂质中的溶解度大于在水、乙醇等通常的溶剂中的溶解度，它们不溶于水，能溶于乙醇，易溶于脂质，因此类染料既能溶于适量浓度的有机溶剂又能溶于脂质内，由于在脂质中溶解度较大，染色时染料便于从染液中转移到被染的脂质中去，使脂质呈现出染液的颜色；然而，中性脂肪主要存在于脂肪细胞中，它的形态随所含脂类的多少而大小不等，它分布于皮下、肠系膜、大网膜、心外膜或肾脂肪囊等处，其细胞内含的脂滴，可采用苏丹Ⅲ、油红 O 或锇酸等脂肪染色剂来显示，如 1896 年 Daddi 应用苏丹Ⅲ对脂质染色，1901 年 Michaelis 就引入脂溶性染料苏丹Ⅳ的应用，1926 年 French 利用油红 O 来染色脂类。

脂肪染料主要是一类羟基在芳香环邻位的偶氮染料，它主要用于脂肪类染色，这类染料极性弱，很难溶于水，微溶于乙醇，不能作为普通染色剂，但它能溶于脂肪类，以它们的鲜艳色彩借物理作用使脂肪着色，这类染料有苏丹Ⅲ、苏丹Ⅳ、苏丹黑 B、硫酸尼罗蓝及油红 O 等。

（二）脂肪的染色方法

1. Daddi 乙醇性苏丹染色方法

［试剂配制］

苏丹Ⅲ液：苏丹Ⅲ 0.5 ～ 1g，70% 乙醇 100ml；将其置于 60℃温箱中 1h，冷却后过滤，密封备用，用时取 20ml 原液加蒸馏水 2 ～ 3ml 即可。

［操作步骤］

（1）经 10% 甲醛液固定后的组织，冰冻切片 10 ～ 20μm。

（2）经 50% 乙醇数分钟。

（3）入苏丹Ⅲ液中 15 ～ 30min（56 ～ 60℃温箱）。

（4）入 50% ～ 70% 乙醇速洗，蒸馏水稍洗。

（5）用苏木精液染细胞核，经自来水洗。

（6）甘油明胶封固。

［结果］脂肪呈深橘黄色，细胞核呈蓝色，胆脂类呈淡红色。

2. 苏丹Ⅳ染色方法（Michaelis 法）

［试剂配制］

Her Heimer 丙酮 - 苏丹Ⅳ液：苏丹Ⅳ 0.3 ～ 0.5g，70% 乙醇 50ml，丙酮 50ml。将 70%

乙醇和丙酮先混合后再加苏丹染料，充分摇晃，完全溶解后密封备用 1 ～ 2d 后即可使用；用前过滤，染色时也应将组织切片置于密封的容器内，以免丙酮挥发后在组织内出现色素沉淀。

［操作步骤］

（1）经 10% 甲醛溶液固定后的组织，冰冻切片 10 ～ 20μm。

（2）经 50% 乙醇 2 ～ 5min。

（3）Her Heimer 丙酮－苏丹Ⅳ液染色 2 ～ 5min。

（4）70% 乙醇稍洗涤后，蒸馏水洗几次。

（5）用苏木精液染细胞核，经自来水稍洗，蒸馏水洗。

（6）吸水纸吸干组织周围，甘油明胶封固。

［结果］脂肪呈橙红色，细胞核呈蓝色。

注：①实验证明，该方法操作简便，染色效果优于苏丹Ⅲ法，且细胞核染色特别清晰，是显示脂肪的首选方法；②脂肪组织固定时，不宜使用含醇的有机溶剂固定，它会溶解脂肪，不能显示其成分；③脂肪染色的冰冻切片不必太薄，过薄的切片也容易使脂肪丢失，不能显色；实验室常用 15 ～ 20μm 厚的切片，最薄不得少于 8 ～ 10μm；④新鲜组织可以直接进入恒冷箱进行冰冻切片后直接贴附于载玻片上，然后经 10% 的甲醛液固定 1 ～ 2min 后再进行染色，效果也较好。

3. Lillie 油红 O 染色方法　此法主要用于显示中性脂肪，其特点是着色深，能将较小的脂肪滴显示出来，色素沉淀的倾向性较小。

［试剂配制］

油红 O 液：油红 O 0.5g，异丙醇（含量 98% 以上）100ml。油红 O 经异丙醇溶解后，配成贮备液，临用前取该液 6ml，加蒸馏水 4ml 稀释，静置 5 ～ 10min 后过滤，液体放置 2h 以上染色效果不好，一般此液稀释后应在 1h 内使用；也可用 60% 异丙醇配成 0.5% 的油红 O 液，临用前配制，过滤后即可使用。

［操作步骤］

（1）冰冻切片 5 ～ 10μm，漂于水中或粘贴在玻片上。

（2）蒸馏水稍洗，经 60% 异丙醇漂洗 20 ～ 30s。

（3）用油红 O 液染色 10 ～ 15min。

（4）经 60% 异丙醇液分化数秒，水洗 1 ～ 2min。

（5）用稀释 1 倍的明矾苏木精液淡染细胞核 1 ～ 2min，经水洗返蓝。

（6）用滤纸将切片及周围的水分吸去，待稍干。

（7）甘油明胶或阿拉伯糖胶封固。

［结果］脂类物质呈鲜红色或橘红色，细胞核呈淡蓝色。

注：①油红 O 液的配制可将油红 O 和异丙醇倾入三角烧杯内，置于水浴中稍加热使其溶解，冷却后贮存备用；②染细胞核时，可将苏木精液稀释后使用，效果较好；③经油红 O 染色结果鲜艳，便于操作和观察，近年来应用甚广。

4. 苏丹黑 B 染色方法　苏丹黑 B 染料与其他苏丹染料基本相同，此法的特点是能将较细小的脂滴显示出来，亦可染磷脂质。

[试剂配制]

苏丹黑 B 染液：苏丹黑 B 0.5g，70% 乙醇 100ml。将苏丹黑 B 加入 70% 乙醇内，在水浴中加热煮沸 2～3min 后冷却，或把染料溶解放置 2d 后使之变成充分的饱和液，临用前过滤。此液不能久存，故不宜多配。

[操作步骤]

（1）冰冻切片 5～10μm，漂于水中或粘贴在玻片上。

（2）蒸馏水稍洗后，经 50%～70% 乙醇液迅速漂洗 20～30s。

（3）用苏丹黑 B 液染色 10～20min。

（4）经 50%～70% 乙醇液分化数秒，至洗去切片上的浮色为止，经蒸馏水洗。

（5）用核固红染液复染 5～10min，水洗 1～2min。

（6）用滤纸将切片及周围水分吸去，待稍干。

（7）甘油明胶或阿拉伯树胶封固。

[结果] 脂类物质及磷脂质呈黑色，细胞核呈红色。

注：①配制苏丹黑 B 染液的溶剂除用 70% 乙醇外，亦可用 60% 磷酸三乙酯溶液配制；②复染胞核除用核固红染液外，亦可用中性红染液、明矾卡红染液等复染。

5. 硫酸耐尔蓝染色方法

[试剂配制]

硫酸耐尔蓝液配制：硫酸耐尔蓝饱和水溶液（约 1.5g 溶于 100ml 水内）加浓硫酸 0.5～1ml，煮沸 4h（用回流装置，pH 2.0）。

[操作步骤]

（1）切片入水（或干贴于载玻片上）。

（2）在硫酸耐尔蓝液中染色 30～40min（60℃）。

（3）在 1%～2% 冰蜡酸水溶液内分色 1～2min，最长可达 10min。

（4）经蒸馏水洗后，用甘油胶封固。

[结果] 中性脂肪呈红色，游离脂肪酸呈蓝至紫色，细胞核及弹性组织呈蓝色。

6. 锇酸染色方法

[操作步骤]

（1）取小块组织，一般厚度不宜超过 3mm，固定于 Flemming 液或 1% 锇酸水溶液 24～48h。

（2）流水冲洗 12h，脱水与透明，石蜡包埋，切片 8～10μm。

（3）粘片烤干后脱蜡，树胶封固。

[结果] 脂肪呈黑色。

注：①经锇酸固定后的脂肪可不被脂溶性溶剂溶解，故可用石蜡切片法处理；②此法虽

简便易行，但因锇酸价格昂贵且不易复染其他染料，一般不常用。

7．锇酸染色方法　锇酸亦称四氧化锇，是一种金属氧化物，为无色结晶体，而锇酸组织块染色是利用锇酸与组织中的脂质结合成不溶于乙醇及二甲苯的氢氧化锇的原理，所以经过锇酸染色后的组织块可进行石蜡包埋和切片。

［试剂配制］

1% 锇酸水溶液：锇酸 1g，双蒸馏水 100ml。将锇酸置于双蒸馏水内溶解，放在暗处、冰箱内保存备用。

［操作步骤］

（1）将经 10% 甲醛液固定的组织标本，切取 2～3mm 厚数小块。

（2）流水冲洗数分钟或数小时，以洗去残存的固定液，再经蒸馏水洗涤数次。

（3）将组织块浸于 1% 锇酸水溶液内旋转，在暗处浸染 8～24h。

（4）蒸馏水充分洗涤。

（5）常规进行组织块脱水、透明、浸蜡及包埋，石蜡切片 5～6μm。

（6）二甲苯脱蜡与透明，中性树胶封固。

［结果］脂肪滴呈黑色，类质颗粒呈褐色。

注：①仔细将原装锇酸玻璃管用水洗净，再用乙醇冲洗一次，最后用蒸馏水洗涤数次，连同玻璃管一起投进有色玻璃瓶中，加蒸馏水后再倒入玻璃管稀释，过滤后在磨口棕色瓶中保存；②锇酸尽量不接触皮肤，并注意避免溅入眼睛引起结膜炎；③用棕色玻璃瓶密封保存，放于阴暗处。现用现配的染色效果为佳。

8．Covan 明胶染色方法

［试剂配制］

明胶染料悬浮液：将苏丹Ⅲ或苏丹Ⅳ的丙酮饱和液逐滴加到用蒸馏水配制的 1% 明胶液内（含 1% 醋酸），不断搅拌下继续滴加染料，直到明胶变成一种鲜红色的乳状液为止，再将悬液置于 37℃ 温箱内 2～3h，使丙酮挥发，用粗滤纸过滤。

［操作步骤］

1．固定于 10% 甲醛液 24～72h。

2．冰冻切片 6～25μm，切片浸入水洗 2～5min。

3．移至 1% 明胶液内 2～5min，再移至明胶染料悬浮液内 20～30min。

4．移至 1% 明胶溶液内 2～3min，再经水洗。

5．用苏木精液淡染细胞核，自来水洗使其变至蓝色为止。

6．甘油明胶封固。

［结果］脂肪滴呈橘黄色至红色，细胞核呈蓝色。

（龚　林）

第4章 血 液

一、血液的组成成分与红细胞的形态特点

血液是在心血管内流动的液体结缔组织，由有形成分和血浆组成，有形成分包括红细胞、白细胞和血小板等，它们混悬于血浆中。在正常情况下，血细胞的数量及形态结构都是相对稳定的，当人体处于疾病状态下，就可发生改变，故血液检查是临床诊断疾病的重要依据之一，又是教学与科研中十分重要的内容。

新鲜状态下的血液呈红色，不透明，具有一定的黏稠性，它在动物体内是一种十分重要的结缔组织。哺乳动物的红细胞形态十分特殊，呈双凹面圆盘状，新鲜红细胞由于含有血红蛋白而呈现暗黄色或黄褐色，在新鲜涂片中见到的红细胞大小和形状非常均匀，红细胞的胞质内含有 60% 的水分和 40% 的其他物质。而单个红细胞常呈黄绿色，大量红细胞聚集在一起则呈红色。血涂片上未经染色的红细胞呈浅黄绿色，经常规染色后呈现红色。红细胞没有细胞核和细胞器，是体内结构最简单的细胞，其细胞质的嗜酸性是由于含有大量碱性血红蛋白。在哺乳动物如骆驼中有卵圆形红血细胞，而在人类却罕能遇到。像这种卵圆形和镰形弯曲的红细胞有遗传因素，例如镰形细胞就是因血红蛋白结构不正常而引起的；然而在疾病状态下，人的红血细胞有很少数可呈直径为 5μm 的球状，这在溶血性黄疸时可大量出现。

白细胞形态与结构的描述是根据瑞特（Wright）染色血涂片，白细胞胞质内有无特殊颗粒，可将其分为有粒白细胞（简称粒细胞）和无粒白细胞。有粒白细胞又根据特殊颗粒的嗜色性，分为中性粒细胞、嗜酸性粒细胞和嗜碱性粒细胞 3 种，无粒白细胞则有单核细胞和淋巴细胞两种。在常规染色的涂片上，中性粒细胞呈圆形，直径为 10 ～ 12μm，细胞核的形态多样，呈腊肠状或分叶状，分叶间有细丝相连接；经特殊染色，中性粒细胞的胞质呈无色或极浅的粉红色，内含有许多细小的颗粒；其中数量较少的浅紫色颗粒为嗜天青颗粒，数量较多的淡红色颗粒为特殊颗粒。然而，无粒细胞和多数粒细胞质中含有数量不等的非特殊颗粒，是一种溶酶体，因它在常规血涂片上呈天青色，故又称为嗜天青颗粒。然而，有些动物的中性粒细胞的颗粒并不是中性的，常称为嗜异性粒细胞，如小鼠和猫的嗜异性颗粒细小而呈棕红色，犬的呈紫红色，豚鼠、兔和鸡的颗粒较大。

在常规染色涂片中，嗜酸性粒细胞呈圆形，直径为 10 ～ 15μm，平均 12μm，细胞核常分为 2 叶，少数为杆状或多叶形，染色质较致密，胞质中充满了鲜红色的粗大圆形颗粒，即

嗜酸性颗粒，该颗粒经染色被染成橘红色，颗粒的直径为 0.5 ～ 1.0μm。不同动物的嗜酸性粒细胞及特殊颗粒内的结晶体也有所不同，某些动物如实验用啮齿动物的结晶体呈单个圆盘状，位于颗粒的赤道部，而大鼠的嗜酸性粒细胞的核却呈现出特殊的环状。

嗜碱性粒细胞的体积略小于中性粒细胞，在血涂片上直径为 10 ～ 12μm，细胞核分叶，多呈 "S" 形或 "J" 形，因此在涂片中多呈双叶状，染色质稀疏，着色浅。胞质内含有大小不等、分布不均的颗粒，用瑞特（Wright）染色呈深青紫色，常部分掩盖细胞核，颗粒具有异染性，可被甲苯胺蓝染为紫色。有些动物如猫、大鼠和小鼠的血液中看不到嗜碱性粒细胞，而豚鼠血液内的嗜碱性粒细胞的颗粒大且染色稍淡、不易溶于水，犬的颗粒则小而密集。

早在 1891 年 Romanowsky 将 1% 亚甲蓝和 1% 伊红等量混合液用于染色，发现适用于血液染色，能显示出各种白细胞的颗粒。目前，观察血细胞形态最常用的方法是 Wright 染色法和 Giemsa 染色法，这两者均是 Romanovsky 血涂片染色法的改良方法，两种染色剂中均含碱性染料亚甲蓝和酸性染料伊红，而亚甲蓝经氯化后变成天青，它们可将血细胞的细胞核与细胞质染上不同的颜色，两种染色方法的结果相似。这两种染色法是在医学检验血和骨髓涂片染色中最常做的项目，血涂片染色方法也是血细胞观察的内容，是教学中的重要内容之一。

二、网织红细胞

网织红细胞是晚幼红细胞脱核后所形成的细胞，由于胞质内还残存核糖体等嗜碱性物质，经煌焦油蓝染色，呈现浅蓝色或深蓝色的网织状细胞而得名，在它的胞质内含有清楚的深蓝色的网，呈一团小点；然而鼠、兔的网织红细胞比人类的多，若标本是鼠血则很容易找到网织红细胞。网织红细胞较成熟红细胞稍大，直径为 8 ～ 9.5μm，它是 Wright 染色血涂片中的嗜多色性红细胞。

正常情况下，末梢血液经涂片干燥后，红细胞被 Wright 染液染成粉红色或橙红色；当进入循环之前刚失去核而尚未完全成熟的一些幼稚红细胞，由于小量残留的核糖体等嗜碱性物质，可用煌焦油蓝染色，可见胞质内呈现浅蓝色或深蓝色的细网或颗粒，这是残存在其细胞质中的核糖核蛋白，被染料着色而成为一种细致的嗜碱性网的缘故。网织红细胞从骨髓进入血液后，大约在 24h 之内成熟为成年红细胞。

红细胞的平均寿命约为 120d。当红细胞逐渐衰老时，细胞的变形能力减弱，脆性增加。衰老的红细胞多在脾、骨髓和肝等处被巨噬细胞吞噬，同时，由红骨髓生成和释放同等数量的红细胞进入外周血，维持红细胞数量的相对恒定；外周血中除成熟红细胞以外，还有少量未完全成熟的红细胞；它是随着细胞的发育成熟，细胞靠近血窦，在穿过血窦内皮时脱去细胞核，故将这种未完全成熟的红细胞称为网织红细胞（reticulocyte）。然而红细胞完全成熟时，核糖体消失，血红蛋白含量即不再增加。网织红细胞计数具有一定的临床意义，正常时网织红细胞占红细胞的 0.3% ～ 1%。在贫血患者中，网织红细胞计数升高，是对治疗发生反应的有价值的征象，而在骨髓造血功能受抑制时，网织红细胞计数减少，故网织红细胞计数在临床应用很广。

三、罗氏多色性染剂

1891 年俄国学者罗曼诺夫斯基（Романовокий）发现碱性亚甲蓝溶液与伊红溶液混合染色，可染出血细胞和原虫的微细结构，创造了多色性染剂，这种染液可使血细胞和疟原虫呈现出鲜明的深浅不同的红、蓝、紫等颜色。同年，艾利希（Ehrlich）在《关于有机体组织对染料的不同反应》的著作中，介绍了血细胞的染色方法，他发现染料可分为酸性、碱性和中性三类，并且观察到不同的染料对于白细胞内的颗粒染色结果不同，第一次提出了白细胞的分类方法。正因为这些著名的观察和方法学的建立，他被誉为"现代血液学的奠基人"。随后，这个重要的发明被世界上许多学者跟踪研究。1901 年 Leishman、1902 年 Wright 等先后采用类似的配制方法研制出了乙醇性多色性染液；1904 年德国 Giemsa 分析出罗氏染色剂中的特殊成分为甲烯天青。他把甲烯天青称为天青Ⅰ，又把甲烯天青与亚甲蓝等量混合物称为天青Ⅱ，并公之于众，随后，这种多色性染剂也在世界各国被广泛使用。

为了国际上对细胞形态的交流，血液学国际标准化委员会（ICSH）推荐 Romanowsky 首先推出伊红亚甲蓝染色方法，而人们使用较多的还是 Wright 染色法、Giemsa 染色法和瑞 - 姬混合染色法，最常用的是 Wright 染色法。

世界通用的血涂片标准染色法有 Giemsa、May-Grünwald 及 Pappenheir 染色法，后者为前二者的综合方法，Giemsa 染液为亚甲基蓝、亚甲基蓝及伊红的混合液，May-Giünwald 染液中含有伊红酸亚甲基蓝。然而罗曼诺夫斯基染色法（Romanowsky standing）包括 May-Giünwald 染色法、Jenner 染色法、Giemsa 染色法和 Leishman 染色法。目前，在实验室最常用染血涂片的方法是瑞特（Wright）染色与姬姆萨（Giemsa）染色，这两种染色法都是在罗曼诺斯基染色法的基础上发展起来的，它们是最常用于骨髓和血涂片的染色方法。

四、血涂片染料类型与染液的制备

（一）染色原理

1. 染料的组成　瑞特染料是由酸性染料伊红和碱性染料亚甲蓝组成的复合染料，亚甲蓝（methylene blue M）为四甲基硫堇染料，通常为氯盐，即氯化亚甲蓝（M^+Cl^-）；有对醌型和邻型两种结构，亚甲蓝化学名为氯代 3,7- 双（二甲氨基）吩噻嗪 -5- 鎓三水合物，分子式为 $C_{16}H_{18}ClN_3S\cdot 3H_2O$，相对分子量为 373.90。亚甲蓝容易氧化为一、二、三甲基硫堇等次级染料（即天青），因此市售亚甲蓝一部分已被氧化为天青。伊红通常为其钠盐（Na^+E^-）；伊红和亚甲蓝的水溶液混合后所产生伊红化亚甲蓝中性沉淀，即瑞氏染料，其反应式如下：

$$M^+Cl^- + Na^+E^- \rightarrow ME \downarrow + NaCl$$

亚甲蓝　　伊红　　　伊红化亚甲蓝（瑞氏染料）

将适量的 ME 溶解在甲醇中，即成为瑞氏染料，甲醇的作用可使 ME 溶解，解离 M^+ 和 E^-，这两种有色离子可以与血细胞蛋白质呈选择性地吸附相应离子而着色。甲醇的另一个作用是它能使细胞固定，即其具有很强的脱水作用，可将细胞固定为一定形态。当细胞发生凝固时，蛋白质被沉淀为颗粒状或网状结构，增加了细胞结构的表面面积，提高了对染料的吸附作用，增强了染色效果。

2．pH 的影响　细胞中多种成分属于蛋白质，而蛋白质是由若干个氨基酸组成的，而每个氨基酸分子中有一个羧基（-COOH）和一个碱性的氨基（-NH$_2$），这种既有酸基又有碱基的物质称为两性物质，而蛋白质系两性电解质，所带电荷随溶液 pH 而定，当 pH < pI（等电点）时，蛋白质带正电荷增多；而细胞核染色质的核酸与强碱性的组蛋白以及精蛋白等形成核蛋白，这种强碱性物质与瑞氏染料中的酸性染料伊红结合染成红色。当 pH > pI 时，蛋白质带负电荷增多，而这时蛋白质与瑞氏染液中的碱性染料亚甲蓝或天青 B 结合染成蓝色。当酸碱物质各半时，则染成红蓝色或灰红色，即所谓多嗜性。因此在染血细胞涂片时，对缓冲液 pH 的精确值要求高，保持 pH 6.4～6.8 来调节染色的内环境，才能达到满意的染色效果。

（二）血涂片染液的制备

1．瑞特染液（Wright stain）　是相当有名的染血的染液，其中含亚甲蓝和伊红，配法如下。

（1）瑞特染料的配法：0.5% 碳酸氢钠水溶液 100ml，亚甲蓝 0.9g。在蒸汽消毒锅中蒸到 100℃，锅中溶液深度不要超过 6cm，冷后过滤，再加入伊红 Y 1g，蒸馏水 500ml，配成溶液，再把沉淀物收集在滤纸上，使其干燥，把干的沉淀物按下面的比例溶解，即瑞特染料 0.1g，纯乙醇 60ml。将溶液放 1～2d 后过滤，保存备用。

（2）瑞特染液的配制：瑞特染粉 0.1g，甲醇（AR）60ml。将瑞特染粉放入乳钵里，加少量甲醇并充分研磨使其溶解，将已溶解的染料倒入深棕色瓶中，未溶解的再加入甲醇继续研磨，直到染料完全被 60ml 甲醇溶解为止。再配制磷酸盐缓冲液，pH 6.4～6.8，KH$_2$PO$_4$ 0.3g，Na$_2$HPO$_4$ 0.2g，加蒸馏水至 1000ml，将配好后的瑞特染液用磷酸盐溶液校正 pH。

2．姬姆萨染料　姬姆萨染料是由天青、伊红组成的复合染料，其染色原理、结果和应用与瑞特染料基本相同，但本染料对细胞核和细胞内寄生虫着色较好，结构显示更为清晰，而细胞质和中性颗粒则着色较差，为兼顾二者之长，可用复合染色法，即用稀释的姬姆萨染液代替缓冲液，Giemsa 规定的染色液中含有亚甲基天青、亚甲蓝紫、亚甲基蓝和伊红。用 Giemsa 染色法可在大和小淋巴细胞显示出散在性的鲜红细粒（天青细粒），或按瑞特染色法染色，亦可先用瑞特染色法染色，再用姬姆萨染液复染。

经典姬姆萨染液配制方法，即姬姆萨染料 1.0g，甘油 66ml，甲醇 66ml。将 1.0g 姬姆萨染料粉末全部倒入盛有 66ml 甘油的三角烧瓶内，在 56℃ 的水浴锅上加热 90～120min，使染料与甘油充分混匀溶解，再加入 60℃ 预热的甲醇，然后充分摇匀后倒入棕色瓶中保存，于室温下静放 7d，过滤后即可使用。此种染液放置时间越长，细胞着色越佳。

3. 瑞 - 姬复合染液配法　试剂配制可分为：Ⅰ液，瑞特染料 1.0g，姬姆萨染料 0.3g，甲醇（AR）500ml，中性甘油 10ml，将瑞特染料和姬姆萨染料置于洁净研钵中，加少量甲醇，研磨片刻，再吸出上液，如此连续几次，共用甲醇 500ml，收集于棕色玻璃瓶中，每天早、晚各摇 3 ～ 5min，共 5d，存放 7d 以上即可使用。Ⅱ液，磷酸盐缓冲液，pH 6.4 ～ 6.8；磷酸二氢钾（无水）6.64g，磷酸氢二钠（无水）2.56g，用少量蒸馏水溶解，用磷酸盐调整 pH，加水至 1000ml。

（三）血涂片的制作方法

1. 手工推片法　薄血膜法：取（人或动物）血液一小滴，置载玻片的一端 1cm 处或整片的 3/4 端处。左手持载玻片，右手持推片接近血滴，使血液沿推片边缘展开适当的宽度，使推片与载玻片成 30° ～ 45°，匀速、平稳地向前移动推制成厚薄均匀的血涂片。再将推好的血涂片在空中晃动，待其自然干燥，天气寒冷或潮湿时可置于 37℃温箱中保温促干，以免时间过长导致细胞变形及缩小等。

2. 盖片法　选用质量好的盖玻片，放在浓硝酸或清洁剂中，浸泡 24h，用自来水轻轻冲洗 10min，再经过三个蒸馏水瓶冲净，放入 95% 乙醇瓶中处理或保存。浸泡 24h 后，用镊子从乙醇瓶中取出，放在干净滤纸上，干燥后擦亮备用，或插于小板架上。经穿刺取血，左、右手各持一盖玻片边缘，放一小滴血在左手盖片上，以右手盖片向下的面盖在左手盖片的血滴上，则血滴散开在两片之间，当血停止扩散时，迅速将两个盖片在平面上平行拉开，如此可得到两个标本，下边血膜更适合于染色应用，细胞分布均匀，用于细胞分类计数。

3. 血涂片的一般操作步骤

（1）用蜡笔在血膜两头画线，以防染液溢出，然后将血膜平放在染色架上。

（2）用瑞特染液或瑞 - 姬复合染液 3 ～ 5 滴，覆盖整个血膜，固定细胞 0.5 ～ 1min。

（3）滴加等量或稍多的缓冲液与染料吹匀混合，染色 5 ～ 10min。

（4）平放玻片，用蒸馏水从玻片的一侧冲去染液，待血涂片自然干燥或用滤纸吸干，将干燥后的血涂片用香柏油封固，即可镜检。

［结果］红细胞呈粉红或暗红色，白细胞呈深浅不一的紫蓝色，中性颗粒呈浅紫红色，嗜酸性颗粒呈鲜红色，嗜碱性颗粒呈暗紫蓝色，淋巴细胞胞质呈浅蓝色，单核细胞胞质呈浅灰蓝色。

注：①配制染料须用优质甲醇，稀释染液用缓冲液，冲洗须用中性水（如蒸馏水），否则将影响各种颗粒细胞的显示；②缓冲液的 pH 对细胞染色的影响很重要，故必须校正 pH；③染色所用的时间与染液浓度、室温高低、细胞多少有关；④滴加染液时不能过少，以防蒸发干燥，沉着于血膜上的染料不易被冲洗掉；⑤冲洗时不能先倒掉染液，应以中性水冲去，以防染料沉着于血膜上，如已有染料沉着于血膜上，可用少量甲醇使其溶解，但须迅速冲去甲醇，以免脱色。

五、血涂片具体制作方法

（一）姬姆萨染色方法（Giemsa 法）

[试剂配制]

姬姆萨染液：姬姆萨染料 0.5g，甘油 33.0ml，甲醇 33.0ml。将染料粉末全部溶于 33.0ml 的甘油中，加热至 55～60℃，持续 90～120min，再加入甲醇 33.0ml；摇匀后放置数天，过滤后即可应用。

[操作步骤]

1．将标本涂膜用无水甲醇液中固定 3～5min。

2．再置于稀释过的染液（10ml 水加染液 1ml，或 30 滴水加 3 滴染液）中染色 10～40min。

3．取出涂片，用自来水冲洗，置空气中自行干燥，将干燥后的标本，用香柏油封固。

[结果] 大、小淋巴细胞呈鲜红色细粒（天青细粒）。

注：Giemsa 规定的染色液含有亚甲基天青（Methylenazur）、亚甲基紫（Methylenviolett）、亚甲基蓝和伊红。

（二）May-Giünwald 染色方法

[试剂配制]

May-Giünwald 液：May-Giünwald 染料 0.3g，无水甲醇 100ml。将染料倒入 200～250ml 圆锥烧瓶内，加无水甲醇，并于 50℃水浴中充分混合，然后在室温下冷却，立即摇动数次，放置 24h 后过滤即可应用。

[操作步骤]

1．涂片在空气中干燥，然后放入盛有无水甲醇的标本缸中固定 10～20min。

2．放入盛有 May-Giünwald 液与缓冲液（按 1：1）的混合液的标本缸内染色 5～10min。

3．取出标本，不必洗涤，立即放入缓冲液中，并迅速更换 3～4 次缓冲液洗涤。

4．取出标本，将血涂片竖立于温室下自然干燥。

5．将干燥后的标本用香柏油封固。

注：①标本至少固定 10min 以上，尤其是对骨髓涂片，否则染色效果不佳；②标本染色过程中，不必干燥以免染色液沉着于血涂片上，而影响观察；③固定的标本可推迟数天后染色，如立即染色，则效果更佳；④稀释之染液应新鲜配制，宜现配现用，染色效具较好；⑤染色液有沉淀时应过滤。

（三）May-Giünwald-Giemsa 染色方法

[操作步骤]

1．涂片浸入盛有无水甲醇的标本缸中固定 10～20min。

2．浸入 May-Giünwald 液和缓冲液的混合液（按 1：1）标本缸内染色 5～8min。

3．不必冲洗，立即放入盛有 Giemsa 液和缓冲液（按 1：9）配制的染色液内染色 5～15min。

4．立即浸入盛有缓冲液的标本缸中，换水 3～4 次，取出标本，竖立于室温下自然干燥。

5．将干燥后的标本用香柏油封固。

（四）Jenner 染色方法

［试剂配制］

Jenner 染色法的试剂配制：按照配制 May-Giünwald 液的方法配成 0.5% May-Giünwald 液。

［操作步骤］

1．将涂片用无水甲醇固定。

2．浸入含有 1：5 的 0.5% May-Giünwald 液的标本缸中染色 3～4min（如要用 Giemsa 液染色，可如前法将涂片在此染缸中染色 7～10min）。

3．取出标本，用缓冲液洗涤数次，竖立于室温下自然干燥后即可检查。

注：经实验证明，这种染色法比 May-Giünwald 染色法所染细胞的色泽稍好些。

（五）Maximow 染色方法

该方法比 Leishman 方法使细胞核染色更佳些，有推荐价值。

［试剂配制］

伊红 - 天青混合液：A 溶液，1：1000 伊红水溶液；B 溶液，1：1000 天青 Ⅱ 水溶液。染色溶液于 100ml pH 6.8 的缓冲液中加入 A 溶液 10ml，再加入 B 溶液 10ml，此染液因易沉淀，故应盛于染色杯中染色。

［操作步骤］

1．切片移至水洗（如需要脱汞，脱碘可处理）。

2．用 Ehrlich 苏木精染细胞核 5～10min，在酸乙醇液内迅速浸洗一下，洗至变蓝。

3．用 pH 6.8 缓冲剂孵育。

4．用伊红 - 天青混合液染色 30min 至 24h。

5．分色、透明、封固。

［结果］细胞核可染成较清晰的蓝色。

（六）Wright-Giemsa 混合染色方法

［试剂配制］

Wright-Giemsa 混合液：Wright 原液 5ml，Giemsa 原液 1ml，加蒸馏水或磷酸盐缓冲液 6ml（pH 6.4～6.98），如有沉淀生成，则应重配。

［操作步骤］

1．血涂片或骨髓涂片用甲醇固定 2～5min，晾干。

2．用 Wright - Giemsa 混合液加等量蒸馏水或磷酸盐缓冲液染色 5～10min。

3．蒸馏水速洗，吸干。

4．入 95% 乙醇分色 10 ～ 30s（如无必要可不分色，脱水，透明及封片，可不加盖片直接镜检）。

5．无水乙醇脱水 10 ～ 30s。

6．二甲苯透明，用香柏油或 DPX 封固。

[结果] 红细胞呈橘红色；中性粒细胞核呈蓝色，颗粒呈紫色；酸性粒细胞核呈蓝色，颗粒呈红色；碱性粒细胞呈暗蓝色，颗粒呈暗紫红色。

注：用本方法染色更鲜艳、分明，其中以嗜酸性粒细胞和嗜碱性粒细胞颗粒最清晰。

（七）麦－格染色方法（May-Giünwald 改良法）

[试剂配制]

麦－格液：伊红 1g，亚甲蓝 1g，蒸馏水 100ml。静置 2 ～ 3d，过滤，取其沉淀．并将沉淀用蒸馏水冲洗 2 ～ 3 次，将沉淀物置入温箱中烤干；取烤干的麦－格粉末 0.1 ～ 0.2g，加入已加温至 50 ～ 56℃的甲醇 100ml，使粉末充分溶解，冷却后过滤。

[操作步骤]

1．血涂片或骨髓涂片，空气中干燥，纯甲醇固定 2 ～ 3min。

2．放入麦－格液染色 5 ～ 10min。

3．染色后倾去染液，然后入 Giemsa 液中染色 15 ～ 30min。

4．用 M/15 磷酸缓冲液冲洗，将涂片直立风干，用香柏油或 DPX 封固。

[结果] 中性粒细胞颗粒呈紫红色，嗜酸性粒细胞颗粒呈鲜红色，嗜碱性粒细胞颗粒呈深蓝色，白细胞核呈蓝色至紫蓝色，红细胞呈红色，血小板呈浅蓝色。

注：此法染血涂片或骨髓涂片，所有细胞的胞质与胞核均较清晰，尤其是特殊颗粒更加鲜明；使用缓冲液清洗涂片具有分色作用，宜在镜下控制进行。

（八）苏木精－伊红染色方法

[试剂配制]

Mayer 苏木精液：将苏木精 1g，溶于热蒸馏水 1000ml 中，加入钾明矾 50g，碘酸钠 0.2g，搅至全溶，最后再加入水合氯醛 50g，枸橼酸 1g，加热至沸腾 5min，冷后过滤，次日即可使用。

1% 伊红液：将伊红 1g，溶于 100ml 蒸馏水即可。

[操作步骤]

1．将固定的切片经蒸馏水浸洗后，浸入 Mayer 苏木精液染色 5 ～ 10min。

2．取出涂片，用自来水轻柔冲洗，待细胞染成蓝色后，可用稀盐酸 70% 乙醇溶液进行分色，脱去多余的蓝浮色，使细胞核呈深蓝色，细胞质无色或呈灰蓝色，再用自来水或淡氨水冲洗，使其蓝化。

3．涂片经蒸馏水洗后，浸入 1% 伊红液染色 5 ～ 10min，进行对比染色。

4．取出涂片，用蒸馏水洗去浮色，再经 70% 乙醇分色，经 80%、90%、95% 和无水乙醇脱水，直至细胞质与细胞核的红、蓝反差鲜明。

5．标本或于空气中干燥，置油镜下观察，或经无水乙醇后浸入二甲苯，滴加中性树胶，加盖玻片封固。

［结果］细胞核呈深蓝紫色，细胞质呈淡粉色，红细胞呈橘红色。

（九）多色化亚甲蓝染色方法

［试剂配制］

染料 A：亚甲蓝 1.3g，磷酸氢二钠（$Na_2HPO_4 \cdot 12H_2O$）12.6g，磷酸二氢钾（KH_2PO_4）6.25g，蒸馏水 500ml。亚甲蓝和磷酸氢二钠溶于 50ml 水中，溶液置于水浴中煮沸接近干燥为止；使染料"多色化"，然后加入磷酸二氢钾和新鲜煮沸的蒸馏水 500ml，搅拌使染料溶解，放置 24h 后过滤，用前需再过滤，pH 6.6 ～ 6.8。

染料 B：伊红 1.3g，磷酸氢二钠（$Na_2HPO_4 \cdot 12H_2O$）12.6g，磷酸二氢钾（KH_2PO_4）6.25g，蒸馏水 500ml。先将磷酸盐溶于热的新鲜煮沸的蒸馏水中，然后加入染料，静置 24h 后过滤。

［操作步骤］

1．涂片在纯甲醇中固定（滴加）数秒后弃去甲醇。

2．加稀释染液 B 数滴（1 容积染液加 4 容积水）。

3．立即加入染料 A 数滴。

4．摇匀涂片使染液混匀。

5．1 ～ 2min 后用蒸馏水冲去染色液。

6．在磷酸盐缓冲液中（pH 6.4 ～ 6.6）分色 5 ～ 10s。

7．用水冲洗待干。

8．用香柏油和中性树胶封固。

注：①视野清晰，显色清楚，无沉渣颗粒等，酸碱适中，细胞无偏红、偏蓝现象；②细胞核内部结构清晰，点状、网状等细微结构易分辨；③细胞质颜色及透明度能反映各类各期细胞的相应特性，颗粒显示清楚，包括中性颗粒中最细的颗粒，以往采用快速染色往往染不出颗粒。

（十）碱性亚甲蓝复染色方法

碱性亚甲蓝复染的作用是增加了细胞阴电荷数，促进吸收碱性染料的能力，致使白细胞颗粒重新被染色，血膜重新恢复到原有的色泽。

［试剂配制］

碱性亚甲蓝液：次甲蓝（亚甲蓝）0.3g，95% 乙醇 30ml，蒸馏水 100ml，100g/L 氢氧化钾溶液 0.1ml。

[操作步骤]

1. 对过淡涂片复染法的操作步骤

（1）将已染过淡涂片用蒸馏水冲洗。

（2）先滴蒸馏水入血涂片的一端，滴加碱性亚甲蓝液入血涂片上。

（3）立即摇匀玻片，使碱性亚甲蓝液布满血膜，染色 1 ～ 3min，蒸馏水洗，等自然干后，用香柏油封固。

2. 对过浓涂片复染法的操作步骤

（1）将已染色过浓的涂片用蒸馏水冲洗。

（2）以 95% 乙醇脱色 1 ～ 2min，加上瑞特染液后摇荡 1 ～ 3min，用水冲洗即可。

注：①碱性亚甲蓝液不能直接滴加血膜上，以免造成红细胞破坏或变形（皱缩现象），但对白细胞无影响；②瑞特染液配制好后，放入棕色瓶中，密封保存。

六、网织红细胞染色方法

每天都会有新生的、未完全成熟的红细胞从骨髓进入血液，这些细胞内尚残留部分核糖体，用煌焦油蓝染色，可见细胞质内有染成蓝色的呈细网状或颗粒，故称这种未完全成熟的红细胞为网织红细胞；网织红细胞在成人约为红细胞的 0.5%，新生儿中较多，可达 3% ～ 6%，它是一种未成熟的红细胞，多见于贫血患者，故取血时宜用贫血患者的血液涂制血涂片标本。

网织红细胞煌焦油蓝染色方法

网织红细胞是未完全成熟的红细胞，正常时网织红细胞占红细胞的 0.3% ～ 1%，机体急需补充红细胞时则增多，例如溶血性贫血等，故此法在临床应用较广。

[操作步骤]

1. 取洁净的载玻片，滴加 1% 煌焦油蓝乙醇（90%）液 1 滴，晾干。

2. 取 1 滴血，滴在载玻片的染液上，用一小玻棒横置于血滴上轻轻搅拌，然后将载玻片移入有盖的培养皿内，其内应事先垫放一块湿纱布，置载玻片于湿纱布上，保持一定的温度，染色 5 ～ 10min，至网织红细胞完全着色。

3. 染色后取出载玻片，按常规涂片方法，涂抹成薄片，晾干。

4. 作特种蜡笔划定染色区，加 Wright 液染色。

5. 涂片晾干后即可观察，欲长期保存的标本可用香柏油或中性树胶封固。

[结果] 网织红细胞中的网状物、线状物或粒状物呈蓝色。

注：若做网织红细胞计数，则不封片；用油镜数 1000 个红细胞，算出其中网织红细胞的百分率。

煌焦油蓝染色的另一种方法是用煌焦油蓝 1g，枸橼酸钠 0.4g，氯化钠 0.6g，加蒸馏水 100ml，混合后过滤，取其滤液应用。将此液 3 ～ 5 滴加入试管中，加血液 1 ～ 2 滴，混合静置 5min，取出后做成涂片，然后用 Wright 液复染，此方法结果与上法相同，但较简便。

七、淋巴及骨髓

淋巴及骨髓的染色与血液相似，末梢血和骨髓均采用涂片法，淋巴器官用切片法较多，但也可用涂片法。

（一）染骨髓的染色方法

涂片用 Giemsa 染色之前用 May-Giünwald 染色方法显示骨髓细胞的形态与结构。

［操作步骤］

1. 涂片制作：用镊子尖夹取一片刮下的骨髓小块，在一张干净的载玻片上轻轻地迂回涂抹，不可使其完全干燥。

2. 放入纯甲醇中短暂固定 3～5min。

3. 采用 May-Giünwald 贮存液或 Jenner 液（即非多色性亚甲蓝与伊红 Y 所生成的沉淀，取 1g 溶于 400ml 的甲醛液中）染色 3～5min。

4. 加等量蒸馏水处理 1～2min，冲洗。

5. 加稀 Giemsa 液 15 滴，加 10 滴蒸馏水，染色 10～15min。

6. 在蒸馏水中摇动 5～10s 分色，并在显微镜下观察，以颜色适宜为止。

7. 用细滤纸吸干，在人工树脂（Clarire）中封固。

［结果］与 Giemsa 液染色效果相同，但伊红的染色更为突出，使整张片子的色调较红。

（二）骨髓标本的制备涂片染色方法

［操作步骤］

1. 取新鲜骨髓一小块，与少许血清混合均匀,按照血液制片的方法涂在干净的载玻片上，在空气中干燥，再用纯甲醇固定数分钟。

2. 用蒸馏水稀释 Wright 液（按 1∶1 配制）染色 3～5min，此液要现用现配。

3. 蒸馏水洗，丙酮脱水，松节油或二甲苯透明，香柏油或中性树胶封固。

［结果］可清晰显示红细胞、粒细胞在发生过程中各阶段细胞的形态特点。

（三）切片染色方法

［试剂配制］

Maximow 固定液：重铬酸钾 2.5g，氯化汞 6g，硫酸钠 1g，蒸馏水 100ml，甲醛 10ml。

纯甲醇 - Giemsa 液：Giemsa 液 1.25ml，纯甲醇 1.5ml，0.5% 碳酸钠水溶液 2 滴，蒸馏水 50ml。

［操作步骤］

1. 骨髓组织固定于 Maximow 固定液 24h。

2．按常规脱水，透明，石蜡包埋。

3．切片脱蜡后以碘液溶去沉淀。

4．0.5% 硫代硫酸钠水溶液脱碘 10 ～ 15min，水洗 10min，再经蒸馏水洗。

5．放入纯甲醇 - Giemsa 液染色 12 ～ 24h。

6．95% 乙醇分色，无水乙醇脱水，二甲苯透明，中性树胶封固。

［结果］可区分红细胞、粒细胞各阶段细胞的变化特点及细胞形态。

（龚 姝）

第 5 章　软骨和骨

一、软骨

（一）软骨的组成

软骨由软骨组织及周围的软骨膜构成，它是具有一定弹性的半透明组织，呈乳白的蓝灰色。软骨组织是一种特殊分化的结缔组织，其内不含血管和神经组织，它是由软骨细胞及大量软骨基质所组成的，软骨基质中含有胶原纤维和弹性纤维。由于软骨组织内含透明软骨细胞埋于软骨基质内，其细胞质略呈碱性，细胞核附近可见中心体、高尔基体及线粒体，亦可见脂滴、糖原和色素粒。而新鲜软骨基质呈均匀凝胶状态，这是由于埋于其中的胶原纤维比较细，排列规则，折光指数几乎与基质相同的原因；软骨基质的主要成分是软骨黏蛋白（多糖物质和蛋白质结合而成）、多糖物质（硫酸软骨素、硫酸角质素），酸性硫酸根是软骨基质嗜碱性染色剂和异染性的主要原因。

新鲜的软骨基质呈均匀凝胶状，无定形基质因有复杂碳水化合物，对过碘酸 -Shiff 反应呈深度着色；接近于软骨膜基质部分对伊红、橙黄 G 及玫瑰红 B 等酸性染色剂有亲和力，位于深部的基质对碱性染色剂有明显的亲和力，如甲苯胺蓝呈异染性；由于氨基聚糖在基质内分布不均匀，软骨陷窝周围的硫酸软骨素较多，HE 染色呈强嗜碱性，可形成囊包围软骨细胞。软骨组织周围通常包着一层纤维结缔组织组成的软骨膜，其中含有弹性纤维、胶原纤维及纺锤形的成纤维细胞。此外，软骨组织常伴有苏木精着色较深的软骨骨化存在。

软骨组织按其结构分为透明软骨、弹性软骨和纤维软骨 3 种类型，了解几种软骨的所在位置，有利于选择所需要的软骨组织。

1. 透明软骨　在成年体内，透明软骨存在于肋骨前端，气管环和喉及骨的关节面上，为稍有弹性的半透明组织，呈乳白的蓝灰色，新鲜的透明软骨基质呈现均质性，软骨基质对碱性染色剂也有明显的亲和性，对甲苯胺蓝显有异染性反应，基质的主要化学成分是软骨黏蛋白，正是这些黏多糖的强酸性硫酸基决定了软骨基质的嗜碱性。

透明软骨基质中含有较细的胶原纤维，排列散乱，因纤维的折光率与基质相近，因而在普通染色标本中不显示。透明软骨分布最广，透明软骨基质中含胶原原纤维，而弹性软骨基质中含弹性纤维。软骨取材以幼年为好，因老年人透明软骨基质内常有钙盐沉积，切片易脆裂；透明软骨多取材于气管软骨，用含升汞的混合液如 Helly 液固定较好，透明软骨的染色一般用 Hansen 苏木精及 Delafield 苏木精染细胞核与基质，用伊红、橙黄 G 或玫瑰红 B 等酸性染色剂复染接近于软骨膜的基质及细胞质成分；而位于深部的基质，PAS 反应呈阳性，对碱性染色剂有显著的着色力；软骨基质呈嗜碱性染色和表现异染性的主要因素在于基质含有酸性硫酸根；一般用 HE 染色即可观察或以特殊染色法如 Mallory、Masson 及 PAS、橘黄 G 等染色法均可清晰显示软骨细胞及软骨基质。

2. 弹性软骨　哺乳动物的这种软骨见于耳郭、外耳道壁、耳咽管壁、会厌及喉（如小角软骨和楔状软骨等），和透明软骨不同，肉眼观察弹性软骨略显黄色，具有较大的不透明性、易屈性和弹性。弹性软骨基质中含有弹性纤维，交织成密网，普通标本中易见到。弹性软骨的构造与透明软骨相似，主要区别在于基质内的纤维为弹性纤维，它分布于耳郭、会厌等处。固定液用 10% 甲醛液或 Zenker 液。一般用于教学标本时以人的耳壳为佳，用于一般观察采用 HE 染色即可，制作大量教学切片时，染色法以 Verhoeff 弹性纤维染色后，复染伊红较为满意；用 Weigert 来复红或 Unna 俄尔辛法亦可染色，必要时可以 Van Gieson 法或其他多色染色法制作，当然应用地伊红或对苯二酚 - 复红的弹性纤维染色法亦可，但细胞核染色欠佳。

3. 纤维软骨　纤维软骨在软骨中最少见，分布在椎间盘、半月板和耻骨联合等处。它是软骨组织和致密结缔组织（如肌腱）之间的一种过渡类型。新鲜时呈不透明的乳白色，具有很大的抗压能力，它的主要特点是细胞间质内含有大量平行或交叉排列的胶原纤维，在它的基质内含有大量的胶原纤维束，呈平行或交错排列，软骨细胞较小而少，常成行排列，位于胶原纤维束之间。如人类的膝关节内的半月板，它的体部结构坚韧，上面凹陷，下面扁平，由纤维软骨构成；而猫科动物的半月板表面的纤维软骨内的胶原纤维束呈现"人"字形排列，其中含有少量的血管；而椎间盘的周围部的纤维环是由多层纤维软骨板及同心圆排列而成，呈现明显的分层结构，而其相邻的两层纤维软骨板的纤维呈交叉走向，构成纤维板的基本成分为胶原原纤维。在制作纤维软骨时，可取人体及动物的膝关节、椎间盘等处，而以人体的椎间盘显示效果为佳。

纤维软骨以小儿椎间软骨最适宜，因成人椎间软骨纤维多，细胞少而且排列方式不如小儿规则。纤维软骨常以 Zenker 液、Helly 液及乙醇混合液为佳。一般 HE 染色切片中纤维染成红色，仅在软骨细胞周围可见蓝色的软骨基质，纤维软骨可用任何显示胶原纤维的染色法，如 Mallory 法、Van Gieson 法、Heidenhain Azan 法或其他制作胶原纤维的一些染色法，均能获得良好效果。

（二）软骨组织的染色技术

1. 苏木精 - 天青Ⅱ - 伊红染色方法

［试剂配制］

天青Ⅱ - 伊红混合液：1% 天青Ⅱ 1ml，3% 伊红 1ml，蒸馏水 98ml。

苏木精液：Delafield 苏木精液（成熟的）1ml，用蒸馏水稀释 20 倍即可使用。

[操作步骤]

（1）取大白鼠的胫骨或股骨固定于 10% 甲醛液或含升汞固定液 24h，用乙二胺四乙酸（EDTA）脱钙，针刺无阻力为止。

（2）经各级乙醇脱水至 95% 乙醇后，正丁醇脱水、透明，并经正丁醇 - 软蜡各半混合液浸润后，再按照常规浸蜡、包埋；切片 5 ～ 6μm，脱蜡经纯乙醇后滴加 0.1% 火棉胶液（由等份乙醚 - 纯乙醇配制），以防止切片剥离，若系含升汞固定液应予脱汞去碘。

（3）切片经各级乙醇下降至蒸馏水。

（4）入稀释的 Delafield 苏木精液染色 2 ～ 3h，分色 3 ～ 6min，流水冲洗。

（5）入天青 II - 伊红混合液染色 1 ～ 2h。

（6）直接入 95% 乙醇短时，入纯乙醇脱水，二甲苯透明，中性树胶封固。

[结果] 软骨基质呈蓝色，新生的类骨质中尚无钙盐沉着经伊红染色时呈红色，成骨细胞贴附于骨组织的表面，单层排列，呈矮柱状，有短突起，细胞质嗜碱性，呈蓝色；破骨细胞呈红色或紫色，它位于骨质表面的小凹陷内含核多个，细胞质嗜酸性。

注：①材料选用胎儿指骨或刚出生 4d 的大白鼠的股骨，经切片染色，对于观察软骨内骨化演变的 4 个区域较为典型；②经本实验调整后的苏木精稀释液，缩短了染色时间，而经适当分色后特别是软骨内骨化演变的 4 个区域着色适度，易于区分；③用针刺股骨若无阻力可不经脱钙，组织脱水时间应比常规脱水时间缩短 1/3。

2. 茜素红 - 多色性亚甲蓝染色方法

[试剂配制]

多色性亚甲蓝液：亚甲蓝 1g，碳酸钾 1g，95% 乙醇 20ml，蒸馏水 100ml；全溶解后放置数日，临用时加蒸馏水稀释，蒸馏水和染液按 1 ∶ 5 配制。

[操作步骤]

（1）取材一般为 8 ～ 9 个月胎儿指骨（软骨内成骨）与头骨（膜内成骨），用 Zenker 液或 Helly 液固定 24h。

（2）固定后按常规脱汞、脱碘、脱钙、脱水处理，石蜡包埋，切片 7 ～ 15μm。

（3）切片常规处理下行入水。

（4）切片放入 1% 茜素红水溶液内染色 20min 至 1h。

（5）入 95% 乙醇 3 ～ 5min（58℃）。

（6）入多色性亚甲蓝液染色 3 ～ 5min。

（7）切片用 95% 乙醇分色并脱水，纯乙醇脱水，二甲苯透明，中性树胶封固。

[结果] 软骨呈紫色，骨质呈红色，胞质呈黄色，细胞核呈蓝色。

注：茜素红宜深染，否则易被多色性亚甲蓝的颜色所遮盖。

3. 阿利新蓝 - 丽春红染色方法

[试剂配制]

阿利新蓝液：阿利新蓝 0.5g，加蒸馏水 97ml，醋酸 3ml。

丽春红 S 液：0.5% 丽春红 S 水溶液 8ml，饱和苦味酸 92ml。

［操作步骤］

（1）切片脱蜡至水，经 3% 醋酸液处理 2 ～ 5min。

（2）阿利新蓝液染色 10 ～ 20min。

（3）用 5% 钼酸铵水溶液固定 2 ～ 5min。

（4）丽春红 S 液染色 3 ～ 5min。

（5）经无水乙醇快速脱水，二甲苯透明，中性树胶封固。

［结果］透明软骨组织呈蓝色，结缔组织呈红色。

4．Romeis 亚甲蓝染色方法

［试剂配制］

亚甲蓝液：亚甲蓝饱和水溶液 1 ～ 3 滴，蒸馏水 100ml，5% 盐酸水 20 滴。

［操作步骤］

（1）切片脱蜡，选用钾明矾卡红或核真红染细胞核。

（2）蒸馏水洗，入亚甲蓝液染色 12 ～ 24h。

（3）蒸馏水洗，以 5% 钼酸铵水溶液固定 2 ～ 3h。

（4）蒸馏水洗，入铬变蓝 2R 95% 乙醇饱和溶液染色 1 ～ 3min。

（5）无水乙醇短时洗，二甲苯透明，中性树胶封固。

［结果］软骨呈鲜蓝色，细胞核呈紫色或红色，肌组织及胶原纤维呈红色。

5．里昂蓝染色方法（Lyon blue 法）

［试剂配制］

Lyon blue 液：Lyon blue 饱和溶液 5 滴，无水乙醇 100ml，碘酒 2 滴。

［操作步骤］

（1）切片脱蜡至水。

（2）用 Lyon blue 液染色 12 ～ 24h。

（3）用 70% 乙醇洗涤。

（4）用 70% 乙醇稀释 3 倍的 Mayer 黏液卡红溶液染 12 ～ 24h。

（5）无水乙醇快速脱水，二甲苯透明，中性树胶封固。

［结果］软骨呈红色，骨及结缔组织呈蓝色。

6．Schaffer 硫堇染色方法

［试剂配制］

硫堇 - 乙醇液：取 0.5% 硫堇乙醇液 2 滴，加蒸馏水 10ml 稀释。

［操作步骤］

（1）切片脱蜡至水。

（2）用硫堇 - 乙醇液染色 1 ～ 3h，经蒸馏水冲洗。

（3）用 5% 钼酸铵水溶液固定 1 ～ 2min，经蒸馏水冲洗。

（4）无水乙醇快速脱水，二甲苯透明，中性树胶封固。

[结果] 软骨组织呈蓝色。

7. 透明软骨内中心体染色方法（Ehrlich-Biondi 法）

[试剂配制]

橙黄 G- 酸性品红 - 甲基绿液：橙黄 G 饱和水溶液 10ml，酸性品红饱和水溶液 1ml，甲基绿饱和水溶液 3ml。

[操作步骤]

（1）取透明软骨数块，固定于 Susa 液或 Carnoy 液中 24h。

（2）组织经脱钙后，冰冻或石蜡切片，切片 4 ～ 6μm，常规至水。

（3）入橙黄 G- 酸性品红 - 甲基绿液中染色 10 ～ 15min，放入 0.1% ～ 0.5% 醋酸溶液内速洗。

（4）70% 乙醇分色，直至切片呈红色为止。

（5）常规乙醇脱水，二甲苯透明，中性树胶封固。

[结果] 中心体及核仁呈红色，染色体呈蓝绿色。

注：此法优点为着色力强，采用改良法对染液加以稀释，延长染色时间，则易于控制，如改良的 Heidenhain 和 Krause 法，也可采用 Hicksvh 巴西苏木素法。

8. 显示透明软骨内线粒体染色方法（Alimann-Meves 酸性品红法）

[试剂配制]

酸性品红 - 苯胺油液：酸性品红 20g，苯胺油 100ml。

洗涤液Ⅰ：苦味酸饱和水溶液 10ml，20% 乙醇 20ml。

洗涤液Ⅱ：苦味酸饱和水溶液 10ml，20% 乙醇 70ml。

[操作步骤]

（1）取透明软骨一小块，固定于 Regaud 液内 3 ～ 4d。

（2）石蜡切片至水。

（3）将酸性品红 - 苯胺油液滴于切片上并用酒精灯加热至产生蒸汽为止，冷却后反复 3 ～ 4 次，倾去染色液。

（4）入洗涤液Ⅰ内处理 20 ～ 30s，再入洗涤液Ⅱ内处理 1 ～ 3min。

（5）常规脱水、透明、封固。

[结果] 透明软骨中的线粒体呈鲜红色。

注：采用 Heidenhain 铁苏木精法或 Regaud 法显示线粒体呈深蓝色至蓝黑色，如用 Altman-Kull 法则线粒体呈红色稍偏蓝。

9. 甲苯胺蓝染色方法

[试剂配制]

甲苯胺蓝液：甲苯胺蓝 2g，蒸馏水 100ml。

［操作步骤］

（1）切片脱蜡至自来水洗，再用蒸馏水洗。

（2）甲苯胺蓝液染色 5 ～ 15min。

（3）经水洗后，丙酮脱水、透明、中性树胶封固。

［结果］软骨基质呈红色，其他组织染成蓝色。

注：①甲苯胺蓝可用 pH 6.0 枸橼酸缓冲液配制，浓度为 1% ～ 2%，用 1% 的浓度可以比较好地控制染色时间；②位于深部的软骨基质，其 PAS 反应可呈阳性，它对碱性染料有明显的亲和力，如甲苯胺蓝染色所显示的异染现象，其主要成分是水合软骨黏蛋白，软骨黏蛋白是由多糖物质和蛋白质结合而成，多糖物质包括硫酸软骨素、硫酸角质素。

10. 俾士麦褐－甲基绿染色方法

［试剂配制］

俾士麦褐－乙醇液：俾士麦褐 1g，50% 乙醇 100ml。

1% 甲基绿液：甲基绿 1g，蒸馏水 100ml。

［操作步骤］

（1）切片脱蜡至水。

（2）入俾士麦褐－乙醇液染色 5 ～ 10min，经 95% 乙醇分色。

（3）入 1% 甲基绿液染色 3 ～ 5min，再经 95% 乙醇分色。

（4）经无水乙醇脱水、透明、封固。

［结果］软骨基质呈棕褐色，细胞核呈绿色。

注：甲基绿是由氯化甲烷或碘代甲烷作用于结晶紫而生成的化合物，但由于购置的甲基绿往往纯度不够，其中含有甲基紫或结晶紫，所以要在配制染液前做好纯化处理。将购置的甲基绿溶于蒸馏水内，再放入分液漏斗中，加入适量的氯仿，用力振荡，俟甲基紫溶于氯仿中，放置片刻，分成两层，倒掉下层紫色氯仿溶液，反复更换氯仿，直至氯仿不出现紫色为止，提纯后的甲基绿用真空抽气法抽干液体，干燥后得固体甲基绿备用。

11. 天青 A 异染性染色方法

［试剂配制］

天青 A 液：天青 A 1g，0.1mol 磷酸盐－柠檬酸盐缓冲液 5000ml（pH 2.0）。

［操作步骤］

（1）切片脱蜡至水。

（2）入天青 A 液染色 20 ～ 30min。

（3）经丙酮分色并脱水，二甲苯透明，树胶封固。

［结果］硫酸软骨素 A、硫酸角质素呈紫红或红色，背景蓝色。

注：天青 A 是细胞核染料，常与伊红及焰红搭配使用，它又是一种很好的异染剂；在 pH 1.5 ～ 3.0 时，可使强酸性硫酸根呈异染性，而在 pH 3.0 时，可使弱酸性黏液物质呈异染性。

12. 碱性蓝 B 显示弹性软骨的染色方法

[试剂配制]

碱性蓝 B 染色液：碱性蓝 B 0.06g，70% 乙醇 100ml。

荧光桃红液：荧光桃红 0.5g，蒸馏水 100ml。

4% 铁明矾水溶液：铁明矾 4g，蒸馏水 100ml。

分化液：氢氧化钾 0.05g，70% 乙醇 100ml。

Lugol 碘液：碘 1g，碘化钾 2g，蒸馏水 100ml。

[操作步骤]

（1）标本固定于 Zenker 液内 24h，常规脱水，石蜡包埋，切片 4 ～ 6μm，经脱汞处理后逐级乙醇（由高至低到 70% 乙醇），经水洗，5% 硫代硫酸钠水溶液漂白处理 1 ～ 2min，水洗。

（2）入碱性蓝 B 液内染色 5 ～ 10min，蒸馏水速洗。

（3）入 4% 铁明矾水溶液 2 ～ 3min，蒸馏水洗 1min。

（4）50% 乙醇 1 ～ 2min。

（5）入分色液 3 ～ 5min，使背景清晰，蒸馏水速洗。

（6）入荧光桃红液染色 3 ～ 5min，蒸馏水洗。

（7）95% 乙醇分色 1 ～ 2min，无水乙醇脱水 1 ～ 2min，透明、封固。

[结果] 弹性软骨呈蓝色，胶原纤维呈红色。

注：氢氧化钾乙醇液分色是最重要的步骤，分色时宜在镜下控制至弹性软骨染色清晰为止。

13. Verhoeff-VG 染色方法

[试剂配制]

苏木精液：5% 苏木精无水乙醇液 20ml，10% 氯化铁水溶液 8ml，Lugol 碘液 8ml。

氯化铁溶液：氯化铁 2g，蒸馏水 100ml。

[操作步骤]

（1）取弹性软骨 1 ～ 2 小块，固定于 Zenker 液 24h，脱汞处理。

（2）石蜡或火棉胶包埋，切片 4 ～ 6μm。

（3）入苏木精液染色 20 ～ 60min。

（4）入氯化铁溶液分化 3 ～ 5min，蒸馏水洗。

（5）75% 乙醇脱碘，蒸馏水洗 10 ～ 20min，VG 复染。

（6）常规脱水、透明、封固。

[结果] 弹性软骨呈黑色，胶原纤维呈红色，肌组织呈黄色，细胞核呈棕色。

14. 纤维软骨的 Romeis 亚甲蓝染色方法

[试剂配制]

核真红液：核真红 0.1g，5% 硫酸铝水溶液 100ml。

亚甲蓝液：亚甲蓝饱和水溶液 1 ～ 3 滴，蒸馏水 100ml，0.5% 盐酸 20 滴。

钼酸铵液：钼酸铵 5g，蒸馏水 100ml。

铬亚甲蓝 2R 液：铬亚甲蓝 2R 数克，95% 乙醇至溶质饱和为止。

［操作步骤］

（1）取纤维软骨固定于 Helly 液内 12～24h，切片脱蜡至水。

（2）置入核真红液染色 6～10min，蒸馏水洗。

（3）入亚甲蓝液染色 12～24h，蒸馏水洗。

（4）经钼酸铵液固色 2～3h，蒸馏水洗。

（5）放入铬亚甲蓝 2R 液染色 2～5min。

（6）用无水乙醇速洗，二甲苯透明，中性树胶封固。

［结果］纤维软骨呈蓝色，细胞核呈紫色或红色，胶原纤维呈红色。

注：5% 钼酸铵水溶液具有稳固亚甲蓝液染色的作用，切片着色后不易褪色。

15. Pollak 纤维软骨染色方法（改良法）

［试剂配制］

Pollak 原液（Ⅰ液）：1% 醋酸乙醇（50%）液 60ml 加入酸性复红 0.5g，再加入丽春红 2K 1g。Ⅱ液：1% 醋酸乙醇（50%）液 60ml 加入淡绿 SF 0.45g。Ⅲ液：1% 醋酸乙醇（50%）液 60ml 加入橙黄 G 0.75g，再加入磷钨酸 1.5g。Ⅳ液：1% 醋酸乙醇（50%）液 60ml 加入磷钼酸 1.5g。

Pollak 混合液：将Ⅰ液、Ⅱ液、Ⅲ液和Ⅴ液混合，过滤后即可使用。

［操作步骤］

（1）取纤维软骨固定于 Zenker 液内 12～24h，常规石蜡切片。

（2）Weigert 铁苏木精染细胞核，1% 醋酸乙醇液分色，自来水冲洗，蒸馏水洗。

（3）Pollak 混合液染色 3～7min。

（4）0.2% 醋酸水溶液分化 0.5～1min，70% 乙醇速洗。

（5）常规乙醇脱水，二甲苯透明，中性树胶封固。

［结果］软骨与胶原纤维呈绿色，弹性纤维呈红色，细胞核呈黑色。

二、骨

骨组织是骨的结构主体，是一种坚硬的结缔组织，由细胞和坚硬的细胞间质组成，细胞间质内含基质和纤维。骨组织的基质包括有机成分和无机成分两种，有机成分主要是糖胺聚糖，它与骨胶纤维共同构成骨的有机物，无机成分主要是羟磷灰石结晶。根据形状和长度，哺乳动物的骨骼可分为长骨、短骨及扁骨三类，典型的长骨有一个骨体和两端，骨体称骨干，两端称骨骺。骨由骨质、骨膜及骨髓三部分构成，而骨板构成骨质，按骨板排列形式和空间结构的疏密不同，可分为松质骨和密质骨两种。在长骨干处，根据其骨板位置的排列形成的不同，可分为内环骨板、外环骨板、哈弗斯骨板和间骨板 4 种。而哈弗斯骨板与哈弗斯管合称为哈弗斯系统（Haversian system），又称骨单位（osteon）。骨单位是骨干的主要结构，位于内、外环骨板之间，它为 4 ～ 20 层呈同心圆排列的圆筒状结构，而在哈弗斯骨板中心有一条纵向的管道，又称哈弗斯（Haversian）管，是血管、神经的通路。然而，在长骨磨片纵向磨片中，可见伏克曼（Volkmann）管，它是血管的分支和神经，经过骨密质中横行的管道伸入哈弗斯管内，以营养哈弗斯系统。

（一）骨组织的成分

骨是一种极坚硬的结缔组织，它的最大特点是骨基质中含有大量无机盐和钙盐，骨的重要成分是 80% 磷酸钙，10% 碳酸钙，20% 柠檬酸钙及 2% 磷酸氢二钠，它可以结晶成羟基磷灰石和无定形的胶体磷酸钙的形式分布有机质中。它由有机物和无机物共同组成，有机物为黏多糖蛋白，称骨黏蛋白，无机物常称为骨盐，主要成分是羟基磷灰石 $[Ca_{10}(PO_4)_6(OH)_2]$，此外，还含有少量的 Mg^{2+}、Na^+、F^- 和 CO_3^{2-}。骨盐沉积在纤维上，使骨组织具有坚硬性，这是由于骨中的羟基磷灰石结晶呈柱状或针状，易破碎，而骨中胶原纤维的抗压性和弹性也较差；然而由于羟磷灰石结晶是按骨胶质纤维长轴排列，并在胶质纤维表面聚集一层，这种形式的结合，就可使骨组织获得坚硬的机械性以及具有坚强的内部骨质结构。这种情况下，为了获得在显微镜下可观察到骨的微细结构，只有除去骨组织内的钙质，使其变软或变薄，才有利于制片或将长骨骨干磨成薄装片，便于对其观察。

（二）骨标本的制作

骨组织由于钙盐沉淀非常坚硬，制作切片标本时必须先脱去钙盐，使组织软化，才能切片。用于脱钙的药品均为酸类，如硝酸、盐酸、硫酸、蚁酸及三氯醋酸等，其中以硝酸应用最多。脱钙的时间视组织的大小和钙化的程度而定。1953 年 Hilleman 和 Lee，1962 年 Cook 和 Ezra Hohn 推荐用乙二胺四乙酸（EDTA）作为脱钙剂，脱钙效果好。乙二胺四乙酸与酸相比，脱钙的速度较慢，几乎对组织无损伤作用，不影响染色；轻度加热（37℃）可加快脱钙的速度，染色时可获得很好的分化效果。将切割获得的薄片（4 ～ 5mm 厚）组织放入 EDTA 溶液脱钙，EDTA 用作脱钙剂常配成 5% ～ 14% 的中性溶液，浓度过高会影响其溶解，用于骨组织超薄切片的脱钙常用 5% EDTA（pH 7.2），致密骨脱钙需 3 ～ 4 周，松质骨需 7 ～ 10d。不超过 5mm 厚度的小块组织在此液内每 4 ～ 5d 换液 1 次，更换 3 次后再每天换液 1 次以便较准确地确定脱钙终点，而脱钙"终点"可用 X 线方法或用草酸盐的化学反应方式来检测。

脱钙前的处置：把组织切成较为适当的大小、厚度和形状，固定液要充足，将骨组织周围的软组织全部剥去，如果切片的目的在于观察组织，最好去除一部分正常致密的骨组织，以利于脱钙和制片，在进入脱钙剂前要充分的脱脂，脱钙要彻底，脱水应充分，在脱水过程中，注意不要使其过度硬化。

常用的化学试剂脱钙剂有以下几种：酸性溶液脱钙法有强酸和弱酸两类。强酸主要为硝酸或盐酸，用于快速脱钙，常配制成 5% ～ 10% 的缓冲溶液，在 24h 内就能达到脱钙终点；

而弱酸如甲酸、三氯醋酸等。

1. 强酸脱钙剂

（1）硝酸脱钙剂：为最常用的一种，脱钙迅速而均匀，组织无膨胀，对染色无影响。下列化学反应方程式可说明其原理：

$$CaCO_3+2HNO_3=Ca（NO_3）_2\downarrow+H_2O+CO_2\uparrow$$

① Perenyi 液：此液含硝酸，现已广泛用作脱钙液，骨组织经此液处理可制成优良的切片。Perenyi 液配方：10% 硝酸溶液 40ml，无水乙醇 30ml，0.5% 铬酸溶液 30ml，现配现用。此液对组织没有硬化作用，使用后可切制成优良的制片。

② 硝酸水溶液：硝酸（用 0.1g 尿素 5～10ml 作稳定剂，蒸馏水加至 100ml）。此液用作常规脱钙时，作用迅速，对组织不膨胀，对细胞的保存和染色效果比前者更好，适用于多种染色技术，可每日更换新鲜溶液，一般 1～3d 完成。

③ Schridde 液：于 10% 甲醛液 100ml 中加纯硝酸 20ml，此硝酸浓度虽高，但对组织无害。

（2）含盐酸脱钙剂：盐酸对组织不膨胀，有少量的收缩作用，对核的染色不佳，但与氯化钠混合则可避免其缺点，得到良好的结果。

① 常用 8% 盐酸脱钙剂的配方：盐酸 8ml，甲酸 8ml，双蒸水 84ml。在脱钙过程中，加用缓冲液能减少对组织的损伤，但也延长了脱钙时间，常用 20% 柠檬酸缓冲液进行配制。

② Von Ebner 液：浓盐酸 15ml，氯化钠 7.5g，蒸馏水加至 100ml。盐酸脱钙易使组织收缩，作用速度较快，用氯化钠作为溶质添加到此液中则效果更好，牙齿脱钙时盐酸可增至 10%～20%；脱钙时，每日应加盐酸（0.5%）直至完成脱钙。横切的人肋骨（5cm 厚度）加于此液 36～72h 脱钙可完成。

③ Von Ebner 盐酸 - 氯化钠法：氯化钠水溶液 100ml，盐酸 4ml。用于牙齿脱钙可加盐酸 10～20ml，每日于上液中加盐酸 1～2ml，至钙脱尽为止；移至极稀的氨水内中和，至无酸即可。

（3）甲酸脱钙剂

① Mrayama 液：甲酸脱钙的组织对染色稍有影响，用于甲醛固定的组织较好。Mrayama 液配方：纯甲酸 50ml，70% 乙醇 50ml。脱钙后充分水洗，入 70% 乙醇或 10% 甲醛液处理。

② 5% 的甲酸液：它是一种良好的常规脱钙剂，脱钙速度适当，对组织损伤较小，当甲酸成分增至 25% 时，则增快脱钙速度。加入甲醛可适当保护组织不受酸的损害，但应切记，增加脱钙的速度只能使细胞的细微结构受破坏而获得。根据组织的厚度和钙化程度，在 5% 甲酸液内 2～4d 可完全脱钙，横切的肋骨需 36～48h。

2. 弱酸脱钙剂　三氯醋酸脱钙剂最好用于甲醛、铬酸或 Bouin 液固定的组织，对含升汞的固定液不适合。此液脱钙作用缓慢，适合胎儿及幼年动物的骨组织，且不影响染色。Partsch 用 5% 三氯醋酸水溶液，Romeis 液常用 5% 三氯醋酸水溶液加甲醛为 10%～20%；对钙化强度低的组织按 Delaunay 用 1% 三氯醋酸水溶液脱钙，每日换一次新液，效果良好。

鉴定脱钙是否彻底的方法如下：①最常用的也是最简单的方法是针刺，用脱钙液处理后的骨组织，如果很容易被刺透，而且不感到阻力时，说明组织基本上脱钙完全，可进行下一步处理。但是，仅靠组织的柔软性测验脱钙作用是靠不住的，而且这种插入一根针以察觉钙沉淀的方法会造成组织损伤。②用 X 线检查。通过 X 线的照射，观察组织内是否仍有钙质。③用化学实验检查。取 5ml 含骨组织脱钙后脱钙液用 2mol/L 的氢氧化钠调整至中性，再加 5% 草酸钠或草酸铵溶液 1ml，液体浑浊表示在脱钙中，观察一段时间后液体没有浑浊沉淀物出现，表示脱钙液中不含有钙质，即骨组织已脱钙干净。脱钙处理需要的时间可视骨组织的大小而定，脱钙"终点"后，再进行酸的中和处理。脱钙完成后，最重要的是组织需要彻底水洗以除酸（如经脱酸处理）或可用 5% 硫酸锂或硫酸钠溶液处理，使其组织酸处理后中性化，否则会影响染色效果。

观察一般骨结构，用苏木精-伊红染色或 Mallory 法即可，若采用 Mallory-Heidenhain 快速一步法染出的骨组织（甲醛溶液固定数年亦可）的哈弗斯系统亦十分清楚，Von Gieson 结缔组织三重染色和网状纤维染色均可应用于骨切片，还有专门观察骨细胞基质的 Schmorl 硫堇苦味酸或硫堇钨酸染色，显示出细胞突起呈黑色，基质染成黄色，骨组织标本不论在制备及染色上均不同于软骨组织标本，大多数骨组织标本需经脱钙后制成切片，另外，也可采用骨组织磨片法制作成标本。

（三）骨的组织染色技术

1. 苏木精-伊红染色方法（改良法）

由于脱钙的原因，很容易影响染色的效果，常出现苏木精着色浅甚至不着色而伊红又着色过深及失去分化性，为弥补这一不足，除可延长苏木精染色时间或缩短伊红染色时间外，还可采用改良的苏木精伊红染色方法，现将该方法介绍如下。

［试剂配制］

Carazzis 苏木精液：苏木精 3g，无水乙醇 5ml，钾明矾 50g，碘酸钠 0.6g，蒸馏水 800ml，甘油 200ml。

［操作步骤］

（1）脱钙后的骨切片常规至水，再放入无水乙醇 30s。

（2）入 1% 火棉胶液浸泡 20 ～ 30s，稍干后入无水乙醇 1 ～ 2min。

（3）常规逐级乙醇下行至水。

（4）1% 硫代硫酸钠水溶液浸泡 3 ～ 5min，温度为 22 ～ 25℃，流水冲洗 5min，蒸馏水洗 3 ～ 5min。

（5）入 Carazzis 苏木精液 5 ～ 15min，常规分色，流水冲洗蓝化。

（6）入 0.5% 伊红水溶液中染色 1 ～ 2min。

（7）入正丁醇无水乙醇混合液（按 3：2 配制）内脱水、透明、封固。

［结果］骨细胞核呈蓝色，骨细胞质呈红色。与不经脱钙的骨组织的染色片相同，无苏木精不着色现象，与伊红对比染色鲜艳。

注：Carazzis 苏木精配制法，先用无水乙醇研磨苏木精，将蒸馏水加热溶解钾明矾（95℃），将苏木精倒入钾明矾内，同时加入碘酸钠，流水冷却后加入甘油，摇荡 1h 后即可应用。

2．Von Kossa 改良制作方法

［试剂配制］

还原液：硫代硫酸钠 5g，1/10N 氢氧化钠溶液 0.2ml，蒸馏水 100ml。

［操作步骤］

（1）将骨组织锯成 1～2mm 厚，固定于 80% 乙醇或 10% 甲醛液内，如系甲醛固定后（时间在 24h 以上）须用蒸馏水换洗 3～4 次。

（2）入 2% 硝酸银水溶液内浸染 2～4d（放置室温暗处）。

（3）蒸馏水洗 3 次，每次 20～30s，再流水冲洗 3～5h。

（4）在还原液内还原 1～2d，流水冲洗 1h。

（5）在 5%～10% 甲酸液内脱钙（勿用能溶解还原银的 HNO_3 或 HCl 脱钙）。

（6）经流水洗，常规脱水及石蜡包埋，切片 8～10μm。

（7）切片可在 Von Gieson 液内复染 5～10min。

（8）常规脱水、透明、封固。

［结果］骨陷窝、骨小管呈黑色，类骨质呈红色。

3．骨磨片的制作方法

（1）陈旧骨磨片法

［操作步骤］

①取正常成人不固定的陈旧管状骨，锯成 1～2mm 厚的横、纵断面薄片。

②用火漆粘在木板或软木塞上，在粗磨石火砂纸上研磨，在小火上将火漆熔化，取下骨片，然后再研磨另一面。

③研磨至数百微米时，取下骨片，用手指在细磨石上轻轻研磨，至斑白色时约为 100μm，透明无色时厚 30～40μm，一般磨至 25～50μm 即可。

④研磨的全部过程用水湿润，骨片已很薄，研磨时压力切勿过大，以免碎裂，在显微镜下观察，直至骨小腔及骨小管清晰地显出为止，用自来水冲洗后，放在室温下干燥。

⑤干燥后放在载玻片上，如欲防止骨片移动，在骨片的一角滴极少的香胶可将骨片粘着，加盖片，用漆封固盖片的四周。

［结果］骨小腔及骨小管均呈黑色。

注：在观察骨切片时，需降低聚光器，才能清楚地观察骨小管的结构。

（2）Krause 骨磨片浸银方法

［操作步骤］

① 将管状骨先制成磨片，浸于无水乙醇中脱去脂肪及水，用蒸馏水洗数小时。

②入 0.75% 硝酸银水溶液浸 24h，至骨片呈褐色，蒸馏水洗。

③ 将骨片在磨石上轻轻短时研磨，再经蒸馏水洗。

④经各度乙醇脱水，二甲苯透明，中性树胶封固。

[结果]骨小管及骨小腔呈褐色，伏克曼管呈棕褐色（彩图5-1）。

4. Schmorl 硫堇－苦味酸骨组织染色方法

[试剂配制]

Von Ebner 液：氯化钠饱和水溶液 100ml，盐酸 4ml。

硫堇液：硫堇 2g，蒸馏水 45ml。加温溶解，冷却后再加 95% 乙醇 50ml，过滤后待用。

硫堇工作液：硫堇液 20ml 加入 5% 石炭酸水溶液 100ml，混匀溶解后再加 1ml 浓氨水即可使用。

[操作步骤]

（1）取新鲜长骨（人或动物的均可，医学教学用应以人的长骨为好）锯成 5～10mm 长（脱钙后再修整成适当厚度，以利于切片）。

（2）入 10% 甲醛液固定 7～10d。

（3）经 Von Ebner 液或用 EDTA 液脱钙，使骨富于弹性或针刺无阻力为止。

（4）经流水冲洗 1～2d。

（5）蒸馏水洗短时即行冰结切片 18～20μm，不宜切得过薄或过厚，切片收集于蒸馏水中待染。

（6）将切片放入硫堇工作液中染色 30～60min，染色时间不宜超过 2h，若超过 2h，则硫堇工作液会产生沉淀。

（7）经蒸馏水洗，移至苦味酸饱和水溶液处理 5～10min，时间不宜过长，否则组织结构显示不清晰。

（8）经水洗入 95% 乙醇分色，直至骨小管、陷窝及哈弗斯管显示清晰为止。

（9）经蒸馏水洗短时，入 0.5%～1% 明胶水溶液处理后，即可捞于载玻片上铺平，并滴 5% 甲醛液使明胶硬化，切片待其自然干燥。

（10）经二甲苯透明，中性树胶封固。

[结果]染色后骨小管、骨陷窝及哈弗斯管呈深褐色或褐黑色，背景呈紫红色。

注：①骨切片标本制作技术的关键在骨的脱钙，螯合剂乙二胺四乙酸脱钙作用较好，对组织损伤较小；②硫堇及苦味酸的染色时间均不可过长，否则产生沉淀使骨组织结构显示不清晰，染色后必须经 95% 乙醇适度分色，不然骨组织的结构显示不清晰，而影响观察结果。

5. 脱钙骨组织块硝酸浸银制作方法（Tappen NC，1965）

[试剂配制]

氨银液：10% 硝酸银水溶液 5ml 滴加氨水至产生的沉淀溶解，加蒸馏水至 50ml。

[操作步骤]

（1）取新鲜骨组织用 10% 甲醛液固定，经脱钙后充分水洗。

（2）水洗后入氨银溶液浸染 30～40h。

（3）蒸馏水洗，立即冰冻切片 10～30μm。

（4）常规脱水、透明、封固。

［结果］骨小管、骨陷窝呈褐黑色，哈弗斯骨板呈棕褐色。

注：①原法系用硝酸脱钙，本实验用改良的 Plank 脱钙液，经流水中和并以蒸馏水浸洗 2～4h，对组织浸染效果较好；②氨银液浸染温度以 25℃时为宜，浸染时间 40～48h 即可；③骨切片不宜过薄，厚度以 20μm 为佳。

6. 骨陷窝与骨小管的无色制作方法

［操作步骤］

（1）取新鲜长骨一段，用 10% 甲醛液固定，除去骨周围的软组织，再用细钢锯锯成约 1mm 厚的纵、横断面薄片，先在研磨机或粗磨石上研磨，应注意磨片的均匀度，边磨边加水，磨至 80～100μm 厚时，可改用细研磨石研磨，随时显微镜下观察，能清晰地显示骨小管即可，经流水冲洗，以洗除研磨的泥浆。

（2）可依次经 70%、80%、95% 及无水乙醇各 1～2h。

（3）入纯乙醚 30min，然后取出使其干燥。

（4）磨骨片应是空气封闭法封片。取洁净载玻片滴树胶一大滴，置酒精灯上加温，使树胶中的二甲苯挥发，树胶较为浓缩，再取骨磨片纵、横断面各一置入树胶中完全干涸后，再用树胶封固。

注：①磨骨片需几十微米时，应注意轻压细磨，否则易于破碎，影响结构的完整性；②骨磨片封固时用未稀释的较浓树胶封固，也可达到骨小管清晰可见的目的。

7. Lillie 硝酸浸银制作方法

［试剂配制］

Von Ebner 脱钙液：氯化钠饱和水溶液 100ml，盐酸 4ml。

［操作步骤］

（1）固定于 10% 甲醛液内 24～48h，经蒸馏水洗。

（2）置于 37℃温箱内 2%～2.5% 硝酸银水溶液浸染 5～7d。

（3）蒸馏水洗数次，用 Von Ebner 脱钙液脱钙，直到针刺组织无阻力即可。

（4）饱和的生理盐水洗 2～3 次，如洗水变为酸性，宜加入数滴浓氨水使其中和。

（5）流水冲洗后，脱水、透明、石蜡包埋或火棉胶包埋，切片 7～10μm。

（6）用明矾苏木精或 Weigert 铁苏木精染细胞核，亦可用 Von-Gieson 法复染胶原纤维。

（7）常规脱水、透明、封固。

［结果］骨小管、骨陷窝、骨小梁呈黑色，骨外膜与骨内膜间之骨小板呈红色，软骨中钙化及其他有硫酸钙沉积处呈黑色（彩图 5-2）。

注：牙脱钙时可加在 Von Ebner 脱钙液中加盐酸 10～20ml 至脱钙干净为止。

8. 酸性复红 - 乙醇染色制作方法

［操作步骤］

（1）经过细磨脱脂后的薄骨片，从 95% 的热乙醇中取出，立即投入 2% 酸性复红乙醇液中染色，染色液宜为组织的 10 ～ 20 倍。

（2）在酒精灯上慢慢加热至沸腾，直至染色液蒸发为组织的 2 ～ 4 倍。

（3）将组织和所余浸液，一并置于室温下 3 ～ 5d，直至染色液挥发完，不可过干。

（4）将染色液浸染过的薄骨片，直接浸泡在二甲苯内。

（5）将薄骨片用油放在细油磨石上两面研磨，将两面的浮色磨掉，用显微镜观察，直至骨的结构显示清晰为止。

（6）将磨好的骨片剪成小条放在二甲苯中，然后进行封固。封固时须将骨片周围的二甲苯吸干，用一般的稀树胶封固即可。

［结果］哈弗斯管呈深红色或黑色，骨陷窝和骨小管呈深红色，部分骨细胞胞质呈淡红色。

9. 骨组织浸银制作方法

［试剂配制］

对苯二酚还原液：40% 甲醛 2 ～ 5ml，对苯二酚 1g，蒸馏水 100ml。

［操作步骤］

（1）骨片磨薄（但不可过薄）后，浸于乙醚、乙醇中脱脂，晒干，蒸馏水稍洗。

（2）0.75% 硝酸银水溶液 1 ～ 3d（置暗处，瓶底置脱脂棉）。

（3）蒸馏水速洗，放在对苯二酚还原液中处理 18 ～ 24h。

（4）用水充分洗涤。

（5）用细磨石将两面磨薄，直至在镜下能看清骨小管为止。如颜色太黑，可用 1% 过氧化氢溶液分色。

（6）水洗、脱水、透明、中性树胶封固。

［结果］骨小管及腔隙呈黑色，其他构造呈深褐色。

10. 骨磨片空气封闭制作方法

［操作步骤］

（1）取新鲜长骨，用 10% 中性甲醛溶液固定 48h 以上，除去周围的软组织。

（2）将骨磨片用钢锯锯成 1mm 厚的不同断面的薄片，先在粗磨石上磨至 100μm，后改用细磨石，随时镜下观察，看到骨小管清晰为止。

（3）流水冲洗，清除研磨的杂质。

（4）依次经过 70%、80%、95% 及无水乙醇各 1 ～ 2h。

（5）入纯乙醚处理 30min，取出后干燥。

（6）取洁净载玻片，滴一大滴中性树胶，置于酒精灯上加热使二甲苯挥发，树胶浓缩；将磨好的骨片置于树胶中，待其完全干后，再用浓树胶封固。

［结果］骨小管、骨陷窝呈黑色，其他区域呈浅黄色。

11. 碱性复红 - 结晶紫骨磨片染色方法（改良法）

［操作步骤］

（1）骨组织经取材脱脂，用 4% 碱性复红溶液，放入酒精灯上加热进行染色 5 ～ 15min，再用1%结晶紫溶液染色2～4min（不加热），将骨磨片烤干，选好面，用细磨石磨薄，不要加水，磨去多余的染料。

（2）磨好的骨片经镜检适用，再用锋利刀片或剪刀将骨片剪成小块，注意内、外环骨板。

（3）不经透明，将骨片烤干，用中性树胶封固。

［结果］哈弗斯系统、哈弗斯管、骨陷窝及小管呈紫红色。

注:①应严格掌握骨磨片厚度使其均匀，便于浸染，否则组织结构各部位着色深浅不一；②染后颜色鲜艳，多年不褪色。

（陈 明 龚 林）

第 6 章　肌组织

一、肌组织的类型

肌组织主要由具有收缩功能的肌细胞构成，肌细胞的形态细长，呈纤维状。肌细胞是肌组织的组成成分，根据其形态和功能特点，可分为平滑肌、心肌和骨骼肌 3 种，后两种有明暗相间的横纹。

（一）平滑肌

平滑肌广泛分布于消化管、呼吸道、血管等中空器官的管壁内，平滑肌细胞一般呈梭形，细胞核多呈椭圆形，位于细胞中央，染色质少，直径约为 8μm，长 20～500μm。平滑肌细胞在不同的器官分布情况不同，如在小肠绒毛、淋巴结被膜和小梁等处，为单个分散存在；在皮肤内的竖毛肌则形成小束；在消化道和子宫壁等则成层分布。在妊娠时子宫壁内的平滑肌细胞可长达 500μm，而小动脉壁上的肌细胞的长度只有 25μm，由此可见，在不同的器官或在器官的不同功能状态下，肌纤维的大小是不同的，肌纤维之间有疏松结缔组织。从食管的中段到肛门内括约肌的消化系统管壁能收缩的部分，都是由平滑肌构成的。一般教学中多取小肠或子宫处平滑肌最典型，在生活状态下，平滑肌纤维的肌浆色呈均质性，在常规固定和染色的切片上，只能显示一般结构。平滑肌在许多脏器内均可看到，若单独观察，一般认为人或猫肠壁的平滑肌最典型，犬或兔的也可以，而单个的平滑肌可用青蛙的膀胱铺片法制取，选用膀胱、胃或小肠处的平滑肌均可。

（二）心肌

心肌纤维呈不规则的短圆柱状，有分支，互连成网，在脊椎动物的心脏由横纹肌纤维组成，心肌的肌纤维用光学显微镜观察，可见有明暗相间的横纹，与骨骼肌所见相似。它在未染色的标本上显得明亮，在 HE 染色标本中呈深红色，用铁苏木精染色时呈蓝黑色阶梯状。心肌细胞有分支，彼此相连成网，细胞间连接结构称闰盘，闰盘在未染色的标本上显得明亮。心肌也有横纹，但有分支及闰盘，是与横纹肌不同之处。

传导系统包括窦房结、房室结和房室束。分布在传导系统内的特殊细胞是一种比较原始的细胞，比普通心肌纤维小，颜色苍白，有起动作用，故又称起搏细胞或 P 细胞，而分布在左、右分支的房室束内的特殊纤维，叫浦肯野纤维（Purkinje fibers）。心脏取材部位，选左心室乳头肌处，因为此处浦肯野纤维较多，方法以沿乳头肌长轴作纵切为佳。

（三）骨骼肌

骨骼肌一般借肌腱附于骨骼上，因其肌纤维显有横纹，也称横纹肌。在偏振光显微镜下观察，明带呈较暗的单折光性或各向同性，故又称Ⅰ带，暗带呈较明亮的双折光性或各向异性，故又称A带，用铁苏木精染色，明带着色较浅，暗带着色较深，因此横纹更为明显。

骨骼肌纵切面上肌纤维粗，呈带状，骨骼肌纤维呈长圆柱状，无分支，细胞核多，分布于肌纤维周边或肌膜下。心肌纤维与骨骼肌纤维结构基本相同，但心肌为短柱状，有分支并互相连接，在肌纤维边缘，有许多卵圆形的细胞核。而骨骼肌的肌原纤维是沿着肌纤维的长轴排列，有明暗相间的横纹，横切面上肌纤维呈圆形或多角形，细胞核位于肌纤维的边缘，肌原纤维呈点状，排列紧密。骨骼肌和心肌细胞均细而长，且有横纹，但心肌细胞有分支及闰盘，是与横纹肌的不同之处，而肌纤维间存在少量的结缔组织、毛细血管和神经纤维等。骨骼肌胞质通常称为肌浆，新鲜状态下或在一般染色切片上不显示任何结构，经特殊方法处理或用特殊染色，可显示出与纤维长轴平行排列的肌原纤维，肌原纤维细而光滑，却无横纹。取材时注意防止因肌肉收缩纤维呈波浪形变化，影响对肌纤维形态的正常观察，故骨骼肌在固定前可将肌肉纵切一条，两端用手术线进行结扎，将结扎的两端分别绑在玻璃棒或硬纸板上，使肌肉尽量呈直状，然后再浸入固定液中固定，这样可避免肌肉收缩时纤维形态的改变，保存其形态与结构的完整，骨骼肌切片应取纵、横两切面。

二、肌组织取材

平滑肌在许多脏器内均可看到，若单独观察，一般认为用猫的肠壁，单个的平滑肌可用青蛙的膀胱分离标本制作，或采用膀胱作观察平滑肌的材料较为理想，原因是膀胱的平滑肌细胞排列得较肠壁的疏松些，便于观察平滑肌细胞。取材时可把膜的部分切去，保留肌层部分，在取膀胱时，从输尿管注入固定液于膀胱内，不要注射得太充盈，用手术线扎紧输尿管，投入固定液固定。心肌以人的材料较为理想，犬、兔的次之，为显示心肌的层次结构，取心脏的心室肌或心房肌均可，若显示出心肌闰盘等结构，选用心肌乳头或室间隔更典型。取材一般切取左心房乳头肌部位，沿乳头肌的长轴作纵切面，在乳头肌上有比较丰富的浦肯野纤维。若观察心脏传导系统，可取窦房结和房室结，窦房结位于心脏的上腔静脉入口和右心耳的连接处，在该部位取材作纵切，需切入深部方能看到窦房结，而房室结在左心房心内膜下，恰在三尖瓣附着的地方。骨骼肌取材以舌肌、肋间肌或缝匠肌最理想，胸锁乳突肌也较好。犬的食管肌肉均为骨骼肌，取材以家兔的舌肌及膈肌最好，家兔的舌肌在同一切片可观察到横切面及纵切面的形态与结构。

三、肌肉组织染色法

一般的肌肉组织，可用苏木精－伊红染色，显示肌肉横纹最好用 Heidenhain 铁苏木精染色法，但此法要求操作熟练，必须仔细分化，在镜下仔细观察，才能获得较好的效果。显示神经终末可用银浸法，如 Grop-Schultze 法效果良好，亦可用磷钨酸苏木精法（PTAH）较快地寻找横纹肌，因为骨骼肌中的横纹比在苏木精－伊红染色片中染得清楚，这种方法的优点是不需要在显微镜控制下进行分化。

（一）骨骼肌制作方法

自雷文虎克（Leeuwenhoek）发现横纹肌以来，显示横纹肌的方法层出不穷，其中 Heidenhain 法是显示横纹肌制作的典型方法之一。对制作教学标本，取用兔的舌肌较好，固定用含三氯醋酸的液体如 Susa 液及 Romeis 液或甲醛－乙醇混合液最佳，石蜡包埋切片 5～6μm，同一张标本横、纵断面均可看到，肌原纤维及横纹的结构也很清晰。一般认为骨骼肌采用石蜡切片勿超过 6μm，能清晰显示其微细结构。而 Heidenhain 认为新鲜组织立即投入固定液会引起肌肉收缩，最好先用生理盐水浸 1h，然后再经 5% 三氯醋酸水溶液固定 24h，可直接入 95% 乙醇脱水；用 Heidenhain 铁苏木精染色效果良好，标本能长久保存。

1. 铁苏木精染色方法（改良法）

［试剂配制］

Weigert 苏木精液：将 10% 苏木精（由无水乙醇配成）以蒸馏水稀释成 0.5% 染色液。

［操作步骤］

（1）取膈肌或舌肌固定于 Zenker 液 24h。

（2）切片常规脱蜡脱汞至水。

（3）媒染于 2.5% 铁明矾水溶液 3h。

（4）蒸馏水稍洗，用 Weigert 苏木精液染色 30min 至 1h，流水冲洗。

（5）以 2.5% 铁明矾溶液分色至横纹清楚，流水冲洗至蓝黑色。

（6）常规脱水、透明、封固。

［结果］横纹呈蓝色或黑色（彩图 6-1）。

注：横纹呈蓝色或黑色，主要决定于苏木精的成熟程度，新配制的苏木精染横纹呈蓝色，较为陈旧的苏木精染为黑色。

2. 骨骼肌整块染色方法（改良法）

［操作步骤］

（1）取材于猫、犬的舌肌，修成大小 1mm×1mm，厚 3～5mm。

（2）用 Bouin 液固定 24～48h，入氨乙醇脱去黄色。

（3）入 3% 铁明矾水溶液媒染 10～12h。

（4）入 10% Hansen 苏木精液染色 10～12d（25～28℃），3% 铁明矾水溶液分色 10h，

流水冲洗 24h 返蓝。

（5）1% 伊红 Y 水溶液染色 2d，再经 70%、80%、90% 乙醇依次脱水，石蜡包埋切片 6～7μm。

（6）切片脱蜡至水，上行梯度乙醇至含 1% 伊红 Y 的 95% 乙醇溶液中 1～2min。

（7）95% 乙醇及无水乙醇各 2 次脱水，二甲苯透明，中性树胶封固。

［结果］横纹呈黑色，细胞核呈蓝色，细胞质呈红色。

注：①改良法采用整块染色，便于一次性做大量教学切片；用常规的 HE 整块染色法，加用铁明矾媒染，使肌细胞和横纹都能得到良好的显示。②改良法在苏木精染色前加铁明矾媒染，可在 HE 染色的基础上增加横纹的染色效果，横纹明显，明暗带清晰可见。

3. 苏木精 – 偶氮焰红染色方法

［试剂配制］

Lavdowsky 液：商品甲醛 10ml，冰醋酸 2ml，蒸馏水 40ml。

偶氮焰红液：偶氮焰红 0.2g，0.2% 冰醋酸水溶液 100ml，加入氯仿 1ml 防腐。

橙黄 G- 快绿液：橙黄 G 2g，磷钨酸 4g，蒸馏水 100ml，快绿液（FCF）0.2g。

［操作步骤］

（1）固定于 Lavdowsky 液或 10% 甲醛液 24h；切片脱蜡至水。

（2）染于 Delafield 苏木精液 5～10min，流水冲洗。

（3）染于偶氮焰红液 2min，洗于 0.2% 醋酸水溶液。

（4）染于橙黄 G- 快绿液 1～2min，分色于 0.2% 醋酸水溶液 2～5min。

（5）洗于蒸馏水，并将组织片周边的染料及水分擦去。

（6）直接用无水乙醇 2～3 次进行脱水（因为在低浓度乙醇中容易使偶氮焰红褪色）。

（7）二甲苯透明，中性树胶封固。

［结果］横纹肌呈砖红色，平滑肌呈紫红色，细胞核呈蓝色或黑色。

4. Heidenhain 铁苏木精制作方法　此方法早在 1892 年由 Heidenhain 所建立，至今已近百年，但是由于其染细胞核结构的效果特别优良，仍不失为目前一种主要的细胞核染色方法。采用 Heidenhain 铁苏木精染色方法，能清晰地显出肌原纤维的微细结构。

［试剂配制］

5% 苏木精液：苏木精 0.5g，蒸馏水 100ml，先用少许 95% 乙醇溶解苏木精，然后再加蒸馏水；配好的苏木精液必须敞口，上盖双层脱脂纱布，待氧化成熟后方可使用，一般需要 15d 至 1 个月。如急用，可加入碘酸钠 0.2g，立刻成熟可用。成熟的苏木精溶液加盖置于阴凉处保存。

4% 铁明矾水溶液：铁明矾（硫酸铁铵）4g，蒸馏水 100ml，此液现用现配。

［操作步骤］

（1）组织经 Zenker 液、Helly 液、甲醛 – 升汞、10% 甲醛液、Bouin 液等固定均可，一般固定时间为 24h，常规石蜡包埋，切片 5～6μm。

（2）切片脱蜡，经乙醇下行至水。

（3）媒染于 5% 铁明矾水溶液内 1～4h，然后水洗。

（4）染于苏木精液 1～2h，一般染色时间与媒染时间相同。

（5）流水冲洗至无苏木精液为止。

（6）在铁明矾液（即 5% 铁明矾水溶液）内分色，或将铁明矾液用水稀释 1 倍成 2.5% 水溶液作分色较易掌握，分色到一定程度时可用水洗，在显微镜下观察，至所需结构清晰为止。

（7）流水冲洗 10～20min，经各级乙醇脱水、透明、封固。

［结果］骨骼肌横纹呈灰黑色，红细胞、神经纤维髓鞘等均呈灰黑色。

注：①媒染用的铁明矾液和分色用的铁明矾液应分开使用，不可同用同一缸铁明矾液；②如分色过度，仍可在水洗后再重染，重新分色，但应注意凡经铁明矾液都要充分水洗后再入苏木精液，否则苏木精液将很快失效；③染色后可常规用伊红（或橘红）液复染，但并非必须用；④分色后如经充分水洗则切片可保存长久不褪色，否则不易保存。

5. Mallory 磷钨酸苏木精染色方法（PTAH 法）　磷钨酸苏木精染色的原理独特，单一染液能染出两种主要的颜色，即蓝色和棕红色。成熟的苏木红通过与钨的结合生成蓝色色淀，这种色淀与所选择的组织成分能牢固地结合而呈蓝色，而棕红色被认为是磷钨酸染色所致。

［试剂配制］

Mallory 磷钨酸苏木精液（PTAH）：苏木精 0.1g，磷钨酸 2g，蒸馏水 100ml。将苏木精放入 20ml 蒸馏水中加热溶解，再将磷钨酸溶于 80ml 蒸馏水中，苏木精冷却后加入磷钨酸溶液，混合后置放于无色磨口瓶中保存，经阳光处理数周至数月才成熟。

高锰酸钾液：0.5% 高锰酸钾水溶液 50ml，0.5% 硫酸水溶液 50ml。

［操作步骤］

（1）Zenker 液或中性甲醛液固定组织 24h，石蜡切片，常规脱蜡至水。

（2）在高锰酸钾液中氧化 5～10min。

（3）自来水洗 2 次后，用 1% 草酸水溶液漂白 2min，自来水洗，蒸馏水洗 2 次。

（4）浸入磷钨酸苏木精液（PFAH）中 12～48h。

（5）直接用 95% 乙醇分色。

（6）无水乙醇脱水，二甲苯透明，中性树胶封固。

［结果］细胞核、纤维、肌肉、神经胶质纤维、纤维素及骨骼肌等均呈蓝色，胶原纤维、网状纤维、软骨基质及骨呈黄色，弹性纤维呈微紫色。

6. Heidenhain 噻嗪红染色方法

［试剂配制］

10% 三氯醋酸水溶液：三氯醋酸 10g，蒸馏水 100ml。

1% 噻嗪红液：噻嗪红（Thiazine red）1g，蒸馏水 100ml。

[操作步骤]

（1）取组织固定于 10% 三氯醋酸水溶液 24h。

（2）经水洗，乙醇脱水，石蜡包埋，切片 6μm。

（3）染色于 1% 噻嗪红液 30s 至 1h 后，经蒸馏水稍洗。

（4）放置 1% 亚甲蓝或硫堇水溶液中进行复染 2～5h。

（5）90%～100% 乙醇分色与脱水，二甲苯透明，树胶封固。

[结果] 骨骼肌细胞核呈红色，细胞质呈紫蓝色。

注：①本方法可显示骨骼肌的肌原纤维等结构；②三氯醋酸水溶液的浓度可使用 5%～10%。

（二）心肌制作方法

心脏取材的一般方法是首先将心包膜剪开，然后用左手持心脏，分别将上腔静脉、下腔静脉、肺动脉、肺静脉及主动脉切断，取出心脏。取左心室时，用解剖刀在左、右肺静脉入口之间与左心房连起来画一直线，沿心脏的左缘至心尖部切开，随着心尖部朝心室口隔的平行线切开左心室的前壁与主动脉，左心室便全部剖开。取材于左心房乳头肌部位，沿乳头肌的长轴作纵切面，在乳头肌上有比较丰富的浦肯野纤维，可用于浦肯野纤维的显示与制作。

心肌的固定及染色方法与横纹肌相似，显示心肌闰盘常用 P.Mayer 钾明矾－苏木精整块染法，操作简便，效果良好，适合制作大量数学标本，长久保存不褪色。心肌闰盘的染色有切片法和组织块染色法，骨骼肌染色法相同，改良的碘酸钠苏木精块染法也常用，一般观察均可采用 HE 染色，采用 Bouin 液或 Zenker 液固定，效果令人满意。

1. 心肌组织切片染色方法

[试剂配制]

硝酸－乙醇固定液：25% 硝酸溶液 10ml，无水乙醇 90ml。

[操作步骤]

（1）取材于猴或犬心脏的乳头肌，修切成小块，用生理盐水洗去血液，入硝酸－乙醇固定液处理 24h。

（2）下行入各级乙醇至蒸馏水。

（3）将组织块入 Mayer 苏木精液染色 7～14d。

（4）蒸馏水洗 3 次，再用自来水冲洗 8h。

（5）脱水、透明、浸蜡、石蜡包埋，切片 7～8μm，纵切，按常规贴片。

（6）二甲苯脱蜡后即可封固。

[结果] 心肌细胞的细胞核及闰盘均呈深蓝色。

注：亦可用高锰酸钾苏木精液整块染色，该液配法如下：1% 苏木精液 2ml，5% 硫酸铁铵水溶液 10ml，1% 高锰酸钾水溶液 0.5ml，2% 碘酸钠水溶液 0.2ml。配制此液时，先分别将各液加热溶解，然后依次混合，通常置于 50℃温箱内染 5～15d，结果令人满意。

2. 黑马林（Hemalinin）心肌闰盘整块染色方法

[试剂配制]

硝酸－乙醇固定液：25% 硝酸溶液 10ml，无水乙醇 90ml。

[操作步骤]

（1）将组织放入硝酸－乙醇固定液处理 24 ～ 36h。

（2）将组织块从固定液中取出，在 95% 乙醇中洗数次，洗至无酸性为止。

（3）经下行乙醇入水。

（4）入 10% 黑马林水溶液染色 7 ～ 10d（黑马林难溶于水，应于染色前 10d 左右配制），洗于蒸馏水，常规脱水，石蜡包埋、切片 6 ～ 7μm。

（5）二甲苯脱蜡与透明，中性树胶封固。

[结果] 闰盘呈深蓝色，横纹呈浅蓝色。

3. P. Mayer 钾矾－苏木精块染制作方法

[操作步骤]

（1）取新鲜犬、羊或牛的心肌或乳头肌，尽量取纵行肌，组织勿超过 2mm；放入 10% 中性甲醛液固定 24h，流水洗 24h，蒸馏水洗。

（2）入 P.Mayer 钾矾－苏木精液染色 2 ～ 4d，若用蒸馏水或 5% 钾明矾水溶液稀释 1 倍，则须染 5 ～ 7d。

（3）自来水洗 24 ～ 48h，至组织呈深蓝黑色。

（4）经各级乙醇脱水、透明、石蜡包埋、切片 6 ～ 7μm。

（5）切片脱蜡，中性树胶封固。

[结果] 肌原纤维及横纹呈淡蓝色，细胞核及闰板呈深蓝色。

注：①本方法只限小块组织，若组织过大，中央部分着色较淡，自来水冲洗不足，组织呈紫蓝色；②最好用充分氧化成熟的染液进行染色，结果令人满意。

4. 改良的心肌组织块染色方法　用组织块染色有利于制作连续切片，在染色过程中需要振动，以使染色均匀而达到良好的染色效果。

[试剂配制]

硝酸－乙醇固定液：无水乙醇 80ml，蒸馏水 16ml，浓硝酸 4ml。

苏木精液：苏木精 0.1g，钾明矾 5g，碘酸钠 0.02g，蒸馏水 100ml。先将钾明矾加入蒸馏水中完全溶解，然后分别加入苏木精和碘酸钠；此液在临用前配制，如无碘酸钠可用等量的高锰酸钾代替。

[操作步骤]

（1）取组织厚不宜超过 2mm，新鲜组织用硝酸－乙醇固定液处理 18 ～ 24h。

（2）用 50% ～ 70% 乙醇处理 4 ～ 6h，蒸馏水洗涤。

（3）用苏木精液染色 15 ～ 20d 或更长时间，流水冲洗 24h。

（4）逐级乙醇脱水，二甲苯透明，石蜡包埋，石蜡切片厚 4 ～ 6μm。

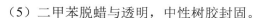

（5）二甲苯脱蜡与透明，中性树胶封固。

[结果]心肌闰盘呈蓝色或呈黑蓝色（彩图6-2）。

注：骨骼肌在染色过程中需要摇动，才有利于染色。

5. 碘酸钠－苏木精块染心肌闰盘制作方法（改良法）

[试剂配制]

乙醇－硝酸固定液：无水乙醇80ml，蒸馏水16ml，硝酸（浓）4ml。

碘酸钠－苏木精液：苏木精0.1g，钾明矾5g，碘酸钠0.02g，蒸馏水100ml。先将钾明矾溶于蒸馏水，依次加入苏木精和碘酸钠，此液可现配现用。如无碘酸钠，可用等量的高锰酸钾代替。

[操作步骤]

（1）取1～2mm厚的小块心肌组织固定于乙醇－硝酸固定液24～36h，中途换一次新液体。

（2）固定后经70%及50%乙醇各3～5h。

（3）蒸馏水洗。

（4）染于碘酸钠－苏木精液14～20d，然后流水冲洗12～24h；再经1%伊红液染2～3d。

（5）常规脱水、透明及石蜡切片6μm。

（6）切片经贴片并干燥后脱蜡即可封固。

[结果]心肌闰盘呈蓝色至黑色。

注：①犬、猴、猪、牛、兔的心肌、室间隔、乳头肌均可，其中以兔较为理想。染色时间根据季节略有不同，可以先取小片染色组织做成压片镜检；②染色时间视气温高低而定，冬天可染色15～20d，夏天则缩短染色时间。

6. Retterer心肌闰盘染色方法

[操作步骤]

（1）组织固定于升汞饱和水溶液，石蜡切片。

（2）入1%煌黑3B水溶液（30ml染液加冰醋酸15滴）染色1～5min。

（3）速洗于蒸馏水。

（4）染于1%甲苯胺蓝或沙黄水溶液10～15min。

（5）用滤纸或吸水纸吸去染液，分色于无水乙醇。若褪色较慢，可用无水乙醇与等份甲醇混合液进行分化。

（6）经二甲苯透明，中性树胶封固。

[结果]闰盘呈深蓝色，横纹呈浅蓝色或红色。

7. 磷钨酸－苏木精染色方法

[试剂配制]

磷钨酸－苏木精液：苏木精0.1g，磷钨酸2g，蒸馏水100ml。先将苏木精溶于热蒸馏水，然后再加入磷钨酸。

［操作步骤］

（1）组织固定于常用固定液；切片脱蜡至水，如为含升汞固定液固定者，应脱汞入水。

（2）入磷钨酸－苏木精液染色 1 ～ 2h。

（3）常规脱水、透明、封固。

［结果］闰盘呈深蓝色，横纹呈浅蓝色。

（三）平滑肌制作方法

自从 1846 年科立克（Kolliker）观察到平滑肌以来，平滑肌标本的制作方法不断推陈出新，但迄今为止平滑肌标本的制作法主要有两种，一种为切片法，另一种为分离标本制作法。平滑肌在许多脏器内均可见到，如消化道、血管、输尿管和输卵管等的肌层均由平滑肌组成，疏松结缔组织中亦有少量存在。单独观察平滑肌的标本，一般多用蛙或蝾螈的胃，将黏膜刮掉，只保留肌层；若将新鲜肌组织立即投入固定液，则引起肌纤维的强烈收缩，因此最好先放入生理盐水 1 ～ 2h，然后再进行固定。一般情况下，平滑肌的固定无严格的要求，用甲醛液、Helly 液、Susa 液或其他液体均可。若单独观察平滑肌，一般选用猫的肠壁为好，若显示单个平滑肌可用青蛙的膀胱分离标本制作，兔的膀胱作为观察平滑肌的材料更为理想，原因是兔的膀胱的平滑肌细胞排列得较肠壁的疏松些，便于观察单个的平滑肌细胞，在取材时可把黏膜部分切去，保留肌层部分。一般教学标本用石蜡切片，苏木精－伊红染色。然而，在 HE 染色标本中，分散的平滑肌细胞与胶原纤维等有时难以分辨。用 Von-Gieson 制作法染色，平滑肌呈黄色，胶原纤维染成红色；用 Masson-Goldner 制作法染色；用平滑肌细胞呈红色，胶原纤维呈绿色；用磷钨酸－苏木精染色时，平滑肌细胞呈蓝色，胶原纤维呈紫红色。在偏振光显微镜观察时，平滑肌细胞呈双折光，表明细胞内有些分子的排列具有一定的方向性。一般检查用甲醛液固定，苏木精－伊红染色，便可达到观察目的。若染色法用 Mallory 法及其改良法，如苦味酸－丽春红法等，染色效果会更好。

1. Neubert 酸性茜素蓝染色方法

［试剂配制］

Petersen 酸性茜素蓝液：酸性茜素蓝 0.5g，10% 硫酸铝钾水溶液 100ml，加温煮沸 5 ～ 10min，液体呈暗蓝色，用蒸馏水补至 100ml。

［操作步骤］

（1）组织固定于 10% 甲醛或 Helly 液 24h，常规脱水、石蜡包埋、切片 6 ～ 7μm。

（2）切片脱蜡，入稀释的 Petersen 酸性茜素蓝液染 5 ～ 30min。

（3）用 5% 磷钨酸水溶液中分色至适当即可。

（4）蒸馏水洗，入醋酸铜饱和水溶液处理 5 ～ 30min。

（5）自来水洗 5 ～ 15min。

（6）经无水乙醇脱水，二甲苯透明，中性树胶封固。

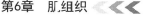

注：选用 Heidenhain Azan 法、Pasini Walter 法及 Van Gieson 法染色亦可达到良好的染色效果。

2．平滑肌分离标本制作方法

［试剂配制］

硝酸－甘油离析液：硝酸 5ml，甘油 5ml，蒸馏水 40ml。

［操作步骤］

（1）取蛙或蟾蜍的胃投入 FAA 固定液固定 24h。

（2）将组织块剪成 3～5mm 小块，并把浆膜层与黏膜层除去。

（3）经 50% 乙醇、30% 乙醇、蒸馏水，每级 30min。

（4）入硝酸－甘油离析液并置于 50℃温箱内 4～6h。

（5）水洗 4～8h，冲洗前可用解剖针初步拆解，如肌纤维拆解困难，可适当延长离析时间。

（6）入 Mayer 苏木精液 5～10min，使细胞核着色适宜，细胞质近似无色。

（7）用蒸馏水洗去余色，再用解剖针把平滑肌撕散分离；再换入试管中，用力振荡，促使肌纤维充分分离。

（8）用离心机离心后，取其上层液（沉在瓶底的平滑肌块状物不宜制片），放入 80% 乙醇配制的 0.2% 伊红液中复染 15～30s，再入各级乙醇脱水、透明。

（9）用吸管或挖耳勺取肌纤维放在载玻片中央，加中性树胶封固。

［结果］细胞核呈蓝黑色，肌纤维呈淡红色。

注：亦可选用兔、猫的肠壁与血管，经 30% 氢氧化钾溶液处理 30～60min，经蒸馏水洗后，用解剖针在解剖镜下分离肌纤维，然后再使用本法的染色制片，效果颇佳。

（四）综合染色方法

肌组织的 Masson 三色染色法显示三种肌组织。

［试剂配制］

丽春红－酸性品红液：丽春红 0.7g，酸性品红 0.3g，蒸馏水 99ml，冰醋酸 1ml。

苯胺蓝液：苯胺蓝 2g，蒸馏水 98ml，冰醋酸 2ml。

亮绿液：亮绿 0.2g，蒸馏水 100ml，冰醋酸 0.2ml。

［操作步骤］

1．组织来源于三种肌组织，切片脱蜡至蒸馏水。

2．放入苏木精液染色 5～10min，盐酸乙醇液分化，流水蓝化，蒸馏水洗。

3．丽春红－酸性品红液染色 5～8min。

4．蒸馏水洗，1% 磷钼酸水溶液中处理 1～3min。

5．直接入苯胺蓝或亮绿液染 5～10min（若染色效果不佳，可在冰醋酸内脱色后重染）。

6．经蒸馏水速洗，置于 60℃温箱中烘干，二甲苯透明，中性树胶封固。

[结果] 用苯胺蓝复染胶原纤维呈蓝色，用亮绿复染胶原纤维呈绿色，肌纤维呈红色。

注：①经丽春红 – 酸性品红液染色后，一定要用蒸馏水将多余的染液浮色洗去，以免影响下一步的染色；②在 Masson 三色法中，磷钼酸的应用十分关键。

（陈　明　龚　林）

第 7 章　神经组织

神经组织由神经细胞和神经胶质细胞两种主要成分组成，它在体内分布广泛，构成脑、脊髓和外周神经等。外周神经的末端伸入器官组织内，构成神经末梢。神经细胞是神经系统的结构和功能单位，亦称神经元，它的胞体主要分布于大、小脑皮质及神经核团、脊髓灰质、脑脊神经节及自主神经节内，它的突起则组成中枢神经系统的神经通路和神经网络以及遍布全身的神经，构成具有复杂三维结构的神经系统。研究与实验证明，人和实验动物之间神经元、突触、神经纤维、神经末梢及神胶质细胞的组织结构成分，无明显差异。

一、神经元及神经纤维的结构

神经元的形态不同，大小不一，有圆形、锥形及星形等，都是具有突起的细胞，其突起是由细胞膜和细胞质共同突出而形成的。神经元由细胞体、树突和轴突构成，神经元的细胞体具有和其他细胞一样的结构，一般细胞核位于胞体的中央，呈泡状，核仁极明显；胞质内部结构较复杂，含有神经原纤维、尼氏小体、线粒体、高尔基体、内含物及色素等，其中神经原纤维和尼氏小体是神经元特有的结构，神经元之间通过突触相互联系。

神经纤维由从神经元发出的突起、轴突及包裹在外的神经胶质细胞组成，神经纤维来自轴突，所有的周围神经的轴突外包着 Schwann 细胞，由轴突起始段以下直到末端分支附近，粗大的周缘轴突在 Schwann 细胞鞘内还包着髓鞘。根据胶质细胞是否形成髓鞘，可将神经纤维分为有髓神经纤维和无髓神经纤维。在脑与脊髓内走行于白质中，并成为外周神经系统的一部分，轴突外周的构造较为复杂，有节段性髓鞘包裹的神经纤维，称为有髓纤维。新鲜的有髓纤维呈白色并有闪光，髓鞘的折光性使脑和脊髓的白质呈白色，也使周围神经呈白色。而有些比较简单的、无髓鞘包裹的神经纤维，称为无髓神经纤维。无髓神经纤维由 Remak（1815—1865）发现。在染色的切片中，因所用染色法不同，可使组成神经纤维的不同成分显示不同的颜色，浸银法和亚甲蓝活体染色时，轴突被亚甲蓝染成蓝色，浸银后显示为棕色或黑色，髓鞘不着色；普通染色的制片中，甚难辨认无髓纤维，而 Weigert-Pal 方法是显示正常髓鞘的一种染色法，而 Marchi 及 Nauta 方法常用于显示溃变的纤维，前者显示早期溃变的髓鞘，后者显示溃变的轴突及其终末。Nauta 方法的改良法，最有用的是 Fink-Heimer（1967）法，能清楚地显示轴突终末扣结，以上这些方法均是用于追踪及研究中枢神经系统内神经通路的经典方法。在周围神经系统，由若干神经纤维集合在一起，形成神经纤维束，许多神经纤维束又聚合成神经，分布到全身各器官和组织。

二、神经元胞质内特征性结构

（一）尼氏小体

尼氏小体（Nissl body）又称嗜染质，为嗜碱性物质，它是存在于各种脊椎动物和无脊椎动物的神经细胞中的嗜碱性斑块状或颗粒状结构；分布于神经元除轴突和轴丘以外的胞质中，这种物质能够被碱性染色剂着色，它的形状、数量和分布可有不同。脊髓前角的运动神经细胞内的尼氏小体犹如虎皮样的花纹，所以又称为虎斑；而在脊神经节的感觉神经元，尼氏小体显示为细颗粒状，弥散分布于胞质中。电镜下，尼氏小体由粗面内质网和一些游离核糖体组成，这说明神经元具有活跃合成蛋白质的功能。其化学成分可能为含铁质的核酸蛋白，是神经元内合成蛋白质的主要部位。尼氏小体与神经元的功能有着非常密切的关系，在不同生理条件下，如休息和疲劳，或在某些病理情况下，尼氏小体可改变形状；在神经元发生变性时，尼氏小体的变化甚为敏感，导致核周围溶解或消失（亦称为尼氏小体消失，Von Lenhos-sek 称此为虎斑溶解，H.G.Marinesco 又称此为染色质溶解）并向细胞的周边延伸，炎症、变性、中毒时，神经元内尼氏小体颗粒数量减少、位置改变、溶解或消失。如病变消失，尼氏小体可恢复正常，如在尼氏小体内可看到与切断后的轴突的再生和延长有关联的变化，随后渐渐恢复至最初的数量，尼氏小体在细胞质内重新出现时，首先是从核的附近开始，然后再向细胞边缘发展。因此，尼氏小体的存在或消失是神经细胞是否受损的重要指标，也可通过检测尼氏小体来检验神经元的功能，故尼氏小体的染色极为重要。

（二）神经原纤维

光镜下神经原纤维（neurofibril）为嗜银性细丝状物质，成束排列。神经原纤维应用浸银法可以在神经元胞质中看到许多交错成网的细丝，并伸入树突及轴突中，这些神经原纤维在 HE 染色中是不能看到的，在突起中平行排列并集合成束，在轴突中尤为如此。神经原纤维在几乎所有的各类神经细胞中都有，但在大的神经元都发育得很好，大神经元中神经原纤维最明显，在较小神经元中则不很清楚。有人曾在几种无脊椎动物活的神经纤维中和组织培养的活神经细胞中见到神经原纤维。大多数学者认为，神经微管和神经丝由于固定时凝聚在一起，成为光镜下所见的神经原纤维。神经原纤维可能起支架作用，也可能与蛋白质神经胶质和离子的运输有关。1955 年 Palay 和 Palade（1955）在电镜研究中，未能见到与光镜所见神经原纤维粗细相当的结构。有证据表明，神经微管参与轴突的生长，并与轴突和树突中的物质输送有密切关系（Lubinska，1975）。在电镜下，可见神经原纤维是由集合成束的神经丝和微管构成的。神经原纤维与维持细胞的外形和细胞内物质的传递可能有关，已知树突中神经微管多，轴突起始段中神经丝少，轴突有髓段神经丝多，由已知神经冲动传导在轴突的表面膜上进行，神经微管和微丝构成了细胞骨架，参与物质运输。

（三）突触

突触是神经元与神经元或非神经细胞之间的一种特化的细胞连接方式，是神经元传递信息的重要结构。在光镜下可看到一个神经元突起的末梢膨大，形成扣状，与另一个神经元的树突或胞体接触，这个接触点具有特殊结构。显示突触常用 Cajal 法及 Golgi-Heka 法，后一种方法因固定液中含有亚砷酸，可提高神经组织对银染的亲和力，对突触的显示较为可靠。在浸银染色的光镜标本中，在镜下可观察到在细胞体及树突上，附有许多黑色小结或小环状结构，此即突触；突触可参与各种神经活动。突触是神经冲动定向传导的重要结构；在神经细胞的胞体周围和树突上，可见到很多突触。神经元的大小也与表面突触的数目有关，如一个运动神经细胞的突触，可能多达 1800 个。突触又可分为化学突触和电突触两类。

三、神经胶质细胞

神经组织由神经细胞（神经元）和神经胶质细胞组成，神经胶质细胞是神经组织中除神经元以外的另一大类，具有突起的细胞。神经胶质细胞又称为神经胶质或胶质细胞，分布在神经元与神经元之间，神经元与非神经细胞之间。除突触部位之外，一般都被神经胶质细胞分隔及绝缘。由于它的胞质内无尼氏小体和神经原纤维，因而无神经传导的功能，也不参与突触的形成。

根据神经胶质分布位置的不同，可分为中枢神经系统神经胶质细胞和周围神经系统神经胶质细胞两类。中枢神经系统胶质细胞主要包括星形胶质细胞、少突胶质细胞、小胶质细胞和室管膜细胞等。而周围神经系统的神经胶质细胞又包括神经膜细胞及神经节内的被囊细胞。在 HE 染色切片中，除室管膜细胞外，其他成分不易区分，采用不同的金属浸银方法则能较好地显示出各种细胞的全貌。在金属浸银标本上，有类细胞的突起比星形胶质细胞的小和少，胞核呈圆形，染色较深，而胞质内胶质丝很少，但有较多微管和其他细胞器，神经病理学家 Del Rio Hortega（1921）称这种细胞为少突胶质细胞。而这种细胞在经特异性免疫细胞化学染色显示的少突胶质细胞，其突起并不很少，而且分支极多；胞体体积一般比神经细胞小，在常规染色标本上常常只见到它的细胞核在光镜下观察胶质细胞的整体形态，可借助经典的金属浸银技术或免疫细胞化学方法来显示。

四、神经末梢

神经末梢是周围神经纤维的末端分布在全身各组织器官内，与其他组织共同形成各式各样的感受器或效应器，按其功能不同分为感觉神经末梢和运动神经末梢两类。根据结构将感觉神经末梢分为游离神经末梢及有被囊神经末梢，又可根据结构和功能将有被囊神经末梢分为触觉小体、环层小体和肌梭 3 种。

（一）有被囊神经末梢

1. **触觉小体** 触觉小体分布于真皮乳头处，在手指掌侧的皮肤内最多，感受触觉，数量可随年龄的增长而递减。触觉小体的形态多为卵圆形，其长轴与皮肤表面垂直，横径约为 30μm，中心有许多扁平横列的细胞，并与周围结缔组织连接，1 ～ 3 条有髓神经纤维进入被囊前便失去髓鞘，分支并盘曲进行，在平行排列的扁平结缔组织细胞间，同时发生细网状分支，外包结缔组织被囊。

2. **环层小体** 环层小体广泛分布于手、脚掌指（趾）的真皮深层、腹膜、肠系膜、外生殖器、乳头、骨膜、韧带及关节棘等处，具有感觉压力和振动刺激的功能。环层小体为卵圆形，大小不一，肉眼可见为一透亮白色小体，小体的中心为一条棍状无结构的圆柱体，由数十层呈同心圆排列的结缔组织扁平细胞与少量纤维组成多层板层样被囊，神经纤维在失去髓鞘后分支伸入走行于小体长轴的中央，形成无结构的圆柱体，称为内棍。

3. **肌梭** 肌梭是分布在骨骼肌内的一种特殊感受装置，主要感受骨骼肌的张力、长度、运动方向、运动速度及速度变化率等。肌梭呈长梭形，外包被有结缔组织被囊，囊内含 6 ～ 12 个细小的骨骼肌细胞，称为梭内肌细胞。数支粗细不同的感受神经纤维进入肌梭并失去髓鞘，其分支呈环状包绕着梭内肌细胞的中段或呈花枝样附着在梭内肌细胞的两端，当肌细胞收缩或受到牵拉而发生长度变化时，肌梭内的运动神经末梢能感受肌肉的牵张刺激，故肌梭在调节骨骼肌的活动中起重要作用。

（二）运动神经末梢

运动神经末梢又称效应器，按其分布的部位和来源分为躯体运动神经末梢和内脏运动神经末梢两类。躯体运动神经末梢，如运动终板，分布于骨骼肌，来源于骨髓灰质前角或脑干的运动神经元胞体发出支配骨骼肌的运动神经纤维，由于其抵达骨骼肌附近时，髓鞘即行消失，Schwann 细胞质的外层突起，继续延伸超越髓索的终末，并覆盖轴突分支的表面；在神经纤维与肌纤维接合处有大量肌浆的局部聚集，其轴突形成爪状分支，每一条分支终末与一个骨骼肌细胞建立突触连接，这一连接处常呈椭圆形板状隆起，称为运动终板或神经肌连接。在制作运动终板时，常采用动物（如蛇、大、小白鼠等）的肋间肌浸银法制作，对标本进行压片；然而，对大白鼠或小白鼠的肋间肌易获得以及制作骨骼肌铺片氯化金染色，亦适用于观察运动终板或神经肌连接。

五、神经组织染色技术的起源与发展

19 世纪中叶，组织学研究中的固定方法及苏木精 - 伊红染色法（hematoxylin-eosin，HE）虽然已经普遍得到使用，但因为这些方法不适用于神经系统结构方面的研究，所以神经组织学的研究在当时还是一片空白。

直至 1873 年，意大利细胞学家 Camillo Golgi（1843—1926）在 *Gazzetta Medica Italiana* 杂

志上发表了一篇题为"脑灰质结构"（*on the structure of the brain grey matter*）的文章，文中介绍了他经过长时间系列的尝试性研究，终于找到了一种用金属浸染（metallic impregnations）的方法能清楚观察到神经组织的成分，这就是"黑色反应"（black reaction）的发现。引用Golgi 的话来说，此方法就是"在用重铬酸钾或重铬化铵固定（脑）切片后，延长 0.5% 或1.0% 硝酸银浸泡脑片的时间"（Golgi，1873），因而人们发现此方法只是个时间问题。1873 年，Golgi 用重铬酸钾 - 硝酸银浸染法制作脑组织，第一次在显微镜下观察到了少数黑色或棕黄色的神经细胞和神经胶质细胞全貌，这为神经科学的研究提供了最为基本的组织学方法。这一染色法至今仍被广泛应用，并被称为 Golgi 染色法（Golgi staining）或 Golgi 银浸染法（Golgi impregnation）。这一方法能使少量神经细胞的胞体及其全部突起随机地被银浸染而清晰地显示出来，这是人类历史上第一次在显微镜下观察到了神经细胞和神经胶质细胞，以及揭露神经细胞形态的多样性。

Golgi 银浸染法在神经系统的研究历史上具有划时代意义的重大发现。随后，1891 年Golgi 又用重铬酸钾和锇酸固定组织，再浸银，可使细胞显示得更有把握，进一步将原方法加以改良。同年 Cox 将 Golgi 法改进，把媒染固定与浸汞合为一个步骤进行，能更多浸染出神经元的全貌，显示出树突群的位置及方位等，称之为 Golgi-Cox 法。

1884 年，德国病理学家 Karl Weigert 发明髓鞘染色法。先将神经组织投入金属化合物内媒染，使有髓髓神经纤维对苏木精有特别的亲和力，能将髓鞘染成蓝黑色。1886 年 Pal 对此法的媒染进行改良，用重铬酸铜和氯化铬溶液对神经组织进行媒染，再用苏木精染色，此法使组织媒染更彻底，使髓鞘呈蓝黑色。至今我们用的脊髓与脑干教学切片，都用 Weigert-Pal 法制作。

1892 年，德国病理学家 Frans Nissl 创立了 Nissl 染色法，并以发现神经元内的尼氏体而闻名；此法为研究神经系统的细胞构筑开辟了先河。1898 年，Golgi 使用浸银法第一次在神经组织中观察到高尔基体。后来，西班牙神经组织学家 Ramóny Cajal（1852—1934）传承和改良了 Colgi 法和 Weigert-Pal 法染色，成为现代神经组织学的奠基人之一。他一生发表了200 余篇科学论文及专著，其中《组织学手册》（1889）、《人类和脊椎动物神经系统的结构》（1899—1905）、《神经系统变性和再生的研究》（1913—1914）等，至今仍然是神经解剖学的经典著作；1906 年他与 Golgi 同获诺贝尔生理学或医学奖。1903 年 Cajal 对原 Golgi 法做了修改，主要是加入约 1/3 的 1% 锇酸，以加速组织反应，此方法对年幼及不成熟的脑组织最为适宜，称快速 Golgi 法。同年他又在 Golgi 法的基础上利用神经组织对硝酸银的反应，在还原剂的作用下生成金属银，使神经元内的神经原纤维及轴突末梢被显示出来，他发现末梢与其他神经元胞体间的连结不是连续的，而是接触的，提出了神经元学说，即神经元既是一个形态单位，又是一个功能单位，这个学说奠定了现代科学对神经系统研究的基础。

Cajal 利用 Golgi 浸银法，详细研究了神经元和轴突，创建了 Cajal 法。自 1904 年 Cajal和 Bielschowsky 先后创用还原银法以来，由于这些方法对神经元（包括神经元的胞体、树突、轴突及终末结构）所表现出来的特殊浸银制作的内在能量，随后在数十年间都曾被广泛应用，并作为研究神经组织的重要手段之一。Cajal 和 Bielschowsky 还原银法常又称为浸银的神经原纤维法。浸银制作法技术最初是由 Bielschowsky 于 1904 年设计并用于神经原纤维的研究的，后经 Maresch 于 1905 年发展应用于网状纤维染色，以后发展为各级银氨液浸染法。1931 年由 Milligan 发明使用马利根大脑厚片染色法，可借以用肉眼观察区分灰质、白质及灰质核团的分布位置。

20 世纪 50—70 年代，随着医学科学与电生理学的进展，要求对神经细胞的全貌及其树突棘分支及分布等情况了解更多、更为深入，因此 Golgi 法得到了新的发展，以 Scheibel 夫妇为代表的学者，采用 Golgi 法对神经系统中的网状结构、丘脑等进行了大量的研究，并在这方面做出了重大贡献，从而推动着神经科学研究的向前发展。

六、金属浸染法在神经组织中的作用机制

神经组织对金属盐或金属离子（Ag^+、Cr^{3+} 等）的亲和性可能与其含有脂蛋白有关。由于神经元的细胞膜是镶嵌有蛋白质的脂质双层膜性结构组成的，其膜蛋白可分为三类，即整合膜蛋白、周围膜蛋白和固定在脂质上的膜蛋白；而核膜是由两层平行但不连续的非对称性单位膜构成的，膜脂构成细胞膜的基本骨架，磷脂构成膜脂的基本成分，细胞内还有细胞膜和细胞内膜系统；神经细胞膜由三维结构组成，即蛋白质分子、脂分子、脂双层。由于细胞的物质组成原生质，另外神经组织内已发现有几十种物质存在（如胺、肽类、酶类和神经递质等）以及神经元胞质内有排成细丝状物质（即神经原纤维）等结构，而神经原纤维是超微结构的神经微丝和微管在光镜下面的融合像。金属浸染法的关键是细胞质内及细胞膜上金属离子的积聚，经浸银后它的组织学分辨力足以观察神经元的轮廓和突起的走向，达到了解神经元之间的紧邻关系及树、轴突配布等情况和某些微细结构，如突触部位以及神经细胞和胶质细胞核内可见核仁、核膜等结构。在金属浸染法配制的浸染液中，有一部分金属盐或金属离子是以络合物形式存在的，它们对组织的着色至关重要；然而，在神经细胞的组成中，原生质（如细胞质、细胞核）容易与金属盐或金属离子（Ag^+、Cr^{3+} 等）发生亲和力而选择性地显示对某些细胞（神经细胞、神经胶质），尤其是对纤维性结构（网状纤维、神经原纤维）的作用等。

（一）与银离子作用的原理

最常用的浸银液是硝酸银，1904 年 Bielschowsky 采用 2% 硝酸银溶液，再经硝酸铵银溶液处理，应用于神经纤维的研究，1905 年 Maresch 应用于网状纤维染色，随后各种银氨液浸染法如碳酸银氨液、醋酸银氨液以及氢氧化银氨液等制作方法就应运而生。

银氨液的化学反应式为：

$$AgNO_3 + NH_4OH \rightarrow AgOH \downarrow + NH_4NO_3$$
$$AgOH \downarrow + 2NH_4OH \rightarrow Ag(NH_3)_2NO_3 + 2H_2O$$

银氨液中 $Ag(NH_3)_2NO_3$ 容易离解成 $Ag(NH_3)_2^+$ 和 NO_3^- 等离子状态，而 $Ag(NH_3)_2^+$

易于与组织内及表面成分相结合，然后经还原剂如对苯二酚、甲醛等作用，使 Ag^+ 还原为微粒银，呈黑色或棕褐色，而沉积于组织中，其化学反应式为：

$$Ag(NH_3)_2^+ + HCHO \rightarrow Ag \downarrow + HCOOH + H_2O + NH_3$$

但是，迄今为止对于浸银法机制的解释至今尚未完全弄清楚。

（二）与铬离子作用的原理

1879 年 Golgi 设计与采用了这个方法，1891 年 Cox 应用升汞（$HgCl_2$）为浸染的主要试剂，改良了 Golgi 的方法，称为 Golgi-Cox 方法，1903 年 Cajal 设计了快速 Golgi 方法。浸银或浸汞的 Golgi 方法的基本原理：1970 年 Ramon Moliner 等认为，Golgi 这类方法是依靠重铬酸钾对脂蛋白膜系统发挥的稳定媒介作用。1971 年 Fregorslev 等认为，胞质膜系统内的脂蛋白—铬银松散存在于复合物中，金属盐（$AgCrO_4$）或金属离子（Ag^+ 或 Hg^+）是黑色沉淀的重要成分。铬银浸染法的最终产物为铬化银（Ag_2CrO_4），若采用硝酸汞代替硝酸银的类似方法则最终产物为铬酸汞（Hg_2CrO_4）。而在 Golgi-Cox 法中，1974 年 Stcan 认为，氯化汞在经碱处理后，最终产物为黑色的硫化汞（HgS），而反应中的硫是内源性的，由固定导致蛋白质的二硫键断裂产生而来。其化学反应式为：

$$2AgNO_3 + K_2CrO_4 \rightarrow Ag_2CrO_4 \downarrow + 2KNO_3$$

$$Hg_2(NO_3)_2 + K_2CrO_4 \rightarrow Hg_2CrO_4 \downarrow + 2KNO_3$$

七、调色与固定（定影）在神经组织中的作用机制

（一）调色

在神经组织浸银制作法中，调色是一个十分重要的环节。调色是指增强沉积在组织上银的效果，减弱其背景的颜色，更有利于突出浸银制作结果的显示。在神经组织的许多方法中都是应用 0.2% 氯化金溶液进行调色处理，而获得良好的结果，如 Cajal 法、Bielschowsky-Roger-Food 法、Grino 法、Schatenberg 法及 Del Rio Hortega 碳酸银法（Ⅱ～Ⅵ法）等。其基本原理是组织中的金属银经过氯化金的调色，可达到使背景呈现的棕褐色或棕黄色变为浅灰色，使组织与背景的反差色增大，金属金取代了金属银，其稳定性更强，利于标本保存，其化学反应式为：

$$3Ag + AuCl_3 \rightarrow Au + 3AgCl$$

（二）固定（定影）

通过氯化金调色后，就要应用硫代硫酸钠进行固定（定影）处理。其定影的机制为：由于组织上未反应的银离子能与 $S_2O_3^{2-}$ 相结合，形成可溶性的银复合物 $[Na_3Ag(S_2O_3)_2]$ 而溶解于溶液中，达到除去未还原的银离子，而减少游离银离子沉积在组织中的机会，增强了背景着色，其化学反应式为：

$$Ag^+ + 2Na_2S_2O_3 \rightarrow Na^+ + Na_3Ag(S_2O_3)_2$$

同时，残存在组织中的氯化金也可以被硫代硫酸钠除去，进一步达到净化背景的效果，其化学反应式为：

$$2AuCl_3+8Na_2S_2O_3 \rightarrow Au_2S_2O_3 \cdot 3Na_2S_2O_3+6NaCl+2Na_2S_4O_6$$

八、神经组织染色方法

（一）显示神经细胞及其突起

由于 Golgi 法具有独特的优点，如观察不同类型的神经细胞及神经细胞之间的相互关系具有花费少、操作简便的特点，因而即使在电镜技术和细胞内染色技术发明后，该方法在神经组织学研究中仍占有重要地位。目前，常用的 Golgi 法有两大类，即 Golgi 铬银法和 Gox 重铬酸钾 - 升汞法。

1. Golgi 浸银法（Golgi 法）

［试剂配制］

重铬酸钾 - 甲醛固定液：3.5% 重铬酸钾水溶液 3 份，浓甲醛液（37% ～ 40%）1 份。

［操作步骤］

（1）组织（厚度不超过 1cm）在 10% 甲醛液或重铬酸钾 - 甲醛固定液内固定 24h。

（2）转入重铬酸钾 3.5% 水溶液内数日，这是一个不易掌握的时间，一般 2 ～ 3d 就够了。每天换新液一次，如需时间更多则可隔日换新液一次。

（3）放在 0.75% ～ 1% 硝酸银水溶液内 1 ～ 6d，置于阴暗处（每 100ml 液内可加数滴甲酸），经水洗 1 ～ 2 次，直接放入 95% 乙醇内，换洗 30min 至 2h。

（4）无水乙醇，换 2 次，洗 1 ～ 2h。

（5）等量乙醚无水乙醇混合液处理 1 ～ 2h，2% ～ 4% 火棉胶液 1h，8% ～ 12% 火棉胶液；按一般火棉胶切片法处理，使其硬化，切片 20 ～ 100μm，可视需要而定。

（6）无水乙醇脱水，二甲苯透明，加拿大树胶封固。

［结果］神经元胞体及神经胶质细胞呈棕黑色（彩图 7-1）。

注：① Golgi 法不能将标本中的全部细胞显示出来，只能显出一种或数种细胞，而且只限于切片标本上的某些区域，这是它的缺点之一，但所显示出的细胞非常清晰，是其主要优点，而且神经终末、胆毛细管、胃壁细胞分泌小管及胰腺管等均可用此法显示，效果甚佳；② Golgi 法的主要缺点是易产生铬银沉淀，浸渍时间较长，不易长久保存，同时此法显示出的物像是由铬银沉淀在细胞上形成的，这种铬银沉淀不稳定，因此失败的机会较多；③ Golgi 法的改变方法很多，一般都涉及锇酸。虽然它的成绩可较满意，但是由于锇酸昂贵、不易购买及不方便保存等原因，现多用甲醛液来代替。

2. Golgi 快速制作方法

［试剂配制］

锇酸 - 重铬酸钾水溶液：2.5% 重铬酸钾水溶液 40ml，1% 锇酸水溶液 10ml。

[操作步骤]

（1）组织于 2.5% 重铬酸钾水溶液中固定 1 ～ 2d，再放入锇酸 - 重铬酸钾水溶液固定 2 ～ 5d（固定组织块时，最好在瓶底垫上脱脂棉，若出现固定液变浑浊时，要更换新液）。

（2）用吸水纸将组织块吸干，浸入 0.75% 硝酸银水溶液中 24 ～ 48h，如果硝酸银水溶液变黄应换新液，经 40% 乙醇几次，共 1 ～ 2h，再经 80%、90% 乙醇，各 1h。

（3）用无水乙醇脱水 12h，入无水乙醇 - 乙醚（按 1：1）液 2 ～ 4h，浸 4% 火棉胶液 1 ～ 2d。

（4）包埋、切片 20 ～ 25μm，或按需要切成一定厚度。

（5）洗切片于 80% 乙醇中，以除去多余的银沉淀，用无水乙醇脱水几分钟，透明于松脂油，浓中性树胶封固。

[结果] 神经细胞和突起呈深黑色，背景呈棕黄色。

注：① Hardesty 对各种神经组织固定给了一个时间表可以参考，即神经胶质 2 ～ 3d，皮质细胞 3 ～ 4d，小脑浦肯野细胞、脊髓及周围神经节细胞 4 ～ 5d，脊髓及神经纤维 5 ～ 7d。②若不加盖玻片，可将透明的切片置于玻片上，加拿大树胶封固，使之恰盖着切片即可。浸银后，在 95% 以上的乙醇中不宜久搁，每次不要超过半小时；有时可用无水乙醇 95 份加入氯仿 5 份进行脱水。③忌用盖片。不要加盖玻片，然后置于阴处避免使其干燥。

3．Golgi 浸银法（改良法）

[试剂配制]

重铬酸钾 - 甲醛固定液：3.5% 重铬酸钾水溶液 30ml，商品甲醛 10ml。

[操作步骤]

（1）组织块（厚度勿超过 1cm）固定于 10% 甲醛液 24h 或更长，亦可直接入重铬酸钾 - 甲醛固定液处理 24h。

（2）放入 3.5% 重铬酸钾水溶液内 3 ～ 7d，每天换一次新液。

（3）放入 1% ～ 1.5% 硝酸银水溶液内浸染 12 ～ 24h（室温避光）。

（4）蒸馏水稍洗，按"蜡壳"法在组织块上面凝成"壳"，待蜡冷后即可切片，切片 20 ～ 25μm。

（5）脱水、透明及浓中性树胶封固。

[结果] 神经细胞及突起呈褐黑色，背景淡黄色或无色。

注：①本方法亦可做冻结切片，从 40% 乙醇取出后用蒸馏水充分洗涤，洗去乙醇即可切片，切片经脱水及封固；②在固定时，Cajal 认为用 3.5% 重铬酸钾溶液处理后会更好，但组织不宜过大，选用棕色瓶，并在瓶底放玻璃棉，可使液体能从四周浸入组织；③此法最适于幼年动物或后期之胎儿，尤其是雏鸽的脑和脊髓，可染出良好的标本。

4．Cox 法　本法对显示大脑锥体细胞及小脑浦肯野细胞效果颇佳，而且处理和操作程序简单。

[试剂配制]

重铬酸钾 - 铬酸钾 - 升汞水溶液：5% 重铬酸钾水溶液 20ml，5% 铬酸钾水溶液 16ml，5%

升汞水溶液 20ml，蒸馏水 44ml。上述各种试剂预先分别配制溶解，用时按比例混合，防止产生沉淀，组织固定 24h，更换新液一次。

［操作步骤］

（1）新鲜组织放入重铬酸钾－铬酸钾－升汞水溶液浸 1～3 个月，室温或 37℃温箱。

（2）浸渍完成后，蒸馏水稍洗，冰冻切片 50～80μm，或按 Golgi 法，组织块进行火棉胶浸润包埋或石蜡包埋切片。

（3）切片入 5% 碳酸锂水溶液显色或用 5% 氨水液，此时黄色背景中可见黑色神经细胞。

（4）常规乙醇脱水、透明、封固或按 Cox 封固。

［结果］细胞呈棕褐色，细胞内部结构不可见（彩图 7-2）。

注：① Cox 法多采用火棉胶包埋切片，因冰冻易碎。②用 Cox 封固剂封固时，切片经无水乙醇软化后即可封固。③ Cox 法能将各种细胞成分显出，而且染色均匀，不易生成沉淀，故优于 Golgi 法。缺点是浸渍时间过长，有时血管着色，必须使用专配的 Cox 封固剂进行封固等。④用 Cox 法封固剂配法如下：山达胶 75g，樟脑 15g，纯松节油 20ml，薰衣草油 22.5ml，无水乙醇 75ml，蓖麻油 5～10 滴。用此剂封片时，切片经 95% 乙醇脱水后即可封固，一般以不加盖片为佳，宜长期保存。

5. 浸银制作法（Cajal 法） 该法由 Spielmeyer 法与 Bielschowsky 法演化而来，小脑原纤维染色效果颇佳。

［试剂配制］

硝酸银－吡啶混合液：2% 硝酸银水溶液 10ml，吡啶 8 滴，95% 乙醇 5～6ml。

对苯二酚还原液：对苯二酚 0.3g，蒸馏水 70ml，中性甲醛液 20ml，丙酮 15ml。

［操作步骤］

（1）组织固定于甲醛液，冰冻切片 20～30μm，用蒸馏水充分清洗。

（2）切片放入硝酸银－吡啶混合液中 2～12h（室温）；当切片呈浅棕色时，即可取出。若置于 37℃恒温箱内，3～5h 即可，能加快反应速度。

（3）用无水乙醇速洗或用 95% 乙醇，在对苯二酚还原液中还原 10～30min。

（4）蒸馏水充分清洗后，用 0.2% 氯化金溶液调色 5～10min。

（5）蒸馏水洗后，入 5% 硫代硫酸钠水溶液固定 1～2min。

（6）自来水洗、蒸馏水洗，在 50% 乙醇中裱于玻片上，用滤纸吸干。

（7）无水乙醇脱水、二甲苯透明或脱水至二甲苯中再移到玻片上，中性树胶封固。

［结果］神经原纤维呈棕色至黑色，无髓索轴亦染色，背景呈紫灰色。

注：在浸染过程中，凡经无水乙醇时必须快速，以免银染减弱。

6. Luxol 固蓝－焦油紫染色方法（Kluver 及 Barrera 法）

［试剂配制］

Luxol 固蓝液（Ⅰ）：Luxol 固蓝 1g，95% 乙醇 1000ml，10% 醋酸 5ml。Luxol 固蓝液（Ⅱ）：Luxol 固蓝 0.1g，异丙醇 100ml。上述两种配法可任意选用。

碳酸锂液：碳酸锂 0.05g，蒸馏水 100ml。

焦油紫液：焦油紫 0.1g，蒸馏水 100ml。于上液中加入 10% 醋酸液 17 滴。

焦油紫分化液：95% 乙醇 90ml，氯仿 10ml，冰醋酸 3 滴。

[操作步骤]

（1）切片脱蜡，处理至 95% 乙醇，入 Luxol 固蓝液染色。

（2）经 95% 乙醇洗，蒸馏水洗后，用碳酸锂液分化，勿超过 20s。

（3）用 70% 乙醇分化 30s 至 1min，直至灰白质区别清楚为止。

（4）蒸馏水洗，镜下观察，如分化不够，可自第 3 步起重复分化一次。

（5）蒸馏水清洗后，入焦油紫液染色 10 ～ 15min。

（6）蒸馏水洗后，经 70% 乙醇洗，用焦油紫分化液分化 1 ～ 2s。

（7）用 95% 乙醇洗掉分化液，无水乙醇脱水，二甲苯透明，中性树胶封固。

[结果] 髓磷脂呈蓝色，细胞核呈紫色。

注：此法可观察到神经组织的全貌，层次分明，色泽艳丽。

7. 牛脊髓前角细胞分离标本制作方法

[试剂配制]

硼砂 - 卡红水溶液：卡红 2g 溶于 4% 硼砂水溶液 100ml。

[操作步骤]

（1）取新鲜牛脊髓（最好取腰膨大位或颈膨大位的脊髓，因此处神经细胞较多），用眼科剪尽量修去白质，将灰质浸入 0.01% 的铬酸（即用 1% 铬酸 1ml 加蒸馏水至 100ml）中 2 ～ 5d，以组织变软为宜。

（2）蒸馏水洗。

（3）放入硼砂 - 卡红水溶液染色 12 ～ 24h 后，蒸馏水洗数次，直至无浮色为止。

（4）放入小试管中，紧塞管口，用力充分摇荡，直至细胞分离，静置待其自然沉淀后，将上清液倒掉。

（5）用吸管吸出粉红色悬浮液滴于载玻片上涂片（盖片大小），入 37℃ 温箱中烤干或空气中晾干，经中性树胶封固。

[结果] 脊髓前角细胞胞核呈深红色，胞质呈浅红色。

8. 运动神经细胞涂片制作方法

[操作步骤]

（1）取材于牛或猪的脊髓，因神经细胞均较大，观察效果较好。

（2）从脊髓的颈或腰膨大处（此处神经细胞数目很多）用刀横断，用镊子将此处灰质挑出，置于载玻片中央，取另一枚载玻片压在其上（使两枚载玻片呈"十"字形），灰质被均匀地压碎后，再将这两枚载玻片扯开，此时已涂上一薄层灰质。

（3）在室温下稍晾干，再将这两枚载玻片入 95% 乙醇固定 12h。

（4）经无水乙醇、乙醚与无水乙醇（按 1 ∶ 1）混合液，每级 1h，以除去所含的脂肪。

（5）经乙醇至蒸馏水洗，再染色入 1% 次甲基蓝或亚甲蓝水溶液染色 15min。

（6）依次经 95% 乙醇、无水乙醇脱水，二甲苯透明，中性树胶封固。

[结果] 神经细胞及其树突呈蓝色。

9. Bielschowsky-Roger-Foot 法（改良法）

[试剂配制]

氢氧化铵 - 乙醇液：40% 氢氧化铵溶液 2ml，95% 乙醇溶液 100ml。取 20% 硝酸银水溶液 20ml，滴加 40% 氢氧化铵溶液数滴，不断振荡，直至形成的沉淀刚好溶解，再滴入 10 滴氢氧化铵，最后加蒸馏水至 40ml，过滤后即可使用。

草酸 - 甲醛溶液：草酸 2g，甲醛（38% ～ 40%）溶液 1ml，蒸馏水 100ml。

[操作步骤]

（1）取小块新鲜组织用甲醛液固定；石蜡切片厚 5 ～ 6μm，脱蜡至水洗。

（2）用氢氧化铵 - 乙醇液处理 12 ～ 24h 后，经 80% 乙醇液速洗 1 次。

（3）于 30℃ 温箱内直接用 40% 硝酸银水溶液暗处浸染 20min，蒸馏水速洗。

（4）用 20% 甲醛液还原 3 ～ 5min，然后移入 50% 甲醛液再次还原 3 ～ 5min。

（5）用滤纸将切片周围的水分吸干，直接用氨银溶液滴染 1 ～ 3min。

（6）用蒸馏水速洗或不经水洗直接用滤纸轻轻吸去氨银溶液。

（7）用 20% 甲醛液再次还原 3 ～ 5min，至切片呈棕黄色为止。

（8）用蒸馏水洗 2 ～ 3min。

（9）用 0.2% 氯化金水溶液稍加调色，至切片呈灰黑色为止。

（10）用蒸馏水稍洗，用草酸 - 甲醛溶液强化处理 5 ～ 10min。

（11）水洗 5min，用 5% 硫代硫酸钠水溶液固定 3 ～ 5min。

（12）水洗 3min，用 95% 乙醇及无水乙醇脱水，二甲苯透明，中性树胶封固。

[结果] 神经元、神经纤维呈灰黑色。

10. 神经轴突浸银制作法（Marsland，Glees 和 Erikson，1954）

[试剂配制]

0.5% 火棉胶液：火棉胶片 0.5g，无水乙醇和纯乙醚（按 1 ：1）加至 100ml，待火棉胶慢慢溶解混合均匀即可。

20% 硝酸银水溶液：硝酸银 20g，蒸馏水加至 100ml。

Marsland 银铵溶液：将 20% 硝酸银水溶液 30ml 及无水乙醇 20ml 混合，再逐滴加入 40% 氢氧化铵溶液，边滴边摇动，直至最初形成的沉淀刚好溶解，再加入氢氧化铵 5 滴即可。

[操作步骤]

（1）切片脱蜡至无水乙醇，再入无水乙醇乙醚（按 1 ：1）混合液稍洗。

（2）入 0.5% 火棉胶液浸 20 ～ 30s。

（3）取出后切片，抹去切片底面多余火棉胶液，稍干后将切片放入 80% 乙醇 10min 后，蒸馏水浸洗，再放入预先加热至 37℃ 的 20% 硝酸银水溶液内 20 ～ 30min。

（4）蒸馏水速洗，入 10% 中性甲醛液还原 2 次，每次 10s。

（5）不用水洗，直接入 Marsland 银氨液浸染 30s 至 1min。

（6）取出切片，抹去多余的银氨液，直接入 10% 中性甲醛液还原 1 ～ 2min。

（7）蒸馏水冲洗，镜下观察着色适宜后，入 5% 硫代硫酸钠水溶液处理 1min。

（8）流水冲洗，各级乙醇脱水，再用无水乙醇乙醚（按 1 ∶ 1 配制）混合液除去火棉胶膜。

（9）经二甲苯透明，中性树胶封固。

[结果] 神经轴突及树突呈棕黑色，背景淡棕色。

（二）神经细胞染色法

1. 单裕德介绍的神经细胞与神经纤维制作方法

[试剂配制]

重铬酸钾 - 溴化钾氧化媒染液：溴化钾 1g，5% 重铬酸钾水溶液 40ml，10% 盐酸 10ml。

铵银液：取 10% 硝酸银水溶液 5ml 加入 10% 氢氧化钾水溶液 2.5ml，立即产生沉淀，用蒸馏水将沉淀洗 3 次，滴加氨水，直到沉淀刚溶解，最后加蒸馏水至 50ml。

Luxol 坚牢兰 - 异丙醇液：Luxol 坚牢兰 0.1g，异丙醇 100ml。

[操作步骤]

（1）取材用兔的中枢神经系统为佳，固定于 10% 甲醛液 24 ～ 48h。

（2）石蜡切片常规入水（必要时用 1% 火棉胶覆盖）。

（3）入重铬酸钾 - 溴化钾氧化媒染液处理 4 ～ 6h（37℃）。

（4）流水洗 5 ～ 10min，稍洗于蒸馏水。

（5）入 10% 硝酸银水溶液 10 ～ 12h，直至切片呈淡黄色，蒸馏水洗。

（6）入铵银液 5min（如发生浑浊，可先入蒸馏水稀释 5 倍的铵银液，再入上述铵银液），95% 乙醇稍洗。

（7）还原于 10% 甲醛液 5min，流水洗 2 ～ 3min。

（8）0.5% 氯化金水溶液调色，蒸馏水洗。

（9）入 5% 硫代硫酸钠水溶液 3 ～ 5min，再流水洗。

（10）按需要入坚牢兰 - 异丙醇液染 1 ～ 2h，95% 乙醇分色。

（11）无水乙醇脱水，二甲苯透明，中性树胶封固。

[结果] 神经轴突呈深黑色，神经细胞体呈深棕色，神经原纤维呈黄棕色。

2. 大脑皮质锥体细胞浸银制作方法

[试剂配制]

中性甲醛液：40% 甲醛液 100ml，蒸馏水 900ml，磷酸二氢钠 4g，无水磷酸氢二钠 6.5g。

[操作步骤]

（1）将组织块置于 10% 甲醛液中固定 1 周或更长时间，取出后流水冲洗 24h，再用蒸馏水洗 24h，中途换水 2 ～ 3 次。

（2）组织块在避光情况下放入 3% 重铬酸钾水溶液中 3～5d，每日换新液，此过程在 37℃温箱中进行。

（3）用吸水纸吸干组织块后，浸入到少量的 1.5%～3% 硝酸银水溶液中，开始会出现红棕色沉淀，换几次硝酸银溶液，至无沉淀为止。将组织块浸泡于清澈的硝酸银溶液中，于避光的 37℃温箱中浸染 3～5d，徒手切片镜下观察切片染色情况。

（4）入 95% 乙醇 1～2h，入无水乙醇 1h，入无水乙醇乙醚（按 1：1 配制）混合液处理 30min，入 4% 火棉胶液 30min，入 12% 火棉胶液 30min。

（5）从火棉胶中取出组织块，置于木质火棉胶头上，再放入干燥器内 1h，然后将盛有 5～10ml 氯仿的小培养皿放入干燥器内，1h 后行火棉胶切片。

（6）经 95% 乙醇、无水乙醇、石炭酸和二甲苯液（按 1：3 配制）处理，再经二甲苯透明后，用眼科剪修去周围的火棉胶，置于载玻片上，用浓中性树胶封固。

［结果］细胞和血管呈深黑色，大脑锥体细胞胞体为三角形，从顶部发出多个树突，从底部发出单个轴突，其中的星形胶质细胞胞体小，周围可见较多细小的分支，小血管呈树枝状。

注：①组织要新鲜，器皿要干净，染液量应充足，入 95% 乙醇，以上的溶液不要超过 30min，忌用盖玻片，为保证染色效果，建议将脑的髓质部分尽量除去，仅留皮质，此法也可以用 2% 硝酸银溶液浸染 4～5d，可获得令人满意的效果；②神经组织一般采用火棉胶包埋法，可以避免神经组织和肌肉组织的过度硬化，利于切片。

3．大脑和小脑皮质切片 在神经系统中，大、小脑皮质及脊髓，如果做一般构造与神经细胞的分层观察，可以用常规方法制片，由 10% 甲醛液或 95% 乙醇作固定液，经石蜡切片、苏木精与曙红染色，用下述一些方法，除观察细胞分层外，还能显示神经细胞体的结构。

（1）Golgi-Cox 制作方法（改良法）

［试剂配制］

Cox 液：Ⅰ 液，5% 重铬酸钾水溶液 20ml，5% 氯化汞水溶液 20ml。Ⅱ 液：5% 铬酸钾水溶液 10ml，蒸馏水 30ml。先分别配制 Ⅰ 液与 Ⅱ 液，然后再混合。

［操作步骤］

① 用人或兔、猫的大脑或小脑皮质部位。

② 入 Cox 液 15～50d，以硬化组织块为宜，蒸馏水洗 2～4h。

③ 依次经 80% 乙醇、90% 乙醇、无水乙醇，乙醚与无水乙醇（按 1：1 配置）混合液，每级 2h，再一次经 4%、6%、8%、10% 火棉胶液处理，每级 2d。

④ 火棉胶切片 12～20μm，并将切片立即浸于 80% 乙醇中。

⑤ 经 70%、50%、30% 乙醇，每级 30min，蒸馏水洗。

⑥ 入 5% 碳酸钠水溶液或用 5% 氨水液 1h，蒸馏水洗 1h。

⑦ 乙醇脱水，二甲苯透明，浓中性树胶封固。

［结果］大、小脑皮质各层结构细胞胞体呈灰黑色。

注：Golgi-Cox 法切片易于用堇或焦油紫复染，可辨识核组及构筑等特点。

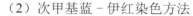

（2）次甲基蓝 - 伊红染色方法

［操作步骤］

① 固定于无水乙醇或 10% 甲醛液 1 ～ 2d。

② 脱水、透明、浸蜡、包埋，切片 8 ～ 12μm，按常规贴片。

③ 用二甲苯脱蜡 15min，入下行 6 级乙醇至蒸馏水，每级 3min。

④ 放入 1% 次甲基蓝水溶液（每 50ml 此液中加碳酸氢钠溶液 2 滴）30min。

⑤ 依次经 90% 乙醇、0.2% 伊红乙醇溶液、无水乙醇、2 级二甲苯，每级 3s，最后封固。

［结果］细胞体呈蓝色，其他结构显红色。

（3）脊神经节与交感神经节切片制作方法

［操作步骤］

① 取牛脊神经节或犬交感神经节放入 Susa 液固定 24h。

② 换入 80% 乙醇，随后用加碘除去汞盐沉淀。

③ 依次经 90% 乙醇、无水乙醇，每级 2h。

④ 透明、浸蜡、包埋、切片 6 ～ 7μm。

⑤ Heidenhain 偶氮洋红苯胺蓝法染色。

⑥ 乙醇脱水，二甲苯透明，中性树胶封固。

［结果］神经细胞呈红色。

（三）尼氏小体染色

在 1892 年 Frana Nissl 创立 Nissl 染色法，并以发现尼氏小体和尼氏变性而闻名，Nissl 染色法为中枢神经的研究开辟了细胞构筑学的途径；然而 Campbell、Brodmann 及 Vcgt 等对大脑皮质的分区，Rexed 对脊髓灰质的分层，都是以 Nissl 染色法研究细胞构筑学为基础的。

尼氏小体又称虎斑，位于神经细胞的胞质内，它的染色机制尚未完全弄清楚，它对一些盐基性染料都具有亲和力，有人认为这可能是尼氏小体内的核酸蛋白和这些染料的阳性基因易于结合的原因。根据 Jordan 的数据认为它的化学成分是核糖核酸蛋白，核酸磷酸根的 pH 在 2 左右，核酸带负电，可与碱性染色剂的阳离子结合的缘故。尼氏小体在 HE 切片中呈大块或颗粒状，应用碱性染色剂如甲苯胺蓝、硫堇、亚甲蓝及栖花青等进行染色，能清晰地将它显示出来。在实验与科研中，常选用 Pischingert 缓冲亚甲蓝法和混合染色法，它操作简便易行，所染出的尼氏小体颗粒清楚，色泽鲜艳，也可仅用硫堇染色，目前，常采用亚甲蓝或硫堇整体组织法染色，效果颇佳。

1. 尼氏小体（Nissl body）甲苯胺蓝染色方法

［试剂配制］

1% 甲苯胺蓝水溶液：甲苯胺蓝 1g，蒸馏水 100ml。

［操作步骤］

（1）取新鲜小块组织用 10% 甲醛液或 95% 乙醇固定均可。

（2）石蜡切片 8 ～ 10μm，脱蜡至水洗。

（3）蒸馏水稍洗。

（4）放入 1% 甲苯胺蓝水溶液浸染 20 ～ 40min（置于 50 ～ 60℃温箱内）。

（5）蒸馏水稍洗。

（6）用 95% 乙醇液迅速分化。

（7）无水乙醇脱水，二甲苯透明，中性树胶封固。

[结果]尼氏小体呈紫蓝色，细胞核呈淡蓝色，背景无色或浅蓝色。

注：①染液应预先配制后贮存，使之自然成熟后方可使用；② 95% 乙醇分化应迅速进行，镜下观察尼氏小体呈深紫色，背景以淡蓝色或无色为适宜。

2. 尼氏小体整体染色方法（G·L 法，1988） 显示尼氏小体的切片染色方法有很多，本方法采用硫堇整块染尼氏小体可获得良好效果，操作简便，染料价格经济实惠，有利于制作大量的教学切片。

[操作步骤]

（1）取动物（兔、猫）的脊髓（颈或腰膨大），用 Bouin 液固定 24h。

（2）入 70% 乙醇加氨水脱黄色入水洗。

（3）入 0.1% ～ 0.2% 硫堇水溶液染色 6 ～ 10d。

（4）入 1% 钼酸铵水溶液固定 12 ～ 24h。

（5）常规脱水，石蜡包埋，切片 5 ～ 6μm。

（6）二甲苯脱蜡与透明、中性树胶封固。

[结果]尼氏小体呈斑块紫蓝色（彩图 7-3）。

3. 棓花青 - 铬矾染色改良法（de Boer and Sarnaker，1956）

[试剂配制]

棓花青 - 铬矾液：将 0.6g 棓花青加蒸馏水 200ml 溶解过滤，弃去滤液，将滤纸及滤渣放入 200ml 的 5% 铬明矾蒸馏水溶液中，水浴煮沸 30min，冷却、过滤，用 1% HCl 调至 pH 1.6。

[操作步骤]

（1）组织用 10% 甲醛液或 95% 乙醇固定 24h。

（2）切片 10 ～ 20μm，切片染色前按常规进行，冰冻切片必须在 70% 乙醇中脱脂。

（3）蒸馏水洗，入棓花青 - 铬矾液中室温下染色 24h，用 pH 1.6 蒸馏水洗。

（4）经各级乙醇脱水，二甲苯透明，中性树胶封固。

[结果]尼氏小体呈灰蓝色。

注：①棓花青 - 铬矾染色特异性高，在 pH 1.5 ～ 1.75，核酸的特异染色很强，非特异染色极弱，若 pH 在 2.1 ～ 5.0 则胶质细胞、神经纤维及胞质亦着色；②此法容易掌握，不受固定液种类的限制，而且不过染，不用分化脱色，即使在染液中放置时间加长，也不会过染，在乙醇脱水过程中也不受影响，染色后能保存多年不褪色。

4. 焦油紫（克紫）染色方法 本法为尼氏小体的基本染色方法，经染色后短时分化，可使在脑及脊髓内尼氏小体得以显出，背景清晰，可应用于计算细胞数量的密度。

［试剂配制］

焦油紫液：1% 焦油紫水溶液加 1 滴冰醋酸 5ml，蒸馏水 95ml。

［操作步骤］

（1）固定于 10% 甲醛液 24h。

（2）火棉胶切片 10 ～ 15μm，石蜡切片 8 ～ 10μm，切片脱蜡到水，如系火棉胶包埋，可直接将切片投入 70% 乙醇 1 ～ 3h。

（3）蒸馏水洗后，放入焦油紫液染色 6 ～ 24h（置 37℃温箱内）。

（4）蒸馏水速洗，用 95% 乙醇分化脱色，镜下控制。

（5）无水乙醇脱水，二甲苯透明，中性树胶封固。

［结果］尼氏小体呈深紫色，细胞核呈淡紫色，背景洁白或微黄。

注：①染液温度升高，可减少染色时间；②脱水后再经一次氯仿，则尼氏小体更清晰，颜色鲜艳，用乙醚、纯乙醇、氯仿（按 1：1：1）作分化剂进行分化，效果亦理想；③焦油紫有感光作用，染色后保存应避免光线，坚牢焦油紫（cresylfasfviolet）染料亦可用；④分化在显微镜下控制，1% 甲苯胺蓝溶液可替代焦油紫染液染色，分化用苯胺乙醇液，常规用甲苯胺蓝法。

5. Olszwski 染色方法

［试剂配制］

焦油紫液：焦油紫 1g，醋酸钠 2.2g，蒸馏水 97ml，冰醋酸 3ml。

［操作步骤］

（1）固定于 95% 乙醇中，石蜡切片 6 ～ 8μm，脱蜡至蒸馏水稍洗。

（2）于室温下用焦油紫液染色 3 ～ 5h。

（3）用 95% 乙醇液分化，镜下观察至尼氏小体呈紫色，其他组织无色为止。

（4）无水乙醇迅速脱水，二甲苯透明，中性树胶封固。

［结果］尼氏小体呈深紫色，细胞核呈淡紫色，背景呈无色或微紫色。

6. Pischinger 缓冲亚甲蓝染色方法

［试剂配制］

0.2N 醋酸盐缓冲液（pH 4.6）。Ⅰ液：冰醋酸 1.2ml，加蒸馏水至 100ml。Ⅱ液：醋酸钠 2.72g，蒸馏水 100ml。Ⅰ液和Ⅱ液等份混合后调节 pH 至 4.6。

缓冲亚甲蓝液：0.2N 醋酸液缓冲液 2ml，亚甲蓝 0.64g，蒸馏水 98ml。

［操作步骤］

（1）组织固定于 10% 甲醛液或 95% 乙醇中 24h，常规脱水，石蜡包埋，切片 6 ～ 8μm，脱蜡至水。

（2）蒸馏水洗，入缓冲亚甲蓝液中染色 5 ～ 10min。

（3）入 0.2N 醋酸盐缓冲液（pH 4.6）分化 1 ～ 3min，并在显微镜下观察，至尼氏小体清晰为止。

（4）4% 钼酸铵水溶液处理 3 ～ 5min，迅速蒸馏水洗，防止脱色。

（5）无水乙醇脱水，二甲苯透明，中性树胶封固。

［结果］尼氏小体呈鲜蓝色。

7．尼氏小体混合染色方法

［试剂配制］

混合染色液：焦油紫 10mg，硫堇 10mg，亚甲蓝 10mg，甲苯胺蓝 10mg，蒸馏水 100ml。

5% 伊红乙醇液：伊红 Y 0.5g，95% 乙醇加至 100ml。

［操作步骤］

（1）切片脱蜡至水。

（2）切片放入混合染色液染 24h。

（3）蒸馏水稍洗。

（4）用 95% 乙醇分化，显微镜下控制。

（5）入 0.5% 伊红乙醇液复染 0.5 ～ 1min。

（6）无水乙醇脱水，二甲苯透明，中性树胶封固。

［结果］尼氏小体及核仁呈紫蓝色，其他组织呈红色。

注：①用于尼氏小体染色的组织要新鲜，固定迅速，否则尼氏小体可溶解而不易显示出来；②尼氏小体的染色标本需避光保存，否则易于褪色。

（四）神经胶质

神经胶质包括神经胶质纤维与三种神经胶质细胞，其中神经胶质细胞的第一种为星形细胞，第二种为少突神经胶质细胞，第三种为小神经胶质细胞。由于神经胶质种类很多，在脑和脊髓中以灰质内较多，显示各种胶质细胞及其突起的方法主要是镀银法或镀金法，镀银法源于如 Cajal 法及 Hortega 法等，一般在 HE 染色法及尼氏小体染色法的脑标本中，由于它仅能显示胶质细胞的胞核，而受到制作上的局限。

这类胶质细胞是在 1913 年才由 Cajal 给予最完善的描述，他的氯化金－升汞法至今也仍是较可靠而漂亮的方法，此外，前述的 Colgi 镀银法也相当可靠，磷钨酸－苏木精法也可染出。而这三种细胞至今仍用金属浸润法显示，胶质纤维则用 Mallory 磷钨酸－苏木精法或 Holzer 法显示。很早以前，神经病理学家 Del Rio Hortega（1919，1932）曾用碳酸银浸染法显示中枢神经系统内的小胶质细胞获得成功。然而，在某种神经胶质细胞表面或细胞质内，存在着很细的纤维，称为神经胶质纤维，而显示这种纤维的常用方法为 Weight 法和 Holzer 改良法。

根据实验结果证明，用 Cajal 氯化金－升汞法显示为最理想与可靠，其次为 Del Rio Hortega 碳酸银法，而小胶质细胞和少突胶质细胞的制作以 Hortega 碳酸银法及改良法如

Penfield 第 II 改良法和 Globus 法为最佳，值得推广与传承。

1. Ramòn Y Cajal 法示星形胶质细胞

金升化物浸染法（Cajal，1913，1916；Conn 及 Darrow，1960，改良法）

［试剂配制］

溴化铵固定液：溴化铵 2g，甲醛（40%）15ml，蒸馏水 85ml。

氯化金 - 氯化汞溶液：1% 氯化金水溶液 10ml，1% 氯化汞 4ml，蒸馏水 60ml。氯化汞溶于蒸馏水中加热溶解，冷却加氯化金，临用时配制。

［操作步骤］

（1）新鲜组织固定于溴化铵 - 甲醛液固定 3 ～ 8d，冰冻切片，切片 20 ～ 30μm。

（2）切片漂洗 20min，浸染前需经蒸馏水洗，其余切片可放溴化铵 - 甲醛液中保存。

（3）浸染于氯化金 - 氯化汞溶液中 4 ～ 12h（22℃温箱内），蒸馏水洗。

（4）固定于 5% 硫代硫酸钠水溶液 5 ～ 10min，自来水清洗，并裱贴玻片上。

（5）常规脱水、透明、封固。

［结果］原浆性星状细胞的突起呈紫红色，神经细胞呈浅红色，神经纤维不着色或着色很浅。

注：①此染色法需组织新鲜，固定需溴甲醛溶液，若为甲醛液固定的组织（组织不得超过 2 天固定时间）采用冰冻切片，再放入溴甲醛固定液中 12h 或放入 5% 氢溴酸溶液中 1h（37℃温箱内）；②至浸染过程中，应多次在显微镜下观察情况；③所用玻璃器皿必须化学清洁，不可接触金属器械。

2. Grino 制作方法

［试剂配制］

硝酸银 - 钨酸银溶液：10% 硝酸银溶液 15ml，10% 钨酸银溶液 15ml。两液混合后，产生黄色沉淀，需缓慢地滴加氨水溶解。取此银氨溶液 20ml 加吡啶 2 滴，待 30min 左右，过滤后使用。

［操作步骤］

（1）组织取材固定于 10% 甲醛液 12h 后，冷冻切片 5μm。

（2）入 3% 冰醋酸溶液 20 ～ 30min，再入 1% 过氧化氢溶液 10 ～ 20min。

（3）将切片置于硝酸银 - 钨酸银溶液处理 20 ～ 30s。

（4）入 1% 甲醛液还原（应不断摇动）1 ～ 2min。

（5）浸 0.2% 氯化金溶液，使切片呈紫灰色，用 5% 硫代硫酸钠溶液固定 30s。

（6）经蒸馏水充分漂洗，再用载玻片取漂浮游离的切片，由滤纸吸干，透明、封固。

［结果］少突胶质细胞及小胶质细胞呈黑色。

注：采用 Golgi 镀银法可显示出少突胶质细胞，在 1900 年 Robertson 首先加以描述，至 1921 年又被 Del Rio Hortega 以较佳方法染出并予以讲述，但均是采用冷冻切片法染色；然而，以 Stern 法（Weil 及 Davenport 改良法）采用石蜡切片制作也可得到相当满意的结果，但对

人体组织显示却不够满意，原因可能是组织发生坏死后发生变化的缘故。

3．Del Rio Hortega 碳酸银法显示小胶质细胞（Panfield 改良法） Del Rio Hortega 在 1919 年首先描述小胶质细胞，故又称 Hortega 细胞，下面介绍对它的浸染方法。

［试剂配制］

溴化铵－甲醛液：40% 甲醛 14ml，溴化铵 2g，蒸馏水 100ml。

Globus 溴氢酸液：40% 溴氢酸溶液 5ml，蒸馏水 100ml。

弱碳酸银溶液：用 10% 碳酸银水溶液 5ml，加入 5% 碳酸钠水溶液 20ml，立即产生乳白色沉淀，逐滴加入浓氨水，直至沉淀恰好溶解，再加蒸馏水 75ml，过滤备用。此液宜现配现用。

［操作步骤］

（1）用乙醚麻醉健康的成年兔，灌注溴化铵－甲醛液固定 800 ～ 1000ml。

（2）取下整脑置于溴化铵－甲醛液固定 4h 后，切下视区皮质，修切成厚 5mm、宽 10mm 的组织块，重新换固定液，继续固定 5 ～ 14d。

（3）冷冻切片 20 ～ 25μm，将切片放入 1% 甲醛液或蒸馏水。

（4）在 1% 氨水中 10 ～ 12h，以去除甲醛液。

（5）切片用滤纸稍吸干后，直接进入 Globus 溴氢酸液，置于 37 ～ 38℃温箱内 1h（中间换 1 次 Globus 溴氢酸液），用蒸馏水洗。

（6）5% 碳酸钠水溶液媒染 4 ～ 5h（中间换 3 次 5% 碳酸钠水溶液）。

（7）蒸馏水或直接浸入弱碳酸银水溶液 3 ～ 5min（每次 3 ～ 4 片）。

（8）入 1% 甲醛液还原 20 ～ 30s，蒸馏水洗。

（9）于 0.2% 氯化金溶液调色 30 ～ 40s，以切片呈灰色为宜，用蒸馏水洗。

（10）经 5% 硫代硫酸钠水溶液固定 2 ～ 3min，蒸馏水洗后，入 1% 明胶水溶液。

（11）将切片贴于载玻片上，放置晾干，经 95% 乙醇、无水乙醇及无水乙醇－二甲苯液（按 1 ∶ 1 配制），各放 5 ～ 10min，二甲苯透明，中性树胶封固。

［结果］小胶质细胞呈深灰至黑色，可见少量少突胶质细胞呈深灰色至黑色。

注：①对固定 5 ～ 6d 的标本效果最好；②在 1% 甲醛液和 0.2% 氯化金溶液调色处理中不宜长久使用，宜按时更换新液，以免影响染色效果。

4．神经胶质纤维染色法

［试剂配制］

磷钼酸－乙醇溶液：0.5% 新配的磷钼酸水溶液 10ml，95% 乙醇 20ml。

氯仿－乙醇液：无水乙醇 6ml，氯仿 24ml。

结晶紫－乙醇液：结晶紫 1.5g，无水乙醇 6ml，氯仿 24.0ml。

安尼林油－氯仿分色液：安尼林油 6ml，氯仿 9ml，浓氨水 1 滴。

[操作步骤]

（1）10% 甲醛液固定 24h，常规脱水，石蜡包埋，切片 8μm。

（2）切片脱蜡后经下行乙醇至水，再放入磷钼酸－乙醇溶液内处理 3 ～ 5min。

（3）擦尽切片上的液体，再放入氯仿－乙醇液处理 2 ～ 5min。

（4）染于结晶紫－乙醇液内 1 ～ 2min。

（5）经无水乙醇和氯仿液（按 1 ∶ 4）内速洗，再由无水乙醇下行至水。

（6）10% 溴化钾水溶液内处理 1 ～ 2min。

（7）蒸馏水洗，用吸水纸吸干，又于安尼林油－氯仿分色液内处理。

（8）直接在 95% 乙醇脱水，经无水乙醇脱水，二甲苯透明，中性树胶封固。

[结果] 神经胶质纤维呈深紫色。

5. Mallory 苯胺蓝－橙黄 G 制作方法

[试剂配制]

媒染液：硫酸高铁铵 1g，硫酸 1ml，50% 乙醇 98ml。

酸性复红液：酸性复红 0.5g，冰醋酸 7 滴，蒸馏水 100ml。

苯胺蓝橙黄 G 液：苯胺蓝（水溶液）0.5g，橙黄 G 2g，草酸 2g，蒸馏水 100ml。

[操作步骤]

（1）固定于 Helly 液、Zenker 液或 10% 甲醛液 24h。

（2）切片脱蜡，至水，经含汞固定液固定的组织需要除去汞结晶。

（3）入媒染液内处理 10 ～ 30min，蒸馏水洗。

（4）入酸性复红液内染色 1 ～ 2min，蒸馏水洗。

（5）入苯胺蓝－橙黄 G 液内染色 10 ～ 15min，入无水乙醇内分色并脱水、透明、封固。

[结果] 神经胶质纤维呈紫色，神经胶质细胞和神经轴呈蓝色，髓磷质呈玫瑰红色，节细胞和血管壁呈深蓝色，核仁红细胞呈鲜红色，细胞核呈绿黄色。

6. 碳酸银浸染制作法（Ⅰ）（Scharenberg 法）

[试剂配制]

硝酸银液：10% 硝酸银溶液（分析纯）100ml，5% 碳酸钠溶液 300ml。上液混合后滴加 28% 氢氧化铵溶液，直到乳黄色沉淀刚刚消失（边滴边摇荡），严格控制铵液量，加蒸馏水稀释到 700ml，此液在棕色瓶中可保存 3 个月。

铵银液：2% 硝酸银溶液 30ml 加 28% 氢氧化铵水溶液，使瞬间产生的沉淀直至刚刚溶解为止，必须控制加铵，不可过量，此液放于暗处可长期保存。

[操作步骤]

（1）组织固定于 10% 甲醛生理盐水溶液 24h。

（2）冷冻切片厚 15 ～ 20μm，蒸馏水多次洗。

（3）放入 1% 氢氧化铵水溶液 8 ～ 12h。

（4）直接放入 5% 氢溴酸水溶液中 2 ～ 3h，置于 37℃ 温箱，用 1 ∶ 5000 铵水浸洗 2 次，再用蒸馏水洗。

（5）切片放入 2% 硝酸银溶液 50ml 加 20 滴吡啶的混合液内处理 10 ～ 15min（置于 60℃温箱内）。

（6）直接移入铵银液内 5 ～ 10min（室温），放于 1% 甲醛液内 2 ～ 3min。

（7）蒸馏水洗后，放于 0.2% 氯化金溶液中调色 10 ～ 15min。

（8）蒸馏水洗后，放于 5% 硫代硫酸钠溶液内固定处理 5 ～ 10min。

（9）充分水洗后，经乙醇脱水，二甲苯透明，中性树胶封固。

[结果] 原浆性星形细胞、纤维性星形细胞及神经原纤维均呈黑色。

注：该方法不能染出少突胶质细胞和小胶质细胞，若染少突胶质细胞，可用碳酸银原液，若染小胶质细胞，则将原液以 1：4 用蒸馏水稀释。

7. 碳酸银浸染制作方法（Ⅱ）（Rio Hortega 法）（显示星形细胞）

[试剂配制]

Cajal 液：40% 甲醛液 15ml，溴化铵 1.5 ～ 3g，蒸馏水 85ml。

碳酸银液：10% 硝酸银溶液 10ml，加入碳酸锂饱和水溶液 10ml，过滤，收集滤纸上沉淀物，用蒸馏水 50 ～ 70ml 清洗数次，将沉淀放入烧瓶中，加蒸馏水 15 ～ 20ml，然后滴加 40% 氢氧化铵溶液，边滴边摇荡，使沉淀刚刚溶解，再加蒸馏水 50ml 即可。

[操作步骤]

（1）组织于 Cajal 液内固定 2 ～ 3 周，冷冻切片 10 ～ 15μm，蒸馏水洗。

（2）放入碳酸银液浸染 3 ～ 5min，直至切片呈黄色为止（45 ～ 50℃温箱）。

（3）蒸馏水洗，在 20% 甲醛液中还原 1 ～ 2min 后，蒸馏水洗。

（4）于 0.2% 氯化金水溶液中调色，置 45℃温箱，直至切片呈紫色。

（5）蒸馏水洗，放于 5% 硫代硫酸钠溶液内固定 1 ～ 2min，再经水彻底清洗。

（6）常规脱水、透明、封固。

[结果] 原浆性星形细胞呈灰紫色，神经原纤维呈黑色。

8. 碳酸银浸染制作方法（Ⅲ）（Rio Hortega 法）

[试剂配制]

碳酸银液：10% 硝酸银水溶液 5ml 加入 5% 碳酸钠（无水）水溶液 20ml，然后滴加浓氨水，不停摇荡，直到沉淀刚刚溶解（约用 0.4ml 氢氧化铵），加蒸馏水到 45ml，过滤，保存于棕色瓶内，若染小胶质细胞可按原方法用蒸馏水稀释到 75ml。

碳酸银稀释溶液：取 10% 硝酸银溶液 10ml，加饱和碳酸钠溶液 40ml 后，产生沉淀，用蒸馏水洗 3 次，每次倾去上清液，滴加浓氨水至沉淀完全溶解，再加入蒸馏水至 100ml。

[操作步骤]

（1）组织固定于 Cajal 固定液，浸染少突胶质细胞固定 12 ～ 24h，然后换新鲜 Cajal 固定液固定 10min 于 45 ～ 50℃温箱内。若浸染小胶质细胞，组织需固定 2 ～ 4d。

（2）冷冻切片 15 ～ 20μm，用蒸馏水 99ml 加 1ml 氢氧化铵溶液清洗，而后用蒸馏水清洗。

（3）切片放入碳酸银溶液中 1 ～ 5min，适用于少突胶质细胞；染小胶质细胞，刃片放入碳酸银稀释溶液 0.5 ～ 2min，不时振动，可使浸染成功。

（4）浸染小胶质细胞，切片直接移入 1% 中性甲醛液还原 30 ～ 60s，振动。

（5）浸染少突胶质细胞，切片用蒸馏水清洗 15s，用 1% 甲醛液还原 1min。

（6）0.2% 氯化金水溶液内调色 5 ～ 10min，直到切片呈灰色为止，蒸馏水洗。

（7）放入 5% 硫代硫酸钠水溶液内固定 1 ～ 2min。

（8）自来水充分洗，蒸馏水洗，常规脱水、透明、封固。

[结果] 少突胶质细胞呈黑色，小胶质细胞呈黑色或灰色，细胞核不着色。

9.　碳酸银浸染制作方法（Ⅵ）（Penfield 法）显示少突胶质细胞及小胶质细胞

[试剂配制]

碳酸银液：10% 硝酸银溶液 5ml，5% 碳酸钠溶液 20ml。两液混合后加氢氧化铵，使形成的沉淀刚刚溶解，用蒸馏水稀释至 75ml，特别为少突胶质细胞，在配制碳酸银液时，用 20% 硝酸银溶液 10ml。

[操作步骤]

（1）用 10% 甲醛液固定组织，冷冻切片 10 ～ 15μm。

（2）彻底清除甲醛，切片放入 1% 氢氧化铵水溶液中 10 ～ 12h。

（3）直接放入 5% 氢溴酸水溶液中 1 ～ 2h（37℃）。

（4）蒸馏水洗 3 次，放入 5% 碳酸钠水溶液中处理 1 ～ 5h。

（5）切片转入碳酸银液中浸染 3 ～ 5min，直到切片呈淡棕色为止。

（6）切片放入甲醛液中 2 ～ 3min 震荡，蒸馏水洗。

（7）放入 0.2% 氯化金水溶液中调色 10 ～ 15min，蒸馏水洗。

（8）于 5% 硫代硫酸钠水溶液中固定 1 ～ 2min，充分水洗。

（9）常规脱水、透明、封固。

[结果] 少突胶质细胞及小胶质细胞均呈黑色（彩图 7-4）。

10.　硝酸银浸染制作方法（Weil-Davenport 法）　此法对小胶质细胞能获得较好的结果，适用于冷冻切片，有时石蜡切片亦可得到满意的效果，切片经脱蜡后按冷冻切片进行浸染。

[试剂配制]

铵银液：烧瓶内装入 30% 氢氧化铵溶液 2 ～ 3ml，滴加 10% 硝酸银水溶液 18ml 左右时，液体呈稳定的淡乳白色为合格。如硝酸银过量，可重加几滴氢氧化铵，直至沉淀完全溶解为止。

[操作步骤]

（1）冷冻切片或石蜡切片 10 ～ 15μm。

（2）冷冻切片（石蜡切片脱蜡入水后）用蒸馏水洗 2 ～ 3 次。

（3）放入铵银液中浸染 15 ～ 20s。

（4）切片移入 15% 甲醛液，直到切片呈咖啡棕色为止。

（5）浸洗蒸馏水 3 次，用 0.2% 氯化金液水溶液调色 10 ～ 15min。

（6）蒸馏水洗，放于 5% 硫代硫酸钠溶液内固定 5 ～ 15min。

（7）自来水洗，常规脱水、透明、封固。

［结果］少突胶质细胞及小胶质细胞呈黑色，背景浅黄色。

注：若切片染色较深，可减少铵银溶液的浸润时间。

11．磷钼酸－结晶紫染色方法（Holzer 法）　此法对甲醛液固定的石蜡、冷冻、火棉胶等切片均可用，是显示神经胶质纤维很好的方法。

［试剂配制］

磷钼酸－乙醇溶液：0.5% 磷钼酸水溶液 1 份，95% 乙醇 2 份。以上溶液用时混合。

氯仿－乙醇液：无水乙醇 2ml，氯仿 8ml。

结晶紫－乙醇液：结晶紫 0.5g，无水乙醇 2ml，氯仿 8ml。此液可长期保存，应防止挥发。

苯胺－氯仿分化脱色溶液：苯胺 4ml，氯仿 6ml，1% 醋酸溶液 1 滴。

［操作步骤］

（1）石蜡切片脱蜡至水，冷冻切片 10 ～ 15μm。

（2）放入 50% 乙醇中 15 ～ 20min，再入磷钼酸－乙醇溶液中 2 ～ 3min。

（3）将氯仿－乙醇液滴于切片上，使切片全部呈灰白色至灰白质不能分辨为止。

（4）保持切片湿润，不可干燥，直接滴加结晶紫－乙醇液于切片上染色 30s。

（5）用 10% 溴化钾水溶液滴于切片上，直至呈金黄色为宜。

（6）用滤纸吸干，除去切片上的溶液。

（7）用苯胺－氯仿分化脱色溶液处理，镜下控制，此液脱色较快，分化适当后即用二甲苯清洗并透明，中性树胶封固。

［结果］神经胶质纤维及细胞核呈紫蓝色，背景无色。

注：①大部分溶液都有乙醇氯仿配制，易挥发，故要防止切片干燥；②在第 6 步滤纸吸干切片上的滤液，下步才容易分化脱色，若不吸干，染液会凝结，覆盖在切片上面，不易除掉。

12．小胶质细胞与少突胶质细胞硝酸银浸染制作方法（改良法）

［试剂配制］

碳酸银溶液：取 10% 硝酸银溶液 10ml，加饱和碳酸钠溶液 40ml 后产生沉淀，用蒸馏水洗 3 次，每次倾去上清液，滴加浓氨水至沉淀完全溶解，再加入蒸馏水至 100ml。

［操作步骤］

（1）取饲养在 1 年内的兔的大脑或脊髓，固定于含 2% 溴化铵溶液 20ml，10% ～ 15% 甲醛溶液 80ml 的混合液内 48h，切片前再移入新固定液，并加温至 50℃放置 10min，冷却后切片，厚度为 20 ～ 25μm。下列各步前均需二次蒸馏水洗，用滤纸吸干。

（2）浸入 2% DAB 溶液 5 ～ 10min，取出后入 0.5% 过氧化氢溶液中处理 5min。

（3）将切片入碳酸银溶液 40min（60℃），使切片呈棕黄色为止。

（4）切片入 10% 中性甲醛液还原 5 ～ 10min。

（5）切片入 0.2% 氯化金溶液调色 5 ～ 10min，以呈现灰色为度。

（6）入 5% 硫代硫酸钠溶液固定 5 ～ 10min，水洗。

（7）乙醇脱水，二甲苯透明，中性树胶封固。

［结果］小胶质细胞和少突胶质细胞呈黑灰色，其他成分呈浅灰色或无色。

（五）突触

突触是一个神经细胞的轴突末端与另一个神经细胞的细胞体或树突相接触的部位，其中神经元之间，是以突触的方式相互联系，而将兴奋传导过去；显示动物脊髓中神经细胞体上的突触的常用方法有 Cajal Ⅳ 法、Bodian 蛋白银法，但这些方法极不易掌握。一般一个神经细胞上的突触可多至数百个以上，由于切片较薄，有时也因浸染技术的缺欠，染出的细胞体上的突触不多，时常只可见到几个或几十个。在 1956 年 Wyckoff 与 Young 用甲醛液灌注动物，固定后，用 Bielschowsky-Gros 的改良法染色，染出的突触极多。而鲍瑢、鲁子惠等应用高尔基－坚聂克方法在动物脊髓中染出的突触也较多，且方法简便，易于掌握。

为了更好地显示神经细胞之间的突触关系，目前，常应用 Golgi-Дейиека 浸银制作方法及 Rasmussen G 方法，均能在脊髓前柱细胞上显示大量突触，方法具有不繁杂、重复性也好等优点，被推广使用。

1. 突触 Golgi-Дейиека 浸银制作方法（鲁子惠、鲍瑢改良法）

［试剂配制］

甲醛－亚砷酸固定液：10% 甲醛液 4 份，亚砷酸饱和水溶液 1 份。

甲醛－亚砷酸－乙醇固定液：95% 乙醇 1 份，亚砷酸饱和水溶液 1 份，20% 中怊甲醛液 1 份。

对苯二酚－亚硫酸钠还原液：对苯二酚 2g，亚硫酸钠 0.5g，中性甲醛液（40%）5ml，蒸馏水 95ml。

［操作步骤］

（1）用甲醛－亚砷酸固定液灌注猫，取其大脑及脊髓；或在甲醛－亚砷酸－乙醇固定液内固定 2 ～ 5h，一般组织厚度不宜超过 1cm，固定 2 ～ 3h。

（2）用滤纸将液体吸干，放入 2% 硝酸银水溶液 18 ～ 30d（室温暗处）或 8 ～ 10d（37℃），蒸馏水洗。

（3）放入对苯二酚－亚硫酸钠还原液还原 24h，蒸馏水洗。

（4）各级乙醇上行脱水，石蜡包埋，切片 12 ～ 15μm，贴片、透明、封固。

［结果］神经细胞体呈棕黄色，突触位于胞体或树突上呈浅灰色（彩图 7-5）。

注：组织固定后，用滤纸吸干，投入纯吡啶 12 ～ 24h，然后水洗 24h 再镀银，结果可使背景色淡，显示突触细而清晰且稳定性较好。

2. Rasmussen G.L 法 本法借助于媒染剂，使银盐更易于与神经纤维相结合，更加有利于显示突触。

[试剂配制]

氯醛 - 重铬酸钾溶液：10% 水合氯醛的 50% 乙醇溶液 150ml，3% 重铬酸钾水溶液 300ml，Pearson & O'Neill 缓冲液 100ml，依次加入并不断搅拌，沉淀后加 5% 硫代硫酸钠溶液（需 130ml 左右）溶解，待配好后放置 3 ~ 7d，用前过滤，组织应使其沉于垫有玻璃棉的容器底部，媒染液量要大且隔日换一次。

Pearson & O'Neill 缓冲液按下列配方配制方法，可先制储备液：M/5 醋酸溶液（12ml 冰醋酸加入蒸馏水 1L）17ml，M/5 醋酸钠溶液（16g 醋酸钠加入蒸馏水 1L）3ml。用时以此储备液 14ml 加水 1L，pH 为 4.1。

硝酸银 - 对苯二酚还原液：2% 硝酸银水溶液 10ml，1% 对苯二酚水溶液 4ml。混合后倒入 60℃的 3% 明胶水溶液 40ml 内，边倒边搅拌，还原液临时配用，如变成棕色即已失效，应重新配制。

[操作步骤]

（1）取动物脑或脊髓固定于中性 10% 甲醛液内 5 ~ 10d。

（2）取组织块不宜厚于 1cm，用蒸馏水洗 15 ~ 60min。

（3）于氯醛 - 重铬酸钾溶液内媒染处理 8 ~ 10d，流水冲洗 6 ~ 12h。

（4）常规脱水，石蜡包埋，切片 8 ~ 10μm，脱蜡下行入水。

（5）放入 0.5% 强蛋白银加铜片的水溶液内 12 ~ 24h（37℃），这时的溶液可以用硼酸 - 硼砂缓冲液来调整 pH，使其 pH 以不低于 8 为宜。

（6）经蒸馏水洗后，在硝酸银 - 对苯二酚还原液内还原处理至显微镜下观察。

（7）水洗后用氯化金液内调色 10 ~ 12h（在温箱 37℃），能使突触与背景对比更加清晰，切片脱水、透明、封固。

[结果] 未调色前细胞胞体或纤维呈黄色或浅棕色，调色后细胞及纤维呈淡红紫色，突触及核仁呈深紫蓝色。

注：第 5 步中改用 0.1% 硝酸银溶液及硼酸 - 硼砂缓冲液处理效果相同。

3. 高尔基 - 坚聂克浸染神经组织制作方法

[试剂配制]

AFA 固定液：95% 乙醇 30ml，20% 甲醛液 30ml，亚砷酸饱和液 30ml。

对苯二酚 - 亚硫酸钠还原液：对苯二酚 2g，亚硫酸钠 0.5g，商品甲醛 5ml，蒸馏水 95ml。

硫氰酸铵显色液：将硫氰酸铵及硫代硫酸钠各 1.5g，溶于 50ml 蒸馏水中，再在上述混合液中加入 5ml 的 1% 氯化金水溶液。

高锰酸钾 - 硫酸液：高锰酸钾 2g 溶于 50ml 蒸馏水中，然后加入浓硫酸 1 滴。

[操作步骤]

（1）组织放入 AFA 固定液中固定 30 ~ 120min。

（2）用滤纸（吸水纸）吸干组织块。

（3）在室温下，浸染于 2% 硝酸银水溶液中 18～24d（置于暗处）。

（4）蒸馏水洗 1～3min，放入对苯二酚－亚硫酸钠还原液中 12～24h。

（5）蒸馏水洗后，乙醇脱水，经乙醚乙醇液（按 1：1 配制）处理 24h，常规火棉胶包埋，切片。

（6）蒸馏水洗后，入硫氰酸铵显色液显色（也可省去），直至切片变黑即取出。

（7）自来水洗后，蒸馏水洗，再入高锰酸钾－硫酸液处理 1～10min。

（8）入 1% 草酸溶液 1～3min 后，蒸馏水洗。

（9）常规脱水、透明、封固。

［结果］细胞质呈棕黄色，细胞核呈黑色，突触及核仁呈棕黄色。

（六）神经纤维及末梢

神经纤维的标本制作可分为切片和分离两种，这里着重介绍神经纤维石蜡切片锇酸浸染方法。

神经纤维石蜡切片法（锇酸法）

［操作步骤］

（1）取青蛙坐骨神经一段，用线将两端结扎于细木条或玻棒上，放入 0.5% 锇酸水溶液 24h。

（2）取下神经组织用蒸馏水洗 20～30min。

（3）将用线结扎的部分剪掉，入 70% 乙醇 24h 以加深颜色。

（4）然后经各度乙醇脱水，透明，石蜡包埋；经切片后，脱蜡封固。

［结果］髓鞘呈黑色，轴索呈淡黄色，Ranvier 绞轮、切痕和神经鞘亦可清晰显出。

注：实验证明，用犬的坐骨神经较佳，在结扎时勿将神经拉得过紧，否则切痕不清晰，亦可用 1% 锇酸水溶液浸染，结果令人满意。

（七）神经元、神经原纤维及神经纤维染色法的应用

神经元、神经原纤维及神经纤维染色法虽然种类繁多，但大多数均采用镀银法，它的基本原理是把固定后的组织或切片浸染于银溶液中，再用还原剂处理，使银颗粒沉着于轴索的轴浆中呈现深棕色或黑色，用镀银法可以在神经元胞质中看到许多交错成网的细丝，并伸入树突之中，在常规 HE 染色中，虽然可观察到神经元及神经纤维的全貌，但是细微的结构和某些特殊成分还需用特殊的染色方法才能显示出来。电镜下可见它们由神经丝和微管构成，它们维持神经元的细胞骨架外与细胞内物质的传递有关。在某些疾病时，神经原纤维可发生集结现象，这时可用镀银染色清晰地显示。

1. Bielschowsky 冷冻切片法　引自 Davenport, Windle & Beech（1934）和 Beech & Davenport（1933），原由 Bielschowsky（1904,1909）所设计与倡用。可显示神经细胞及其突起，

神经原纤维。引自 Davenport（1933），原有 Bielschowsky 神经原纤维及神经纤维染色法。

［试剂配制］

铵银液：10% 硝酸银水溶液 5ml 中加入 6 滴 40% 氢氧化钠溶液，逐滴加入浓氨水，边滴边摇荡，使沉淀刚刚溶解，再加蒸馏水稀释至总量为 25ml，过滤后备用，放在冰箱中保存。

［操作步骤］

（1）新鲜小块组织固定于 10% 甲醛液中 24 ～ 48h，流水冲洗 24h。

（2）冷冻切片 8 ～ 10μm（神经原纤维）或 15 ～ 20μm（细胞和轴突）。

（3）切片用蒸馏水洗 1h，多次换水。

（4）切片放入 4% 硝酸银溶液内 24 ～ 48h（置于暗处），用蒸馏水速洗。

（5）用新配的上述铵银液处理 2 ～ 10min，直至切片从淡褐色变为深褐色为宜，再用蒸馏水速洗 2 次。

（6）移至 10% 甲醛液内 5 ～ 10min，使银还原。

（7）用蒸馏水洗 2 ～ 3 次，每次 5 ～ 10min，使银还原。

（8）用 0.2% 氯化金溶液调色 10 ～ 15min，再用蒸馏水洗。

（9）移至 5% 硫代硫酸钠溶液内处理 5 ～ 10min，再用自来水洗。

（10）附贴于清洁载玻片上经常规脱水，透明，中性树胶封固。

［结果］神经元、神经原纤维、轴突和树突均呈棕褐色至黑色。

注：第 8 步可用可不用，若背景清晰而神经元着色较深，亦可使用。

2．Bielschowsky 组织块制作方法

［试剂配制］

Ⅰ液：用 1.5g 硝酸银溶于 100ml 蒸馏水中。Ⅱ液：将 5ml 浓氨水与 40ml 2% 氢氧化钠混合，边摇边用一滴定管或刻度吸管加入足量的 8.5% 硝酸银溶液，使之产生轻微、恒定的浑浊，再加 3 ～ 5 滴浓氨水，达到终点时硝酸银溶液的用量应为 35 ～ 45ml。

［操作步骤］

（1）取组织固定于 10% 甲醛液 24h，胚胎用 10% 甲醛液中加 0.25 ～ 0.5% 三氯醋酸溶液固定 24h，组织固定后在水中洗 1 ～ 2h。

（2）放在纯吡啶中，胚胎组织则放入吡啶与蒸馏水等分混合液 1 ～ 2d。

（3）根据组织块大小在水中洗 2 ～ 6h。

（4）放在Ⅰ液中浸染 2 ～ 3d（37℃），然后蒸馏水洗 20min 至 1h。

（5）放入Ⅱ液中浸染 6 ～ 24h，在蒸馏水中洗 15min 至数小时。

（6）在 1 ∶ 100 甲醛液还原 1 ～ 12h，经自来水洗。

（7）组织脱水、透明、浸蜡包埋和切片，裱于载玻片上。

（8）用二甲苯脱蜡后盖片封固。

［结果］神经纤维与神经原纤维呈棕色或褐黑色，背底呈浅黄棕色。

3．Bielschowsky 神经纤维切片制作方法　1902 年，Bielschowsky 首先倡用的"浸银法"，

是把组织经较长时间固定于甲醛液，再浸于硝酸银液及铵银液，最后再由甲醛液还原。他在 1904 年详细介绍了冰冻切片及组织块的上述"双重浸银法"，以后逐渐被人们广泛重视和采用。

神经纤维的构成为轴索及其侧支，该方法可用于显示胃组织内的神经纤维，同时可观察到神经元的内部及胞体外部的状况。

［试剂配制］

铵银液：10% 硝酸银水溶液 10ml，加 40% 氢氧化钠水溶液 6 滴，边加边摇动，形成棕黑色的凝集物用浓氨水逐滴加入并摇动至完全溶解，最后加入蒸馏水 25ml 稀释。

［操作步骤］

（1）组织用 10% 甲醛液固定 24h，自来水洗 1h。

（2）蒸馏水洗 2 ～ 24h，冷冻切片 10μm。

（3）切片由蒸馏水移入 3% 硝酸银溶液 24h 或 10% 硝酸银溶液 6h（在暗处进行）后，蒸馏水洗 5 ～ 10min。

（4）切片移入铵银液浸染 10 ～ 20min，直至切片组织呈棕黑色为止。

（5）蒸馏水洗，放入用自来水配的 10% 甲醛液还原至切片呈黑色。

（6）蒸馏水洗，0.2% 氯化金溶液调色 3min，水洗后，经 1.5% 硫代硫酸钠溶液固定 3 ～ 5min，水洗，附贴于明胶处理的玻片上，吸干。

（7）经脱水，用俄立干油透明，中性树胶封固。

［结果］神经纤维呈黑色，背景显紫色。

注：①为了使镀银显示得更为清楚，其镀金的时间对结果的好坏有很大影响；如果浸银或还原不良，调色后却不能再纠正；②透明避免用单纯二甲苯，要用俄立干油，封固不能用 DPX 封固剂；③石蜡切片不如冷冻切片效果好。

4. 有髓神经示朗飞结与施万细胞的染色方法

［试剂配制］

固定液：氯化汞饱和水溶液 20ml，医用碘酒 2ml，甲醛 2ml，混合后，经过滤即可使用。

碘伏液：碘片 2g，碘化钾 0.8g，50% 乙醇 100ml。

［操作步骤］

（1）取材：用犬的坐骨神经（每段长 2cm 左右）自然地展平于长 1.5cm 的无色硬纸上，再将神经两端用钉子固定在木板上，使其不易脱掉。

（2）将神经连同硬纸片放入固定液内 24h。

（3）蒸馏水洗 3 次，每次 5min，随后用解剖针粗略地将神经拆散。

（4）入 4% 硫酸铁铵溶液中媒染 1h，蒸馏水洗 4 次，每次 3min。

（5）Heidenhain 苏木精液染色 1h 后，用蒸馏水洗数次，除去余色。

（6）在 2% 硫酸铁铵溶液中分色到合适程度，用蒸馏水洗。

（7）再用自来水冲洗，蒸馏水洗后，乙醇脱水，二甲苯透明。

（8）在双筒立体显微镜下，用两枚细解剖针将神经纤维拆解，选择典型有髓神经纤维，常规封固。

［结果］神经纤维中朗飞结与施万细胞呈蓝黑色。

5．神经膜与朗飞结的制作方法

［操作步骤］

（1）将蛙或猫的坐骨神经平直地铺于硬纸片上。

（2）将标本入 0.75% 硝酸银溶液内 24h（置于暗处），然后入蒸馏水洗 5min。

（3）入 20% 甘油水溶液，用不锈钢解剖针将神经撕开，暴露于阳光下，待其变成棕褐色为止。

（4）在双筒立体显微镜下，用两枚不锈钢解剖针将神经纤维拆解分离，选择良好的神经纤维，用 20% 甘油溶液封固，盖玻片四周由油漆封固。

［结果］轴索和朗飞结呈棕色，神经膜呈灰白色。

注：①室内应保持清洁，防止暴露时尘埃沾污标本；②若用 1% 锇酸溶液代替硝酸银，可使髓鞘呈黑色。

6．改良的 Marsland-Glees 浸染神经纤维方法　神经纤维的轴突有嗜银性，本法先经硝酸银溶液作为感应剂，对组织进行处理，然后与铵银溶液作用而沉淀在神经纤维处，最后通过还原剂把银离子还原为黑色的金属银而显示出来。

［试剂配制］

铵银溶液：取无水乙醇 10ml，加入 20% 硝酸银水溶液，搅拌均匀后逐滴加入浓氨水，先形成沉淀，再继续滴加氨水使其形成的沉淀彻底溶解，然后再另加入氨水 2～3 滴，即为铵银溶液，保存于 4℃冰箱备用。

［操作步骤］

（1）切片捞于载玻片上，于 60℃烘烤 2～3h 后备用，切片脱蜡至水。

（2）放入 0.5% 高锰酸钾溶液处理切片 5～10min，蒸馏水洗。

（3）2% 草酸溶液处理切片 2～5min 后，自来水洗，蒸馏水洗。

（4）放入 20% 硝酸银溶液浸染 1～2h（37℃）。

（5）直接入 10% 甲醛溶液中处理，直至切片颜色转为黄色至棕色。

（6）直接入上述铵银溶液处理 30s。

（7）直接入 10% 甲醛液处理 1～2min，自来水洗。

（8）切片经 5% 硫代硫酸钠水溶液固定 5～10min。

（9）常规脱水、透明、封固。

［结果］神经纤维呈深棕色至黑色，背景显淡棕色。

注：①整个过程应防止污染造成背景染色；②切片于第 5 步后镜下检查，如果浸染程度不够，颜色较浅，可以重复第 4～6 步，直至颜色适宜。

7．神经纤维硝酸银浸染制作方法（Holmes 法）　本法是形态实验室作为常规石蜡切片染色的方法，可显示神经元，如复染 Luxol 固蓝，显示髓鞘效果很好。

［试剂配制］

缓冲液 A：硼酸 12.4g，蒸馏水 1000ml。缓冲液 B：硼酸 19g，蒸馏水 1000ml。

浸润液：缓冲液 A 55ml，缓冲液 B 45ml，1% 硝酸银溶液 1ml，10% 吡啶溶液 5ml，蒸馏水 394ml。

还原液：对苯二酚 1g，硫酸钠 10g，蒸馏水 100ml。

［操作步骤］

（1）取材投入 10% 的甲醛液固定 24 ～ 36h。

（2）组织常规脱水石蜡包埋切片 15 ～ 20μm，石蜡切片脱蜡至水。

（3）浸入 20% 硝酸银溶液于暗处室温下作用 2 ～ 3h 后，蒸馏水洗 10min。

（4）入浸润液 12h（37℃），浸润液量不得少于 20ml，容器密盖。

（5）吸干，加入还原液 10min，如还原液预温至 25℃ 则效果更好。

（6）自来水洗 5 ～ 10min 后，蒸馏水洗。

（7）0.2% 氯化金溶液调色 3min，或至切片不显棕色为止，蒸馏水稍洗。

（8）移入 2% 草酸溶液，至镜下观察轴索及背景区分明显为止，蒸馏水洗。

（9）5% 硫代硫酸钠溶液固定 5 ～ 10min，自来水洗。

（10）常规乙醇脱水，二甲苯透明，中性树胶封固。

［结果］神经纤维呈黑色，背景灰紫色。

注：组织用升汞固定能促进染色，该法亦适用于周围神经的显示。

8. 组织块浸银制作方法（Romony 及 Cajal 法）

［试剂配制］

氨乙醇液：95% 乙醇 50ml，浓氨水 5 滴。

焦性没食子酸 – 甲醛还原液：焦性没食子酸 1 ～ 2g，蒸馏水 100ml，40% 甲醛 5 ～ 10ml。

［操作步骤］

（1）取厚 2cm 的组织块浸入氨乙醇液 24h，再用滤纸吸去组织表面的液体。

（2）放入 1.5% 硝酸银水溶液中浸染 4 ～ 5d，或置于 37℃ 温箱 4d，蒸馏水浸洗 2min。

（3）用焦性没食子酸 – 甲醛还原液内处理 24h，蒸馏水洗。

（4）乙醇脱水、二甲苯透明、石蜡包埋、切片 10 ～ 15μm。

（5）贴片烘干，二甲苯脱蜡，中性树胶封固。

［结果］神经原纤维呈棕黑色。

9. 神经纤维浸银制作方法（Von Braunmubl 法）　该方法有使用试剂配制简单，易贮存，染色程序不复杂，易操作等优点。

［操作步骤］

（1）冷冻切片 10 ～ 30μm，蒸馏水洗。

（2）20% 硝酸银溶液浸染 20 ～ 30min（60℃）。

（3）不经水洗直接转入含氨的蒸馏水中（蒸馏水 50ml，加氨水 20 滴）。

（4）蒸馏水洗后，用自来水配的 10% 甲醛溶液还原至切片呈灰色。

（5）蒸馏水洗后，放入 0.2% 氯化金溶液中调色 3 ～ 5min。

（6）蒸馏水洗后，5% 硫代硫酸钠溶液固定 3 ～ 5min。

（7）蒸馏水洗后，贴片于明胶出来的玻片上，吸干。

（8）常规乙醇脱水，二甲苯透明，中性树胶封固。

[结果] 神经纤维呈黑色，背景浅灰色。

10. 无髓神经纤维分离装片

[操作步骤]

（1）取材于犬或兔的脾神经，剪成 1cm 长的小段，入 0.2% 盐酸溶液 2h。

（2）蒸馏水洗 10 ～ 30min。

（3）将神经置于载玻片上，加 1 滴蒸馏水，用解剖针将它撕成细丝。

（4）入 Harris 苏木精液 10 ～ 30min，蒸馏水洗，再用 0.2% 盐酸液分色至适宜。

（5）自来水洗 3 次，共 15 ～ 30min，再经蒸馏水洗。

（6）常规脱水、透明、封固。

[结果] 轴索呈淡蓝色，细胞核呈蓝黑色。

11. Banson 示无髓神经纤维浸银制作方法

[试剂配制]

氨乙醇液：无水乙醇 100ml，浓氨水 1ml。

[操作步骤]

（1）取动物的脾神经剪成 1cm 的小段，放入氨乙醇液中固定 24h。

（2）蒸馏水洗 5min 后，放入纯吡啶内处理 24h。

（3）蒸馏水洗 12 ～ 24h。

（4）浸入 2% 硝酸银溶液内 3 ～ 5d（置于暗处）。

（5）入 5% 甲醛液 100ml，加入焦性没食子酸 4g 的混合液中还原 24 ～ 48h。

（6）蒸馏水洗，上行 6 级乙醇与 3 级二甲苯，每级 30min。

（7）石蜡包埋、切片、贴片、透明与封固。

[结果] 轴索呈棕黄色，细胞核呈棕褐色。

（八）髓鞘的染色

有髓神经纤维的髓鞘的主要组成成分是磷脂，由于显示髓鞘的方法较多，各种方法的染色原理都有所不同，如以铬盐或铁矾媒染使它与苏木精结合，经分色处理后，就能着色清晰，并在中枢神经系统显示其分布状态，这类染色法都属于退行性染色法，故在处理过程中，分色是关键性的一步。

髓鞘是类脂质的复杂化合物，它亦可使锇酸还原成金属锇而现黑色，早期染髓鞘多据此用锇酸来处理。髓鞘是一种脂蛋白，其染色原理为：髓鞘的脂质＋媒染剂→结合物＋氧化后苏木精→色淀（蓝黑色），锇酸被髓鞘还原并与髓鞘相结合，而使髓鞘呈黑色。然而，锇酸价格昂贵，渗透力不佳，多改用甲醛液固定，经铬盐铬化，以苏木精液强染，然后再分化褪色乃将已铬化的髓鞘染成深蓝色或黑色。显示正常髓鞘的经典方法是 Weigert-Pal 技术，可以用石蜡切片，但最好是用火棉胶切片；Loyez 已将石蜡切片用 Luxol 坚牢蓝 – 甲苯酚紫技术或用特异的吖啶 – 橙黄及 Unna-Pappenheim 方法作为常规显示方法，McManus 苏丹黑方法显示髓磷脂卓越，但无特异性，冷冻切片上的正常髓鞘可用脂溶性染料、Baker 酸性苏木精方法及过氧乙酸 -Schiff 技术等予以显示，常用特染方法有碳酸锂苏木精法、砂罗铬花青法、四氧化锇法、Weil 铁明矾苏木精法、Weigert 铁苏木精法、Kultschitzky 酸性苏木精铬酸法、Luxol 坚牢蓝 – 甲苯酚紫法和 Marchi 锇酸法等，其原理是利用髓鞘的类脂质与铬离子聚合，经硫酸铁铵媒染，与碳酸锂苏木精及砂罗铬花青 R 牢固地形成结合物。髓鞘染色多采用火棉胶切片或采用石蜡及冷冻法切片，如用石蜡切片，必须先脱蜡，用火棉胶处理，才能染色，防止切片脱落；而采用 Weigert（Pal 及 Kultschitzky 等改良法）、Weil（Lillie 改良法）等法，无论染粗大的或微细的有髓神经纤维均可选择应用，其中最常用的是 Weil 髓鞘染色法，该法是石蜡切片理想的染色方法之一。

1. **显示溃变纤维的 Marchi 染色方法**　本方法根据正常髓鞘被铬盐氧化后，对四氧化锇不起反应；而髓鞘内脂肪变性含有不被铬盐氧化的油酸，因此可被四氧化锇还原而变成黑色，它成为变性髓鞘的阳性显示的经典方法。

［试剂配制］

Marchi 液：3% 重铬酸钾水溶液 40ml，1% 四氧化锇水溶液 20ml。

［操作步骤］

（1）取小块组织（厚度不超过 2mm）用 10% 甲醛液固定 24h。

（2）移至 Marchi 液内 8 ～ 12d（脊髓）或 12 ～ 15d（脑组织），容器内垫以玻璃纤维避免组织沉底并有助于渗透，溶液应每 4 ～ 5d 换一次，流水冲洗 24h。

（3）迅速脱水，用火棉胶包埋，或透明后用石蜡包埋。

（4）切片 20 ～ 30μm，贴片后常规透明封固。

［结果］变性髓鞘呈黑色，中性脂肪呈黑色，背景微黄色。

2. **Weigert 染色方法**

［试剂配制］

媒染液：重铬酸钾 5g，氟化铬 2g，蒸馏水 100ml。

碳酸锂苏木精染液：成熟的 10% 苏木精无水乙醇溶液 10ml，蒸馏水 90ml，饱和碳酸锂溶液 1ml。

分色液：1% 草酸水溶液，1% 亚硫酸钾水溶液，用前按 1：1 混合。

［操作步骤］

（1）常用一般固定液如 10% 甲醛液或 Bouin 液固定 24h。

（2）经媒染液处理 4 ～ 7d（37℃），直至组织块呈棕色为宜。

（3）水洗、石蜡包埋、切片 10 ～ 15μm，切片经蒸馏水洗。

（4）碳酸锂苏木精液染色 24 ～ 48h，或 37℃下 8h。

（5）自来水稍洗后，放入 0.25% 高锰酸钾水溶液中处理 20 ～ 30s。

（6）自来水洗，放入草酸－亚硫酸钾液中褪色，直至白质呈蓝黑色，灰质几乎无色。

（7）流水漂洗 10 ～ 15min，常规脱水、透明、封固。

[结果] 髓鞘呈深蓝色至黑色，背底灰色。

注：第 5 ～ 6 步可重复直至达到所需分色程度。

3．Weigert-Pal 髓鞘染色方法　Weigert-Pal 技术系根据铬盐与正常髓鞘成分中的磷脂和脑苷在作用中形成二氧化铬，这种二氧化铬可作为一种媒染剂与苏木精结合形成一种色淀。

[试剂配制]

Weigert 媒染剂：重铬酸钾 5g，氟化铬 2g，蒸馏水 100ml 加热溶解。

Weigert 苏木精液：10% 乙醇性苏木精液 10ml，蒸馏水 90ml，碳酸锂饱和水溶液 1ml。

Pal 褪色液：草酸 1g，亚硫酸钾 1g，蒸馏水 200ml。

[操作步骤]

（1）将用 10% 甲醛液固定 24h 后的组织入 Weigert 媒染剂内 4 ～ 5d，经水洗，石蜡－火棉胶双重包埋。

（2）切片 15 ～ 25μm，经蒸馏水洗。

（3）Weigert 苏木精液染色 24 ～ 48h（室温）或在 37℃染 8h。

（4）短时自来水洗。

（5）0.25% 高锰酸钾水溶液处理 20 ～ 30s，自来水洗 30min。

（6）Pal 褪色液分化直至白质呈蓝黑色，而灰质无色为止，经自来水洗。

（7）常规脱水、透明、封固。

[结果] 髓鞘呈黑蓝色，背景淡灰色。

4．神经髓鞘碳酸锂苏木精染色方法（Loyez，1910）

[试剂配制]

La Manna 铬化液：重铬酸钾 9.5g，氯化锌 4.5g，蒸馏水 100ml。

4% 硫酸铁铵水溶液：硫酸铁铵 4g，蒸馏水加至 100ml。10% 苏木精无水乙醇液：苏木精 10g，无水乙醇加至 100ml。用小口砂塞瓶盛装，混合溶解后放置 2 ～ 3 周成熟。

碳酸锂苏木精液：10% 苏木精无水乙醇液（成熟）10ml，碳酸锂饱和水溶液 2ml，蒸馏水 88ml。

Loyez 分化液：四硼酸钠 1g，铁氰化钾 1.25g，蒸馏水 100ml。

[操作步骤]

（1）组织固定于 20% 甲醛液或甲醛钙液 3 ～ 5d。

（2）入 La Manna 铬化液处理 1 ～ 2d（37℃），经流水冲洗 12h。

（3）常规脱水，石蜡包埋，切片厚 4 ～ 6μm。

（4）切片脱蜡至水，放入 4% 硫酸铁铵水溶液媒染 12 ～ 24h。

（5）蒸馏水洗 2 次，采用碳酸锂苏木精液染色 12 ～ 24h。

（6）自来水洗去多余染液。

（7）4% 硫酸铁铵水溶液初步分化，并经常取出，蒸馏水洗，显微镜下观察，至其他组织呈淡灰黄色而髓鞘显示清晰为止。

（8）自来水洗 2min，放入 Loyez 分化液处理 1 ～ 2min。

（9）自来水充分洗后，常规脱水、透明、封固。

[结果] 髓鞘及红细胞呈深蓝色，其他组织呈淡黄色至灰黄色。

注：① 10% 苏木精无水乙醇溶液要提前配制，因配制后须经 2 ～ 3 周以上成熟才可用，因此需作为贮备液存放；②在用 4% 硫酸铁铵水溶液分化时，要经常在镜下观察，不可分化过度，若分化过快，可改用 2% 硫酸铁铵水溶液分化。

5. 砂罗铬花青染色方法（改良的 Page 法，1965, 1970）

[试剂配制]

10% 硫酸铁铵水溶液：硫酸铁铵 10g，蒸馏水加至 100ml。

砂罗铬花青液：砂罗铬花青 R 0.2g，蒸馏水 96ml，10% 硫酸铁铵水溶液 4ml，浓硫酸 0.5ml，依次溶解，充分混合，用小口砂塞瓶盛装室温保存。

荧光桃红液：荧光桃红 B 0.5g，0.5% 氯化钙水溶液 100ml。

[操作步骤]

（1）组织固定于 20% 甲醛液 3 ～ 4d，按常规脱水，石蜡包埋，切片 4 ～ 6μm。

（2）切片脱蜡至水后，滴加砂罗铬花青液于切片上染色 10 ～ 20min（室温）。

（3）倾去染液，流水冲洗 1 ～ 2min。

（4）10% 硫酸铁铵水溶液分化 1 ～ 5min，至胶原纤维和肌纤维接近无色或淡灰色，髓鞘呈清晰的蓝色为止，每次取出水洗后应在显微镜下观察控制，也可用 4% 硫酸铁铵水溶液分化，但作用很慢，需要较长时间流水冲洗 5 ～ 10min。

（5）荧光桃红液复染色数秒后，用蒸馏水洗。

（6）常规脱水、透明、封固。

[结果] 髓鞘呈鲜蓝色，红细胞呈深蓝色，神经细胞胞质、肌纤维及胶原纤维呈鲜红色，细胞核和核仁呈蓝色。

6. 变色酸 2R- 亮绿髓鞘染色方法

[试剂配制]

10% 甲醛钙液：无水氯化钙 1g，甲醛 10ml，蒸馏水 90ml。

变色酸 2R 液：变色酸 2R 0.5g，磷钨酸 0.6g，冰醋酸 0.2ml，蒸馏 100ml。

亮绿冰醋酸液：亮绿 0.5g，0.2% 冰醋酸 100ml。

0.2% 冰醋酸水溶液：冰醋酸 0.2ml，蒸馏水 99.8ml。

[操作步骤]

（1）组织采用 10% 甲醛钙液固定 24h，常规脱水，石蜡包埋，切片 5～6μm。

（2）切片脱蜡至蒸馏水后，放入变色酸 2R 液染色 5～10min。

（3）直接用 0.2% 冰醋酸水溶液洗 2～3 次。

（4）入 0.5% 亮绿冰醋酸液复染 5～10min 后，经自来水洗 2min。

（5）常规梯度乙醇脱水，二甲苯透明，中性树胶封固。

[结果] 神经髓鞘呈深红色，轴索及间质呈绿色，脱髓鞘纤维不着色。

注：变色酸 2R 染液浓度在 0.3%～0.6% 为好，可根据其纯度与质量不同而增减，染色液置 4℃冰箱内保存，可反复使用，用前加热回温。

7. Lillie 综合染色方法

[试剂配制]

铁明矾苏木精液：Ⅰ液，4% 铁明矾水溶液。Ⅱ液，10% 苏木精无水乙醇溶液 10ml，蒸馏水 90ml（1～5d 氧化可用）；将Ⅰ液与Ⅱ液按等量混合，即可使用。

硼砂 - 铁氰化钾液：硼砂 1g，铁氰化钾 2.5g，蒸馏水 100ml。

酸性沙黄液：沙黄 100ml，冰醋酸 1ml，蒸馏水 99ml。

[操作步骤]

（1）取组织 10% 甲醛液固定 1～2d 后，置于 2.5% 重铬酸钾水溶液内 3～4d；可采用石蜡切片或火棉胶切片。

（2）切片在铁明矾苏木精液内染色 1～2h（55～60℃）。

（3）蒸馏水洗，再入 0.5% 铁明矾水溶液内分色。

（4）在硼砂 - 铁氰化钾液内处理 10～20min。

（5）经蒸馏水洗，放入酸性沙黄液内复染 3～5min。

（6）常规脱水、透明、封固。

[结果] 髓鞘呈蓝黑色，红细胞呈黄色或褐至黑色，细胞核红色，可见尼氏小体呈红色，背景淡红色。

8. 感觉神经末梢示环层小体装片

[操作步骤]

（1）选用出生 20 多天的小猫或瘦猪，经麻醉后，打开腹腔，将小肠连同肠系膜一起取出，朝着阳光处观察，可看到血管周围许多椭圆形白色透明体即为环层小体，再将肠系膜平铺在软木板或蜡盘内，随后四周用不锈钢昆虫针固定，放入 10% 甲醛液内固定 10～12h。

（2）蒸馏水洗 20～30min 后，用 Harris 苏木精 - 伊红染色。

（3）常规脱水、透明、封固。

[结果] 轴索、环层小体、细胞核呈蓝黑色，间隙呈红色。

注：用本法取材后，亦可用 Cajal 硝酸银法操作。

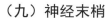

（九）神经末梢

神经末梢包括甚多，如梅氏小体、环层小体、上皮游离终末、Krause 终球及各脏器的神经终末。在真皮乳头处可见触觉小体，椭圆形，外包结缔组织被囊，为部为横列的扁平细胞，可见一失去髓鞘的轴突呈深黑色，进入小体内分支盘绕在扁平细胞上。神经末梢的显示法分为氯化金浸渍法、银浸法和亚甲蓝超生体染色法，目前对显示运动终板使用此法甚多，而且是其他方法所不及的，如 Lowit 法、Ranvier 法和 Miller 法。肌梭是梭形小体，内有几条形态特殊的骨骼肌纤维，称梭内肌纤维，在肌梭表面包有结缔组织被囊，神经纤维进入肌梭囊后失去髓鞘缠绕在梭内肌纤维的表面，可采用 Faworsky 法作为肌梭的显示制作方法。银浸法使用最广，因它能显出各种神经末梢，常用 Bielschowsky 法和 Groβ-Schultze 法，石蜡切片法虽然能制成很好的切片，但往往对最细的神经纤维分支是不易显出的，如 Cajal 法、Wallart 法等。然而，氯化金浸渍法大部分为分离标本，最容易成功的是爬虫类的材料，如蜥蜴和壁虎，幼年的哺乳动物类，如兔，亦可获得良好成绩，鸟类及鱼类不适宜，而犬的嗅黏膜比人的发达，环层小体则以猫的肠系膜和足掌最多。

1．Bielschowsky 浸银示触觉小体方法

［试剂配制］

铵银液配法：取 10% 硝酸银水溶液 10ml，放入 25ml 的烧杯中，加 40% 氢氧化钠水溶液 5 滴，立即产生棕黑色沉淀，滴加氨水并不断摇动，至沉淀颗粒恰好溶解为止，用蒸馏水补足全量（为 20ml）即可。

稀醋酸水溶液：蒸馏水 20ml 加冰醋酸 5 滴。

［操作步骤］

（1）取新鲜组织（勿超过 1cm）入 10% 中性甲醛液固定 7 ～ 14d。

（2）流水冲洗 2 ～ 3h，冻结切片 8 ～ 10μm，蒸馏水洗 1 ～ 3h，或切片入纯吡啶 2d，蒸馏水洗至无吡啶气味为止。

（3）入 2% ～ 3% 硝酸银水溶液 24h。

（4）蒸馏水速洗，入 Bielschowsky 铵银液至切片呈暗褐色（10 ～ 20min）。

（5）入稀醋酸水溶液脱色 2 ～ 5min，切片由褐色变淡黄色，脱去神经以外结缔组织的颜色。

（6）以 10% 中性甲醛液还原 10min 后，蒸馏水洗，入 1% 氯化金水溶液 5 滴加蒸馏水 10ml，直至切片呈棕色或棕紫色为度。

（7）入 5% 硫代硫酸钠水溶液处理 3 ～ 5min 后，经自来水洗。

（8）常规乙醇脱水，二甲苯透明，中性树胶封固。

［结果］轴索呈深黑色，结缔组织呈棕紫色。

注：如标本浸渍过淡，还原后可用蒸馏水洗涤，再回至氨银液处理。

2. 肠系膜环层小体整装铺片硝酸银浸染制作方法

[试剂配制]

铵银液：20% 硝酸银溶液 20ml，滴加 28% 氢氧化铵溶液数滴至液体透明即可。

[操作步骤]

（1）取猫的肠系膜，选其中含有环层小体比较多的，易被观察到。

（2）将猫的肠系膜用大头针四面伸开，固定在蜡盘上，10% 甲醛液固定 24h。

（3）用 95% 乙醇脱脂 2 ～ 4h，将含有环层小体的组织部分剪下来用蒸馏水洗。

（4）放入 20% 硝酸银水溶液浸染 40 ～ 60min（37℃），再放入铵银液浸染 5 ～ 8min。

（5）用 10% 酒石酸钾钠水溶液还原 5 ～ 10min，蒸馏水洗 10 ～ 15min。

（6）入 1/500 氯化金水溶液处理 5 ～ 10min，5% 硫代硫酸钠水溶液固定 5 ～ 10min。

（7）双蒸水洗 15min，经 95% 乙醇、无水乙醇脱水，每次 5min。

（8）石炭酸二甲苯（1：1）透明，二甲苯透明，中性树胶封固。

[结果] 环层小体呈圆形或椭圆形，小体周围显灰黄色，在环层小体中轴可见一均质状暗染的内棍。

3. Faworsky 法对肌梭的显示制作方法　Faworsky 法对显示肌肉、上皮及结缔组织里的神经终末、轴索和细胞内的原纤维效果较好。

[试剂配制]

酸乙醇液：70% 乙醇 50ml 加冰醋酸 1.5ml。

焦性没食子酸还原液：焦性没食子酸 1g，蒸馏水 50ml，中性甲醛 5ml。

[操作步骤]

（1）取材于猫的后腿外展肌一小块，贴于滤纸上，固定于酸乙醇液中 8 ～ 10h。

（2）组织块经 50% 乙醇浸数小时，放入含 1% 氨水的 95% 乙醇液内 24h。

（3）经蒸馏水洗至组织下沉，放入纯吡啶液中 24 ～ 48h。

（4）流水冲洗 12 ～ 24h 至无吡啶味，蒸馏水洗数次。

（5）入 2% 硝酸银水溶液中于 37℃恒温浸染 8 ～ 10d。

（6）经 1% 焦性没食子酸还原液处理 12 ～ 24h。

（7）还原后经蒸馏水速洗，脱水、透明、石蜡包埋，各过程尽量缩短时间。

（8）做连续切片（厚 10 ～ 15μm），常规脱蜡、透明、封固。

[结果] 骨骼肌纤维呈黄棕色，横纹清晰，肌梭神经纤维呈黑色。

注：①肌梭见于所有的肌肉，四肢肌多于躯干肌，手足的小肌肌梭特别多，故多取材于指（趾）间肌，用猫的后腿外展肌，以 Faworsky 法所显示的肌梭效果较好；②原法浸染时间为 4 ～ 14d，本实验用 10d，于 37℃下浸染效果亦较好；③开始浸银 1 ～ 2d 组织块不产生颜色，否则说明硝酸银溶液失效或双蒸水不纯净，后来所变颜色应呈黄色、褐色或黑色。

4．运动终板、肌梭、腱梭及环层小体的氯化金制作方法（Ranvier 改良法）

［试剂配制］

枸橼酸－氯化金－葡萄糖溶液：枸橼酸 10 ～ 20g，葡萄糖 5 ～ 7g，1% 氯化金水溶液 0.5 ～ 1ml，蒸馏水 100ml。

甘油－乙醇保存液：甘油（CP）10ml，50% 乙醇 10ml。

［操作步骤］

（1）运动终板或肌梭、腱梭都可取材于小白鼠肋间肌或腓肠肌，环层小体（Paccini 小体）取自幼猫的肠系膜，肌组织勿超过 3mm 小块。

（2）组织固定于 20% 蚁酸（甲酸）水溶液 20 ～ 30min，至半透明，Ranvier 传统的方法是用柠檬汁固定 30 ～ 60min。

（3）用干净滤纸将固定后的组织沾干。

（4）1% 氯化金水溶液内 15 ～ 60min，至肌组织呈金黄色，如已成棕色则表示浸金过度，应减少作用时间。

（5）直接投入 25% 蚁酸水溶液处理 8 ～ 12h（置暗处）。

（6）将组织用蒸馏水洗，用滤纸将组织沾干，浸入甘油－乙醇保存液内保存。

（7）取出组织，放在载玻片上，滴加少量纯甘油，用针轻拨组织，再加盖玻片并轻压，然后显微镜下观察，选用符合要求的组织，可四周树胶封固。

［结果］肌肉、环层小体、肌梭、腱梭均呈红紫色，神经纤维呈黑色（彩图 7-6）。

注：①运动终板等结构都可用 Cajal 及 Bielschowsky-Gros 等镀银切片法显示，但经氯化金的压片法显示则很完整，是传统的方法之一；②如在镀金后，将肌组织浸于冰醋酸(1 ∶ 500)水溶液内，放在强阳光下曝晒数小时，也可达到还原的目的；③标本最后压挤加盖玻片时应注意勿过度用力，以防末梢与神经纤维断裂。

5．Sihler-Gad 肌梭染色方法

［试剂配制］

氯醛－冰醋酸－甘油混合液：冰醋酸 10ml，甘油 10ml，1% 水合氯醛水溶液 60ml。

Ehrlich 苏木精稀释液：Ehrlich 酸性苏木精原液 10ml，甘油 10ml，1% 水合氯醛水溶液 60ml。

［操作步骤］

（1）取新鲜横纹肌一小块入氯醛－冰醋酸－甘油混合液处理 18 ～ 20h。

（2）移至纯甘油分离。

（3）入 Ehrlich 苏木精稀释液染色 3 ～ 10d。

（4）以冰醋酸－甘油分色，至肌肉褪色显出神经终末为止，纯甘油封固。

［结果］神经终末呈深蓝色。

注：①本方法为分离标本，湿性封固，此外对显出肌梭的神经用 Bielschowsky 银浸法、Groβ-Schultze 法及亚甲蓝超生体染色法均有良好的效果；②肌梭在一般肌肉较少，而在羊眼

球肌和天竺鼠的腓肠肌中较多。

6. 运动终板装片染色方法（方法Ⅰ）

[操作步骤]

（1）将组织固定于 20% 甲酸水溶液 30min。

（2）入 1% 氯化金水溶液置于暗处 60min，使标本呈棕黄色（若呈蓝色则着色过度）。

（3）蒸馏水速洗 2 次。

（4）入 20% 甲酸水溶液处理 8～12h（置于暗处），使肌肉呈棕色为宜。

（5）入纯甘油，然后将标本剪成 3mm×3mm 小块，置于载玻片中央，加一小滴纯甘油，再加一枚盖玻片，用适当的力将标本近乎压碎压薄，如果镜检显示出神经终板，可用 PVP 封固剂封固。

[结果] 运动终板呈深褐色，肌细胞呈淡黄色。

注：幼兔的肋间肌，其上位肋间肌运动神经终板较多。

7. 运动终板装片染色方法（方法Ⅱ）

[操作步骤]

（1）将猫麻醉，由股静脉注射 10% 生理盐水甲醛固定液（37℃），再取猫的肋间肌剪成火柴杆大小的组织小块。

（2）将取好的组织放入生理盐水配成的 10% 柠檬酸水溶液内处理 10～30min，再放入 1% 氯化金水溶液中处理 1～2h，直到呈棕褐色为止（置于暗处）。

（3）放入 10% 甲酸水溶液还原 24h，经流水冲洗后，再放入 95% 乙醇甘油混合液（按 1∶1）透明 12h。

（4）纯甘油脱水与透明，取分离小块组织于滤纸上，将肌肉周围多余的甘油吸去，移置于载玻片上，滴甘油明胶加盖玻片，轻轻压紧，放显微镜下观察，采用 PVP 封固剂封固，再用油漆封固四周。

[结果] 运动终板呈黑褐色。

（十）神经原纤维

神经原纤维的染色法甚多，常用有钼酸铵媒浸后以碱性甲苯胺蓝或硫堇染色法、氯化金法及硝酸银浸渍法；近年来由于银浸法的发展，使用者较多，此法能清晰地显示出神经原纤维、轴索及各种神经末梢，下面重点介绍银浸法。

1. 钼酸铵制作方法　1896 年 Donaggio 和 1903 年 Bethe 利用钼酸铵水溶液媒染的作用使神经原纤维在此液内储存大量的盐类，使组织内的钼酸铵与碱性染料结合，形成不溶解的物质，为此可显出神经原纤维。Donaggio 法很多，下面只介绍第四改良法。

[操作步骤]

（1）取新鲜组织入纯吡啶固定 5～7d 后，蒸馏水洗，至水内无吡啶气味为止。

（2）入 4% 钼酸铵水溶液 100ml 加盐酸 4 滴，浸 24h，数小时换一次。

（3）蒸馏水洗，经 96% 乙醇及无水乙醇脱水，苯透明，用 52℃ 以下的石蜡包埋。

（4）切片 7μm，最后干粘，二甲苯脱蜡，经各度乙醇处理，每级约 1min，蒸馏水洗。

（5）入新配极稀的硫堇水溶液（0.01g 硫堇溶于 400ml 蒸馏水），在染液染色 1～30min 或更久，至灰质呈红紫色为度。

（6）蒸馏水洗数秒，用 95% 乙醇分色 1min，至白质无色或稍带蓝色。

（7）蒸馏水速洗，入 4% 钼酸铵水溶液固定 15～20min，蒸馏水洗 3 次。

（8）经 95% 乙醇及无水乙醇脱水，二甲苯透明，树胶封固。

［结果］细胞内的神经原纤维呈紫红色。

注：本方法对大脑、小脑、神经节细胞的原纤维均有良好的显示效果。

2. Ramòn Y Cajal 神经原纤维浸银制作法　Ramòn Y Cajal 法有几种，主要决定于所取组织与浸染的要求，其所用的固定液也有差异，由于所采取的标本和要求的不同，Cajal 法所用的固定剂也有区别，但是它们仍不失为相当可靠的办法，目前仍为组织学研究人员常用方法，现介绍如下。

（1）Cajal Ⅰ 法

［试剂配制］

对苯二酚还原液：对苯二酚 1g，蒸馏水 100ml，商品甲醛 5～15ml。对苯二酚用量愈大，分化能力愈强，故有时可用 2～3g。

［操作步骤］

① 取新鲜的组织厚 3mm 的脊髓，直接入 1.5%～3% 硝酸银水溶液中 3～6d，此过程应在避光情况下置于 35℃ 温箱内，蒸馏水洗 2 次。

② 在室温下入对苯二酚还原液处理 24h 后，速洗于蒸馏水。

③ 无水乙醇脱水 24h、媒浸、包埋。

④ 切片脱蜡经下行乙醇入水后，蒸馏水洗。

⑤ 入 0.2% 氯化金水溶液 10～60min 后，蒸馏水洗。

⑥ 经 3%～5% 海波水溶液 30s，蒸馏水稍洗。

⑦ 常规脱水、透明、封固。

［结果］神经原纤维呈深棕色。

注：①本方法系块染法，一般易于显示，故适合做神经原纤维的教学制片。②关于染色太浅处理法如下：若切片染色太浅，入下液可加深。蒸馏水 100ml，硫氰化铵 3g，硫代硫酸钠 3g，1% 氯化金水溶液数滴。③在第 3 步后切片脱蜡后镜检，若染色适当，则立即封固，若染色太浓，可入下液漂白，即高锰酸钾 0.5g，浓硫酸 1ml，蒸馏水 1000ml；经此液洗后，再经 1% 草酸水溶液漂白后，充分水洗。

（2）Cajal Ⅱ 法

［操作步骤］

① 组织块固定于 95% 乙醇或无水乙醇 24h。

② 用滤纸吸干组织，浸入 1.5% 硝酸银水溶液内 5 ～ 7d（避光 35 ～ 40℃）。

③ 蒸馏水洗，其余步骤与结果同 Cajal Ⅰ 法。

注：此法对感觉神经末梢特别是有被囊的神经末梢，如环层小体和触觉小体显示较好；另外，对于有髓鞘或无髓鞘纤维以及小脑梨形细胞的蓝状纤维亦可显示。

（3）Cajal Ⅲ 法：本方法适用于无髓及有髓神经纤维，也可染出神经细胞体，显示突触末梢，成年动物的组织均适用。另外，对运动性及感觉性神经末梢如触觉小体、环层小体、梅氏小体皆可用这种方法显示，还可用于大型细胞的神经原纤维。

［试剂配制］

氨乙醇液：95% 乙醇 100ml，浓氨水（28% 的氨水）1 ～ 10 滴。

［操作步骤］

① 组织块勿厚过 4mm，在 10%（或至 15%）甲醛液内 6 ～ 12h，再用普通流水充分洗去甲醛（数小时），然后再将组织块固定于氨乙醇液 24h。

② 用滤纸或吸水纸吸干。

③ 浸染于 1.5% 硝酸银水溶液（35 ～ 40℃）3 ～ 5d。

④ 其余按 Cajal Ⅰ 法处理。

［结果］神经原纤维呈棕色。

注：①固定时由于组织的差别加氨水的量也有不同，大脑勿超过 3 滴，小脑、神经节 4 滴，神经末梢 2 ～ 3 滴，延髓、脊髓 10 滴，滴加氨水时要求准确，若氨水量过多，在浸染硝酸银时组织表面会出现青白色沉淀，而影响结果；②为了避免组织过度收缩，先用 70% 乙醇及 80% 乙醇各固定 5h，再用加入氨水的乙醇固定；③此法适用于大多数神经组织，如对脊髓的前角细胞的神经原纤维、脊神经节及交感神经节细胞的突起均可显示；④对无髓纤维、小脑细胞的篮状纤维亦可显示。

（4）Cajal Ⅳ 法

［试剂配制］

氨乙醇：95% 乙醇 100ml，浓氨水 10 滴。

［操作步骤］

① 组织块固定于 10% ～ 15% 甲醛液内 6 ～ 12h。

② 流水冲洗组织块 10h 以上，再浸入氨乙醇 24h。

③ 以滤纸吸干组织表面氨乙醇。

④ 浸染于 1.5% 硝酸银水溶液 5d，暗处，放入 38℃ 温箱内。

⑤ 其余步骤同 Cajal Ⅰ 法。

［结果］小脑皮质结构和层次分明（彩图 7-7）。

注：此法染小脑的苔状纤维、细胞突起较佳，一般来说成年动物的较为满意。

（5）Cajal Ⅴ 法：本方法适用于中枢神经系统的无髓纤维、小脑的蓝状纤维及细胞突起。它用二氮三烯六环（吡啶）固定为主，对于神经组织发生的早期尤其适用，而对周边神经末梢及纤维的再生过程，特别是对后者，均可获得相当好的显示效果，故专门用来观察神经早期的变性与再生，Cajal 法已成为最合适的方法。

［试剂配制］

吡啶液：蒸馏水 25ml，纯二氮三烯六环（吡啶）25～30ml。

［操作步骤］

① Held Donaggo 及 Held 主张应用纯吡啶固定组织，但由于纯吡啶对组织收缩严重，故 Cajal 改用吡啶与等分蒸馏水混合固定 6～8h，再转入纯吡啶 18～24h，或组织入 70% 吡啶水溶液或纯吡啶固定 24h。

② 固定后用自来水冲洗 12～24h，至无吡啶气味为止，浸入 95% 乙醇内 24h，用滤纸或吸水纸吸去组织块表面的乙醇。

③ 于 37℃ 恒温箱中浸入 1.5% 硝酸银水溶液 4～5d。

④ 其余步骤同 Cajal Ⅰ法。

［结果］神经原纤维呈黑色，背景显淡黄色，核为无色。

注：此法以吡啶为固定液，对神经原纤维的显示呈黑色，其背景呈淡黄色的清晰而美观的结果，另外对再生神经纤维及神经末梢也较合适。

（6）Cajal Ⅵ法－水合氯醛法（Ⅵ）：本法对运动终板、中枢系统的微细纤维、脊髓前角细胞及大脑锥体细胞显示均会令人满意，是较常用的方法。

［试剂配制］

水合氯醛－乙醇液：水合氯醛 5.5g，无水乙醇 25ml，蒸馏水 75ml。

氨乙醇液：95% 乙醇 100ml，浓氨水 10 滴。

［操作步骤］

① 取组织固定于水合氯醛－乙醇液内 24h，灌注或浸泡均可，在灌注时应先用生理盐水将血液洗去，再用蒸馏水稍洗后，用滤纸或吸水纸吸干组织。

② 放入氨乙醇液 24h 后，流水洗 12～24h，蒸馏水洗 3～6h，更换多次。

③ 浸入 1.5% 硝酸银水溶液 4～5d，在 37℃ 恒温箱中浸染。

④ 其余操作步骤与结果同 Cajal Ⅰ法。

注：此法对小脑梨形细胞的篮细胞和苔状纤维及运动终板的显示效果均良好。

3. Bielschowsky 方法　1902 年 Bielschowsky 首先将此法以简便的方式应用于神经组织浸染而取得圆满的成功，本法的原理是将氨液滴入硝酸银液内，可立刻产生黄褐色沉淀，再继续滴入一定量的氨液，可使这种沉淀溶解，生成双氨化硝酸银，然后将少量微盐基性的甲醛液慢慢加入双氨化硝酸银液中，则会使金属银被还原释放出来。本法概括为两种基本方法，一种为切片制作方法，另一种为组织块制作方法，现将这两种方法介绍如下。

（1）Bielschowsky 切片制作方法

［试剂配制］

铵银溶液：取 10% 硝酸银水溶液 10ml，加入 5 滴新配的 40% 氢氧化钠水溶液，边滴边

摇，生出黑褐色的沉淀，此沉淀为氧化银，可把沉淀过滤后再用蒸馏水冲洗 3 次；逐滴加入
28% 浓氨液，随滴随摇，直到沉淀恰被溶解为止（约 20 滴）。最合适的情况是滴氨液到最
后尚留极少的褐色沉淀物为止，将此液加蒸馏水至 25ml 后再使用。

冰醋酸 - 氯化金水溶液：0.2% 氯化金水溶液 30ml，冰醋酸 5 ～ 10 滴。

［操作步骤］

① 神经组织用 10% ～ 20% 甲醛液固定 7 ～ 14d。

② 经流水冲洗 4 ～ 24h 后，冰冻切片，切片厚 7 ～ 10μm。

③ 切片置蒸馏水内浸洗 1 ～ 2h。

④ 放入纯二氮三烯六环（吡啶）内 24h，然后再放入蒸馏水内，不断用水冲洗，直到
完全无吡啶气味为止。

⑤ 在 2% 硝酸银水溶液内，暗处镀银 24h。

⑥ 速水洗 1 次，放于铵银溶液内 10min，直到切片变为黄褐色。

⑦ 速用蒸馏水洗 1 ～ 2 次，经 20% 甲醛液内还原 5 ～ 10min。

⑧ 流水洗，再用蒸馏水充分洗。

⑨ 放入冰醋酸 - 氯化金水溶液内 8 ～ 10min，至呈现红色为止，水洗一次。

⑩ 再放入 5% 硫代硫酸钠水溶液内固定 3 ～ 5min 后，充分水洗。

⑪ 常规脱水、透明、封固。

［结果］对轴索及树状突显示极佳，神经原纤维、神经末梢呈棕褐色或黑色（彩图 7-8）。

注：用火棉胶切片或石蜡切片也可得到相当好的结果，但不如冰冻切片的效果好。

（2）Bielschowsky 组织块制作方法（改良法）：这种方法是先将小块组织（如脊髓一段）
大、小脑皮质一块，经过镀银等处理后再切片，步骤大致与前方法相似，但比较方便快捷。

［试剂配制］

铵银溶液：20% 硝酸银水溶液 5ml，40% 氢氧化钠水溶液 5 滴；沉淀产生后，逐渐滴入
氨液将其溶解，最后以嗅不到氨的气味为最好，再滴加 20ml 的蒸馏水即可应用。

［操作步骤］

① 组织用 10% 甲醛液固定 48 ～ 72h。

② 稍用水洗数分钟，放入二氮三烯六环（吡啶）内处理 24h。

③ 充分用水洗去二氮三烯六环（吡啶），12 ～ 24h 后，蒸馏水洗 1h。

④ 入 2% 硝酸银水溶液，置于暗处 35℃温箱内 3d 后，蒸馏水洗一次。

⑤ 放入铵银溶液内，放暗处 1 ～ 4h，根据组织块大小而定。

⑥ 在 20% 甲醛液内还原 24h 后，水洗。

⑦ 经乙醇脱水，经苯脱水，透明，石蜡包埋，切片 4 ～ 6μm。

⑧ 贴片经干燥后脱蜡即可封固。

［结果］与前方法相似，其表面稍有过染现象。

注：若组织浸染的色泽显示适度，即可包埋与切片，放干后脱蜡进行封固。

（3）神经原纤维的浸银制作方法

［试剂配制］

还原液：焦性没食子酸或对苯二酚 1g，甲醛 5 ～ 15ml，蒸馏水 100ml。

［操作步骤］

①取猫的脊髓厚 3mm，投入 1.5 ～ 3% 硝酸银水溶液中 3 ～ 6d（避光 35℃）。

②蒸馏水洗 2 次，室温下放入还原液 24h 后，用蒸馏水洗。

③无水乙醇脱水 24h，常规石蜡包埋，切片 6 ～ 7μm。

④切片脱蜡后镜下观察，如果染色适当，即可进行封固。如果过染，则按下述步骤处理：切片常规入水，蒸馏水洗，入 0.2% 氯化金水溶液 20 ～ 60min，蒸馏水洗，入 3% ～ 5% 硫代硫酸钠水溶液 1 ～ 2min，充分水洗。

⑤ 常规乙醇脱水，二甲苯透明，中性树胶封固。

［结果］神经元内的神经原纤维呈棕色细丝状。

（龚　林）

第8章　神经系统

神经系统分为中枢神经系统和周围神经系统。中枢神经系统由脑和脊髓组成，周围神经系统包括脑神经节、脊神经节、自主神经节及脑神经、脊神经、自主神经，这两个系统在结构和功能上密切相关。组成神经系统的主要成分是神经组织，肉眼观察新鲜的或固定染色的脑和脊髓标本，都可以区分灰质和白质，然而，由于大脑和小脑的灰质大部分位于浅层，故称之为皮质，而白质（髓质）位于皮质深面，髓质中有神经核。脊髓的灰质位于中央，被白质包绕，在周围神经系统，神经元胞体主要集中于神经节或神经丛。神经系统的神经元可按功能分为三大类，即感觉神经元、联合神经元和运动神经元。感觉神经元的周围突和运动神经元的轴突组成周围神经，神经元是神经系统的结构和功能单位，神经系统的运动形式是通过无数神经元互相借突触联系起来构成的反射弧而完成的。神经系统不仅能支配机体的各个器官，以及保证机体的完整性；而且可使机体适应周围环境的变化，达到与周围环境统一与平衡，使其成为一个相互协调统一的机体。

一、大脑

大脑可分为外层的皮质及深层的髓质两部分。1840 年 Baillarger 首次应用放大镜观察大脑皮质，继而用高尔基浸银法结合光镜观察大脑神经元及神经纤维的形态。大脑皮质位于大脑表面部分，由神经元、神经胶质和无髓神经纤维组成，而髓质主要由神经纤维组成。大脑皮质的外层被覆着一层由薄层结缔组织组成的软膜，膜内富含血管；脑实质里的血管常有血管周围腔，神经细胞的轴索发出很多树突彼此交织成网。软脑膜除覆盖脑的表面外，还可形成皱襞突入脑室内，构成由单层上皮组成的脉络组织，脉络组织中的毛细血管在脑室顶和壁上形成一簇一簇的，其表面覆盖着胞体稍大、胞质内含液泡、脂滴及色素颗粒的脉络上皮细胞，形成脉络丛。大脑皮质的神经元有 100 亿～ 200 亿个，其种类很多，均为多极神经元；可按神经元胞体的形态，将其分为锥体细胞、颗粒细胞和梭形细胞 3 种。大脑皮质由表面至深层依次可为 6 层，即分子层、外颗粒层、外锥体细胞层、内颗粒层、内锥体细胞层和多形细胞层。分子层中的神经元是水平细胞和星形细胞及许多与皮质表面平等的神经纤维，具有相同功能的神经纤维聚集在一起，形成神经纤维束。外颗粒层含有大量小锥体细胞及少数颗粒细胞。外锥体细胞层较厚，由大量中、小锥体细胞和篮状细胞等组成；内颗粒层胞核小、排列较密，神经元为大量粒细胞、小量小锥体细胞；内锥体细胞层主要由大、中锥体细胞组成，神经元粒细胞胞核较少。在中央前回运动区的内锥体细胞层中含有巨大锥体细胞，称之为 Betz 细胞；多形细胞层含有粒细胞、小锥体细胞及大量梭形细胞。实验结果证实，人和实验动物之间脑组织形态学结构无明显差异。

二、小脑

小脑由表面的皮质（灰质）和内部的髓质（白质）两部分组成，皮质位于小脑表面的一层，由神经元、神经胶质和神经纤维组成，而髓质在中央由神经纤维组成。小脑表面有许多平行的横沟，把小脑分隔成许多小叶片，每一叶片表面有一层灰质覆盖着白质，小脑皮质从外到内，可分为明显的三层，即分子层、浦肯野细胞层和颗粒层。分子层较厚，含大量的神经纤维，神经元则少而分散，主要由星形细胞和篮状细胞组成，浦肯野细胞层在分子层与颗粒层之间，其胞体较有规则地排成一层，它是小脑中最大的神经元；颗粒层分布密集的颗粒细胞及一些高尔基细胞，排列紧密，颗粒层深部为髓质。小脑皮质神经细胞有 5 类，即浦肯野细胞、颗粒细胞、高尔基细胞、星形细胞和篮状细胞。浦肯野细胞是小脑皮质唯一的投射神经元，其轴突是小脑皮质唯一的传出纤维，其余 4 类神经元都属于小脑皮质的局部神经元。星形细胞、篮状细胞、高尔基细胞和颗粒细胞都属于联合神经元，有攀缘纤维、苔藓纤维和单胺能纤维，这三套完全不同的传入纤维系统把来自脊髓、脑干和大脑皮质的冲动传到小脑皮质，构成复杂的神经环路。小脑髓质含有 3 种纤维，即浦肯野细胞的轴突、攀缘纤维和苔藓纤维。

三、脊髓

脊髓位于椎管内，呈背腹略扁的圆柱形，可分为颈、胸、腰、骶及尾 5 段。脊髓和脑相似，脊髓位于锥管内，横断面上呈扁椭圆形，分为灰质和白质两部分。脊髓的灰质位于中央，白质在外周包绕灰质，所有节段的脊髓外面均包被着缺乏血管的纤维硬膜，脊髓灰质中央有一纵行小管，称为中央管。其管腔面衬有室管膜细胞，腔内含脑脊液。脊髓背面正中位有浅的背正中沟，其向内方向有神经胶质细胞形成的薄的背正中隔，可到达中央管附近。白质主要由神经纤维构成，其神经纤维粗细不一，而大多数是有髓神经纤维；灰质中则主要是神经胶质细胞，脊髓灰质可分为腹角和背角，其间的神经细胞主要是角细胞和神经胶质细胞，角细胞里多见粗大的尼氏小体。然而，比较组织学证实，人与实验动物之间脊髓组织形态学结构无明显差异。

四、神经节

神经节是周围神经节的一部分，包括脑神经节、脊神经节和自主神经节 3 种。神经节内的神经元称为节细胞。脊神经节是脊髓两侧的脊神经背根上的一个膨大的结构，由含许多假单极神经元（感觉神经元）的胞体和平行排列的神经纤维束，因而胞体往往被分隔成群，脑神经节的结构与脊神经节相似，属于感觉神经元。自主神经节可分为交感神经节和副交感神经节两种。节内的神经纤维有节前纤维和节后纤维，节细胞的轴突是无髓神经纤维（节后纤维），它主要是自主神经系统的节后神经元，属于多极运动神经元。在周围神经系统，神经元胞体集中的区域称为神经节，而脑、脊神经节位于脊神经后根和某些脑神经干上的膨大结构，属于感觉神经节。神经节内有许多胞体大小不等的假单极神经元，假单极神经元外为单层卫星细胞，卫星细胞包绕着节细胞的胞体及其盘曲的突起，而卫星细胞的核呈圆形或长形，染色较深。在脑、脊神经节内的神经纤维大部分是有髓神经纤维。

自主神经节包括位于脊柱两旁的交感神经节链（椎旁节）、脊柱前方腹腔动脉根部的交感神经节（椎前节）、位于内脏器官附近及内脏器官的副交感神经节，神经节外面由结缔组织被膜包裹，向内伸入形成神经节的结缔组织支架，而周围神经包括与脑和脊髓连接的脑神经、脊神经和自主神经，每条外周神经如坐骨神经、尺神经等，均由多个大小不等的神经纤维束组成的，而每条神经束又由无数条有髓和无髓神经纤维构成。

五、神经系统取材

（一）大脑和小脑

首先用骨锯锯开颅骨，锯开时要小心，不要伤及脑组织。取下硬脑膜，用剪刀沿正中线的矢状窦剪开，将硬脑膜完全除掉，然后将左手四指插入额叶与颅骨之间，把额部组织向后抬起，用剪刀剪开小脑幕镰，再用左手将大、小脑托起，将其轻轻向后拉出，再将各对脑神经切断，用解剖刀伸入枕骨大孔内切断脊髓，即可从颅内取出完整的大、小脑。取材时用切脑刀或刀片，取大脑组织一般是切取大脑半球中央前回或中央后回的部分，做冠状切面，小脑取材可在大脑蚓部作纵切面，将脑组织切成组织块投入固定液中固定；固定一段时间后，再用常规方法把脑取出，此时脑已经部分固定了，已不太软，并可用手进行其他操作，取脑时只要稍加小心就可以。脑取出后仍要按常规方法悬挂在盛有甲醛液的容器中，等脑组织固定 2～3d 后，再切成薄片，继续固定一段时间，即可进行包埋切片等制作。

（二）脊髓

脊髓上段与延髓连接，下端逐渐呈圆锥形止于尾椎。脊髓有两个膨大部，即颈膨大与腰膨大，脊髓取材首先在背部自枕骨隆突起沿着椎骨棘突一侧至骶骨止做一长切口，剥离棘脊上的软组织及椎弓上的骨膜等，再用骨锯锯开两侧椎弓，将棘骨和椎骨板用骨剪一一钳掉，暴露出脊髓；组织学取材一般取腰膨大或颈膨大部分作横切面，并连同双侧的脊神经节取下，平置于滤纸上，再进行固定。制作脊髓标本时，应注意取材的部位，因各段结构不尽相同，若制作全脊髓切片，应取其典型的几处，如颈Ⅳ、脑Ⅴ、腰Ⅴ和骶Ⅱ；若只检查与观察多极性神经细胞，可取颈膨大或腰膨大处，因这两处的细胞多而大并且典型。

（三）动物脑的解剖

将大、小幼鼠断头后，用锋利尖剪翻开皮肤，并除去颅盖骨，如系成年动物（猫、犬或兔等）可用骨锯锯开颅骨，颅盖除去后用弯镊沿骨边缘伸入，轻轻将脑撬起，在脑离开颅底时，用弯剪剪断视神经及其他脑神经，取出脑后放在玻板或蜡盘上；切脑块时，可根据实验的要求做横切、水平切或侧切，然而，某轴索组的行程在背、腹面之间呈斜角，则其全程绝非正横行或正侧行，故在切脑时应按轴索走向的斜度切，就可能在一张切片上较完全地显示出需追踪的行程。最后，将脑切成 4 ~ 5mm 厚的小块并立即投入固定液内。操作时每次只杀 1 只动物，务求使动物死后与固定之间的时间愈短愈好，全过程宜在 15min 左右完成。

六、脑取出后灌注固定

将脑从颅骨中取出，称重后立刻放入浓林格液中进行灌注固定，固定液配法为：氯化钠 56g，氯化钾 3g，氯化钙 2g，蒸馏水 10 000ml。在一侧椎动脉插入导管，根据脑的大小不同注入 500 ~ 1000ml 林格液（或注入 300 ~ 500ml 空气），然后注入 1000 ~ 1200ml 甲醛液，同时结扎对侧椎动脉和双侧颈内动脉，最后把脑浸入 10% 甲醛液中固定。

（一）脑取出后修整与再固定

由于脑组织较软，通常先整体固定 2 ~ 3d，再切开修整组织块，继续固定 2 ~ 7d。大脑取材一般用冠状切面法，包括全脑、脑桥、延脑、小脑脊髓颈段及脉络丛，共 11 块。取材部位为：额极、中央前后回、海马、内囊、丘脑、枕叶、脉络丛、脑桥、延髓、中脑及小脑，需要时可取脊髓。由于神经组织的结构微细而复杂，因此显示各种成分的方法甚多，而且操作也较复杂。

1. 脑和脊髓标本的制作　选用的小动物如鼠及蛙不适宜制作时，选用猫及猴的材料较佳，但在医学院校应尽量取用人的脑组织。由于人的材料不易获得，常用猫及犬的脑组织来代替制片。制作的办法是：将动物麻醉，先由颈动脉注入固定液，这样既能得到新鲜的组织，又可防止组织变形；由于脑组织在未固定前很软，在不影响实验目的的情况下，可先取大块或将整个脑固定，固定时用丝线扎紧基底动脉并系在瓶盖上，以使整体脑漂浮在固定液中，防止脑顶面压在缸底而变平，在放入固定液前，应用小刀把胼胝体和第三脑室底切开，并用双手轻轻挤压大脑半球使脑室内的脑脊液流出，以便固定液较易进入脑室系统；将脑固定至不能变形时再切成小块，但必须用大量固定液，以 10 倍于脑的体积为宜，以防止组织内部固定不佳。如制作内网器、线粒体或神经原纤维等，应立即切成小块固定，大脑取材的部位一般是前中央回，后中央回的部分做冠状切面。小脑取材时，小脑半球、海马回、延脑、四叠体和胼胝体通常切成横的薄片，而小脑的其他部分则切成纵切面的薄片，通常小脑的切片一般多沿脑回做横断面切片，而脊髓则切取其整个横断面即可。

2. 脑的切法和脑组织块的采集　把脑取出后有两种处理方法：一种方法是把脑投入盛 10% 甲醛液的大缸中整个固定，7 ~ 10d 后切开检查和取组织块；另一种方法是在未固定前切开检查并取块，然后固定，这两种方法各有优缺点。前者的优点是保持脑的外形完整，在固定后容易用长刀（脑刀）切成比较薄的（0.5～1cm厚）脑片，脑片还可以制成标本保存。由于脑的体积很大，甲醛液浸透力很慢，脑内部组织不易很好地固定，有时在固定7～8d后内部还有红色未固定区域，这样内部组织常会发生死后的变化，影响组织学上的制片效果，用这种方法只能用甲醛液固定，不能使用其他固定液，这样会影响以后的制作与染色。而后者是在未固定前把脑切开，立即采取组织块分别固定在不同的固定液中，这样可防止死后发生变化。但新鲜脑组织很软，不易切成较薄的脑片，因此，把固定切开的脑片时，它们将会产生不规则收缩，这样很难再制成好的标本。根据上述的这些优缺点，宜在实际情况下，选择应该采用的方法，一种模式只用一种方法常会影响检查与观察结果。

（二）脑和脊髓取出后固定、包埋及染色法

将脑组织固定后，切成小块再固定几天，脊髓外硬脑膜自前面正中剪开，并翻开硬膜用大头针钉在长木条上，伸直固定于长形标本缸中，将其横断面切成小块，继续固定1～2d。

脑和脊髓的制片通常采用石蜡包埋或火棉胶包埋，由于神经组织中脂质的含量极高，所以脱水、透明、浸透的时间都应适当延长，个别染色需用冷冻切片。虽然神经系统各部分的结构都不相同，但皆由下列几种基本成分组成，神经组织部分即神经元及其枝突 - 神经纤维、神经胶质（神经系统所特有的结缔组织）和固有结缔组织（硬脑膜、蛛网膜、软脑膜和血管）。

一般神经系统的总体观察仍用 HE 染色，亦可采用 Klüver 与 Barrcra 或 Nissl 染色作为常规方法。迄今为止，没有一种染色方法能够全部把脑组织中几种组成成分同时满意地显示出来，若要对某一成分深入研究，需分别用显示各自组织结构的特殊染色方法来制作，如观察神经元全貌的方法有 Colgi 法和 Golgi-Cox 法，神经胶质和血管也可显示。

七、交感神经节与脊神经节细胞突起制作方法

（一）Ramson 及 Cajal Ⅲ法

为了清楚而完整地显示组织结构，采用该法兼收 Cajal Ⅲ法与 Ramson 法的优点，可获得更好的浸染效果。

[试剂配制]

焦性没食子酸还原液：焦性没食子酸 4g，蒸馏水 100ml，甲醛 5ml。

[操作步骤]

1. 取猫的脊神经节与交感神经节固定于 70%、85% 乙醇各 6h，移入 95% 乙醇 50ml（内加浓氨水 5 滴）24～48h。

2. 经蒸馏水速洗后放入纯吡啶 24h，再经蒸馏水换洗直至无吡啶气味为止。

3. 2% 硝酸银溶液 37℃恒温箱 3d，一般认为 37℃恒温是一个最重要的步骤，温度超过

37℃细胞颜色过深，低于37℃则细胞颜色浅淡，蒸馏水速洗后进入焦性没食子酸还原液中24h，还原后蒸馏水稍洗。

4. 组织经脱水于50%乙醇3～4h，70%乙醇12h，80%乙醇1h，95%乙醇1h，无水乙醇1h，香柏油透明24～48h。

5. 经二甲苯去掉香柏油5～10min，二甲苯与石蜡（按1：1）混合剂中处理1h，软蜡1h，硬蜡1h，56℃硬蜡包埋，切片厚80～100μm。

6. 常规脱水、透明、封固。

［结果］交感神经节细胞突起呈棕黑色；假单极神经元突起及盘曲部分呈棕黑色（彩图8-1、彩图8-2）。

注：切片厚度对观察交感神经节细胞的树突、轴突的分布及脊神经节细胞盘曲的形态显示，宜根据所需选择切片的厚度。切下的蜡片不经过烫片与贴片等步骤，直接把蜡片放在盛有二甲苯的小培养皿中去蜡，再将组织片移到载玻片上用树胶封固。

（二）Davenport 制作方法

［试剂配制］

硝酸银－硝酸溶液：硝酸银10g，蒸馏水10ml，1N硝酸溶液0.5ml，95%乙醇90ml。先将硝酸银溶于水内，加入硝酸，再用乙醇稀释。

对苯二酚－甲醛液：对苯二酚5g，浓甲醛液5ml，95%乙醇100ml。须不停地摇动，否则易产生沉淀（如加入20%葡萄糖水溶液10余滴有好的效果，或可避免沉淀的发生）。

［操作步骤］

1. 取材用10%甲醛液固定24h，常规脱水、石蜡包埋，切片6～7μm。

2. 石蜡切片脱蜡经无水乙醇后，放入2%的稀火棉胶液内3～5min。

3. 将切片直立稍后，再将多余的火棉胶液流掉即可将切片放入80%乙醇内使火棉胶硬化5～10min。

4. 切片入硝酸银－硝酸溶液内1～2h，切片呈现淡褐色即可（37℃，置于暗处）。

5. 用95%乙醇洗后，放入对苯二酚－甲醛液内，在显微镜下控制分色适宜为止，95%乙醇洗数次脱水。

6. 可用乙醚和纯乙醇（按1：1）溶去火棉胶后，透明、封固。

［结果］纤维（包括小脑篮状纤维在内）呈深褐色或黑色。

注：Davenport主张用火棉胶包埋，切片20～30μm，但步骤较烦琐，应用石蜡切片做出来的结果也可获得圆满的结果。

（三）Ramson 法显示无髓鞘的神经纤维

［试剂配制］

氨乙醇液：无水乙醇100ml，浓氨水1ml。

焦性没食子酸还原液：5% 甲醛液 100ml 内加入焦性没食子酸 4g。

[操作步骤]

1. 取材固定于氨乙醇液内 24 ～ 48h。

2. 组织经水洗 30s 至 3min，时间视组织大小而定。

3. 在二氮三烯六环（吡啶）内 24 ～ 48h 后，充分水洗。

4. 除去吡啶，可用流水冲洗 12 ～ 24h，至无吡啶味为止。

5. 用 2% 硝酸银水溶液镀银 2 ～ 4d（35℃暗处），然后水洗一次。

6. 放于焦性没食子酸还原液内还原 24 ～ 48h 后，经蒸馏水洗。

7. 常规脱水、透明、石蜡包埋，切片 6 ～ 10μm。

8. 贴切，烘干后经二甲苯等脱蜡，封固。

[结果] 无髓鞘纤维呈黑色，有髓纤维呈褐色或黄色。

注：由于有髓、无髓纤维的染色结果不同，故可用作两者的鉴别染色，特点是色泽均匀，常用作神经节的染色。

（四）Mihalik 染色方法

Mihalik 在 1950 年 5 月于《神经学、神经外科学及神经病治疗学杂志》上发表了一篇关于胶状银液制作方法，现介绍如下。

[试剂配制]

氨乙醇液：95% 乙醇 50ml，浓氨水 4 滴。

镀银 - 胶状银液：0.2% ～ 0.5% 生蛋白水溶液 100ml，硝酸银 2g。

[操作步骤]

1. 固定有两种方法。方法Ⅰ：用 10% 水合氯醛水溶液固定 24h，经水洗后又浸入氨乙醇液内 24h，再脱水，透明，石蜡包埋。方法Ⅱ：用 Susa 液固定 24h，然后用 80% 乙醇加少许碘洗，再脱水，透明，包埋，切片。

2. 石蜡切片 4 ～ 6μm，若观察相互之间的关系可切 7 ～ 12μm，必要时可切成 20 ～ 25μm，火棉胶 - 石蜡双重包埋法也可用。

3. 经粘片、烘干、脱蜡下行乙醇入水。

4. 放入镀银 - 胶状银液内处理 3 ～ 8d（37℃暗处）。

5. 经水洗 1 ～ 2min，再入 1 : 400 的氯化金水溶液内 10 ～ 15min。

6. 经水洗后，再入 0.2% 草酸水溶液内 1 ～ 2h，再充分水洗。

7. 常规脱水、透明、封固。

[结果] 神经细胞、树状突及轴索等呈浅紫色，变性的轴索及神经原纤维呈深紫色，髓鞘无色。

（五）Ramòn Y Cajal 法染冰冻切片染色方法

[试剂配制]

吡啶 - 硝酸银溶液：2% 硝酸银水溶液 10ml，吡啶 5 ～ 6 滴。

对苯二酚还原液：对苯二酚 6.2g，商品甲醛 30ml，蒸馏水 70ml。

[操作步骤]

1．将组织块固定于 15% 甲醛液内 10 ～ 20d。

2．冷冻切片 15 ～ 20μm，浸入滴有几滴甲醛的蒸馏水中。

3．蒸馏水速洗，在冰箱中浸染吡啶硝酸银水溶液 24 ～ 48h，或加温染于吡啶硝酸银液 3 ～ 5min。

4．放入 95% 乙醇，若切片颜色太浅，可在 95% 乙醇中加入几滴 2% 硝酸银溶液进行处理，直接入对苯二酚还原液中还原 1 ～ 2min。

5．流水冲洗，蒸馏水洗后，常规乙醇脱水、透明、封固。

[结果] 脑的神经元与纤维显示很好呈棕黑色，小脑的细的无髓鞘神经纤维染色亦佳。

注：本方法适用于大脑、小脑、运动终极及感觉上皮。

（六）Golgi 法浸染大块神经组织制作方法

Golgi 法是显示细胞形态与结构之间联系所需要解决的问题，但在大块组织浸染时，不能得到满意的结果。然而，大块浸染组织在对中枢神经系统的研究中又是不可缺少的内容，而采用本制作方法可获得令人满意的效果。

[试剂配制]

6% 重铬酸钾混合液：水合氯醛 25g，重铬酸钾 30g，加水至 500ml。

[操作步骤]

1．取材的厚度为 5 ～ 6mm，长和宽均为 30 ～ 35mm，常用出生后 10 ～ 20d 小兔或 6 ～ 9d 小白鼠及成年猫。

2．用磷酸缓冲液配制 1% 多聚甲醛液、1.25% 戊二醛液或用 0.25% 戊二醛液进行灌流固定，几种固定液均可得到较好的效果。

3．用 6% 重铬酸钾混合液直接灌流，可加速预染剂的浸透，灌流后按要求定位取材。将组织块继续在此液内放置 3d，避光、室温 15 ～ 20℃即可。

4．银浸预染后的材料，经蒸馏水洗 3 次，入 0.75% 硝酸银溶液浸染 2 ～ 3d，避光置于室温内（18 ～ 23℃），每天更换新液。

5．常规脱水、快速火棉胶包埋，切片 60 ～ 100μm。

6．用吸水纸沾净切片，经 95% 乙醇、无水乙醇脱水，石炭酸 - 二甲苯、二甲苯透明，用中性树胶封固或加盖玻片封固。

[结果] 有适量的神经细胞体及突起，均呈黑色，树突上棘及小芽结构、轴突及侧支显

示清晰，背景淡黄色（彩图8-3）。

注：①选用哺乳动物以幼小动物为好，猫出生后4～28d、鼠出生后7～21d、兔出生后7～21d。在成年动物中易出现胶质细胞与血管，如在温度、浸渍时间和药品浓度上加以注意和适当地调整仍能得到较好的结果。②改进后的方法适用于大脑皮质、深核团及脑干各种核团的神经元显示。

（七）大体的脑切块标本染色方法（改良法）

为了清楚地观察大脑内部结构，分清大脑灰质和白质的分布情况，将脑标本切成冠状或水平组织块，达到观察大脑内部结构的目的。在1931年Mulligan采用本制作方法，对脑切片进行染色，经改良可获得更理想的效果。

［试剂配制］

Mulligan液：石炭酸（晶体）40g，纯净硫酸铜5g，浓盐酸1.25～1.5ml，蒸馏水1000ml。此液可反复应用2～3次。

［操作步骤］

1. 脑标本最好用10%甲醛液固定2～3d或更长时间（灌注法），使用锋利的脑刀，涂以甘油，根据所需的切面切成厚约1cm的组织切片，经流水冲洗24h除去组织中所带的甲醛液。

2. 将1～2块组织放入Mulligan液内2～5min（60～65℃）。

3. 投入大量冷水或冰水内浸洗1～3min

4. 放入1%氯化铁水溶液内1～3min，直至可观察灰质着色显示为止。

5. 流水冲洗1～3min，再浸入1%黄血盐（亚铁氰化钾）水溶液内，直至灰质显示鲜艳蓝色时，即可捞出用流水冲洗2～3min。

6. 如蓝色不足则可再浸于1%氯化铁溶液内处理1～5min，水洗3～5min。

7. 保存于10%甲醛液内，但其中应含有2%盐酸液。此步骤可使白质变得更白，并除去不必要的多余染色，同时也能很好地保持其鲜艳的蓝色；若有需要可取组织进行薄切片制作。

注：本法染出的标本灰质与白质分界清晰。经解剖室内固定较久的标本也可获得良好结果，依同法染出的人脑干的厚切块和小脑切块效果均同样良好。

（八）马利根厚片染色法

马利根大脑厚片染色法最早于1931年开始使用，由发明人Milligan的名字命名，随后经Le Masurier（1935）、王锡顺（1964）、Brask（1978）等文献报道，经过反复实验和改进，现已较为成熟。利用马利根染色法可将灰质与白质染成不同的颜色，肉眼就可观察与区分灰质、白质及灰质核团的分布及位置等，从而有利于观察及学会从冠状面、矢状面认识大脑内部结构。

［试剂配制］

10% 甲醛固定液：10ml 的甲醛水溶液加入 90ml 的蒸馏水配制而成。

预染液Ⅰ：石炭酸 40g，硫酸铜 5g，浓盐酸 1.25 ～ 1.5ml，蒸馏水 1000ml。

预染液Ⅱ：1% 三氯化铁 500ml，加入 0.2% 冰醋酸。

显色液：1% 亚铁氰化钾水溶液。

保存液：含有 2% 盐酸的 10% 甲醛。

粘片液：10% ～ 15% 明胶溶液。

［操作步骤］

1．开颅取材，剪开硬脑膜，将脑连同脑膜一起取出，固定于 10% 甲醛液 8 ～ 10d，剥去脑膜和血管，将脑切成 3 ～ 4 块，更换新液，再固定 3 ～ 4 个月，为保持脑组织不变形，可用线扎住脑基底动脉倒悬于固定液或用纱布包脑，倒悬于固定液中。

2．流水冲洗 1 ～ 2d，用二氧化碳或其他冷冻法冰冻切片，切片厚度 0.5 ～ 1mm。

3．将切片放入 10% 甲醛液中再次固定 2 ～ 3d。

4．染色前，先将切片在流水中充分洗涤，再经蒸馏水洗。

5．入预染液Ⅰ处理 5 ～ 20min（60℃），再放入大量冰水浸洗 1 ～ 2min。

6．入预染液Ⅱ处理 1 ～ 3min，直至灰质清晰可见即可。

7．流水冲洗 1 ～ 2min。

8．入显色液 1 ～ 3min，这时灰质可由浅蓝色逐渐变为深蓝色。

9．经自来水冲洗 5 ～ 10min，保存于含有 2% 盐酸溶液的 10% 甲醛液中，这样可使分色更完好，并使蓝色保持耐久。

10．将 10% 明胶溶液加热熔化后，用毛笔蘸热明胶，涂于脑片的一面，然后粘贴于载玻片上，再用手指轻轻压平脑片，逸出气泡，直至明胶凝固后，保存于 10% 甲醛液中，色泽经久不变。

［结果］大脑灰质呈深鲜蓝色，白质呈白色。

注：①存放于含有 2% 盐酸的 10% 甲醛液中，使脑厚片保存鲜艳的深蓝色；②用毛笔将热的 10% ～ 15% 明胶水溶液涂于脑厚片的一面，然后贴在玻片上，轻压排除气泡，待明胶冷却后，存放于 10% 的甲醛液或保存液中；③此方法制作方便，效果亦好。

（九）星蓝染脑厚片方法

传统上染脑厚片是沿用马利根法，依据 Brask，应用星蓝（Astra blau MERCK）法染脑厚片，可得到满意效果。

［试剂配制］

过甲酸漂洗液：30% 过氧化氢 100ml，纯甲酸 900ml。将两液按比例混合后，存放在较大的带盖平皿内，成熟 1 ～ 2h。

星蓝染液：取 0.1 ～ 0.2g 星蓝溶于 1000ml 蒸馏水中，并加入 37% 盐酸 1ml。

［操作步骤］

1．把切好的脑片，放入玻璃缸内，经自来水洗 8 ～ 10h，再用蒸馏水洗。

2．将脑片单片放入过甲酸漂洗液 1 ～ 2h，随时轻轻摇动，自来水冲洗 3 ～ 4h，入蒸馏水洗 10min。

3．将脑片放在星蓝染液缸内 12 ～ 24h，随时轻轻摇动，自来水洗 1h。

4．用 10% ～ 15% 明胶涂在脑片上，贴在玻璃片上，平放在冰箱内，待明胶凝固装瓶，保存在 10% 甲醛溶液内。

［结果］脑灰质染呈蓝色，白质无色。

注：①对上述脑组织染色完成之后，可选择染色理想的脑组织进行火棉胶包埋或石蜡包埋、切片、脱水、透明、封固；②染色后，亦可经塑化技术处理，以获得薄切片；③生物塑化技术是由德国人 Hagens 于 1982 年提出的，是将高分子化学和真空物理学与生物学相结合，用于处理、保存和研究生物标本的一种新技术。

（十）Einarson 没食子酸青染灰质神经细胞制作方法

［试剂配制］

没食子酸青染液：没食子酸青 0.15g，铬明矾 5g，蒸馏水 100ml，煮沸冷却过滤待用。

［操作步骤］

1．开颅取脑，固定于 10% 甲醛液 4 ～ 5d 或更长，按需要切脑块厚 3 ～ 4mm。

2．入自来水中冲洗 24 ～ 48h，蒸馏水泡洗 24h。

3．经各级乙醇，无水乙醇和乙醚（按 1 ：1）混合液各 10 ～ 15d。

4．脑厚片入 5%、10%、15%、20% 火棉胶液，每次 15 ～ 20d。

5．在钟罩内进行包埋 8 ～ 10d 后，组织块放于 70% 乙醇保存或进行切片制作。

6．采用滑动式切片机进行切片，厚 30 ～ 60μm，切下的脑片保存于 70% 乙醇。

7．切片由 70% 乙醇移入蒸馏水稍洗，经没食子酸青染液染色 12 ～ 24h。

8．切片入蒸馏水，洗去切片表面多余染液，入 70%、80%、95% 乙醇各 15min。

9．切片自 95% 乙醇移至大型或异型载玻片上，用无水乙醇和乙醚（按 1 ：1）混合液滴洗切片，直至火棉胶全部溶去为止，然后用毛笔将切片摊平于载玻片适当位置上，待切片无皱褶时，用 2% 火棉胶液滴于脑组织表面使之形成一均匀薄层，以粘牢脑组织，稍干后，进行脱水。

10．放入无水乙醇和氯仿（按 1 ：1）混合液内，每次 10 ～ 15min，二甲苯透明 2 次，每次 10 ～ 15min，最后中性树胶封固。

［结果］神经细胞呈蓝色。

（龚　林）

第 9 章　眼和耳

眼是人体的视觉器官，由眼球和眼附属器官两部分构成。眼球近似球体，包括眼球壁和眼内容物。眼附属器官包括眼睑、结膜、眼外肌和泪器等，眼附属器起保护和运动等辅助作用。

一、眼球

眼球结构复杂，且具有多种独特的组织成分及解剖特征。在制作和观察眼标本、科研与教学实验之前，首先应充分了解眼球及其附属器的解剖学或组织学特点。

（一）眼球壁

眼球壁和眼球内容物共同构成眼球。眼球壁分为 3 层，即纤维膜、血管膜和视网膜。

1. 纤维膜　纤维膜为眼球壁的最外层，由致密结缔组织构成，前 1/6 为角膜，后 5/6 为巩膜。角膜位于眼球稍向前凸起，由前向后分为 5 层，即角膜上皮、前界层、角膜基质、后界层和角膜内皮。角膜上皮为未角化的复层扁平上皮，由 5～6 层排列整齐的细胞组成；前界层是一层均质透明的薄层膜，含散乱排列胶原纤维和基质；角膜基质又称固有层，是角膜最厚的一层，由多层胶原板层构成；后界层为一层透明均质状膜，较前界层薄，其结构与前界层类似，由角膜内皮的分泌物形成；最后一层为角膜内皮，为单层扁平上皮，它由多层结构组成，其内不含血管与淋巴管，而巩膜呈瓷白色，主要由大量粗大的胶原纤维构成，质地坚韧。

2. 血管膜　血管膜是位于纤维膜内面棕黑色的膜，由前向后分别为虹膜、睫状体和脉络膜。虹膜是环形薄膜，中央有一孔，称瞳孔；虹膜的组织结构自前向后分前缘层、虹膜基质和虹膜上皮层。睫状体位于虹膜与脉络膜之间，它的组织结构自外向内分别为睫状肌层、基质和睫状上皮层；它主要由睫状肌构成，睫状肌为平滑肌，可调节晶状体凸度而进行视调节。脉络膜位于虹膜内面，是由富有大量色素细胞及血管的疏松结缔组织构成。在哺乳动物中，由于哺乳动物种类不同，其虹膜和脉络膜黑色素含量也不同，如白兔眼球的虹膜完全缺乏色素，大鼠的虹膜色素上皮亦缺少色素。

3. 视网膜　眼球壁最深层为视网膜。视网膜前部无感光功能，称盲部；后部有感光功能，称视部。视网膜视部在脉络膜内面，为高度特化的神经组织，从外向内依次为色素上皮细胞、视细胞、双极细胞和节细胞。在啮齿类动物、兔或犬的眼球均无角膜前界层，犬的视网膜上却无黄斑。而人类的黄斑位于眼球的后极的一椭圆形，浅黄色区域，其中央有一浅凹称中央凹；而在中央凹处视网膜变薄，呈漏斗状。其中视神经乳头又称视盘，位于黄斑鼻侧，为神经纤维集中走出视网膜处，此乳头边缘凸起，中央凹陷，呈圆盘状。

（二）眼的附属器

眼的附属器包括眼睑、结膜、泪器、眼外肌和眶内结缔组织等，具有保护、营养、支持和运动眼球的功能。眼睑包括上睑和下睑，由浅入深分为5层，即皮肤层、浅筋膜层、肌层、睑板层和睑结膜层。皮肤层中薄而柔软，睑缘处于睫毛，睫毛根部的皮脂腺，称之为睑缘腺或 Zeis 腺，而睫毛附近的汗腺称为睫毛腺或 Moll 腺。眼球内容物包括房水、晶状体和玻璃体，均无色透明，与角膜共同组成眼的屈光系统。

泪腺为浆液性复管泡状腺，位于眼眶前部外上角的眼眶窝内，属于外分泌腺，它是管泡状腺结构，其组织成分与唾液腺相似。哺乳动物的泪腺基本上也分为浆液腺、黏液腺和混合腺3种类型，啮齿类动物的泪腺大致可分为眼窝内泪腺和眼窝外泪腺两种。与人类和其他动物比较，大鼠及小鼠泪腺的腺细胞，沿基底部的部位染色较浓，胞核呈圆形，核仁明显，而兔和犬的泪腺以黏液腺为主，且腺泡胞体染色稍淡；观察泪腺，用 HE 染色即可。

（三）眼球的特点与取材、固定、包埋及染色法

眼球是一解剖结构复杂、组织成分独特的视觉器官；眼球标本的制作不同于常规组织标本的制作过程，具有很多特殊性。主要由于眼球外形近似球状，外层巩膜是致密的结缔组织，内层视网膜很柔软，容易发生剥离与脱落，眼球腔中含晶状体，它十分坚硬，而玻璃体又为胶状物，基于各部分结构微细与精细的特点，若采取石蜡包埋眼球往往产生变形，尤其是视网膜易发生脱离，在实验室通常制作眼球切片标本，首选火棉胶包埋，次之火棉胶－石蜡双重包埋，可避免这些现象的出现。

眼球的取材：取材前应先确定眼球的方位及视神经的位置，并且观察眼球表面有无多余的组织成分等情况。眼球取材以人的为好，但不易获取，因此，为适于教学，可以首选用猴的代替，其次用猪、犬或猫的眼球。将整个眼球取下后，速将周围的脂肪组织等除去，用手术线扎住眼肌或视神经，将眼球悬挂于盛有固定液的广口瓶内，使固定液充分有效渗透，眼球经固定一定时间后，可对眼球进行开窗，进一步充分对其固定或最好先将固定液从颈动脉注入，然后取下眼球，立即投入固定液固定。由于眼球应作水平面切片，黄斑又位于视盘外侧约3.5mm，黄斑的直径很小约1.5mm，因此小窗应开在眼球上侧或下侧，才能保留黄斑的完整，这样可达到在一张切片上可同时见到视盘和黄斑等结构的目的。

眼球的固定：可选用浸透力强的液体，如 Susa 液、Stieve 液、Zenker 液、Helly 液或用下述液体固定，即 Szent-Gyorgyri 固定法：丙酮125ml，升汞4g，甲醛40ml，冰醋酸5ml，蒸馏水100ml。复方甲醛（AGFD）固定剂：丙酮50ml，冰醋酸2ml，甲醛4ml，蒸馏水3ml。Verhoeff 液：甲醛10ml，96% 乙醇48ml，蒸馏水36ml，苦味酸1g。固定整个眼球一般时间为24～48h。由于眼球体积较大，眼后房为空虚的球状，巩膜较薄，晶状体经乙醇

及二甲苯处理后非常坚硬。由于有上述的特点，故眼球的包埋不适合用石蜡，而常采用火棉胶或火棉胶－石蜡双重包埋。

眼球的染色法：眼球在一般教学和科研中应用苏木精－伊红染色即可。若显示其神经组织，宜用 Golgi 重铬酸钾－硝酸银浸染法，或取眼球一部分依照神经末梢染法进行处理，若显示视网膜的锥状和杆状细胞中各种成分可用铁苏木精法或脂溶性染色剂，若显示视网膜内的糖原和玻璃体液中的纤维网架可用 PAS 染色法。

（四）眼球标本的制作方法

1. 眼球视网膜组织石蜡切片的制作方法　目前在制作石蜡切片时较一般组织更难，经石蜡切片、HE 染色，能获得眼球结构基本完整的切片。

[试剂配制]

FAA 液：95% 乙醇 85ml，10% 中性甲醛液 10ml，冰醋酸 5ml。将上述三种溶液混匀后备用。

[操作步骤]

（1）取新鲜眼球（眼球直径 0.3cm 左右），在解剖镜下取材后用小眼科剪修剪眼球周围的多余组织。

（2）将修剪好的眼球立即投入 FAA 液固定 24h，经固定后直接浸入 80% 乙醇口进行脱水或保存。

（3）从固定液中取出眼球，用手术刀片在眼球上下两侧各开一小口（小口方向应与视盘平行），再将整个眼球依次浸入 80% 乙醇中 24h、90% 乙醇中 6～8h、95% 乙醇中 6h、100% 乙醇中脱水 I、II，各 45min，再浸入加二甲苯和无水乙醇液（按 1：1 混合）30min、二甲苯进行透明 30min。

（4）蜡块行眼球水平位连续切片，厚度 5～6μm，然后将切片置于 56～60℃烤箱内烤12～24h 后行常规脱蜡。

（5）苏木精液染色 10min，水洗去浮色，1% 盐酸乙醇液分色，自来水碱化 30min，70% 乙醇 5min，80% 乙醇 5min，染 0.5% 伊红水溶液 3min，95% 乙醇分色。

（6）常规乙醇脱水，二甲苯透明，中性树胶封固。

[结果] 眼球的视网膜组织结构和层次均保持完整，细胞形态清晰，细胞核呈蓝紫色，细胞质呈红色。

2. Szent-Gyorgyri 固定眼球切片制作方法

[试剂配制]

Szent-Gyorgyri 固定液：丙酮 125ml，升汞 4g，蒸馏水 100ml，甲醛溶液 40ml，冰醋酸5ml。

Szent-Gyorgyri- 丙酮液：取 Szent-Gyorgyri 固定液 100ml 加丙酮 50ml。

[操作步骤]

（1）取下眼球后，速将周围的脂肪组织等清除，用线扎住眼肌或视神经，将眼球悬挂于盛有固定液的广口瓶内，使固定液充分渗透和保持不变形，或在前房或巩膜等处注入少量固定液，也能达到同样目的。

（2）入 Szent-Gyorgyri 固定液，视眼球大小固定 2～5d。

（3）入 Szent-Gyorgyri- 丙酮液 2～4d。

（4）移入纯丙酮中 4～5d（中间换数次），经乙醚加无水乙醇（按 1：1）24～48h，入 4%～5%、10%、20% 火棉胶液各至少 7d 或更长时间，最后用 25% 火棉胶液浸包埋，火棉胶切片 15～20μm。

（5）苏木精 - 伊红染色，操作可在培养皿内进行。

（6）将眼球火棉胶片捞于载玻片上，用无水乙醇滴洗 2～3 次，经滤纸吸干，又滴加乙醚与乙醇液（按 1：1）以溶去眼球周围的火棉胶并在眼球表面均匀留一薄层火棉胶薄膜，最后擦去眼球周围多余的火棉胶，稍晾干。

（7）再经氯仿与无水乙醇（按 1：1）混合后处理 2～3 次，各 10min，经二甲苯透明 2 次，中性树胶封固。

［结果］细胞核呈蓝紫色，细胞质呈粉红色。

注：①该方法没有收缩及视网膜脱位现象，值得推荐应用；②为防止眼球过硬，有学者认为用幼犬的较好，也有学者认为用成年犬的眼球也能获得较好的结果，只是浸各级火棉胶的时间稍长些，即可克服这些缺点。

3. 眼球的制片方法　由于眼球内部组织结构的成分不同，各种组织软硬相差很大，各层次之间连接性较差，易发生各层次间的分离现象；采用常规方法较难做出结构完整的全眼球标本切片，故制作眼球切片需要采用特殊的方法才能实现。

［操作步骤］

（1）用手术刀片将眼球标本由后向前平行视轴部切出完整的半球状。

（2）标本固定：AGFD 固定液处理 24～48h。

（3）80% 乙醇脱水 2～4h，95% 乙醇脱水 3 级，各级 2～4h，正丁醇脱水 3 级，各级 2～4h。

（4）硬脂酸和石蜡混合液（按 1：8）浸蜡 5～6h，硬蜡包埋。

（5）切片 5～6μm，40～45℃ 展片，45～50℃ 烤片 6～8h。

（6）苏木精 - 伊红染色，常规脱水、透明、封固。

［结果］眼球形态与结构完整，各层次清楚。

注：① AGFD 固定液具有较快的穿透作用，避免了组织的硬化和过度收缩，能较好地保存眼球结构；②在眼球透明时，不宜选用二甲苯，它会使眼球的巩膜和晶状体变得十分坚硬，视网膜因严重收缩出现剥离和卷曲，故多采用正丁醇作为透明剂，因其对组织的收缩性小，具有脱水兼透明的作用；③硬脂酸既有透明兼浸蜡的双重作用，又不易使组织收缩、硬化及变形，既可节省时间，又可获得较好的切片。

4. 眼球标本石蜡切片的制作方法

[试剂配制]

多聚甲醛固定液：多聚甲醛 4g，冰醋酸 5ml，加入 0.1mol/L 磷酸缓冲液至 100ml（pH 7）。

[操作步骤]

（1）将大白鼠麻醉后用 0.9% 氯化钠溶液经心内灌注冲洗后，摘取眼球，宜保留球后视神经 4～5cm。由角巩膜缘向球内注入少量固定液，投入多聚甲醛固定液固定 24h。为防止眼球变形，又能使固定液渗入均匀，用线系紧视神经根部，把眼球悬空放入固定液中固定。

（2）将整个眼球依次浸入 50%、70%、80%、90%、95% 乙醇各 1～2h，取出眼球，用锋利刀片沿视轴方向轻柔剖切，小心剥离晶状体，投入 95%、无水乙醇各 1～2h。硬脂酸与软蜡体（按 3：7）混合石蜡 I 2h，硬脂酸与软蜡体积（按 2：8）混合石蜡 II 1h，软蜡 2h，硬蜡 2h。

（3）浸蜡后的眼球，水平切面朝向包埋盒底，58～60℃硬蜡包埋，修整蜡块，切片 5～6μm，40～46℃水浴箱内展片，46℃烤片 3～5h。

（4）苏木精‐伊红染色，常规脱水、透明、封固。

[结果] 细胞核呈蓝紫色，细胞质呈粉红色。

5. 眼球火棉胶包埋制片法

[试剂配制]

AGFD 固定剂：丙酮 50ml，冰醋酸 2ml，甲醛 4ml，蒸馏水 3ml。

火棉胶切片附贴剂：无水乙醚 100ml，无水乙醇 10ml，液状石蜡 15 滴，10% 火棉胶液 10 滴。

[操作步骤]

（1）取材新鲜及时，剪去眼球周围脂肪组织，用细线结扎视神经，将眼球悬于 AGFD 固定剂中固定 8～10d。

（2）倒去原液的一半，加等量丙酮再固定 4～5d。

（3）经 95% 乙醇和无水乙醇脱水，各 24～48h。

（4）乙醚和无水乙醇等份液浸 24～48h。

（5）浸入 2%、4%、6%、8%、10%、12% 各级火棉胶液，每级浸胶 3～6d。

（6）浸入 16% 火棉胶液 5～7d，进行火棉胶包埋。

（7）将火棉胶包埋块置于干燥器内，用氯仿硬化，硬化适度后，放入 70% 乙醇中保存或硬化；切片 15～20μm，保存于 70% 乙醇中。

（8）将切片贴于涂有蛋白甘油的载玻片上，用滤纸吸干乙醇，滴加火棉胶切片附贴剂于切片上，放入 37℃温箱烤片 3～4h。

（9）于含 5% 氯仿的 95% 乙醇内 10～12h。

（10）经 95%、80% 乙醇至水，苏木精伊红染色，脱水至 95% 乙醇后，再入无水乙醇脱水，二甲苯透明，中性树胶封固。

[结果] 眼球壁层次分明，细胞核呈紫色，细胞质呈粉红色；眼球前部可看到角膜、虹

膜和晶状体，眼球的后部可见视神经。

注：①为了防止眼球变形及分离，修整眼球的时间要把握好，在修块时应注意不要伤及视盘和黄斑；②为了充分将眼球固定，可在眼球经固定变硬后，在眼球上方和下方用锋利刀片各开一个小孔，使固定更充分；③由于火棉胶切片比石蜡切片稍厚，在经苏木精和伊红染色时间，均比石蜡切片所用时间适当延长；④Szent-Gyorgyri液及其改良固定剂均为眼球标本的优良固定剂，由于这些固定剂中含有汞盐，染色前必须先进行脱汞处理。

6. 角膜标本的分层揭片制作方法

[试剂配制]

碳酸银溶液：取10%硝酸银水溶液10ml，加入5%碳酸钠溶液30ml，两液相混，出现灰黄色沉淀，然后滴加氨水，边滴边摇动，至沉淀全部溶解，最后再加蒸馏水25ml。

稀氨水：每50ml蒸馏水加2～3滴氨水。

[操作步骤]

（1）取人、犬或猫的角膜均可，将全眼球投入10%甲醛液固定3～5d，每天用注射器给眼前房注2～3ml固定液或直接将角膜投入固定，然后沿角膜周缘剪下来继续固定2～3d。

（2）经蒸馏水浸洗6～8h，更液多次。

（3）浸入淡氨水处理8～12h，更液2次。

（4）经蒸馏水洗，入碳酸银溶液浸染4～8h。

（5）经蒸馏水洗后，用10%甲醛液还原15～30min，最后将组织换入蒸馏水内。

（6）将角膜切成（1～2）mm×（5～8）mm大小的长条，从长条的侧面（即切面），用玻璃棒挤压几下使组织松软；一手用分离针从侧面压住前上皮，另一手用镊子将后上皮剥掉，再细心地从长条侧面分揭成薄片，越薄越好，只留下前上皮。将揭出的薄片置入盛有蒸馏水的玻璃皿内，并选其较薄的捞于玻片上，显微镜下观察背景显淡黄色，细胞和突起呈棕黑色。

（7）将已选好的薄片，捞在涂有蛋白甘油的玻片上，并用剥针拉开铺平。将铺好的标本放入恒温箱进行烤片，使水分蒸发。

（8）脱水、透明、树胶封固。

[结果]角膜细胞成多突起形状，相互连接成网，胞体和突起呈棕黑色，胞核呈黑色。

7. Cajal视网膜原纤维银浸染制作方法

[试剂配制]

焦性没食子酸－甲醛液：焦性没食子酸0.7g，甲醛5ml，蒸馏水50ml。

[操作步骤]

（1）动物用氯仿麻醉后，取其视网膜，投入2%～5%硝酸银水溶液浸染3～5d（37℃），直接放入焦性没食子酸－甲醛液还原12～36h。

（2）速经乙醇脱水，石蜡包埋，切片5～6μm。

（3）常规裱片，乙醇脱水，二甲苯透明，中性树胶封固。

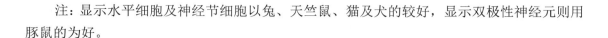

注：显示水平细胞及神经节细胞以兔、天竺鼠、猫及犬的较好，显示双极性神经元则用豚鼠的为好。

二、内耳

耳是位觉和听觉器官，由外耳、中耳和内耳组成。内耳位于颞骨岩部内，鼓室的内侧，为构造复杂的弯曲管腔，故称为迷路，可分骨迷路与膜迷路两部分。

（一）内耳迷路

1. 骨迷路 骨迷路包括前庭、骨半规管和耳蜗三部分，它们互相通连，内壁上都衬以骨膜；前庭是位于骨半规管和耳蜗之间的膨大的腔，骨半规管有 3 个，分别是水平半规管、垂直半规管和后半规管。耳蜗位于前庭的前内侧，外形如蜗牛壳，由盘绕的管蜗管构成；不同动物的蜗管圈数有差异，人为 2.5 ～ 2.75 周，马为 2 周，猫为 3 周，豚鼠为 4 周，蜗顶朝前外方，蜗底向内后方，构成内耳道底三大部分。从耳蜗剖面观，蜗螺旋管借前庭膜和螺旋板分成三部分，上部分为前庭阶，下部分为鼓阶，中间为蜗管。骨迷路内有外淋巴由骨膜内的毛细血管渗透而来，也可能来自蛛网膜下腔内的脑脊液。

2. 膜迷路 膜迷路位于骨迷路的外淋巴中，是一些互相通连的膜管和囊腔，包括膜半规管、椭圆囊、球囊及膜蜗管；膜前庭内的椭圆囊和球囊；骨半规管内的膜半规管和膜壶腹、蜗螺旋管内的膜蜗管三部分，膜迷路内充满内淋巴。

（1）壶腹嵴：壶腹一侧的黏膜增厚呈嵴状隆起，称壶腹嵴。壶腹嵴的表面覆以高柱状上皮，其表面上皮由支持细胞和毛细胞组成。上皮表面覆有圆锥状的胶质膜，称壶腹帽，毛细胞的静纤毛伸入圆顶状的壶腹帽内。

（2）椭圆囊斑和球囊斑：椭圆囊斑位于椭圆囊外侧壁，其长轴呈水平位；球囊斑位于球囊内侧壁，其长轴呈垂直位，两斑应成直角。位觉斑一般为较平坦的圆锥状隆起，而椭圆囊壁和球囊壁的上皮特化形成椭圆囊斑和球囊斑，均为位觉感受器，故两者合称为位觉斑。两斑的结构与壶腹嵴基本相似，它们的位置互相垂直，在表面形成位砂膜，内有碳酸钙和蛋白质组成的晶体颗粒，而椭圆囊斑的大小随动物种类而不同，如人、猴和豚鼠的椭圆囊斑似打开的贝壳形，犬、猫和鸟类的为肾形，而人类的球囊斑呈 L 形。

（3）膜蜗管与螺旋器：膜蜗管呈三角形，位于膜蜗管的基底膜上，其上壁为前庭膜，外壁是一种复层上皮，内有小样血管的分支，称血管纹，下壁为螺旋板，由外侧部和基底膜及螺旋器共同构成。在朝向膜蜗管的上皮为单层柱状，并局部膨隆形成螺旋器，它是基底膜表面的上皮增高特化为听觉感受器，又称 Corti 器，即制作内耳切片的主要部分，它是由 Corti（1851）首先观察报道的。近年来对内耳的研究方法，不仅采用光镜、电镜观察，还应用耳蜗活体铺片法、Corti 器培养法、激光扫描共聚焦显微镜术等高科技的方法对螺旋器的形态与结构进行深入研究。研究发现鸟类没有螺旋器，其基底乳头相当于听觉感受器。

（二）内耳的固定、脱钙及染色法

1．内耳的固定　人的新鲜内耳不易获得，动物材料中豚鼠的内耳最适合制作教学标本，不仅材料易得，而且结构典型。由于对于骨性耳蜗固定液不易浸透，最好选用下列一种方法固定。①全身灌注或颈下注入固定：即由颈动脉注入所需的固定液，使组织从内部固定后，再取下内耳，然后继续固定。②真空固定：即采用真空抽气泵，在一定的压力下，以颞骨骨泡下沉到瓶底为度，有利于将淋巴或内淋巴中的气泡抽出，促使固定液浸入组织。③开窗固定：即用小剪在颞骨岩部剪一小孔（窗面），小孔与蜗轴水平，再在原窗口对侧的颞骨骨质上剪一小孔，使孔面与原窗面平行，使耳蜗显露于窗面与孔面之间，然后固定。由于内耳的结构非常精细，易发生死后变化，因此，选择内耳的固定液应用浸透力较强的液体，如 Susa 液、Romeis 液或 Stieve 液，或用 Wittmaack 固定液等。Wittmaack 固定液的配法：重铬酸钾 5g，蒸馏水 85ml，甲醛 10ml，冰醋酸 3ml。于 37℃下固定 6～8 周，流水洗 24h。Werner 改良 Wittmaack 固定法：5% 重铬酸钾水溶液 85ml，甲醛 10ml，冰醋酸 5ml，蒸馏水 100ml，一般固定 24～48h。

2．豚鼠内耳脱钙　内耳的切片必须脱钙，一般脱钙法均可使用，对幼年天竺鼠用 5% 三氯醋酸溶液或 10% 甲酸水溶液均有良好效果。脱钙的溶液可用草酸进行鉴定，钙是否脱尽，可视是否有白色沉淀草酸钙存在，直至脱钙到无白色溶液产生为止；或在脱钙过程中用细针轻刺骨质，如能顺利刺入，表示脱钙已接近完成。然后再用 3%～5% 硫酸钾溶液或碳酸水溶液中和，即可经流水冲洗或用 70% 乙醇浸洗并随时更换新乙醇。

（三）内耳耳蜗制作方法

教学标本用苏木精-伊红染色即可，若有特殊需要，如对神经成分的观察，可采用甲醛液固定，经脱钙液脱钙后可用明胶包埋，冻结切片，用 Groβ-Schultze 法、Bielschowsky 染色法及 Mallory 三色染色法等。

1．内耳耳蜗切片方法

[操作步骤]

（1）取材于豚鼠，其颞骨薄，易用骨剪打开。打开后，即可见宛如钉螺状的耳蜗，由于耳蜗构造精细，容易发生变化，故取材必须新鲜。将动物麻醉后，在主动脉或颈动脉先注射固定液进行固定。

（2）将已注射了 Bouin 液固定的耳蜗连同四周颞骨一起取下后，投入 Bouin 液再固定 24～48h，如果未经注射，此时，应该用开窗法固定。

（3）用 50% 乙醇洗去余色，再经 30% 乙醇、蒸馏水，每级 2～4h。

（4）换入 1.5% 铬酸水溶液脱钙 2～3d，可以用针试探颞骨是否软化适宜。

（5）蒸馏水洗 8h，上行入六级乙醇，每级 2～4h。

（6）入无水乙醇与乙醚（按 1 : 1）处理 4h，再经 2%、4%、6%、8%、10% 火棉胶液，各级火棉胶时间 3 ～ 5d，按常规火棉胶包埋，切片 10 ～ 15μm。

（7）用 Ehrlich 苏木精 - 伊红染色。

（8）常规脱水、透明、封固。

［结果］蜗轴、螺旋器及前庭膜等细胞核呈蓝黑色，细胞质呈红色。

2. 内耳石蜡包埋制作方法

［试剂配制］

Ⅰ液：饱和苦味酸（生理盐水配）30ml，三氯化铝 2g，甲醛 10ml，冰醋酸 4ml。Ⅱ液：生理盐水 30ml，三氯化铝 2g，浓甲醛 10ml，浓盐酸 2ml，甲酸 1ml。固定兼脱钙液的配制Ⅰ液或Ⅱ液，选一种即可。

［操作步骤］

（1）豚鼠断头，迅速取出内耳，剪去周围多余的软组织，将听泡打开一个小洞，立即浸入固定液中使组织下沉，组织固定于Ⅰ液中 20 ～ 24h 或Ⅱ液 24 ～ 48h，以针刺无阻力即可终止脱钙。

（2）流水冲洗 4 ～ 6h，5% 硫酸钠水溶液处理 3 ～ 6h。

（3）流水彻底冲洗，用锐利刀片将耳蜗平行于蜗轴修一切面。

（4）经脱水、透明、石蜡包埋或其他包埋法。

（5）切片 6μm，苏木精 - 伊红染色。

（6）常规脱水、透明、封固。

［结果］前庭膜、盖膜、螺旋板及基底膜细胞核呈蓝黑色，细胞质呈红色。

注：①火棉胶包埋的切片较厚，会影响染色；而双重包埋在室温较高（30℃以上），不易展片，但切片亦很完整，石蜡包埋只要掌握好适度脱水、透明，效果也较好，能切出完整的切片；②最好采用锋利的切片刀进行切片，易获得完整的 Corti 器等结构；③如遇切片剥离可滴加 0.5% ～ 1% 火棉胶，可防止切片剥离玻片。

3. 内耳的整块染色与双重包埋制片法

［试剂配制］

固定兼脱钙液：由饱和苦味酸溶液 30ml、水合氯醛 3g、甲醛 10ml、冰醋酸 4ml 配削而成。

10% 醋酸乙醇液：70% 乙醇 90ml 加冰醋 1ml 即可。

［操作步骤］

（1）材料选用新鲜豚鼠内耳。从豚鼠一侧颈总动脉注入 Bouin 液 15 ～ 30ml，立即取下头部，打开颞骨鼓泡见骨性耳蜗，修剪好后放入固定兼脱钙液中继续固定兼脱钙，并用真空抽气装置抽气 20min 左右，再经固定液固定 1 ～ 2d，至骨组织完全软化，37℃用针刺骨质有软感为止。

（2）用 5% 硫酸钠水溶液中和处理 12h，用流水漂流 3 ～ 6h，再抽气一次，蒸馏水再漂洗几次，放入 10% 醋酸乙醇液媒染 24h。

（3）入 10% Harris 苏木精液染 7 ～ 14d（按气温而定）。

（4）流水冲洗后，入 10% 醋酸乙醇液分化 2～3h。

（5）自来水冲洗 2～3h，放入饱和碳酸锂水溶液中碱化 2～3h。

（6）自来水冲洗 24h。

（7）经 50% 乙醇及 70% 乙醇各 12～24h，组织可放入 70% 乙醇中保存。

（8）入 0.5% 复制伊红液 4 份与蒸馏水 1 份中染色 3～5d。

（9）脱水于 95% 乙醇及无水乙醇中各 6～12h。

（10）入等份的乙醚与无水乙醇处理 12～24h。

（11）入 2% 火棉胶液透入 12～24h，经氯仿硬化 24h。

（12）在 50℃ 温箱内的 44～48℃ 软蜡内 2～3h。

（13）入 60℃ 硬蜡内 30min，石蜡包埋，切片 6～7μm。用轮转切片机将蜡块修切至螺旋器时，在显微镜下观察至合乎教学或科研要求的蜡片贴于涂有蛋白甘油的载片上，入 60℃ 温箱内烤片，经二甲苯脱蜡透明，中性树胶封固。

[结果] 螺旋器的毛细胞、柱细胞、指细胞及螺旋神经节细胞、盖膜前庭膜等均清晰可辨，部分切片还可见有位觉斑和壶腹嵴，细胞质呈红色，细胞核呈蓝色。

注：①用 10% 甲醛液、Bouin 液、Zenker 液、Susa 液及近年来用 CEN 液等对内耳的实验固定内耳，观察结果以 CEN 液为最好，Susa 液次之；②切片易于摊平；③经固定兼脱钙液处理内耳后，宜于片染与块染；④细胞核染色较好，染色好可能与水合氯醛的促染作用有关；⑤将该方法应用于浸银法显示内耳螺旋神经节双极神经元的胞体和胞突，其结果清晰度优于石蜡制片标本，制片成功率也较高。

4. 真空固定浸蜡在猪（或人）内耳组织切片制作方法

[试剂配制]

苯胺蓝 - 橙黄 G 染色液：草酸 2g，橘黄 G 2g，苯胺蓝 0.5g，蒸馏水 100ml；混合后，煮沸，冷却、过滤，可长久保存。

甲酸 - 甲醛脱钙液：甲酸 5～10ml，甲醛 5ml，蒸馏水 100ml。

0.5% 乙醇伊红液：80% 乙醇 100ml 加入 0.5g 伊红，使其溶解即可。

[操作步骤]

（1）取仔猪或人的内耳连同颞骨一起投入 Bouin 液固定 24～48h。

（2）于甲酸 - 甲醛脱钙液脱钙 2～4d，根据室温高低而定。

（3）流水洗 2～4h，入 5% 硫酸钠水溶液中和处理 8～12h。

（4）水洗 8～12h，经 30%、50%、70%、80% 乙醇脱水，各 4～6h。

（5）入 0.5 伊红乙醇液染 8～12h，95%、无水乙醇脱水，各 4～6h。

（6）用水杨酸甲酯透明 8～12h，真空浸蜡，纯蜡三级各 20～30min。

（7）切片 6～8μm，切片脱蜡至水。

（8）用苯胺蓝 - 橙黄 G 液染色 1h，蒸馏水洗，用 70% 乙醇脱水和分色。

（9）常规脱水、透明、封固。

[结果] 内耳耳蜗各部（前庭膜、盖膜、螺旋板、基底膜等）结构显示良好，完整清晰无破损，细胞染色鲜艳，胞质、胞核分明。

　　注：①改用 5%～10% 甲酸脱钙，速度适当，对组织损害较小，加入甲醛可适当保护组织免受酸的损坏；②真空固定和脱钙主要是将组织中的水分析出，同时使固定液和脱钙液能较快地渗入组织内，达到快速固定和脱钙的目的；③组织完全浸蜡后，慢慢打开进气阀门，使空气缓慢进入，恢复正常；④在切片前，用伊红液浅染，便于在切片时好掌握耳蜗的方向。

　　5. 代树宏改良 Engstroin 耳蜗铺片制作方法（1978）　自 1962 年 H.Engstroin 创建了耳蜗铺片法，为科学研究内耳开辟了新的途径；随后代树宏等对 H.Engstroin 的耳蜗铺片法做了许多改进，可将内耳 Corti 器全部取下制成铺片，该方法适用于豚鼠和猫的内耳制作。

　　[试剂配制]

　　固定液：3% 锇酸溶液 1.25ml 加 0.1mol/L 盐酸 5ml 及缓冲液 5ml。

　　缓冲液：取醋酸钠 1.94g 及巴比妥钠 2.94g 溶于重蒸馏水 100ml：固定液的 pH 应为 7.6～7.7，若偏碱用盐酸调，若偏酸用缓冲液调，最后补足为 30ml 即可。

　　[操作步骤]

　　（1）将豚鼠用 4% 戊巴比妥腹腔注射麻醉，断头取出颞骨，打开听泡，露出骨性耳蜗，在蜗尖及蜗底圆窗附件，钻一小孔，从蜗尖注入固定液，环流耳蜗内部，从圆窗小孔流出，灌流 20～30 次后投入固定液 2～6h（置于 4℃冰箱）。

　　（2）从固定液取出用蒸馏水洗，入 70% 乙醇 2～4h。

　　（3）入 10% 乙二胺四乙酸二钠水溶液脱钙，直至骨质软化为止。

　　（4）充分水洗，入 5% 硫酸钠水溶液 1～6h，充分水洗，蒸馏水洗。

　　（5）入 80%、96% 乙醇各浸 0.5～1h。

　　（6）将分离铺片标本蒸馏水洗，将分离的其他组织洗净，置于载片上，滴加甘油加盖即可观察。

　　[结果] 在相差显微镜下观察，锇酸将放线状神经纤维和表面听毛亦染成黑色，内毛细胞的外侧为较宽的内柱细胞头板与外柱细胞头板呈长方形排列整齐，向外侧为三排外毛细胞，部分标本可见外毛细胞表面的听毛呈 V 字形排列。

　　注：分离铺片方法，即操作均在解剖镜下进行，并放在盛有蒸馏水的玻璃皿中进行，用固定镊子夹住镫骨，除掉周围的多余骨质，再用小镊子将蜗壳、螺旋韧带、血管纹及前庭膜除去（由蜗尖开始），蜗底的螺旋韧带不易分离，可暂时保留，然后用锐利的刀片将蜗轴横断切开，分为两段或按螺旋的回切为四段，蜗底为第一回，顺次向上是第二回、第三回，蜗尖为第四回；在蜗轴周围有水平伸展的骨性螺旋板即 Corti 器，用分离针仔细地将骨性螺旋板从蜗轴上分离下来，呈现螺旋状，最后再将盖膜除去即可。

　　6. De Castro 内耳双极神经组织制作方法

　　[试剂配制]

　　氯醛固定液：水合氯醛 5g，95% 乙醇 50ml，蒸馏水 50ml，浓硝酸 3～5ml。

还原液：焦性没食子酸 1.5g，甲醛 8ml，蒸馏水 100ml。

0.5% 氨乙醇液：即 95% 乙醇 100ml 加氨水 0.5ml 即可。

［操作步骤］

（1）取幼年豚鼠的内耳，剔去外表软组织，在氯醛固定液内固定兼脱钙 2～7d，以针能刺入骨即可，流水冲洗 12～24h。

（2）在 0.5% 氨乙醇液内处理 20～24h 后，用滤纸沾干组织外液体。

（3）在 1.5% 硝酸银溶液浸染 5～7d（37℃避光），每隔日换新银液一次。

（4）放入还原液处理 12～24h。

（5）经水洗，脱水，透明，石蜡包埋，切片 10～15μm。

（6）常规贴片经干燥后，经二甲苯透明，中性树胶封固。

［结果］骨组织呈黄色，神经细胞突起及神经纤维呈黑色。

注：镀银还原后，放入 70% 乙醇保存并有助于洗净组织浸银产生的多余黄色。

（龚　林）

第 10 章　循环系统

　　循环系统是一套连续而封闭的管道系统，由心血管系和淋巴管系两部分组成。心血管系统包括心脏、动脉、毛细血管和静脉，血液在其中循环流动。动脉分大动脉、中动脉、小动脉和微动脉 4 级，静脉根据其管径的大小和管壁结构特点，可分为大静脉、中静脉、小静脉和微静脉。淋巴管系统包括毛细淋巴管、淋巴管、淋巴干和淋巴导管，其中淋巴导管与大静脉连通，淋巴管的结构与静脉相似，是循环系统的辅助结构。而静脉是输送血液回流心脏的血管，管径逐渐增粗，管壁逐渐增厚，末端终止于心房。血管管壁的微细结构，除毛细血管外，其管壁结构一般分为内膜、中膜和外膜 3 层，内膜是血管最内、最薄的一层，一般包括内皮和内皮下层，有的血管还包括内弹性膜。中动脉的中膜主要由大量平滑肌纤维组成，可以产生胶原纤维、弹性纤维和基质，外膜由疏松结缔组织组成。在心脏和不同级别的动静脉、中膜的成分和结构是不相同的。研究表明，用浸银法可在普通光镜中清楚地显示出内皮细胞的形状和细胞间的相互关系。用银盐来处理组织特别是经过固定的组织，目的在于将这些结构选择性地染成深浅不一的棕褐色或黑色。在血管管壁内皮细胞的基层间有基膜，在光镜下的基膜，PAS 反应或 Hoichkiss 法显示为一薄层糖蛋白。它的主要化学成分由Ⅳ、Ⅴ和Ⅲ型胶原蛋白，层粘连蛋白，硫酸软管素，硫酸肝素等组成。内皮为衬贴于心血管腔面的单层扁平上皮，在心脏称为心内皮，在血管称为血管内皮。内皮细胞大小较一致，形态扁平，宽 10 ～ 15μm，长 25 ～ 50μm，呈多边形；若在血管内注射硝酸银，然后曝光，可使银沿细胞边缘沉积，在大多数毛细血管内，用这种方法能够显示管壁，它由互相分隔的内皮细胞构成，内皮细胞的边缘可染成轮廓清楚的黑线。实验证明，人与实验动物的心脏、动脉、毛细血管和静脉组织学结构之间无明显差异。

一、心脏

　　心壁主要由心肌构成，心壁很厚，而心房壁和心室壁厚度不一。心脏的壁也由内同外分为 3 层，即心内膜、心肌膜和心外膜。它们分别与血管的三层膜相似，而心内膜由内皮和内皮下层构成，心内膜的内皮衬附于心壁内表面，内皮与大血管的内皮相连。心脏的中膜（也称心肌膜）是心壁中最厚的一层，主要为心肌构成。心外膜的结构为浆膜，外表面覆以间皮，间皮下为薄层结缔组织。根据近年的研究，组成心脏传导系统的心肌细胞有 3 种类型，即起搏细胞、移行细胞和浦肯野纤维。心血管外膜层主要由结缔组构成，但在结构上也有差异，动脉的夕膜层由结缔组织构成，大动脉外膜层中有纵行的平滑肌束，而心壁的心外膜由薄层结缔组织及其外表面的间皮构成。

二、动脉

大动脉包括主动脉、肺动脉、头臂干、颈总动脉及髂动脉等。中动脉和小动脉的中膜均由平滑肌构成，故中、小动脉又称肌性动脉，也可根据动脉管径的大小，把动脉分为大、中、小三级，大动脉大多属于弹性动脉，中动脉和小动脉属于肌性动脉，肌性动脉又称分配动脉，为输送血液到身体各部和各器官的血管，它是数量最多的一种动脉；大多数肌性动脉，其壁厚为管径的 1/4，中动脉中膜具有 20 ～ 40 层平滑肌，小动脉中膜仅有数层平滑肌，大动脉中膜主要由 50 ～ 70 层弹性膜构成，故大动脉又称弹性动脉（输送动脉），其结构特点是富有弹性膜和弹性纤维。由大动脉到毛细血管，管壁逐渐变薄，特性逐渐发生变化，仍可根据血管大小、主要结构成分或基本功能来确定血管的类型，大的弹性或传导性动脉，如主动脉、头臂干、锁骨下动脉和颈总动脉都含有弹性蛋白层，这些动脉壁因它们富有弹性成分故新鲜时呈黄色。而肌性动脉的内皮细胞的下方具有内弹性膜，它的中膜由同心层排列的平滑肌细胞及环行的疏松弹性纤维薄网所组成，这些网形结构在采用醛复红或间苯二酚复红染色标本的平滑肌细胞中均能呈现出黑色波状线；而毛细血管是微动脉的终末分支，管壁很薄且总面积巨大，是介于小动脉和小静脉之间的一种血管网。

三、静脉

静脉可根据静脉管径的大小和管壁结构特点，分为大静脉、中静脉、小静脉和微静脉 4 种，其间没有明显界线。静脉管壁结构大致也可分为内膜、中膜和外膜 3 层，但 3 层膜常无明显界线。内膜最薄，由内皮和少量结缔组织构成；中膜很薄，主要为结缔组织，中间散在极少量的环行平滑肌；外膜最厚，由结缔组织构成，内含有血管、神经和淋巴管。大静脉如人的下腔静脉，管壁较大动脉薄。中静脉组织结构也分 3 层，但管壁较薄，三层分界不如中动脉明显。小静脉如人的指尖处，其管壁较薄，管腔不规则，有的还见有静脉瓣；静脉瓣是内膜向静脉管腔折叠突出而形成的，有防止血液逆流的作用。然而，人的大静脉直径多在 9 ～ 10mm 及 10mm 以上，包括颈外静脉、头臂静脉、奇静脉、肺静脉、髂外静脉、门静脉和腔静脉等，其壁甚薄，约为管壁的 1/20，内膜的构造与中静脉的基本相同。

四、心脏、大动脉、大静脉及中等动静脉的取材、固定与染色法选择

（一）心脏取材、固定与染色法选择

取心脏时应先剪开心包膜，然后左手持心脏，用解剖镊子夹住心尖或心脏上部大血管，轻轻提起，取出心脏。左心室位于心脏的左后部，其肌肉壁比右心室厚，沿心脏的左缘至心尖部切开，暴露心室，主要取左心壁，再取左心房乳头肌，在乳头肌上有比较丰富的浦肯野

纤维，但人的心肌中浦肯野纤维的结构很难找到，在一定的部位，心内膜深面偶有浦肯野纤维；而在牛或羊心脏的心内膜及心肌膜的一部分的组织中，浦肯野纤维却十分典型。若观察心脏传导系统，可取窦房结和房室结，窦房结位于心脏的上腔静脉入口和右心耳的连接处，而房室结在左心房的心内膜及三尖瓣附着处。右心室位于心脏的右后部，内有肺动脉的出口，口的内缘有 3 个能动的半月瓣。取下的心脏标本应包括心内膜、心肌膜、心外膜三层结构，心房或心室肌均可，若只观察心肌细胞的结构，就不一定需要包含有心脏的三层结构的组织。快速取材，立即将所取的组织投入固定液中，以防止上皮组织变质。采用人的心肌标本显示观察心内膜、心肌膜、心外膜是最理想的，但人的材料不易得到，常用猴、猫及兔等动物的材料代替，取犬或猪的心房和心室作为标本材料亦可以，固定于 10% 甲醛液或 Bouin 液中，用 HE 染色法，可供一般性观察。若显示心肌闰盘时，可取心室乳头肌，经磺酸钠苏木精块染方法染色，可获得较好的效果。而磷钨酸－苏木精法可染心肌，用结缔组织三色法则心内膜、心外膜及浦肯野纤维均能清楚地显示和区分。

（二）动脉静脉与毛细血管的取材、固定与染色法选择

对动脉与静脉取材前，首先弄清楚血管组织的几种类型，即大动静脉、中动静脉、小动静脉，一般都作横切面；大动脉和大静脉可取主动脉和上腔静脉或下腔静脉；中等动静脉可取肱动静脉、股动静脉及尺动静脉的并行支；动静脉的管径在 1mm 以下的称为小动静脉。较大动脉或静脉的外膜中及各器官中都含有小动、静脉，便于取材之处均可采用，而毛细血管分布很广，几乎遍布全身各器官。大动脉、大静脉及中等动静脉取材时，大动脉、大静脉及中等动、静脉以人的材料为好，大动脉取腹主动脉和胸主动脉均可，中等动、静脉取四肢为佳，大静脉取上、下腔静脉。通常实验室取人或动物的精索，可清楚显示出中等动、静脉，小动、静脉等成分，可满足教学与科研的需要。选择肠系膜及大网膜铺片显示毛细血管和微动脉与微静脉间的相互关系，取材可用猫、兔及大白鼠等动物的大网膜或肠系膜，铺于载玻片上，用固定液固定后，进行 HE 染色，效果较理想，有时还可见到粗大的淋巴管。也可选用 Wright 染色法显示毛细血管以及镀银法显示血管内皮等。

各型动、静脉的染色可根据需要而选用相应的染色方法，苏木精－伊红的石蜡切片染色是最常用的经典染色法，它的染色结果为：细胞核呈蓝紫色，较粗的弹性纤维为发亮的桃红色，平滑肌为较深桃红色，胶原纤维略淡于平滑肌的着色，也可采用 HE 整块组织染色法来显示，结果也令人满意。较特异性的染色法可采用各种弹性纤维染色法，如 Weigert 法、Verhoeff 法或 Unna 等，再复染 Van Gieson 法，则弹性组织与胶原纤维分别显示，观察效果良好。在对毛细血管及大网膜铺片进行制作时，由于毛细血管是管腔最细小、分布最广泛的血管，它的分支互相吻合成网，连接于动脉和静脉之间。在 HE 染色法的切片中，常观察到不同管径大小的各种毛细血管断面，还可采用猫、兔或豚鼠等动物的大网膜或肠系膜进行铺片，可显示毛细血管和微动脉与微静脉之间的相互关系。另外，应用血管注射技术，可显示脊椎动物某些脏器，如肾、肝、肺、小肠及肌肉等内的血管分布情况以及相互之间的关系，

若制成厚切片，可进一步观察到动脉、静脉和毛细血管网。

（三）血管注射法

血管注射法分单色注射法、双色注射法（即动、静脉注射法）两类，而血管注射浆一般分温、冷两种，动脉注射红色胶体，静脉注射蓝色胶体，实验动物以兔、猫及豚鼠为宜，注射用的染料多采用卡红、水溶性柏林兰、普鲁士蓝及优质墨汁等。注射液体的配制，常应用 Robin 普鲁士蓝注射浆、卡红明胶浆、R.Krause 卡红浆、硼砂明胶注射浆、R.Krause 柏林兰浆、明胶注射浆、墨汁注射浆及硫堇注射浆等。常用单色注射法是卡红 - 硼砂明胶注射浆，而双色法注射液常选用卡红 - 硼砂动脉注射，普鲁士蓝注射浆静脉注射；注射时，注意保持动、静脉压力的均衡。而单色注射方法，可分肾、肝、肺、小肠及肌内注射等，常用的方法是由左心室注入注射液体，将各种器官灌注好后，分别取下所需的器官，放入冰箱内冷却，再将各器官修成小块，经常规固定、脱水、透明、切片（40 ～ 60μm）及封固后，即可在镜下观察。

五、循环系统的染色方法

（一）Wright 显示毛细血管染色方法

［操作步骤］

1. 剪取哺乳动物大网膜小片，在载玻片上展开摊平，待干，用无水乙醇或乙醇甲醛溶液固定 10 ～ 15min。

2. 先滴加 Wright 染液于载玻片上对组织进行染色 5 ～ 7min，然后加等量蒸馏水混合再染 5 ～ 10min 后，经蒸馏水漂洗分色至底色清晰为止。

3. 放于空气中干燥后，用中性树胶或香柏油加盖玻片封固。

［结果］毛细血管的内皮细胞核呈蓝色，管腔内常有呈橘红色的红细胞，管壁外由螺旋形平滑肌包绕者为微动脉，平滑肌细胞核呈蓝色。

注：大网膜铺片显示毛细血管也可将组织经 Bouin 液固定后用苏木精 - 伊红染色。

（二）镀银法显示内皮制作方法

［操作步骤］

1. 将蛙固定在蜡版上，从左心室注射生理盐水，右心房开一小洞，直至血液洗净，然后注射 0.5% ～ 1% 的硝酸银水溶液，注射到一定量后（20 ～ 30ml），观察肠系膜毛细血管呈乳白色时，说明硝酸银已到达肠系膜毛细血管。

2. 取下肠系膜，用大头针固定在软木板上，放置在盛有蒸馏水的器皿内（蒸馏水必须盖过肠系膜），置于阳光下，至血管内皮呈棕黄色。

3. 标本经 70%、80% 乙醇处理，将肠系膜剥去，裸露血管，再经脱水直至透明和封固。

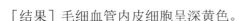

[结果] 毛细血管内皮细胞呈深黄色。

注：可显示肠系膜的间皮，亦能显示肠系膜上毛细血管及小静脉的内皮。

（三）肠系膜铺片显示血管的方法

在 HE 方法染色切片中可观察到毛细血管的不同断面，而采用肠系膜铺片则能显示完整的毛细血管及微循环的组成，有利于教学上的应用。

[试剂配制]

乙醇甲醛溶液：40% 甲醛 10ml，无水乙醇 90ml。

[操作步骤]

1. 取蛙的肠系膜，在载玻片上展开摊平，待干后，固定于乙醇甲醛溶液。

2. 苏木精－伊红染色。

3. 常规脱水，透明，封固。

[结果] 毛细血管的管壁由一层内皮细胞构成，细胞核呈蓝色，细胞质呈红色；其内常可见单个红细胞呈串排列，管壁外有环形平滑肌排列的是微动脉，管径较粗，无平滑肌的是微静脉。

（四）苏木精复制伊红染色法显示大动脉弹性膜制作方法

[试剂配制]

伊红复制液：将 0.5g 伊红先溶于 5ml 蒸馏水中，加 10 滴冰醋酸搅拌，加蒸馏水 10ml，再加冰醋酸 10 滴，产生红色沉淀后，再加蒸馏水 4ml，过滤；然后将沉淀连同滤纸放在 60℃温箱中烘干，待伊红干燥后，加入 95% 乙醇 100ml 即成，用前过滤。

[操作步骤]

1. 取胸主动脉、腹主动脉或中型动静脉固定于 Bouin 液 24h，也可用 10% 甲醛或乙醇甲醛液固定 24h。

2. 常规脱水、包埋，切片 6 ～ 7μm，切片脱蜡下行至水。

3. 入 Harris 苏木精液染色 2 ～ 3min 后，用 0.5% 盐酸溶液分色以保持核着色深。

4. 流水冲洗 5min，再入蒸馏水略洗后，将切片移入 70% 乙醇。

5. 入 0.5% 乙醇复制伊红液 3 ～ 5min，再入 5% 磷钨酸水溶液 1 ～ 2min。

6. 流水冲洗至切片显红色为止，常规脱水、透明、封固。

[结果] 弹性膜呈深鲜红色，胶原纤维和平滑肌呈红色，细胞核呈蓝紫色。

注：①当磷钨酸水溶液已变成淡黄红色时，提示已失效需要新配制，这样才能保证伊红染色艳丽；②要进行脱水，否则弹性纤维很快褪色，各级乙醇也需经常更换；③为取得典型的大动脉，需注意取材部位，如取主动脉，最好选取胸主动脉或腹主动脉。

（五）弹性纤维地衣红染色方法

[试剂配制]

地衣红液：地衣红 1g，70% 乙醇 100ml，盐酸 1ml。

[操作步骤]

1. 取猫的主动脉或肺动脉，入 Susa 液固定 24h。

2. 材料固定后，按常规进行脱汞、脱水、透明、浸蜡、包埋和切片 6μm。

3. 切片脱蜡后入各级乙醇复水至蒸馏水，再入地衣红液染色 20 ～ 30min（37℃恒温箱）。

4. 切片染色后，先入蒸馏水浸洗，再用 70% 乙醇洗去浮色，如染色过深，可用 1% 酸乙醇液分色（用 70% 乙醇配制），使弹性纤维显棕色，然后用自来水洗 1min，再入蒸馏水浸洗后，将切片入苏木精液复染。

5. 常规脱水、透明、封固。

[结果] 大动脉内弹性纤维呈深棕色，细胞核呈蓝色。

（六）醛 - 复红染色显示弹性纤维制作方法（改良法）

熊绪甾的 Comori 醛 - 复红染色法为显示弹性纤维的常用染色法之一，其步骤简单，操作也较简便。

[试剂配制]

醛 - 复红液：0.5% 的碱性复红溶于 70% 乙醇中，此液每 100ml 加入浓盐酸和副醛各 1ml，该混合液置于室温 24h 左右变为深紫色即可使用。

[操作步骤]

1. 取犬的大动脉，固定于 Bouin 液内 24h，常规切片脱蜡至水洗。

2. 醛 - 复红液染色 15 ～ 20min 后，放入 90% 乙醇速洗 2 ～ 3 次。

3. 复制伊红染色 1 ～ 2min，常规乙醇脱水、二甲苯透明、树胶封固。

[结果] 大动脉内弹性纤维多成波浪状走向，呈紫蓝色，背景红色。

（七）酸性复红光绿染色方法

[试剂配制]

光绿乙醇液：光绿 0.5g，20% 乙醇 100ml。

苦味酸乙醇液：苦味酸饱和液 10ml，无水乙醇 90ml。

[操作步骤]

1. 取组织固定于 Zenker 液或 10% 甲醛液 24h，石蜡切片，脱蜡至水。

2. 如组织用含有汞盐固定，则需进行除汞处理；甲醛固定时间较长的组织宜进行铬化处理。

3. 需要时用天青石蓝液及明矾苏木精液进行细胞核染色，蒸馏水洗 1 ～ 2min。

4. 经 0.25% ～ 0.5% 酸性复红水溶液染色 10 ～ 15min。

5. 蒸馏水洗 1 ～ 2min，苦味酸乙醇液分化数秒。

6. 直接用光绿乙醇液复染 30 ～ 60s，95% 乙醇快速脱色。

7. 无水乙醇脱水，二甲苯透明，中性树胶封固。

［结果］胶原纤维呈粉红色或粉紫色，正常心肌细胞呈绿色。

（八）Selge-Niesen 酸性复红染色方法

［试剂配制］

甲酚紫溶液：0.2% 甲酚紫水溶液 10ml，1% 草酸水溶液 0.2ml，蒸馏水 40ml。两液分别配制，单独保存，甲酚紫须充分溶解，1h 后过滤备用。

酸性复红 - 甲基绿 - 橘黄 G 混合液：0.1% 酸性复红溶液 20ml，0.1% 甲基绿水溶液 15ml，1% 草酸水溶液 0.2ml。先将三种染料分别配制成 1% 的原液，临用时稀释后按比例混合后使用。

［操作步骤］

1. 取组织用 10% 甲醛液固定 24h，常规脱水，石蜡包埋，切片 4 ～ 5μm，蒸馏水洗 1 ～ 2min。

2. 用甲酚紫溶液处理 15min，流水冲洗 5 ～ 10min。

3. 用 1% 磷钨酸水溶液媒染 15 ～ 20min，流水冲洗 3 ～ 5min。

4. 入酸性复红 - 甲基绿 - 橘黄 G 混合液置于 60℃温箱内浸染 20 ～ 30min，不断振动切片和染液，以 0.2% ～ 0.5% 冰醋酸水溶液速洗 1 ～ 2 次。

5. 95% 乙醇及无水乙醇脱水，二甲苯透明，中性树胶封固。

［结果］心肌呈绿色，红细胞呈橘黄色，细胞核呈紫色。

（九）Gonnor 甲酚紫 - 酸性复红染色方法

［试剂配制］

甲酚紫 - 草酸应用液：A．贮备液：甲酚紫 1g，蒸馏水 500ml。B．应用液：贮备液 50ml，蒸馏水 150ml，1% 草酸溶液 0.8ml。

酸性复红 - 盐酸苯胺混合液：10% 磷钼酸水溶液 20ml，10% 磷钨酸溶液 20ml，10% 盐酸苯胺溶液 20ml，2% 酸性复红水溶液 20ml，冰醋酸 2ml，蒸馏水 150ml。

各溶液分别配制，单独存放，临用时再混合。

［操作步骤］

1. 固定于 10% 甲醛液 24h，石蜡包埋，切片 4 ～ 5μm，脱蜡至水洗。

2. 蒸馏水洗 1 ～ 2min，用甲酚紫 - 草酸应用液处理 15min。

3. 蒸馏水洗 1 ～ 2min，用酸性复红 - 盐酸苯胺混合液处理 8min。

4. 直接以 0.5% 冰醋酸水溶液分化 10 ～ 15s。

5. 蒸馏水速洗，以 70% 甲醇液清洗。

6．再经无水乙醇脱水，二甲苯透明，中性树胶封固。

［结果］心肌细胞呈紫蓝色。

（十）Heidenhain 铁矾苏木精染色方法

［试剂配制］

苏木精液：苏木精 0.5g，无水乙醇 10ml，待苏木精完全溶解于乙醇液后再加蒸馏水 90ml，1 个月后使用。

铁明矾溶液：铁明矾（硫酸铵铁结晶）5g，蒸馏水 100ml。

［操作步骤］

1．取组织经 Zenker 液、Helly 液、10% 甲醛液和 Bouin 液等固定均可，一般固定 24h，石蜡包埋，切片 6μm，染色效果较好。

2．切片脱蜡，经乙醇下行至水，再放入 5% 铁明矾液内 1 ～ 3h，然后水洗。

3．染于苏木精液 1 ～ 3h，一般是染色时间与媒染时间相同。

4．流水冲洗至无苏木精液为止。

5．在 5% 铁明矾水溶液内分色，分色到一定程度时可用水洗，在显微镜下观察，至所需结构清晰为止。

6．流水冲洗 10min，经各级乙醇脱水、透明、封固。

［结果］心肌细胞核呈灰黑色，红细胞、核染色质、神经纤维髓鞘等均为灰黑色。

注：①媒染用的铁明矾液和分色用的铁明矾液应分开使用，不可用同一缸铁明矾液；②如经 5% 铁明矾水溶液分色过度，可在水洗后再重染色及重分色，但应注意凡经铁明矾处理后都要充分水洗再入苏木精液，否则苏木精液会很快失效；③染成的切片不易褪色，对显示骨骼肌的横纹效果显著，但着色有时不均匀；④组织固定于 Bouin 液、甲醛液者宜媒染 1h，固定于 Zenker 液、Helly 液或其他含重铬酸钾液者常需媒染 3 ～ 5h，固定于 10% 甲醛液或锇酸者须媒染 12h 以上。

（十一）碘酸钠 - 苏木精块染心肌闰盘制作方法

心肌闰盘的染色可分切片染色法和块染色法两种，基本与骨骼肌染色法相同，而下面介绍的碘酸钠 - 苏木精染色法且较稳定，易于操作，值得推广。

［试剂配制］

硝酸 - 乙醇液：无水乙醇 80ml，蒸馏水 16ml，硝酸 4ml。

碘酸钠 - 苏木精液：苏木精 0.1g，钾明矾 5g，碘酸钠 0.02g，蒸馏水 100ml。先将钾明矾溶于蒸馏水，依次加入苏木精和碘酸钠，此液宜现配现用。

［操作步骤］

1．取 1 ～ 2mm 厚的小块心肌组织固定于硝酸 - 乙醇液内 24 ～ 48h。

2．固定后经 70% 及 50% 乙醇各 4 ～ 5h 后，经蒸馏水洗。

3．染于碘酸钠苏木精液 14～20d，染色后经流水冲洗 12～24h。

4．常规脱水、透明及石蜡包埋、切片 6μm。

5．贴片、干燥后，脱蜡即可封固。

［结果］心肌闰盘呈蓝色至黑色。

注：①用犬、猴、猪、牛及兔的心肌均可，其中以兔较为满意；②染色时间视气温高低而定，冬天需半个月以上，夏天可适当缩短；③若无碘酸钠，可用等量的高锰酸钾代替。

六、血管注射

血管注射是将染料配制成注射浆从血管注入整个脏器，如肾、肝、肺等，通过组织制片以后，观察器官内的血管分布及相互关系。如肾是人体主要的排泄器官，而肾的血液循环与肾功能密切相关，肾血流量大，约占心排血量的 1/4，在肾内，血管丰富，并且两次形成毛细血管网。血管注射分单色和双色两种方式，单色注射只从动脉注入红色注射浆，双色注射是先从动脉注入红色注射浆后，再从静脉注入蓝色注射浆,结果动脉呈红色而静脉呈蓝色。

（一）墨汁血管注射制作方法

［试剂配制］

墨汁注射浆：明胶 16g，蒸馏水 80ml，过滤后加入优质墨汁 20ml。

［操作步骤］

1．选用动物，猫、兔或小白鼠均可。

2．乙醚吸入麻醉可腹腔注射 3% 戊巴比妥钠（按体重 20mg/kg）。

3．打开胸腔露出心脏，从左心尖注入预热的生理盐水（30℃）冲洗血管（按每 100ml 生理盐水加入 0.1mg 亚硝酸钠扩张血管），同时剪破右心房，至无血液沇出、器官变白为止。然后将注射墨汁注射液，至右心房流出黑色溶液后，停止注射并将右心房的剪口结孔。

4．动物用 10% 甲醛溶液整体固定 24～48h（也可将器官分离出，作单个注射），将离体的器官置冰箱内再固定 12～24h。

5．将选用的器官切成小块，常规脱水、透明、石蜡包埋（或作火棉胶石蜡切片）。

6．按不同的器官切出不同厚度的切片，肾切片 30～50μm，肝切片 20～30μm，小肠切片 20～30μm，肺切片 20～30μm；需要时可用其他染色剂复染，如亚甲蓝、焰红等。

7．常规贴片，用二甲苯脱蜡，中性树胶封固。

［结果］各器官的血管呈黑色，其他呈复染色，血管在器官内分布及其相互关系清晰可见（彩图 10-1、彩图 10-2）。

注：墨汁注射浆用量，成年兔 1000～1500ml，猫 1500～2000ml，小白鼠 100～150ml，故应用小白鼠注射取材较为方便，注射时大动物的吊瓶高度 1.5m 为宜．而小动物用头皮针灌注，易于掌握速度。

（二）肾血管注射切片制作方法

[试剂配制]

洋红液：洋红 1g，蒸馏水 15ml，逐滴加入 40% 氢氧化铵溶液 5～6ml，用玻璃棒搅拌，使洋红溶解，3～4h 后，如有沉淀，应过滤后再使用。

明胶液：明胶 15g 与蒸馏水 85ml 混合于小烧杯内，并置于盛水的大烧杯内隔水加热，一边煮，一边搅拌，使明胶充分溶解为止。

明胶注射液：取洋红液 5ml 与明胶液 25ml 混合均匀，再一滴一滴地加入氨水，边滴边搅拌，滴入 100 滴左右呈鲜红色而又嗅不到氨气为止，要注意如果氨水过量，洋红则会产生沉淀而导致失效。

[操作步骤]

1. 将猫或兔致死，剖开腹部，从肾动脉注射洋红明胶注射液。

2. 洋红明胶液放入恒温箱内加温，用注射器由肾动脉注入 3～5ml，使整个肾脏组织呈红色为止。

3. 注射完毕，迅速将肾脏放入冰箱中冷却（4℃）6～7h，等注射液凝固（有硬固感觉）后，再用刀片将肾脏横切成薄块。

4. 将若干小块投入甲醛溶液 20ml 与 95% 乙醇 80ml 的混合固定液中 24h。

5. 经无水乙醇、无水乙醇和乙醚（按 1：1）混合液各处理 6h。

6. 依次入 4%、8%、10% 火棉胶液，每级 6～8d，按常规火棉胶包埋。

7. 用推拉式滑动切片机切片，厚 15～20μm，切出的火棉胶切片应立即入 80% 乙醇中。

8. 经 80%、95% 乙醇、无水乙醇与三氯甲烷（按 2：1）混合液、无水乙醇和三氯甲烷（按 1：1）混合液处理后，二甲苯透明，中性树胶封固。

[结果] 肾小球与血管呈红色（彩图 10-4）。

注：①需用白色优质明胶，此品含杂质较少；②各种器官注射时，速度不宜过快，快慢要恰到好处。

（三）墨汁注射法显示肾血管制作方法

[试剂配制]

墨汁注射浆：明胶 15g，蒸馏水 80ml，过滤后加入优质墨汁 10～20ml。

[操作步骤]

1. 组织来源于兔的肾，将动物的胸腹腔剪开后，暴露肾脏，找出肾动脉与肾静脉，剪断输尿管和血管，左肾动脉较长，易于取下；而在取右肾时应连同腹主动脉一起取下来，动脉留得越长越好，剪成斜口便于插针，能取出后放入 37～42℃ 的水中，先用生理盐水冲洗干净，至肾表面无血色为止，再用注射器注入墨汁注射浆 4ml 左右即可。

2. 注射完毕后，用丝线结扎血管，将肾从温液中转入冷液中 30min，使之迅速冷却凝固。

3．将标本分成小块，常规固定、脱水、透明、包埋、切片、封固。

［结果］肾血管及血管球呈黑色。

注：组织分成小块时，要按肾脏锥体的血管走向切分。

（四）肾血管普鲁士蓝（柏林蓝）注射制片方法

［试剂配制］

普鲁士蓝（柏林蓝）注射液。A 液：亚铁氰化钾 220g，蒸馏水 1000ml。B 液：10% 三氯化铁水溶液。C 液：硫酸钠饱和水溶液。D 液：1 份 A 液加 2 份 C 液。E 液：1 份 B 液加 2 份 C 液。D 液与 E 液等量混合之后，出现沉淀，进行过滤，把滤纸上的沉淀物用蒸馏水冲洗干净并使其全部溶解，滴下蓝黑色水溶液，这种液体即为普鲁士蓝（柏林蓝），此液即可用于肾的注射。

［操作步骤］

1．常用猫作材料，先将猫麻醉致死，剖开腹部找肾的动脉血管，把肾取下来进行注射，先注射生理盐水，直到无血液流出为止，再注射普鲁士蓝染料。将注射后的材料，整个器官固定于 Susa 液内 24h。

2．修材同肾脏纵切 HE 染色法染色制片。

3．经固定与修材后按常规进行脱汞、脱水、石蜡包埋和切片 7 ～ 10μm。

4．切片经脱蜡、透明后封固。

［结果］肾小球输出与输入的小动脉呈蓝色。

（五）肝脏注射墨汁明胶注射制片方法

［操作步骤］

1．选用健康大白鼠，体重以 200 ～ 250g 为宜。

2．动物经乙醚麻醉，剖开胸腔露出主动脉并在近根处剪一小口，立即插入输液塑料管并扎紧。

3．注入生理盐水（37 ～ 40℃）冲洗，同时剪破右心房流出血液，直至肝脏表面无血色为止。

4．改换注射预热的（45 ～ 50℃）的墨汁注射液，边注射边揉肝脏，直至肝脏表面显出均匀的黑色为止。注射毕结扎破口，将动物放进冰箱冷却 1 ～ 2h。

5．将肝脏切成适当大小的组织块，固定于 10% 甲醛液内 12 ～ 24h。

6．组织块按常规脱水、透明、石蜡包埋、切片 20 ～ 30μm。

7．切片经二甲苯脱蜡兼透明 3 次，树胶封固。

［结果］肝小叶之间、肝窦内及中央静脉内均显黑色，尤其是肝小叶内黑色的网状结构背底显灰白色时对比更清楚（彩图 10-3）。

注：色胶新配为好，应选优质墨汁，经过滤后应绝对无沉淀颗粒，否则将会堵塞血管而

导致失败。

（六）双色血管注射制作方法

双色血管注射是将红色注射浆和蓝色注射浆，分别从动脉和静脉血管注入整个脏器（如肾、肝、肺等），观察脏器内动、静脉血管分布情况，下面以猫的肾脏为例介绍双色注射法。

[试剂配制]

卡红明胶注射浆。Ⅰ液：卡红 4g，蒸馏水 4～6ml，滴加氨水至卡红完全溶解，用小漏斗过滤。Ⅱ液：明胶 15g，蒸馏水 85ml，放于水浴内加温溶化，将Ⅰ液、Ⅱ液混合，继续加温并搅拌均匀，用 25% 冰醋酸水溶液调至 pH 7～8。

蓝色注射浆：广告蓝适量，明胶 15g，蒸馏水 85ml。

[操作步骤]

1．动物麻醉后打开胸腔，先从主动脉注入卡红明胶注射浆 3～5ml，再从下腔静脉插管逆行注入蓝色注射浆 3～5ml。

2．经动、静脉同时注射红、蓝色注射浆各 1～2ml，并分别结扎血管。

3．将注射后的脏器迅速放入冰水或冰箱中，使注射浆快速凝固。

4．将冷却后的脏器切成小块，固定于 10% 甲醛液内 24h。

5．自来水冲洗 1～2h 后，冰冻切片，切片厚 10～20μm。

6．常规乙醇脱水，二甲苯透明，中性树胶封固。

[结果] 动脉血管呈樱红色，静脉血管呈蓝色。

注：①双色注射法的关键在于掌握注射浆的量以及注射时的压力，要保持压力均等，防止注射过量或压力过大导致血管破裂，造成注射失败，因此宜从小剂量开始注射；②亦可以将动脉和静脉血管同时进行注射，压力保持在 180～200mmHg，注射完毕后将其立即放入冰箱。

（陈　明　龚　林）

第 11 章 皮 肤

　　皮肤覆盖于体表，是人体最大的器官之一。全身皮肤的结构基本上是相同的，但不同部位的皮肤在厚度、角质化程度、汗毛粗细程度和数量，腺体类型、色素沉着、血管分布及神经支配等方面均存在差异。皮肤由表皮和真皮两部分构成，两者之间呈指状交错，一般被覆身体大部分的是毛薄皮肤，而位于手掌、足跖和指（趾）屈侧面的是无毛厚皮肤。表皮位于皮肤浅层，由角化的复层扁平上皮组成，它的细胞依形态与功能的不同分为角质形成细胞和非角质形成细胞两种类型。

　　皮肤有毛、指（趾）甲、皮脂腺和汗腺等附属器，皮肤内有丰富的神经末梢，能感受外界的多种刺激，在表皮中分布在角质形成细胞之间，已知含有黑色素细胞、朗格汉斯细胞和梅克尔细胞，而表皮从深层向浅层，可分为基底层、棘层、颗粒层、透明层和角质层 5 层。在普通切片中，因基底层与棘层细胞中都含有黑色素颗粒，故不易分辨，然而表皮和真皮内有丰富的感觉神经末梢，例如游离神经末梢、触觉小体、环层小体，皮肤及皮下组织内有汗腺、皮脂腺和毛皮等。意大利生物学家 Malpighian Marcello（1628—1694）对皮肤等组织进行了大量研究，皮肤的 Malpighian 层也是因他而得名。皮肤的神经可分为有髓神经纤维和无髓神经纤维，此外有神经末梢和特殊结构，如麦氏触觉小体，在手指等部位的真皮乳头中含量较多；Vater-Pacinicorpascles 环层小体，位于乳头生殖器官真皮深层或皮下组织内；而黑色素细胞分布于表皮基底层下方或基底细胞之间及毛囊内，在 HE 染色标本中，胞体不显色，不易与朗格汉斯细胞相区分，但通过银染法和多巴反应可显示完整细胞形态与结构，光镜下易辨认。

一、非角质形成细胞

（一）黑色素细胞

　　黑色素细胞是生成黑色素的细胞，它的胞体分布在基底细胞之间，而突起却伸入基底细胞和棘细胞之间。黑色素细胞的胞质内含有许多小泡状的黑色素体，它是由高尔基复合体形成的，其内含有酪氨酶，能将酪氨酸转化为黑色素。黑色素是不含铁而含硫的色素，黄棕色或棕褐色，这种色素是十分稳定的物质，完全不溶于水及有机溶剂，但长时间在强碱中则可被溶解，所以黑色素组织非常容易保存，采用一般的固定和石蜡包埋均不会丢失，根据黑色素的性质，通过强氧化剂可使其脱色，如常用的有过氧化氢、高锰酸钾、过乙酸、三氯化铁等，可将黑色素的酚环打开，而使黑色素脱色，再用氨银液浸染可将其还原为金属银，使之呈现黑色，常用的方法是 Masson-Font 铵银。

黑色素细胞是一种能合成和分泌黑色素的树突状细胞，多存在于表皮基底层毛发中，在 HE 染色切片中，细胞质透亮，核小而色深，故又称亮细胞。黑色素是一种正常的色素，多见于眼、皮肤的黑色素细胞。在机体处于疾病状态时易产生异常的黑色素，经过染色能够清楚地被显示。在病理情况下过量产生或沉着于异常部位的组织中，有些是外生性色素同着物，还有是人为色素及沉着物如甲醛色素属于人为色素，这是由于甲醛液固定组织时间较长，会产生三聚甲醛，并氧化成甲酸，能够易与溶血后的血红蛋白中某些成分结合而产生甲醛色素。在正常情况下，皮肤的表皮、毛囊，眼的睫状体、虹膜，脑的软脑膜、黑质、蓝斑及交感神经节等均可有黑色素沉着。在常规 HE 染色中，黑色素为颗粒状，呈棕黄色或棕黑色，为了证实和区分，需用显示黑色素的特殊染色方法进行染色后观察。

（二）朗格汉斯细胞

朗格汉斯细胞是德国学者 Langerhans（1868）用氯化金浸染皮肤首先发现的，它是有树枝状突起的细胞，分布于棘层浅部与角质形成细胞之间。在光镜下 HE 染色标本中，可见一深染的胞核，或浅亮；胞质较清晰，采用氯化金浸染法或 ATP 酶染色法可显示其形态。朗格汉斯细胞与黑色素细胞都具有嗜银性，即浸以硝酸银染液后还原成银，染成黑色，但它并无亲银性，用氨化的硝酸银浸染时，它自己没有还原银盐的能力，这是不同于黑色素细胞之处。朗格汉斯细胞与金属离子有亲和力，并具有摄取亮甲苯蓝、亚甲苯蓝等体外活性染料的性能。

（三）梅克尔细胞

梅克尔细胞是在 1875 年由德国学者 Friedrich Merkel 首次描述的一种特殊的表皮细胞，它广泛分布于身体各个部位的皮肤内，主要位于有毛皮肤的表皮基底细胞之间，具有短指状突起，伸入角质形成细胞之间，常单个散在分布于全身表皮基底层或表皮与真皮连接处。细胞体积小、形态不规则。在手掌表皮、毛囊、甲床上皮、口腔和生殖道黏膜上皮中较多见，在一定区域，它们可聚簇存在，如在毛附近的表皮基底层内有较多梅克尔细胞。在普通染色法不易辨认梅克尔细胞，已知它们含有酯酶、水解酶和肽酶等几类特殊的酶，采用酶组化法也难显示它们的分布，而应用银或金浸浸染法，可较特异地将它们显示出来。

二、制作皮肤与其附属器的实验指南

制作指皮及头皮切片时，以人的材料最为理想，头皮应注意其切面，纵切面应顺毛方向修切组织块，才能获得较完整毛发的各部分组织。在头皮的 HE 整块及切片染色中，毛囊、毛根、立毛肌、皮脂腺等结构均显示清楚。在指皮的 HE 标本上，可见触觉小体及环层小体等，也可用整块组织染色，可获得较好的效果。皮肤可用 Bouin 液中加入氯化钠进行固定，即 100ml Bouin 液中加 1g 氯化钠，因 Bouin 液主要成分是苦味酸，它含有酸类成分，可以软化组织，另外，苦味酸对肌腱黏蛋白具有溶解作用，而氯化钠成分可除去皮肤内的角质蛋白而有利于切片。皮肤的一般性观察也可用甲醛液固定，石蜡包埋，苏木精 - 伊红染色即可，皮肤中的一些特殊结构和细胞的染色，也可根据需要显示特殊内容，如棘细胞与细胞间桥可选用铁苏木精染色即可显出；黑色素细胞的染色可用多巴黑色素反应石蜡切片法。而郎格汉斯细胞位于整个表皮，特别多见于棘细胞层，在 HE 染色或用 Schaaf Langerhans 细胞的染色法来显示其形态与结构，而 Mallory 磷钨酸 - 苏木精染色法可显示细胞间桥及皮肤内结缔组织，多糖类的显示应用阿利新蓝 PAS 染色方法，显示角母蛋白可选用苦味酸 - 尼格洛辛染色方法，而皮肤中张力原纤维的显示可用 Hocpke 张力原纤维染色法。

在制作教学与科研组织标本时，常会遇到一种既韧又硬的组织，如指（趾）甲等组织，过去对这类组织标本没有相应的技术方法来制作，大多情况下都只能放弃这些组织标本，现在可将其投入 10% 甲醛液中固定 2～3d 后，放入蒸馏水配制的 20%Tween-40 软化剂中，直至指（趾）甲软化为止，然后经水冲洗，按常规脱水浸蜡程序处理，就能获得理想的标本。

脱黑色素的方法十分重要，它可验证染色显示的结果是否有黑色素，即是将要显示黑色素的切片标本，经氧化剂的氧化处理，达到打开黑色素酚环的目的，使黑色素被脱色，然后经漂白剂或氧化剂的处理而脱色的即是黑色素，再经显示黑色素的制作方法加以证明为阴性结果，通常采用这种方法来证实是否有黑色素的存在。实验室常用的脱色方法有 3 种：第一种是用 0.1%～0.25% 高锰酸钾溶液处理切片 2～4h，水洗后用 1% 草酸处理 1min；第二种是用 10% 过氧化氢水溶液处理切片 24～48h；第三种是用 40% 过氧乙酸水溶液处理切片 3～16h。在经上述脱色后，再经水洗 6～10min，根据需要进行染色，常规脱水、透明及封固。在进行氧化漂白处理过程中，应随时取出镜检，使细胞内外的黑色素完全消失为止，然而，显示黑色素的制作方法却是将黑色素染成某种颜色，以便于观察及判定。

三、皮肤标本的制作方法

（一）Martinotti 角蛋白染色方法

[试剂配制]

染色混合液。Ⅰ液：0.5% 橘黄 G 水溶液。Ⅱ液：甲基伊红 1g 溶于 80ml 蒸馏水，再加 95% 乙醇及纯甘油各 10ml。Ⅲ液：苯胺蓝 1g 溶于 80ml 蒸馏水，再加 95% 乙醇及纯甘油各 10ml。Ⅱ、Ⅲ液溶于蒸馏水时稍加温，然后加乙醇及甘油；用时取Ⅰ液 2ml、Ⅱ液 3ml 及Ⅲ液 4ml 混合。

[操作步骤]

1. 组织经 10% 甲醛液固定 24h，冻结切片，切片厚 6～8μm，切片放入 10% 甲醛液收集。
2. 蒸馏水洗，入上述染色混合液染色 5～10min。

3. 蒸馏水洗，直接入无水乙醇分色，经二甲苯透明及树胶封固。

[结果] 角蛋白呈蓝色，透明角质呈紫色。

（二）皮肤苏木精－伊红染色方法

[操作步骤]

1. 皮肤标本经 Bouin 液软化固定 12 ～ 24h，70% 乙醇加适量的浓氨水浸泡组织至黄色脱尽为止。

2. 流水冲洗；按常规组织处理步骤进行脱水、透明、浸蜡、石蜡包埋，常规切片 3 ～ 5μm，脱蜡至水。

3. 经 Harris 苏木精液染色 3 ～ 5min，流水冲洗；1% 盐酸乙醇液分化 1 ～ 2min，流水冲洗返蓝 10 ～ 20min。

4. 经 1% 伊红液染色 1 ～ 2min，再进入 90%、95%、100% 等各级乙醇中脱水，二甲苯透明，中性树胶封固。

[结果] 细胞核呈紫蓝色，细胞质呈鲜艳的红色，质核对比鲜明。

（三）人头皮切片显示毛囊制作方法

[操作步骤]

1. 取材于死后不久的成人头皮，将其修切成大小为 6mm×4mm 的小块，要求顺着毛囊修切，投入 Bouin 液固定 24h。

2. 用 70% 乙醇洗去黄色，可加入 2 ～ 3 滴氨水，使黄色褪尽为止。

3. 组织脱水、透明、火棉胶石蜡双重包埋，切片 15 ～ 25μm。

4. 用苏木精－伊红染色，常规脱水、透明、封固。

[结果] 毛乳头呈淡紫红色，毛干及毛根呈棕色，毛球呈深褐色，脂肪细胞及内根鞘呈红色；外根鞘及肝腺呈蓝紫色。

（四）人头皮的石蜡制片方法

[操作步骤]

1. 由病解尸体取得成人的头皮，顺着毛囊修成长方形的小块，固定于 Bouin 液内 24h，常规脱水、透明、石蜡包埋和切片 8 ～ 10μm。

2. 切片经二甲苯脱蜡后，入各级乙醇脱水至蒸馏水，用 HE 染色法染色。

3. 常规脱水、透明、封固。

[结果] 细胞核呈蓝紫色，细胞质呈粉红色。

（五）人指甲的制片方法

[操作步骤]

1. 组织固定于 10% 甲醛液 24h 或 Bouin 液中软化 24h。

2. 流水冲洗 24h，经二氧六环Ⅰ、Ⅱ、Ⅲ级脱水与透明各 1 ～ 2h。

3. 石蜡Ⅰ、Ⅱ、Ⅲ级（56 ～ 58℃）浸蜡各 2 ～ 3h。

4. 硬蜡包埋，切片 5 ～ 6μm，按显示形态与结构的需要进行染色。

5. 常规脱水、透明、封固。

注：采用 Bouin 液固定对于甲壳物质有很好的软化作用，或采用 10% 甲醛液固定后经蒸馏水配制的 20% Tween-40 软化剂处理，可达到满意的效果。

（六）多巴黑色素反应石蜡切片法

［试剂配制］

孵育液配法：0.1M 磷酸缓冲液（pH 7.4）溶入 0.005 6M DOPA（3,4- 二羟苯丙氨酸），将配好的孵育液保存于冰箱内备用。

0.1M 磷酸缓冲液配制：Ⅰ液，磷酸氢二钠 0.1M=35.8g/1000ml；Ⅱ液，磷酸二氢钾 0.1M=13.6g/1000ml。取Ⅰ液 9 份与Ⅱ液 1 份混合，pH 调至 7.4。

DOPA［$C_6H_3(OH)_2CH_2CH(NH_2)COOH$］0.005 6M 的配制：0.005 6M=1.10g/1000ml，配 30ml 时，取 DOPA0.033g，即 0.033g/30ml，一般一次配制 30ml 可做组织块 2 ～ 3 块。

［操作步骤］

1. 取皮肤组织厚 3 ～ 5mm，固定于 10% 甲醛液 5 ～ 10h（4℃）。

2. 流水冲洗 10min 后，将组织块浸于孵育液孵育 1h（38℃温箱内）。

3. 换新的孵育液，再浸 12 ～ 15h（37 ～ 39℃）。

4. 流水冲洗 2 ～ 6h，入 Bouin 液中再固定 24h。

5. 按常规脱水，石蜡包埋，切片 8 ～ 15μm。

6. 用 5% 硫酸铝水溶液配制的 0.1% 核固红液复染 10min，流水洗片刻，至细胞核呈深红色、细胞质稍带红色为止。

7. 常规脱水、透明、中性树胶封固。

［结果］黑色素细胞呈深褐色至棕黑色。

（七）Lillie 铁反应制作方法

［试剂配制］

2.5% 硫酸亚铁水溶液：硫酸亚铁 2.5g，蒸馏水 100ml。

1% 铁氰化钾 - 醋酸水溶液：铁氰化钾 1g，蒸馏水 100ml，冰醋酸 1ml。

［操作步骤］

1. 组织固定于 10% 甲醛液 24h，避免使用含有铬酸盐的固定液固定。

2. 石蜡切片 4 ～ 6μm，脱蜡至水洗。

3. 蒸馏水洗 2 ～ 3 次，用 2.5% 硫酸亚铁水溶液处理 40 ～ 60min。

4. 用 1% 铁氰化钾醋酸水溶液处理 30min，以 1% 醋酸水溶液分化 30 ～ 40s。

5. 需要时可用 VG 液复染 30 ～ 40s。

6. 用 95% 乙醇及无水乙醇脱水，二甲苯透明，中性树胶封固。

[结果] 黑色素呈暗绿色，背景浅绿色或复染的颜色。

注：①需注意防止生锈的金属用具及溶剂等铁质污染所致假阳性；②该法的制作者发表于 1957 年，其原理是利用黑色素和铁盐结合形成螯合体，再与铁氰化钾反应呈现颜色。

（八）Masson-Fontana 黑色素浸银制作方法

[试剂配制]

氨银溶液：取 5% 硝酸银水溶液 40ml，然后逐滴加入浓氨水至产生沉淀，逐渐溶解变清，再滴加 5% 硝酸银水溶液数滴至溶液呈轻度浑浊为度，此溶液宜临用前现配制。

[操作步骤]

1. 组织固定于 10% 甲醛液 24h，常规脱水，石蜡包埋。

2. 切片 4 ～ 6μm，脱蜡至水洗，蒸馏水洗 3 ～ 5min。

3. 用氨银溶液置于室温下避光浸染 12 ～ 18h 或更长。

4. 蒸馏水洗 1 ～ 2min，用 0.2% 氯化金水溶液处理 5 ～ 10min。

5. 蒸馏水洗 1 ～ 2min，用 5% 硫代硫酸钠水溶液固定 5min。

6. 充分水洗 5min 后，需要时可用 VG 液或中性红液等复染。

7. 95% 乙醇及无水乙醇脱水，二甲苯透明，中性树胶封固。

[结果] 黑色素及嗜银细胞颗粒呈黑色，其他组织显复染的颜色（彩图 11-1）。

注：①此法的制作者发表于 1928 年，是一种效果较好的常用方法；②用氨银溶液浸染时其操作时间必须严格控制，可根据需要缩短或延长时间，镜下观察黑色素呈黑色为度，如果时间过长，脂褐素、胆色素、橙色血质等均呈黑色；③需要时可用另一张切片进行脱黑色素对照；④ Ponceau S 染色液用滴染法进行，如果用细胞核做对比染色，可用核固红染色液。

（九）Schmorl 铁反应制作方法

[试剂配制]

三氯化铁 - 铁氰化钾水溶液：1% 三氯化铁水溶液 30ml，1% 铁氰化钾水溶液 4ml，蒸馏水 6ml。两液分别配制贮存，临用前按比例混合，然后再加入蒸馏水即可使用。

1% 醋酸水溶液：冰醋酸 1ml，蒸馏水 100ml。

1% 中性红水溶液：中性红 1g，蒸馏水 100ml。

[操作步骤]

1. 组织固定于 10% 甲醛液 24h，常规脱水，石蜡包埋。

2. 切片 4 ～ 6μm，脱蜡至水洗，蒸馏水洗 2 ～ 3min。

3. 用新配制的三氯化铁 - 铁氰化钾水溶液处理 2 ～ 4min。

4. 水洗 5min，用 1% 醋酸水溶液处理 1 ～ 2min。

5. 充分水洗 5 ～ 10min，用 1% 中性红水溶液复染 1 ～ 2min，经水洗。

6. 经 95% 乙醇及无水乙醇脱水，二甲苯透明，中性树胶封固。

[结果] 脂褐素及黑色素呈暗蓝色，胞核呈红色。

注：①三氯化铁－铁氰化钾溶液染色时间不宜过长，脂褐素和黑色素一般在 2min 内即可，如染色时间过长，则背景着色深，对比不鲜明；②此法的制作者发表于 1934 年，是显示脂褐素最常用的一种染色方法，除脂褐系外，对黑色素、嗜银细胞颗粒及嗜铬细胞颗粒亦着色。

（十）Unna 苯胺蓝－俄尔辛－伊红染色方法

[试剂配制]

苯胺蓝－俄尔辛－伊红液的配法：1% 苯胺蓝水溶液 100ml，2% 俄尔辛 96% 乙醇溶液 50ml。两液混合后加纯甘油 20ml 及冰醋酸 5ml，即为Ⅰ液；伊红 1g 溶于 80ml 无水乙醇，为Ⅱ液；染色时取Ⅰ液 10ml 加Ⅱ液 3ml。

沙黄液：沙黄 0.1g 溶于 30ml 95% 乙醇中，放入水浴箱内加温溶解，加蒸馏水 70ml，冷后滤过。

[操作步骤]

1. 取小块新鲜组织固定于 Helly 液内 24h，常规脱水，石蜡包埋，切片 4 ～ 6μm，脱蜡至水洗，蒸馏水洗。

2. 入苯胺蓝－俄尔辛－伊红液染色 5 ～ 10min。

3. 蒸馏水洗短时间后，放入沙黄色液染色 5 ～ 10min。

4. 蒸馏水洗，入 0.5% 重铬酸钾水溶液处理 10 ～ 15s。

5. 蒸馏水洗，以无水乙醇分色及脱水，经二甲苯透明，树胶封固。

[结果] 染色质呈红紫色，核仁呈红色，张力原纤维呈红色，细胞质呈蓝紫色，结缔组织呈蓝色，弹性纤维呈棕红色，细胞间桥呈沙黄的红色。

注：①本方法对显出细胞边界、颤毛的基础小体、张力原纤维等染色效果良好；②张力原纤维显示出的颜色与在重铬酸钾内浸泡的时间长短有关，时间过久会被染成深紫色，过短则被染成浅红色，切片用肉眼观察以呈紫色为最适宜。

（十一）张力原纤维染色方法（Hocpke 法）

[试剂配制]

Unna 苯胺蓝混合液：俄尔辛溶液 5ml 加 1% 橙黄 G 水溶液 5ml 及寸油 2ml，最后加 1% 酸性复红水溶液 2ml。此法中橘黄及酸性复红的量根据染色情况而适当增减。

[操作步骤]

1. 组织固定于 10% 甲醛液 24h，常规脱水，石蜡包埋，切片 4 ～ 6μm，脱蜡至水洗，蒸馏水洗后，放入硫酸铜饱和水溶液 12 ～ 24h。

2. 蒸馏水速洗，入 Unna 苯胺蓝混合液 5 ～ 10min，至切片呈深紫色。

3. 经 70% 及无水乙醇脱水，二甲苯透明，中性树胶封固。

［结果］张力原纤维呈蓝色，核仁呈红色，细胞质呈紫色。

（十二）SH 基的铁氰化物显示法

［试剂配制］

铁氰化物试剂：3 份 1% 硫酸铁水溶液加入 1 份新配制的 0.1% 铁氰化钾水溶液（pH 2.4）。

［操作步骤］

1. 取人体任何部位的皮肤，固定于 10% 甲醛液 24～48h 或更长。

2. 冷冻切片 20～25μm，浸入铁氰化物试剂，更换 3 次，共 10～20min。

3. 蒸馏水洗，将切片贴于载玻片上，待晾干。

4. 常规脱水、透明、封固。

［结果］基底层细胞呈深蓝色，角质层呈浅蓝色，其他组织略呈浅蓝色。

（十三）–SS 基的过甲酸 –Schiff 显示方法

［试剂配制］

过甲酸液：纯甲酸 40ml，30% 过氧化氢溶液 4ml，浓硫酸 0.5ml。此液应存放 1h 后再用，保质期 24h。

［操作步骤］

1. 皮肤固定于 10% 甲醛液中 48h 或更长或 Bouin 液固定 24h。

2. 冷冻切片 20～25μm，蒸馏水洗。

3. 用过甲酸液处理 10～20min 后，经水洗 2～5min。

4. 浸入 Schiff 试剂 30～60min。

5. 用自来水加热至 60℃洗 5～6min，每隔 3min 换一次，如洗涤不充分，则易褪色，将切片贴于载玻片上，待晾干。

6. 常规脱水、透明、封固。

［结果］皮肤角质层阳性反应呈红色，毛发阳性呈红色。

（十四）Rio-Hortega 银浸制作方法

［试剂配制］

Rio-Hortega 碳酸银溶液：10% 硝酸银水溶液 50ml 加 5% 碳酸钠水溶液 150ml，滴加氨水至沉淀溶解，加蒸馏水至 550ml，保存于棕色瓶内。

［操作步骤］

1. 固定组织于 10% 甲醛液 8～10d，冻结切片 4～5μm，放入蒸馏水。

2. 再入 Rio-Hortega 碳酸银溶液 10ml 中加纯吡啶 10～12 滴，加温 50～55℃至切片呈棕色后，经蒸馏水充分洗涤。

3．用 1% 甲醛液还原 10 ～ 20min。

4．5% 硫代硫酸钠水溶液固定 5 ～ 10min，充分水洗。

5．常规脱水、透明、封固。

［结果］张力原纤维呈棕褐色。

（十五）张力原纤维和角蛋白染色方法（Pasini 法）

［试剂配制］

Unna 苯胺蓝－地衣红－复红溶液。Ⅰ液：1% 苯胺蓝水溶液 100ml。Ⅱ液：地衣红 1g，无水乙醇 50ml，冰醋酸 5ml，甘油 20ml。Ⅲ液：用 50% 乙醇配制的 2% 伊红乙醇液。Ⅳ液：酸性复红饱和水溶液。取Ⅰ液和Ⅱ液的混合液 10ml，加入Ⅲ液 12ml 与Ⅳ液 1ml，最后加入甘油 5ml 即成染色液，或取Ⅰ液与Ⅱ液的混合液 3ml，加入Ⅲ液 3ml 与Ⅳ液 0.4ml，再加甘油 2.5ml 即成。

［操作步骤］

1．取皮肤用 Zenker 液、Helly 液或 10% 甲醛液中固定 24h。

2．常规脱水，石蜡包埋，切片 4 ～ 6μm，脱蜡至水洗，蒸馏水洗。

3．经 2% 磷钨酸水溶液 20 ～ 30min。

4．洗于蒸馏水，入 Unna 苯胺蓝－地衣红－复红溶液染色 20 ～ 30min。

5．蒸馏水洗，无水乙醇分色，吸水纸吸干，入 2% 磷钨酸水溶液处理 30s。

6．常规脱水、透明、封固。

［结果］张力原纤维呈红色，角蛋白呈黄红色。

（龚 林）

第 12 章　免疫系统

免疫系统是机体执行免疫应答及免疫功能的一个重要系统，它由淋巴器官、淋巴组织、免疫细胞和免疫活性分子构成，是执行免疫功能的组织结构的统称。免疫组织又称为淋巴组织。免疫系统的各种成分分散于全身各处，淋巴器官包括中枢淋巴器官（胸腺和骨髓）和外周淋巴器官（淋巴结、脾和扁桃体等）。淋巴组织为主要成分构成的器官，称免疫器官，免疫器官的结构包括淋巴结、脾和胸腺，只有哺乳动物才有发达的淋巴；而免疫细胞包括淋巴细胞、巨噬细胞、浆细胞、肥大细胞和粒细胞等，按其发生和功能不同，可分为中枢免疫器官和外周免疫器官，二者通过血液循环及淋巴循环互相联系，中枢免疫器官发生较早，由胸腺和骨髓组成；外周淋巴器官（如淋巴结）结构因动物不同而有差异，除人类以外的其他种类动物均不发达。淋巴结为主要的周围淋巴器官，在人体全身有 300 ~ 500 个淋巴结，它是结构完整的外周免疫器官，广泛分布于全身非黏膜部位的淋巴通道上，在身体的浅表部位，常位于凹隐蔽处，如颈部、腹股沟和腋窝等处，内脏的淋巴结多成群存在于器官门附近，如肺门淋巴结。

一、淋巴器官

淋巴器官是由淋巴组织构成的实质性器官，可分为中枢淋巴器官和外周免疫器官，人体的中枢淋巴器官包括胸腺和骨髓，外周淋巴器官包括淋巴结、脾和扁桃体等。

（一）中枢淋巴器官

胸腺为中枢淋巴器官，胸腺位于胸腔内前纵隔的上部，贴在胸壁上，分为左、右两叶，呈长条状，它的重量随年龄增长有明显变化。婴幼儿时期较大，10 岁以下儿童的胸腺呈粉红色，发育甚好，进入青春期后，胸腺开始退化，并迅速进行。直到成年到老年，胸腺的大部分即被脂肪细胞所代替，仅存少量皮质和髓质。胸腺是迄今为止被认定的在哺乳动物中唯一的一级淋巴器官。

哺乳动物的胸腺表面有薄层结缔组织构成的被膜，被膜结缔组织伸入实质内部形成小叶间隔，将实质分成许多不完全的胸腺小叶，胸腺小叶又可分为周边的皮质和深部的髓质。皮质位于小叶周边，由胸腺上皮细胞作为支架，间隙内含大量的胸腺细胞和巨噬细胞及少量的其他基质细胞，其中髓质中还形成许多大小不等的球形结构，称为胸腺小体，又称哈塞小体（Hassall 小体），它是胸腺髓质的特征性结构，散在分布，是一种具有高度动力学的结构。

（二）外周淋巴器官

1. **淋巴结**　淋巴结是人体内数量最多、分布最广泛的器官之一。人的淋巴结已是受抗原刺激后才发育完善的，淋巴结一般呈卵圆形或豆形，大小不等，直径从数毫米至 1cm 不等，位于淋巴回流的通道上，以颈部、腋窝、腹股沟、盆腔、纵隔、腘窝及肠系膜等处较多见。淋巴结可分为皮质和髓质两部。皮质位于被膜下方，由浅层皮质、副皮质区及皮质淋巴窦构成。位于皮质浅区的淋巴组织，当受到抗原刺激后，可出现大量淋巴小结，而淋巴小结呈圆形或椭圆形，淋巴小结是经常变化的结构，有小有大，时多时少。髓质位于淋巴结的中央，由髓索和其间的髓窦构成，而髓索内淋巴细胞呈索条状分布，相互连接成网，其中可见巨噬细胞及浆细胞，髓窦即髓质淋巴窦，其中巨噬细胞较多，故有滤过淋巴液的功能。人和犬、兔、大鼠和小鼠等动物的淋巴结组织结构方面稍有不同，一般哺乳动物出生后的淋巴结均有突发中心，但如果是未受过细菌或病毒侵入的实验室啮齿动物则发生中心者很少见到；但在同一种动物，其外表上的差异主要取决于淋巴结的活动状态；淋巴结是淋巴的滤器及抗原引发免疫应答的重要场所，它具有组织结构致密、细胞成分较多的组织学特点，其外围由致密结缔组织的被膜包绕，淋巴结活检是诊断淋巴造血组织原发或继发疾病的主要方法。

2. **脾**　脾是位于左季肋部膈下的腹部器官，大部分被腹膜脏层所包裹，通过胃脾韧带、膈脾韧带和脾肾韧带等腹膜，褶面与胃、膈和左肾相连接；它是胚胎时期的造血器官，骨髓开始造血后，逐渐演变为人体最大的周围性淋巴器官。许多脊椎动物也像人的脾一样能形成红细胞、有粒白细胞和血小板，而在有些哺乳动物中，脾可作为成熟红细胞的贮存库，在对异常需要反应时，脾收缩可将储存的血液排出并加入血液循环中。脾的外层是结缔组织被膜，脾的被膜较厚，表面覆有间皮，人脾被膜厚 1～2mm，主要由含弹性纤维及呼吸肌的致密结缔组织构成。被膜由脾门处的结缔组织深入脾实质形成若干小梁，而脾实质分为白髓和红髓两部分，白髓散在分布于脾的实质中，相当于淋巴结的皮质，白髓由动脉周围淋巴鞘、脾小体和边缘区构成。不同种类动物脾的结构及红、白髓间的关系有明显不同，并随着免疫反应或血细胞生成以及破坏的紊乱而发生改变。在许多血容量较大的动物（马、食肉类、反刍类）中白髓却很少，而结缔组织和肌性网架十分发达；在血容量相对小的动物（人、家兔、实验室啮齿动物）中白髓很多，而结缔组织网架却不明显。而脾的红髓为除白髓、脾小梁以外的其他脾实质结构，可分为脾血窦和脾索，然而，脾与淋巴结在结构上有所不同，脾没有输入和输出淋巴管，只有血窦，无淋巴窦。与人及其他实验动物相比，犬和猫的脾被膜及小梁中平滑肌纤维数量多；某些动物如马、犬或猪的脾中含有较多的淋巴小结和动脉周围淋巴鞘，而在猫和反刍动物的脾脏中淋巴组织以淋巴小结的形式存在，几乎没有动脉周围淋巴鞘。人类的脾是对血源性抗原物质产生免疫应答的场所，当细胞免疫应答时，动脉周围淋巴鞘会发生显著增厚。

3. **扁桃体**　腭扁桃体位于舌腭弓与咽腭弓之间，呈卵圆形，左右各一，其口腔面被覆着复层扁平上皮，上皮向深面凹陷分支形成隐窝，它是两个显著的卵圆形淋巴组织集团，居黏膜的结缔组织之中。扁桃体为周围淋巴器官，包括腭扁桃体、咽扁桃体和舌扁桃体，都是机体经常接触抗原产生免疫应答的淋巴器官，它们的结构基本相同。

扁桃体与淋巴结不同，并无淋巴窦，也不滤过淋巴，但却有淋巴毛细管围绕着扁桃体的外表面。它的特点是黏膜表面为复层扁平上皮，上皮深陷至固有膜结缔组织内形成10～20个陷窝，上皮下及陷窝周围结缔组织内含大量淋巴组织。扁桃体通常在童年即发育至最大，腭扁桃体大约在15岁或更早开始退化，而在鼻咽部的顶壁和后壁，有不成对的咽扁桃体，它表面的上皮和其他呼吸道上皮相同，黏膜形成部分有纵行皱襞，固有层内有许多淋巴组织，上皮内常有淋巴细胞浸润，浸润部的上皮变成复层扁平上皮。而舌扁桃体和舌滤泡位于舌根上结带性隆起，是淋巴小结所致，其表面由复层扁平上皮被覆，上皮内含有大量淋巴细胞，固有层含有淋巴小结及弥散的淋巴组织，舌扁桃体与下方的肌组织的黏液腺相连接，黏液腺的导管通向陷窝的游离面。腭扁桃体取材，一般以成年人的腭扁桃体为好，固定于 Zenker 液或 Susa 液，作苏木精－伊红染色即可。

二、免疫系统的染色方法

（一）胸腺的制片方法

胸腺都用人的组织，一般不用其他动物作材料。胸腺取材于正常死婴或死后新鲜的小孩胸腺，因成人的胸腺大部分已脂肪化，不符合教学需要。取材时切开胸腔后，在前纵隔处找到胸腺，切开四周的被膜，用小解剖镊子夹住胸腺周围的结缔组织，用小解剖剪仔细剥离其周围的结缔组织，将整个胸腺直接投入到固定液内固定。固定液可选用 10% 甲醛液、Zenker 液或 Bouin 液，先放入固定液内固定 6～12h 后，修正成小块，再继续固定12～24h，也可用 Helly 液或 Maximow 液固定，一般用苏木精－伊红染色，也可用 Giemsa 液染色或 Wright 液染色。

1. 胸腺苏木精－伊红染色方法

［操作步骤］

（1）由病理科取得死婴的胸腺，剪一小块固定于 10% 甲醛液 Susa 液内 24h，常规脱水、包埋、切片 5～6μm。

（2）苏木精－伊红染色。

（3）常规脱水、透明、封固。

［结果］皮质内胸腺细胞呈深紫色，髓质内淋巴细胞呈浅粉紫色，细胞核呈蓝色，细胞质呈红色。

2. Hocpke 改良方法（方法 I ） 本方法根据 Hocpke 张力原纤维染色方法进行改良，用于显示胸腺各种基质细胞，效果较好，值得推广。

[试剂配制]

改良的染液：1% 苯胺蓝溶液 1.5ml，1% 橙黄 G 溶液 2.5ml，1% 酸性复红溶液 1.25ml，依次加入染缸内，然后再加甘油 1ml，混合均匀，用冰醋酸调 pH 到 3.6 时，即可使用。

[操作步骤]

（1）取正常人胎或小鼠胸腺组织用 4% 多聚甲醛液固定 24h，常规脱水、透明、石蜡包埋，切片 4～6μm，石蜡切片脱蜡到水。

（2）用硫酸铜饱和水溶液孵育 24h 后，经蒸馏水洗。

（3）滴加改良的染液染色 5～10min。

（4）将切片上的染液收回染液缸内待用，切片用蒸馏水洗。

（5）用 95% 乙醇分色，在镜下观察以细胞界线清晰为止。

（6）常规脱水、透明、封固。

[结果]胸腺上皮细胞胞质呈浅蓝色，细胞核呈蓝色，核仁呈红色，并能见细长突，轮廓清楚，在皮质内还可见由这些细胞突起连成的网架。髓质的网状上皮细胞胞质呈淡蓝色，可分辨出蓝色的张力原纤维以及肥大胞质内的颗粒显异染性。胸腺皮质区的淋巴细胞核多数呈黄色，其余的淋巴细胞核呈蓝色，细胞质不着色。

注：①本方法是对 Hocpke 张力原纤维的染色方法进行改良，可使胸腺内的各种基质细胞表现出不同着色反应并在酸性复红染色酸性条件下，可使胸腺内树突状细胞着色；②三种染料对胸腺各种基质细胞能发生特异性着色，而苯胺蓝染胸腺网状上皮细胞及胸腺小体，橘黄 G 主要染胸腺皮质区的淋巴细胞、酸性复红染网状上皮细胞核仁及胸腺小体内退化的成分。

3. 显示树突状细胞的酸性复红染色方法（方法Ⅱ）

[试剂配制]

酸性复红染液：0.5% 酸性复红水溶液 4ml，甘油 2ml，用醋酸调 pH 2.5。

[操作步骤]

（1）取小鼠胸腺组织，用 4% 多聚甲醛液固定 24h，常规脱水、透明、石蜡包埋，切片 4～6μm，石蜡切片脱蜡到水，放入硫酸铜饱和水溶液处理 24～48h。

（2）用蒸馏水洗，滴加酸性复红染液染色 5～10min。

（3）用 70% 乙醇分色，镜下观察，背景浅而树突状细胞清晰。

（4）用梯度乙醇脱水，二甲苯透明，树胶封固。

[结果]淋巴细胞核呈蓝色；胸腺上皮网状细胞胞核呈蓝色，核仁呈红色，细胞质呈浅蓝色；张力原纤维呈蓝色；胸腺小体外围部呈蓝色，中心部呈多染性；肥大细胞胞质颗粒呈紫红色。

注：①由 Hocpke 原方法改进，可使胸腺皮髓交界和髓质区有成群分布的树突状细胞，胞质呈红色，突起长，其他基质细胞与淋巴细胞均未见着色的满意结果；②此染色方法的染液在较酸性条件下细胞才易显示，尤其是树突状细胞在酸性条件下对染色的亲和力强；③这种染色方法对研究胸腺各种基质细胞特性与功能提供了新的技术方法。

4. 胸腺内 T 淋巴细胞 ANAE 染色方法

[试剂配制]

甲醛 – 蔗糖缓冲液：蔗糖 37.5g，蒸馏水 450ml，40% 甲醛液 50ml，$NaH_2PO_4 \cdot H_2O$ 2g，Na_2HPO_4 3.25g。按顺序加入，溶解后放入冰箱（4℃）中保存。

Holt 液：阿拉伯胶 1g，蒸馏水 100ml，蔗糖 30g。先将阿拉伯胶溶于水，再加蔗糖充分溶解。

0.2M 磷酸缓冲液（pH 7.6）原液：NaH_2PO_4 2.76g，蒸馏水 100ml，Na_2HPO_4 7.16g，蒸馏水 100ml。pH 7.6 缓冲液：取原液 NaH_2PO_4 6.5ml，Na_2HPO_4 43.5ml，加蒸馏水 50ml。

2% 甲基绿或孔雀绿水溶液：甲基绿或孔雀绿 2g，蒸馏水 100ml。

4% 盐酸副品红：副品红 4g，2N HCl 100ml（临用时配制）。

2% 醋酸 -α- 萘酯液：醋酸 -α- 萘酯 0.2g，乙二醇单甲醚 10ml（临用时配制）。

4% 亚硝酸钠水溶液：亚硝酸钠 4g，蒸馏水 100ml（临用时配制）。

孵育液 pH 5.8 ~ 6.4：取 4% 盐酸副品红液 3ml，滴加亚硝酸钠 3ml；摇动至溶液呈浅黄色，静置片剂，然后加入 pH 7.6 磷酸缓冲液 92ml，充分摇匀，最后慢慢加入 2% 醋酸 -α- 萘酯液 2ml，溶液呈琥珀色，每形成一层薄膜，必要时可加入 2N NaOH 调至 pH 5.8（临用时配制）。

[操作步骤]

（1）取新鲜的胸腺，厚 0.3 ~ 0.5cm。

（2）甲醛 – 蔗糖缓冲液中固定 24 ~ 36h，再入 Holt 液 24 ~ 36h（4℃）。

（3）蒸馏水速洗，60%、70%、80% 丙酮各 30min。

（4）入 95%、100% 丙酮各 20min 脱水，放入二甲苯透明 10 ~ 20min。

（5）石蜡浸蜡 1h（48 ~ 54℃），58 ~ 60℃ 石蜡包埋，切片 4 ~ 6μm。

（6）石蜡切片经二甲苯脱蜡，各级丙酮至蒸馏水。

（7）切片入孵育液 1 ~ 2h（37℃的恒温水浴箱）。

（8）流水冲洗 30min，再用蒸馏水洗。

（9）入 2% 甲基绿或孔雀绿水溶液复染细胞核 3 ~ 5min。

（10）经各级丙酮脱水，二甲苯透明，中性树胶封固。

[结果] 胸腺内 T 淋巴细胞胞质中呈棕红色颗粒，巨噬细胞呈弥漫性着色，B 淋巴细胞不着色。

注：此方法亦可应用于显示淋巴结和脾脏内的 T 淋巴细胞。

（二）淋巴结的制作方法

淋巴结取材选用猫、犬或兔的肠系膜淋巴结及家兔后肢膝关节的腘窝部有一个比较大的呈卵圆形的腘窝淋巴结，选其完整的淋巴结，呈扁圆形、卵圆形或豆形，质地软，正常时呈灰白色，还要注意淋巴结的包膜是否完整、表面是否光滑、相互间有无粘连融合等，若充血肿大都不能用；而组织学切片一般取肠系膜淋巴结较好，髂窝淋巴结或颈淋巴结也可以。淋巴结取材可沿淋巴结门部位正中纵切面，分为两半或保留淋巴结门处，将最大直径做水平切面，把两面的皮质部分修去，否则固定液不易渗入髓质中央。将修整的组织固定于 10%

甲醛液或 Bouin 液，一般用 HE 染色即可。

1．制作精良淋巴结组织切片方法

［操作步骤］

（1）固定于新鲜的 10% 中性甲醛液中 24h。

（2）将固定好的淋巴结组织，从低浓度乙醇开始脱水，在 95% 乙醇中需 3～5h，以便使淋巴结组织及少许脂肪组织彻底脱水；入无水乙醇和二甲苯等量混合液中处理 30min，再入二甲苯。

（3）浸蜡用 56～58℃ 熔点的蜡，浸蜡温度为 58℃。此时容器内的蜡是固体蜡与液体蜡的混合液。浸蜡 3 次，每次 1～2h，石蜡包埋，切片 3～4μm。

（4）苏木精‐伊红染色。

（5）常规脱水、透明、封固。

［结果］淋巴结结构清晰，核膜及核仁结构清楚、核质对比鲜明，细胞核呈蓝色，细胞质呈红色。

注：①取材淋巴组织要固定充分，掌握中性甲醛液用量的比例；②取材时保证组织块厚度使其脱水彻底，严格掌握脱水时间；③浸蜡时先软蜡后硬蜡；④充分分化用流水返蓝，避免细胞核着色过深而影响镜下观察。

2．淋巴结切片制作方法（改良法）　由于在制作淋巴结的切片标本时，其皮质部分易皱缩，组织结构易出现裂隙而影响实验效果。针对此现象，本方法进行了改进，现介绍如下。

［操作步骤］

（1）取猫或犬的腘窝或肠系膜淋巴结，投入 Zenker 液固定 12～14h。

（2）常规方法脱水到 95% 乙醇，入等量乙醇和正丁醇（按 1：1）混合液 I、Ⅱ，每次各 2h；入正丁醇 24～36h，于 54～56℃ 石蜡中浸蜡 2h，58～60℃ 石蜡中浸 1h。

（3）常规方法包埋、切片、裱片后放入 37℃ 恒温箱中 12～14h，入 0.5% 碘酒脱汞各 5～10min，用 5% 硫代硫酸钠水溶液除去碘 2～3min。纯乙醇脱蜡 10min，95% 乙醇 I、Ⅱ 各 5min，80% 乙醇 3min，流水稍冲洗。

（4）苏木精‐伊红法进行染色，常规脱水、透明、封固。

［结果］淋巴结切片完整、无皱缩、无汞盐沉淀、组织结构典型，细胞核与细胞质染色对比清晰。

注：Zenker 液是对淋巴结固定十分优良的固定液，但由于含有汞盐会析出沉淀，影响切片的染色效果，故在染色之前，对切片必须常规进行脱汞处理。

（三）脾的制片染色方法

脾以人的材料为典型，不能获得人的组织材料时，再用猴、犬或猫等动物组织代替。取材时，肉眼观察首先应注意脾的形态和大小，被膜是否紧张，有无增厚和粘连，脾门血管是否增厚，有无血栓形成等，保证能获得正常的脾组织。取材时应取脾的边缘部分，即取一近似等边三角形的组织块，最好取两侧留有被膜的组织。若选用犬、猫及兔的脾脏，取材时，先将动物麻醉，快速从颈静脉注射生理盐水，同时切开脾静脉，将血液冲出，至脾呈灰白色，然后处死动物，取出脾脏，获得的脾索、脾血窦清晰可见，脾窦扩充均匀，内含少量红细胞及有核白细胞，窦壁的杆状内皮排列整齐，切面呈立方形，以达到更好地显示脾血窦的效果。取脾组织放入 Zenker 液或 Bouin 液固定，一般用 HE 染色即可。

1. 动物脾脏 HE 法染色制片法

[操作步骤]

（1）取兔或大白鼠的脾脏，切成 3～4mm 厚的小块，放入 Susa 液固定 24h。

（2）组织固定后，按常规进行脱汞、冲洗、脱水、透明、浸蜡、包埋和切片 6μm。

（3）切片用苏木精 - 伊红法进行染色。

（4）常规脱水、透明、封固。

[结果] 白髓由淋巴组织构成，细胞核呈蓝紫色，细胞质呈红色，红髓由网状结缔组织形成支架，其内分散的红细胞呈红色。

2. 脾脏组织 Van Gieson 染色方法

[试剂配制]

苦味酸 - 复红液：苦味酸饱和水溶液 100ml，1% 酸性复红水溶液 20ml。

[操作步骤]

（1）取猫或兔的脾脏，修成小块入 Helly 液固定 24h。

（2）蒸馏水洗 3 次 5～6h，入 50% 乙醇，加碘除去汞盐沉淀。

（3）再用 5% 硫代硫酸钠水溶液除去碘，水洗。

（4）依次经 70%、80%、95%、无水乙醇及 4 级二甲苯，每级 2h。

（5）浸蜡、包埋按常规方法进行操作，切片 5～7μm，按常规贴片。

（6）用二甲苯脱蜡 15min，下行入六级乙醇至蒸馏水，每级 3min。

（7）放入 Harris 苏木精液染 5～15min。

（8）放入酸乙醇液分化，经氨水蓝化后，经水洗 5～10min。

（9）入苦味酸 - 复红液染色 1～5s，蒸馏水速洗。

（10）常规脱水、透明、封固。

[结果] 细胞核呈蓝黑色，被膜呈蓝黑色，脾小梁呈橘黄色，白髓呈树橘红色。

注：①由于苦味酸 - 复红液对苏木精有分色作用，故复染时间不宜过久；②取材时应取脾脏的边缘部分，即取一近似等边三角形的组织块，两侧均有被膜，立即放入 Zenker 液或 Susa 液固定；③有学者曾选用各种动物如猪、兔、猫或犬的脾脏进行生理盐水灌注冲洗后，再做 HE 染色进行对比观察，认为犬的脾最适合于制作教学标本，它的白髓与红髓均显示很清楚，尤其是动脉周围淋巴鞘等结构易于找到。

（陈　明　龚　林）

第 13 章　内分泌系统

内分泌系统由内分泌腺和分布于其他器官内的内分泌组织及内分泌细胞（如胰腺的内分泌部"胰岛"等）共同组成。内分泌腺包括如脑垂体、甲状腺、甲状旁腺、肾上腺及松果体等。内分泌细胞多为索状、网状、泡状或成团排列，其分泌物是一种化学物质，称为激素，直接进入血液、淋巴液及组织液，经血液循环至全身。

一、内分泌腺

（一）甲状腺

甲状腺位于喉下部，气管上部的两侧和前面，舌骨下肌的深面，略显"H"形，由左、右两个侧叶中间的甲状腺峡组成，成人甲状腺的重量为 20 ～ 40g。甲状腺柔软，血液供给丰富，呈棕红色，外面有薄层结缔组织被膜，结缔组织伴随血管伸入腺实质中，将甲状腺分为若干界线不明显的小叶。每小叶中含有许多甲状腺滤泡及部分滤泡旁细胞，滤泡间有少量结缔组织和丰富的毛细血管。甲状腺滤泡大小不一，呈球形、椭圆形或不规则形。滤泡多由单层立方的滤泡上皮细胞围成，也可因性别、营养状态、年龄及食物中含碘量等变化，导致滤泡的形状和大小也发生变化，如新生儿和儿童的甲状腺，滤泡大小较均匀，多为圆形；而成人可见散在的大滤泡，有的用肉眼即可分辨，腔内充满均质的嗜酸性胶质。有的动物，如大鼠或豚鼠的甲状腺，周边部的滤泡较中央的大，到老年则相反，而滤泡的大小不完全代表其功能状态，老龄小鼠有一类较大的圆形滤泡。然而，甲状腺在不同部位的滤泡胶质也有差异，功能较低的滤泡，多含黏稠的胶质，具有强的嗜酸性；而功能旺盛的滤泡，含少量稀薄的胶质，呈较弱嗜酸性，因此，滤泡上皮细胞的形态可因其功能状态的不同而发生变化。当功能活跃时，滤泡上皮细胞可增高呈柱状，滤泡腔内嗜酸性胶质减少；当功能降低时，滤泡上皮细胞可变低呈扁平状，滤泡腔内嗜酸性胶质可增加。其胶质呈均质性，被伊红染成红色，浓稠的胶质着色较深，新形成的胶质着色较淡，胶质是由滤泡上皮细胞的分泌物，其主要成分为甲状腺球蛋白，是一种糖蛋白，PAS 反应呈阳性。

由 Baker（1877）和 Hürthle（1894）研究并首先对滤泡旁细胞进行描述，它还有 C 细胞、亮细胞、富含线粒体细胞及后鳃体细胞等之称。在甲状腺的研究中，1932 年 Nonidez 注意到甲状腺滤泡旁细胞（C 细胞）含有嗜银颗粒，这种颗粒是一种激素前体。1964 年 Foster

等应用免疫荧光定位法证明降钙素是来自 Nonidez 所描述的甲状腺滤泡旁细胞，它是甲状腺内的一种内分泌细胞，单个镶嵌于滤泡上皮细胞之间或成群出现在甲状腺滤泡之间。成人甲状腺滤泡旁细胞分布不均，主要集中在甲状腺两侧叶的上 1/3 和中 1/3 区的交界部；在 HE 染色标本中，滤泡旁细胞比滤泡上皮细胞稍大，位于基膜上，细胞的顶端常被邻近的滤泡上皮细胞覆盖，因而一般不与胶质接触，胞质染色浅，呈卵圆形或多边形，其颗粒不易保存。由于其嗜银性，经浸银制作法可清楚显示其分布及胞质内的嗜银颗粒。在常规组织切片中，滤泡旁细胞染色浅，不易显示，若采用浸银制作法能显示出滤泡旁细胞的胞质内呈棕黄色或棕褐色的颗粒。在三色染色中，胞质中的颗粒表现为对苯胺蓝的亲和性。

（二）甲状旁腺

甲状旁腺有上、下两对，呈扁椭圆形，棕黄色，大如黄豆，每个重 30 ～ 50mg，位于甲状腺左、右叶背面的甲状腺被囊内，少数人的甲状旁腺被埋在甲状腺内。从两栖类到哺乳类的所有脊椎动物均有甲状旁腺，它们的结构基本相同，在甲状旁腺表面有薄层结缔组织被膜，被膜伸入到实质内。其中腺细胞呈团状或索状排列，细胞团索之间有少量的结缔组织和丰富的有孔毛细血管网，腺细胞分为主细胞和嗜酸性细胞两种。主细胞是腺实质的主要细胞成分，呈圆形或多边形，界线清楚，较小，而细胞核呈圆形，位于中央；细胞质较少，弱嗜酸性，含有脂褐质颗粒和较多的糖原，经浸银制作法显示胞质内含有小的嗜银性分泌颗粒。由于嗜酸性细胞从青春期开始逐渐出现，此后其数量随年龄的增长而增加，它的生理意义及其与主细胞的关系尚不清楚。然而，嗜酸性细胞体积稍大于主细胞，单个或成群存在于主细胞之间，细胞核小而圆，染色较深，细胞质内充满嗜酸性颗粒，呈强嗜酸性染色，在电镜下其胞质内含丰富的线粒体，而其他细胞器却不发达。

（三）肾上腺

肾上腺为成对器官，位于腹膜后间隙内，附于肾上端的内上方，其大小和重量随年龄和功能状态不同而变化。肾上腺左右各一，左肾上腺呈半月形，右肾上腺呈三角形或椭圆形。肾上腺表面包裹一层结缔组织被膜，有少量结缔组织伴随血管和神经伸入实质内。肾上腺实质由周围的皮质和中央髓质两部分构成，根据皮质细胞的排列形成，从外向内分为球状带、束状带和网状带三层。球状带较薄，位于被膜下方，内有较小的柱形或多边形细胞排列呈细胞团，胞核圆形、染色深，胞质较少、染色略深，含少量脂滴。在大、小白鼠等动物的球状带细胞内含脂滴特别多，细胞团间有窦状毛细血管和少量结缔组织。束状带是皮质中最厚的部分，然而，在人肾上腺有的区域缺球状带，此外的束状带紧贴被膜；网状带位于内皮最内层，细胞索相互吻合成网。髓质位于肾上腺的中央，主要由排列成索或团的髓质细胞组成，其间为血窦和少量结缔组织，髓质细胞较大，呈卵圆形和多边形。某些动物的髓质细胞为柱状，胞核呈圆形，位于细胞的中央，在 HE 染色切片上，细胞质一般呈弱嗜碱性。若采用铬盐的固定液如 Regaud 液或 Orth 液固定标本，胞质内可见黄褐色嗜铬颗粒，所以也称嗜铬细胞，它主要分布于肾上腺髓质中，经特殊良好的固定后，可显示出细胞形态不一，呈多形性，呈团块或条索状排列，其细胞核呈圆形，着色较浅，胞质内含有小颗粒。颗粒呈黄棕色，具有使铬盐还原的特性。根据分泌颗粒内含物的不同可将嗜铬细胞分成两种，一种为肾上腺素细胞，颗粒内含肾上腺素；另一种为去甲肾上腺素细胞，颗粒内含去甲肾上腺素。

（四）脑垂体

脑垂体是人体复杂的中枢内分泌器官，是椭圆形小体，位于蝶鞍的垂体窝内。根据胚胎发育来源，可将垂体分为腺垂体和神经垂体两部分。神经垂体又可分为神经部和漏斗两部分，腺垂体包括结节部、中间部和远侧部（前叶）。远侧部最大，腺细胞排列成团或索状，腺细胞按染色不同可分为嗜酸性细胞、嗜碱性细胞和嫌色细胞 3 种。嗜酸性细胞数量较多，体积较大，圆形或多边形，胞质及颗粒能被伊红所染，光镜可分辨胞质中嗜酸性颗粒，颗粒的数量、分布、大小与染色深浅不完全一致；嗜碱性细胞数量较少，椭圆形或多边形，胞质内含有嗜碱性颗粒，颗粒大小不一，一般比嗜酸性颗粒少，而不易被苏木精着色；嫌色细胞数量最多，胞质少，体积小，着色淡，细胞界限不清，光镜下绝大部分嫌色细胞含少量分泌颗粒。然而，中间部是位于远侧部与神经部之间的狭窄部分，人的脑垂体是中间部不发达，有大小不等的滤泡，滤泡腔内含有胶质。结节部包绕神经垂体漏斗，前部较厚，后部较薄，结节部内含有垂体上动脉和垂体的静脉，上皮细胞沿自血管纵行排列成束，大多数为嫌色细胞及少数的嗜酸性细胞和嗜碱性细胞，多数细胞为立方状或柱状。

早年 Benda（1900）和 Erdhein（1903）应用常规染色技术，根据细胞对所使月的染色剂的亲和力，将腺细胞分为嗜色细胞和嫌色细胞两大类，进而将嗜色细胞依据其特殊颗粒，对苏木精 - 伊红染色或其酸性或碱性染料联合染色的不同反应，再将嗜色细胞分成嗜酸性细胞和嗜碱性细胞，并认为这三类细胞各具不同的功能，这种简单的分类法一直沿用至今，为细胞学和生理学的研究方面奠定了基础。根据传统的组织学染色法将腺垂体的细胞分为三类，即第一类是嗜酸性细胞，又称甲细胞、A 细胞或 α 细胞。在一般的切片染色中，此细胞的数量约占垂体前叶细胞总数的 37%，细胞质内含有许多颗粒，在 HE 染色中呈红色，在特殊染色中可分别被橙黄 G、刚果红、酸性品红及偶氮胭脂红等染色剂所着色。第二类是嗜碱性细胞，又称乙细胞、B 细胞或 β 细胞。数量较少占垂体前叶细胞总数的 11%，可被苏木精、亚甲基蓝及苯胺蓝等染色剂所着色。第三类是嫌色细胞，不含或几乎不含颗粒，约占细胞总数的 55%，胞质少，染色浅，细胞分界不清。然而，在人垂体细胞分类所使用的常月染色方法中，生长激素细胞可被橘黄 G 染为橙黄色，催乳激素细胞可被偶氮卡红染为红色。目前，可以将腺垂体的细胞，按其免疫学和组织学特性分成下列 7 种，即生长素细胞、生乳素细胞、促肾上腺皮质激素细胞、黑色素细胞刺激素细胞、促甲状腺激素细胞、促性腺激素细胞和非分泌细胞。1958 年，Adams 和 Swettenllam 对嗜酸性细胞、嗜碱性细胞和嫌色细胞采用过甲酸氧化，再染阿利新蓝及 PAS 染色，然后用橙黄 G 复染（即 PFA-AB-PAS- 橘黄 G 方法），把嗜碱性细胞进一步再分为 S 颗粒和 R 颗粒，获得成功。

在对脑垂体取材时，先找到颅底的垂体窝，然后将垂体取出，取材操作动作要轻柔，从垂体柄一侧做矢状切开，尽量修至包埋与垂体柄成平行的切面，这样就可制作出含有垂体柄的完整垂体切片标本，便于观察到结节部、中间部和远侧部（前叶）。

（五）松果体

松果体又称松果腺或脑上体，属神经内分泌系统，人的松果体为扁圆锥形，灰红色，位于间脑顶端后上方，以细柄连于第三脑室顶。松果体表面包以软膜，软膜结缔组织伴随血管伸入腺实质，将实质分为许多小叶。小叶主要由大量松果体细胞、少量神经胶质细胞和无髓神经纤维组成。在低等动物（鱼类、两栖类）中，它的构造似眼，有感光作用。而在高等脊椎动物（龟、蛇、鸟类和哺乳动物）中，它成为实体器官，已无直接的感光能力，而使松果体细胞成为一种神经内分泌细胞。在成人及一些动物的松果体内有细胞外固体物质，称为脑砂，它是由松果体细胞分泌物钙化而成的同心圆结构。松果体细胞在 HE 染色切片中，细胞呈圆形或不规则形，细胞质较少，为弱嗜碱性，常含有脂滴，胞核大而圆；在浸银制作切片中，可见细胞具有突起，短而细的突起终止在邻近细胞之间，长而粗的突起多终止在血管周围。松果体的固定一般用 10% 甲醛液，HE 染色标本即可，如对显示神经胶质细胞可用 Cajal 金升汞法或 Rio-Hortega 松果体碳酸银法等。

二、内分泌腺标本的制作方法

（一）甲状腺的染色方法

甲状腺制作的选择，有学者主张用 Susa 液或 Helly 液固定，一般采用石蜡切片，HE 染色标本即可；有特殊需要时，可选用甲状腺的染色 Malloy 染色法及其改良法，Heidenhain 偶氮卡红法亦可染出美丽标本。现将各种甲状腺制片染色方法介绍如下。

1. Krause 胶质染色方法

[试剂配制]

酸性复红－单宁酸溶液：0.5% 酸性复红水溶液 10ml，33% 单宁酸水溶液 10ml，甘油醚 10ml。

[操作步骤]

（1）取犬的甲状腺投入 10% 甲醛液固定 24h，组织尽量新鲜，用低熔点的石蜡包埋，切片 5～6μm。

（2）切片脱蜡入 Unna 多色性亚甲蓝液染色 6～10min。

（3）蒸馏水洗，以 2.5% 单宁酸水溶液分色至不褪色为止。

（4）入酸性复红－单宁酸溶液染色，至细胞核呈深蓝色，结缔组织呈红色。

（5）蒸馏水洗多次，再入 2% 酸性复红水溶液复染 1～3min。

（6）蒸馏水洗，入 1% 磷钼酸水溶液 20～30s。

（7）蒸馏水洗，用滤纸吸干，速经无水乙醇脱水，二甲苯透明，树胶封固。

［结果］嗜单宁酸胶质呈淡红色至亮紫色，嗜复红性胶质呈红色或黄红色，嫌复红性胶质呈亮蓝色。

2. 甲状腺滤泡旁细胞浸银制作方法

［试剂配制］

氨乙醇液：无水乙醇100ml加浓氨水8～9滴即可。

还原液：焦性没食子酸2g，蒸馏水100ml，中性甲醛5ml。

［操作步骤］

（1）取犬的新鲜甲状腺，组织块厚度3～4mm，固定于氨乙醇液中24h。

（2）用滤纸吸干组织周围的固定液。

（3）浸入1.5%硝酸银水溶液，置于37～39℃温箱中约7d。

（4）蒸馏水速洗，入还原液12～24h。

（5）入蒸馏水速洗，常规脱水、透明、石蜡包埋，切片4～6μm。

（6）常规贴片、透明、中性树胶封固。

［结果］甲状腺滤泡旁细胞呈棕褐色，细胞核呈浅黄色，细胞质内颗粒呈棕黄色（彩图13-1）。

注：①本实验选出生2个月左右的小犬的甲状腺效果较好，犬的甲状腺滤泡旁细胞容易显示，结构也清楚，而人、猫和兔的甲状腺不易显出；②本法实际就是Cajal神经组织方法之一。

3. 甲状腺HE整块染色方法

［试剂配制］

Ehrlich苏木精稀释液：取Ehrlich苏木精原液10ml，蒸馏水90ml。

［操作步骤］

（1）取材于犬或猪的甲状腺，切成小的组织块，Helly液固定24h。

（2）先在70%乙醇中加入几滴氨水，氨水–乙醇洗去固定液残液，洗2次，每次2h，再在70%乙醇中放2～3d，用自来水冲洗24h。

（3）入媒染液中24h，入Ehrlich苏木精稀释液染色7～14d。

（4）自来水冲洗1d，使组织块充分返蓝，入1%伊红Y水溶液染2～3d。

（5）经各级浓度乙醇脱水，70%乙醇24h，80%乙醇24h，90%乙醇12h，95%乙醇12h，无水乙醇4h，入氯仿透明2d，经石蜡包埋，切片5～6μm，将切片裱片，放入烤箱内烘干。

（6）经二甲苯脱蜡，透明，加拿大树胶封固。

［结果］甲状腺胞质呈浅红色，细胞核呈蓝色，滤泡腔内的胶质呈红色；滤泡旁细胞呈椭圆形或多边形，细胞核呈蓝色，细胞质明亮呈红色。

4. 甲状腺切片浸银法与HE法复合染色法

［操作步骤］

（1）取犬或猫的甲状腺，投入Bouin液固定24h后，常规脱水，石蜡包埋，切片5～6μm，切片脱蜡。

（2）切片放入 0.25% ～ 0.5% 硝酸银溶液中浸染 10 ～ 12h（置于温箱 37℃）。

（3）无水亚硫酸铁或对苯二酚水溶液还原 24h。

（4）苏木精－伊红染色，经盐酸乙醇液分色，镜下观察，控制分色程度。

（5）常规乙醇脱水，二甲苯透明，中性树胶封固。

［结果］甲状腺滤泡旁细胞胞质内嗜银颗粒呈深棕色，核不着色，滤泡上皮细胞呈灰黄紫色或灰黄色，滤泡腔内胶体呈粉红色。

5. Saleia 阿利新蓝显示滤泡旁细胞染色方法

［试剂配制］

阿利新蓝液：阿利新蓝 8GX 0.2g，0.2mol/L 醋酸－醋酸钠缓冲液（pH 5 ～ 5.2）100ml。

焰红液：焰红 0.5g，0.5% 氯化钙溶液 100ml。此液每染色 2 次后，必须更换新液进行染色。

［操作步骤］

（1）取小犬的甲状腺固定于 Bouin 液内 24h。

（2）石蜡切片 4 ～ 6μm。

（3）切片脱蜡至蒸馏水，于 60℃ 1N 盐酸水解 1h。

（4）蒸馏水洗，入阿利新蓝液染色 15 ～ 20min。

（5）蒸馏水洗，入焰红液染色 30 ～ 60s。

（6）常规脱水、透明、封固。

［结果］甲状腺滤泡旁细胞颗粒呈深蓝色，细胞核呈红色，滤泡细胞质呈淡红色。

注：该法用不同固定液对不同种属动物进行比较性实验，发现对人或羊的甲状腺用 10% 甲醛液固定，而对犬或猫的甲状腺用 Zenker 液固定，其结果背景清晰，染色效果更理想。

6. Solcia 和 Capella 滤泡旁细胞天青 A 显示法（1968）

［试剂配制］

戊二醛－升汞固定液：10% 戊二醛溶液 50ml，10% 升汞水溶液 50ml。

醋酸钠－盐酸 pH 5 的缓冲液：1N 盐酸 15ml 及 1N 醋酸钠 50ml 加蒸馏水 185ml。

0.01% 天青 A 溶液：天青 A 0.01g，醋酸钠－盐酸 pH 5 的缓冲液 100ml。

［操作步骤］

（1）取新鲜犬或大白鼠的甲状腺用戊二醛－升汞固定液固定 24h。

（2）石蜡切片，脱蜡经各度乙醇，蒸馏水洗。

（3）入 60℃醋酸钠－盐酸缓冲液（pH 5）浸 2 ～ 3h。

（4）蒸馏水充分洗涤，入 0.01% 天青 A 溶液染色 3 ～ 5min。

（5）蒸馏水洗，用滤纸吸干，经乙醇脱水，树胶封固。

［结果］甲状腺滤泡旁细胞呈紫蓝色。

注：此法对胰岛的甲细胞、丁细胞及小肠嗜铬细胞的显示均可使用。

7. 过碘酸 –Schiff 剂 – 银浸综合染色方法

[试剂配制]

Glees 氨银液：取 20% 硝酸银水溶液 30ml 加 95% 乙醇 10ml，滴加浓氨水至产生的沉淀溶解为止再加浓氨水 3 ～ 4 滴。

Groat 苏木精配法：取苏木精 1g 溶于 50ml 蒸馏水及硫酸 0.8ml 中；0.5g 苏木精溶于 90% 乙醇 50ml。两液混合即可用。

[操作步骤]

（1）取大白鼠或豚鼠的甲状腺用 Bouin 液固定 24h。常规脱水，石蜡包埋。

（2）切片脱蜡，入 0.5% 过碘酸水溶液氧化 5 ～ 10min。

（3）流水洗，入 Schiff 剂染色 15 ～ 20min，蒸馏水洗，自来水洗 5 ～ 10min。

（4）入 20% 硝酸银水溶液浸 20min（55℃）。

（5）10% 甲醛液还原 15min，用滤纸吸干入 Glees 氨银液 20 ～ 30min。

（6）用滤纸吸干，入 10% 甲醛液还原 1 ～ 2min，至切片呈黄棕色。

（7）于切片上滴加数滴 70% 乙醇再加 1 滴氨银液，速用 10% 甲醛液冲洗，在镜下观察至颗粒清晰的显出为止。

（8）蒸馏水洗，入 5% 硫代硫酸钠水溶液 5 ～ 10min，流水洗。

（9）放入 Groat 苏木精液染色 1min，流水洗 15 ～ 30min。

（10）经各级乙醇脱水透明，中性树胶封固。

[结果] 甲状腺滤泡旁细胞的颗粒呈黑色，胶质呈紫色。

（二）甲状旁腺制片染色方法

甲状旁腺一般认为用 Helly 液或 Zenker 液固定较好，经 HE 染色标本即可，现将各种甲状旁腺制片方法介绍如下。

1. 甲状旁腺切片制作方法（Bensley 法） 甲状旁腺可用常规法作石蜡切片与苏木精伊红染色，也可用 Heidenhain 偶氮洋红方法染色，但若采用 Bensley 法染色，效果令人满意。

[试剂配制]

巴西灵液：磷钨酸 1g，蒸馏水 100ml，巴西灵 0.05g。将巴西灵溶于少量水中（加热溶解），再将磷钨酸溶于其余水中，两液混合后即成染色液，此液不能长久保存。

磷钨酸 – 苯胺蓝液：磷钨酸 1g，苯胺蓝 WS 0.2g，蒸馏水 100ml。

[操作步骤]

（1）取材用犬或其他哺乳动物的甲状腺与甲状旁腺入 Helly 液固定 12h。

（2）脱水、透明、浸蜡、石蜡包埋、切片 5 ～ 6μm，贴片。

（3）用二甲苯脱蜡 15min，下行入各级乙醇至蒸馏水，每级 5min。

（4）放入巴西灵液染色 2 ～ 4h。

（5）蒸馏水洗，在磷钨酸 – 苯胺蓝液中染色 5 ～ 10min，蒸馏水速洗。

（6）无水乙醇脱水，二甲苯透明，树胶封固。

［结果］细胞核呈红色，细胞质呈蓝色，分泌颗粒呈浅蓝色，滤泡呈天蓝色。

2. 巴西灵水蓝（Brazilin wasser blue）染色方法

［试剂配制］

巴西灵水蓝液：巴西灵水蓝 0.05g，磷钨酸 1g，蒸馏水 100ml。先将巴西灵水蓝用少量蒸馏水加热溶解，并将磷钨酸溶于其余蒸馏水，冷却后混合即可使用。

［操作步骤］

（1）切片脱蜡至水，用巴西灵水蓝液染色 1 ～ 3h，用显微镜控制。

（2）蒸馏水洗，用 0.5% 中性红或 1% 核固红水溶液做对比染色 3 ～ 5min。

（3）蒸馏水急洗，无水乙醇脱水，二甲苯透明，中性树胶封固。

［结果］细胞质呈蓝色，细胞核呈红色，腺泡呈天青蓝色。

注：甲状腺和甲状旁腺一般多用苏木精伊红作常规染色，若以本方法染色，对组织分析更易明辨。

（三）肾上腺制片染色方法

由于甲醛固定以及固定液中含有的酸性成分均能阻止嗜铬反应，故含甲醛、升汞、乙醇及冰醋酸的固定液均不适用于肾上腺固定。然而，肾上腺尤其是髓质的嗜铬细胞较易发生死后自溶，细胞颗粒迅速崩解、消失，故宜特殊固定，即对肾上腺髓质固定多采用含铬盐的固定液，如 Mullcr-Orth 或 Regaud 液等，再用重铬酸钾水溶液铬化处理，阳性结果高。对嗜铬细胞目前常用甲苯胺蓝法和 Giemsa 染色法等特殊方法，嗜铬颗粒可用 Scbmori 还原法、过碘酸雪夫氏反应法和 Sheeha 等方法来显示，现将各种肾上腺制片方法介绍如下。

1. 肾上腺 Giemsa 液制片方法（改良法）

［试剂配制］

Regaud 液：3% 重铬酸钾水溶液 80ml，40% 甲醛液 20ml。用前混合，不能久存。

Giemsa 稀释液：Giemsa 原液 1 滴，加蒸馏水 1ml。

［操作步骤］

（1）新鲜组织于 Regaud 中固定 24h，流水冲洗 5h，常规脱水，石蜡包埋，切片脱蜡，按常规处理至水。

（2）将切片放入蒸馏水中充分清洗 30min。

（3）Giemsa 稀释液内染色 18 ～ 24h，经蒸馏水洗。

（4）用滤纸吸干，迅速用丙酮脱水，丙酮和二甲苯按等量混合液处理。

（5）二甲苯透明，中性树胶封固。

［结果］肾上腺髓质细胞呈红色或紫红色，皮质细胞呈蓝色，红细胞呈粉红色。

注：肾上腺组织采取甲醛液固定后，髓质细胞的颗粒呈嗜酸性，而被 Ciemsa 液染成玫瑰红色；而经铬酸盐固定后，可被天青成分染色，肾上腺髓质细胞的颗粒呈现黄绿色。

2. 肾上腺嗜铬细胞赖特氏染色法（崔成虎法）

[试剂配制]

Wright 液：重铬酸钾 4.5g，戊二醛 15ml，6.2M 磷酸缓冲液（pH 7.4）85ml。先将重铬酸钾溶于缓冲液内，再加入戊二醛，混合后有轻度浑浊，临用时配制。

Wright 稀释液：Wright 原液 10ml，0.2M 磷酸缓冲液（pH 6.8）90ml。

[操作步骤]

（1）取猫的肾上腺投入 Wright 液固定 1 ～ 2d。

（2）材料固定后经水冲洗 24h，常规脱水，石蜡包埋，切片 6 ～ 7μm。

（3）切片经脱蜡后入各级乙醇复水至蒸馏水，再放入 3% 重铬酸钾磷酸缓冲液（pH 6.8）内媒染 12 ～ 24h，切片经蒸馏水浸洗。

（4）放入 Wright 稀释液内浸染 4 ～ 12h，切片经蒸馏水洗。

（5）放入 0.1% 盐酸乙醇液（70% 乙醇配）进行分色，镜检嗜铬颗粒显示清楚为上，再经流水冲洗和蒸馏水洗，常规脱水、透明、封固。

[结果] 肾上腺皮质细胞呈粉红色，细胞核呈蓝色，嗜铬颗粒呈黄绿色。

3. Schmorl 嗜铬细胞染色方法

[试剂配制]

Regaud 液：3% 重铬酸钾水溶液 80ml，甲醛 20ml。此液临用前加冰醋酸 5ml，一经加入，不能久存。

Giemsa 稀释液：Giemsa 原液 10 滴，加蒸馏水 10ml。

[操作步骤]

（1）组织用 Regaud 液及时固定 24h，以石蜡切片或冰冻切片均可。

（2）切片放置水洗后，投入 3% 重铬酸钾水溶液 12 ～ 24h。

（3）蒸馏水洗，放入 Giemsa 稀释液染色 12 ～ 24h。

（4）用 0.25% 醋酸水溶液迅速分化。

（5）以无水乙醇脱水，二甲苯透明，中性树胶封固。

[结果] 细胞核呈深蓝，嗜铬细胞胞质呈青绿色。

4. Wieml 染色方法

[操作步骤]

（1）切片脱蜡放入水洗。

（2）用 1% 甲苯胺蓝水溶液染色 20min。

（3）自来水洗 5min 后，用 1% 藏红花红水溶液染 20 ～ 30min。

（4）用 95% 乙醇洗至切片再呈蓝色。

（5）以少量石炭酸加入二甲苯中进行透明，中性树胶封固。

[结果] 细胞核呈红色，嗜铬细胞呈浆绿色，细胞质呈蓝色。

5. 肾上腺 HE 染色方法

[操作步骤]

（1）取材用猴、兔或猫的肾上腺，把动物杀死后要迅速取材，投入 Zenker 液固定 24h，组织固定 12h 后，将肾上腺取出，用刀片把肾上腺从中间切成两半，再固定 10 ～ 12h。

（2）常规乙醇脱水、脱汞、二甲苯透明、石蜡包埋，切片 5 ～ 6μm。

（3）用苏木精 - 伊红进行染色，常规脱水、透明、封固。

[结果] 肾上腺皮质呈紫红色，髓质呈浅粉红色，嗜铬细胞不明显。

注：用此法染色的切片能清楚地区分皮质与髓质。

6. 硝酸银浸染法（Ogata-Ogala 法，1923）

[试剂配制]

Orth 液：重铬酸钾 2 ～ 2.5g，蒸馏水 100ml，甲醛（40%）10ml。先将重铬酸钾 2 ～ 2.5g 溶于蒸馏水内贮存，用时取 2% ～ 2.5% 重铬酸钾溶液 90ml，加入 40% 甲醛 10ml，混合液不能久存。

Bielschowsky 铵银液：取 20% 硝酸银水溶液 5ml，加入 40% 氢氧化钠溶液 5 滴，形成沉淀，逐滴加入浓氨水使沉淀溶解，边滴边摇荡，至沉淀恰好溶解为止。氨水不可加过量，用蒸馏水稀释成 5% 的应用液。

[操作步骤]

（1）新鲜组织块固定于 Orth 液 36 ～ 72h，充分冲水。

（2）放入 Bielschowsky 铵银液内浸染 3 ～ 5h（暗处）。

（3）入 1% 氨水液内（换新液数次）浸 30min（置于暗处）。

（4）流水洗 1h，入 10% 甲醛液再处理 1 ～ 2d。

（5）用冷冻切片，贴片于载玻片上。

（6）常规脱水、透明、封固。

[结果] 嗜铬细胞颗粒呈黑色。

7. 肾上腺嗜铬细胞染色方法（Orth 法）

[试剂配制]

固定液：重铬酸钾 3g，40% 甲醛 10ml，蒸馏水 100ml。

[操作步骤]

（1）肾上腺固定液固定 2 ～ 3d，媒染于 5% 重铬酸钾水溶液中 1 ～ 2d。

（2）流水冲洗 24h，常规石蜡切片，切片 6 ～ 8μm。

（3）用苏木精 - 伊红染色，常规脱水、透明、封固。

[结果] 嗜铬细胞内颗粒呈棕色。

注：①最好选用人、猴或猫的肾上腺，其髓质体积较大，嗜铬细胞易显示出来；②据 Lillie 介绍，采用 Orth 液的固定时间为 36 ～ 72h，组织固定后，要冲水 24h，组织块贮存应置于 70% ～ 80% 乙醇中。

8. 肾上腺脂褐质的制作方法

Vulpian 反应：在稀释的氯化铁溶液内，处理新鲜的肾上腺组织，则肾上腺髓质细胞呈浅绿色染色；若采用铬盐溶液固定肾上腺组织，用 Schmorl 氯化铁高铁氯化物测试，嗜铬组织呈现浅绿蓝色，本法常用于显示脂褐质。

［操作步骤］

（1）将组织切片入水，切片用等量新鲜的 3% 氯化铁水溶液和 1% 高铁氯化钾水溶液混合处理 15 ～ 30min。

（2）自来水冲洗，用 1% 中性红液染胞核 15 ～ 30min，水洗。

（3）常规脱水、透明、加拿大树胶封固。

［结果］肾上腺细胞内脂褐质呈黄色或棕色小滴。

注：试剂若采用过碘酸 -Schiff 反应，则嗜铬组织显示浅灰红色。

9. Gomori-Burtner 乌洛托品银染方法（1949）

［试剂配制］

次甲胺银贮备液：3% 乌洛托品胺（次甲胺）100ml，5% 硝酸银水溶液 5ml。将硝酸银逐步加入次甲胺溶液，每次混合的同时摇荡至沉淀物消失为止，过滤后装入有色瓶内，放冰箱可保存数月。

Holmes 硼酸缓冲液：0.2M 硼酸 80ml，0.5M 硼酸钠 20ml，Weigert 碘液适量。

次甲胺银工作液：在 30ml 次甲胺银贮备液中加入 8ml Holmes 硼酸缓冲液（pH 7.8）。

亮绿贮备液：亮绿 SF 1g，蒸馏水 500ml，冰醋酸 1ml。

亮绿工作液：亮绿贮备液 10ml，蒸馏水 50ml。

［操作步骤］

（1）组织经固定、石蜡包埋、切片 5 ～ 6μm，切片脱蜡至水。

（2）入 Weigert 碘液内 5 ～ 10min。

（3）经 5% 代硫酸钠水溶液处理 3 ～ 5min，流水冲洗 10min。

（4）入次甲胺银工作液，于 60℃ 恒温浸染 1h 左右，至镜检细胞变黑，但结缔组织无色为止，蒸馏水洗，0.1% 氯化金水溶液浸 5 ～ 10min。

（5）蒸馏水洗，经 5% 硫代硫酸钠水溶液处理 2 ～ 5min，流水冲洗。

（6）用亮绿工作液复染 1 ～ 2min。

（7）常规脱水、透明、封固。

［结果］嗜铬细胞呈黑色，背景绿色。

注：阳性嗜银反应可说明这些细胞能将银离子还原为可见的金属银状态，Lillie 认为这些细胞具有还原性是由于它们所含的嗜铬颗粒具有儿茶酚的结构，当这种二酚还原了银之后，本身就可被氧化为醌的结构。

10．Sheehan 嗜铬细胞显示法

［试剂配制］

明矾苏木精液：苏木精 1g，硫酸铝铵 20g，蒸馏水 400ml。将苏木精置入 100ml 蒸馏水中，加热溶解，将硫酸铝铵溶于 300ml 的热蒸馏水中，两液混合后，再加入麝香草酚少许，放置 10d，直至成熟使用。如需急用，加入 0.177g 高锰酸钾，可加速成熟。

［操作步骤］

（1）组织固定，常规处理，石蜡包埋，切片 5 ～ 6μm，切片脱蜡至水。

（2）入明矾苏木精液染色 3 ～ 5min。

（3）流水冲洗 15min，直至细胞核呈蓝色。

（4）常规乙醇脱水，二甲苯透明，中性树胶封固。

［结果］嗜铬细胞呈黄色至褐色，胞核呈蓝色。

11．Mallory 嗜铬细胞染色方法

［试剂配制］

苯胺蓝－橘黄 G 液：苯胺蓝 0.5g，橘黄 G 2g，草酸 2g，蒸馏水 100ml。混合煮沸短时，冷后过滤，即可使用，亦可长期保存。

［操作步骤］

（1）取组织于 Bouin 液固定 24h，常规石蜡切片，切片脱蜡至水，入 0.1% 酸性复红水溶液染色 3 ～ 5min。

（2）蒸馏水洗，1% 磷钼酸水溶液浸 3 ～ 5min。

（3）入苯胺蓝－橘黄 G 液染色 2 ～ 5min。

（4）蒸馏水洗，经 95% 乙醇分色。

（5）常规脱水、透明、封固。

［结果］嗜铬细胞呈黄色或紫红色，结缔组织呈蓝色。

注：本法可用于脑垂体染色，经 10% 甲醛液固定，其染色结果为嗜酸性颗粒呈紫红色，嗜碱性颗粒呈浅蓝色。

12．肾上腺嗜铬细胞神经节细胞显示法

［试剂配制］

固定液：重铬酸钾 3g，甲醛 10ml，生理盐水 90ml。

［操作步骤］

（1）取大白鼠肾上腺，削去两侧皮质，用上述固定液固定 8 ～ 12h。

（2）石蜡包埋，切片 6 ～ 8μm，切片脱蜡至水。

（3）放入 1% 甲苯胺蓝水溶液染 4 ～ 8h。

（4）经 50%、70%、80% 各级乙醇分色，每级 1 ～ 2min。

（5）入 95% 乙醇（内含 0.2% 伊红）分色并染伊红。

（6）镜下控制神经节细胞内的尼氏物质染成蓝色为止。

（7）常规脱水、透明、封固。

[结果] 髓质内嗜铬细胞呈青黄色，神经节细胞的尼氏物质呈紫红色，皮质细胞呈淡红色，细胞核呈蓝紫色。

注：分色应适度，以镜下观察神经节细胞内的尼氏物质清晰为度。

13. Pfeffer 与 Jarisch 嗜铬细胞染色方法

[操作步骤]

（1）组织用 Regaud 液固定 24h，再用 3.5% 重铬酸钾水溶液铬化 2～3d，流水洗 24h，石蜡包埋，切片 5～7μm。

（2）切片用 Giemsa 液染色 5～10min。

（3）常规脱水、透明、封固。

[结果] 嗜铬细胞呈亮紫色，皮质细胞呈蓝色或蓝紫色。

14. 显示嗜铬细胞 Wiesel 法染色

[操作步骤]

（1）组织用 Regaud 液固定 24h，再用 3.5% 重铬酸钾水溶液铬化 2～3d，流水洗 24h，石蜡包埋，切片 5～7μm，脱蜡入水洗。

（2）放入 1% 甲苯胺蓝水溶液染色 20min，自来水洗 3～5min。

（3）入 1% 沙黄水溶液染色 20min，以 95% 乙醇分色，至出现蓝色为止。

（4）经石炭酸－二甲苯，纯二甲苯透明，中性树胶封固。

[结果] 嗜铬细胞呈绿色，细胞核呈红色。

15. 肾上腺标本的制作方法（改良法） 本方法主要显示肾上腺的一般结构，如嗜铬细胞、神经节细胞等成分，简便可靠，易于掌握。

[试剂配制]

改良的 Whitehe 液：重铬酸钾 3g，甲醛 10ml，生理盐水 90ml。

[操作步骤]

（1）取材选用成年大白鼠的肾上腺，将组织固定于改良的 Whitehe 液 8～12h 后，再用 3% 重铬酸钾水溶液铬化 3～4d，水洗，常规脱水，透明，石蜡包埋，切片 6～8μm。

（2）染色切片经二甲苯去蜡，通过各级乙醇至水。

（3）切片浸入 1% 甲苯胺蓝水溶液内 2～3h。

（4）水洗 1～2min 后，依次经 50%、70%、80% 乙醇，每级 30s。

（5）入 95% 乙醇（含 0.1% 伊红）分色并染色 3min（镜下观察染色恰当为宜）。

（6）经纯乙醇脱水，二甲苯透明，树胶封固。

[结果] 肾上腺的被膜呈红色，皮质的细胞质呈淡红色，细胞核呈蓝紫色，髓质中嗜铬细胞呈青黄色，神经细胞呈紫色。

16. 肾上腺嗜铬细胞简易染色法 取猴、犬、猫、兔和鼠类动物的肾上腺，经本方法染色后，观察并比较各类动物的嗜铬细胞，认为鼠类肾上腺嗜铬细胞显示特异性最高，操作方法简便易行。

[试剂配制]

重铬酸钾－甲醛液：3% 重铬酸钾水溶液 10ml，10% 甲醛液 20ml，蒸馏水 20ml。

[操作步骤]

（1）小家鼠的肾上腺放入 Regaud 液中固定 24h。

（2）浸入 3% 重铬酸钾水溶液处理 48h。

（3）水洗 24h，石蜡包埋、切片 5 ～ 6μm，脱蜡至蒸馏水。

（4）常规苏木精液染色 10 ～ 15min，1% 盐酸乙醇液分化，水洗 15 ～ 30min。

（5）各级乙醇脱水，二甲苯透明，中性树胶封固。

[结果] 肾上腺髓质嗜铬细胞颗粒呈棕黄色，细胞核呈蓝色。

注：①动物选择以鼠类为佳，组织要求新鲜；②固定液临用前配制；③组织铬化过程需每日更换新液；④经过铬化的肾上腺组织，在纯度较高的乙醇中放置的时间不宜过长，防止组织发生脆硬的现象。

17. 肾上腺染色方法（改良法）

[试剂配制]

重铬酸钾－戊二醛固定液：重铬酸钾 4.5g，戊二醛 15ml，0.2M 磷酸缓冲液（pH 7.4）85ml。用缓冲液溶解重铬酸钾，再加戊二醛，混合后有轻度浑浊，但仍可应用，此液临用前配制。

Wright 稀释液：Wright 原液 10ml，0.2mol/L 磷酸缓冲液（pH 6.8）90ml。

[操作步骤]

（1）取犬的肾上腺横切为两半，迅速固定于重铬酸钾－戊二醛固定液内 24h。

（2）流水洗 24h，石蜡包埋，切片 6 ～ 7μm。

（3）切片脱蜡到水，入 3% 重铬酸钾磷酸缓冲液（pH 6.8）媒染 12 ～ 24h，蒸馏水稍洗后，放入 Wright 稀释液 4 ～ 12h。

（4）入 95% 乙醇分色与脱水，经无水乙醇脱水、透明、封固。

[结果] 皮质的细胞质呈粉红色，细胞核呈蓝色，嗜铬颗粒呈黄绿色。

注：①用 pH 7.4 的磷酸缓冲液配戊二醛，使 pH 偏碱性，能保持组织的固定效果；② Wright 原液最好是配好后放置 1 个月为佳，过于陈旧的染液，对皮质细胞胞质着色为紫红色；③染色关键是分色，最好是在镜下控制分色，见到嗜铬颗粒清楚为止。若分色过度，颗粒呈淡黄色，甚至看不见；若分色不够，可导致髓质不清楚，而且皮质呈紫色。

18. 肾上腺髓质两种细胞制作方法

[试剂配制]

铬酸钾－重铬酸钾固定液：5% 重铬酸钾水溶液 10 份（pH 5.6），5% 铬酸钾水溶液 1 份。

[操作步骤]

（1）将新鲜的大白鼠或小白鼠的肾上腺固定于铬酸钾－重铬酸钾固定液 16 ～ 24h 或者

在温箱中放置 10 ～ 12h（37℃）。

（2）将组织用蒸馏水速洗，入 70% 至逐级入无水乙醇脱水，快速透明后进行石蜡包埋，然后切片 4 ～ 5μm。

（3）切片脱蜡后，再用 Mayer 苏木精复染细胞核，稍加蒸馏水洗即可。

（4）常规脱水、透明、封固。

［结果］含有肾上腺素的细胞呈深棕色，而含有去甲肾上腺素的细胞呈浅黄色，细胞核呈蓝色。

注：鼠类肾上腺髓质内两种细胞对比区分非常明显。

（四）脑垂体制片染色方法

对脑垂体的固定多采用含升汞的混合液如 Helly 液为佳，有人认为用自来水或地下水配 10% 甲醛液予以固定，对嗜碱性颗粒效果良好。而对脑垂体的染色，一般可用普通苏木精伊红染色即可，但对各种组织的分析，应以三色染法如 Mallory 或 Masson 染色，也可用 Heidenhain 偶氮卡红染色法均能显示出嗜酸、嗜碱和嫌色三种细胞，现将各种脑垂体制片方法介绍如下。

1．Wallraff 单宁酸 - 甲苯胺蓝染色方法

［试剂配制］

Salazar 单宁酸溶液：蒸馏水 20ml，冰醋酸 10ml；加单宁酸至该液呈棕色。

［操作步骤］

（1）取材固定于 Bouin 液 24h，常规脱水，石蜡切片 5 ～ 6μm。

（2）切片脱蜡后经各级乙醇处理，用蒸馏水洗去苦味酸。

（3）入 Salazar 单宁酸溶液处理 2 ～ 3min。

（4）蒸馏水洗，入 3% ～ 4% 铁明矾水溶液 30s。

（5）蒸馏水洗，入 0.5% 盐酸液（70% 乙醇配制）中速洗，70% 乙醇洗。

（6）用偶氮卡红 B 于 58℃ 染色 30 ～ 45min，入 0.1% 冰醋酸液（95% 乙醇配制）中 1min，用 95% 乙醇及 70% 乙醇洗涤，蒸馏水洗。

（7）入 0.2% ～ 1% 甲苯胺蓝水溶液染 1 ～ 3min。

（8）用 95% 乙醇，至碱性颗粒呈暗蓝色为止。

（9）经无水乙醇脱水，二甲苯透明，树胶封固。

［结果］嗜碱性颗粒呈深蓝色，嗜酸性颗粒呈红色，细胞核呈鲜红色，结缔组织呈蓝黑色，细胞质呈蓝色。

2．Cleveland，Rucker 和 Wolfe 前叶细胞染色法　本法对研究脑垂体前叶细胞的成分效果较好，能清晰区别各种有颗粒及无颗粒细胞。

［试剂配制］

橙黄 G- 磷钼酸液：橙黄 G 2g，磷钼酸 1g，蒸馏水 100ml。

［操作步骤］

（1）取材投入 Regaud 液固定 4 ～ 5d，每天换一次。

（2）铬化于 3% 重铬酸钾水溶液 8d，每两天换一次。

（3）流水洗 24h，经各级乙醇脱水（在 24h 以内），二甲苯透明，石蜡包埋，切片 4 ～ 5μm。

（4）切片脱蜡后，入 Ehrlich 苏木精液染细胞核，蒸馏水洗，以稀碳酸锂水溶液碱化。

（5）入 5% 重铬酸钾水溶液于暗处浸 2 ～ 3d，每天换一次。

（6）蒸馏水速洗，入 0.5% 藻红水溶液染色数分钟。

（7）蒸馏水洗 2 次，入橙黄 G- 磷钼酸液染色 2 ～ 3min。

（8）蒸馏水洗，入 1% 苯胺蓝水溶液染色 30 ～ 60s。

（9）蒸馏水速洗，经 95% 乙醇及无水乙醇脱水、透明、封固。

［结果］细胞核及结缔组织呈蓝色，无颗粒细胞的细胞质呈淡蓝色或无色，有颗粒细胞的颗粒分别呈深紫色或橘红色。

3. Berblinger 和 Burgdorf 前叶细胞染色方法

［试剂配制］

橙黄 G 液：橙黄 G 2g，磷铝酸 1g，蒸馏水 100ml。

苯胺蓝液：苯胺蓝 0.5g，蒸馏水 100ml，冰醋酸 8ml。混合后加温煮沸，冷后过滤，用蒸馏水稀释 2 倍后，即可使用。

［操作步骤］

（1）取生鲜组织用 10% 甲醛液固定 24h。

（2）石蜡切片，脱蜡入 Weigert 来复红液染色 2 ～ 24h，至嗜碱性颗粒浓染，以 95% 乙醇，直至碱性颗粒清晰，而其他组织无色为宜。

（3）蒸馏水洗，入钾明矾卡红液或核真红液染色 1 ～ 3h。

（4）蒸馏水洗，入橙黄 G 液染色 3 ～ 5min，蒸馏水洗，用滤纸吸干。

（5）入苯胺蓝液染色 10 ～ 20min，蒸馏水洗，以 75% 乙醇分色。

（6）常规脱水、透明、封固。

［结果］细胞核呈红色，嗜碱性颗粒呈蓝色，嗜酸性颗粒呈橘黄色，主细胞呈淡蓝色或灰色，结缔组织呈蓝色。

4. 脑垂体前叶细胞染色方法（Genner 和 Lillie 法，1957）

［试剂配制］

pH 4.5 缓冲液：0.1mol/L 枸橼酸 11ml 加 0.2mol/L 磷酸氢二钠 0.9ml。

伊红 - 甲苯胺蓝水溶液：1% 伊红水溶液 8ml，1% 甲苯胺蓝水溶液 2ml，蒸馏水 28ml，pH 4.5 缓冲液 3ml。

［操作步骤］

（1）组织用缓冲配制的 10% 甲醛液固定 24h。

（2）石蜡切片，入伊红 - 甲苯胺蓝水溶液染色 20 ～ 50min（60℃）。

（3）流水洗 5～10min，经丙酮脱水，二甲苯透明，树胶封固。

[结果] 嗜碱性颗粒呈蓝黑色，嗜酸性颗粒呈暗红色。

注：①丙酮脱水可改用 95% 乙醇及无水乙醇脱水，同时可分化染色深浅，经二甲苯透明封固；②此法也可用于胰岛各种细胞的显示。

5. Slidder 垂体细胞染色方法（1969）

[试剂配制]

橙黄 G 液：橙黄 G 0.5g，磷钨酸 2.0g，无水乙醇 95ml，蒸馏水 5ml。先将橙黄 G 溶于蒸馏水内，然后加磷钨酸及无水乙醇。

酸性复红液：酸性复红 0.5g，冰醋酸 0.5ml，蒸馏水 99.5ml。

天青石蓝液：硫酸铁铵 5g，甘油 14ml，天青石蓝 0.5g，蒸馏水 100ml。将硫酸铁铵解于蒸馏水内，加入天青石蓝，加热溶解煮沸 3min，冷却过滤后加入甘油。

[操作步骤]

（1）组织固定于 Bouin 液 24h，常规脱水，石蜡包埋，切片 5～6μm，脱蜡至水。

（2）用天青石蓝液染色 5～10min，蒸馏水洗。

（3）明矾苏木精液染色 5～10min。

（4）0.5% 盐酸乙醇液分化 30s。

（5）流水冲洗后返蓝。

（6）经 95% 乙醇稍洗后，放入橙黄 G 液中 2～5min，经蒸馏水洗。

（7）入酸性复红液中 2～5min，镜下控制，直到嗜碱性颗粒呈深红色。

（8）流水冲洗后，用 1% 磷钨酸水溶液处理 5～10min。

（9）流水冲洗后入 1% 淡绿液（溶于 1.5% 醋酸溶液内）染色 1～2min。

（10）经蒸馏水洗，常规脱水、透明、封固。

[结果] 细胞核呈蓝色，嗜碱性颗粒呈橘黄色，嗜酸性颗粒呈红色，嫌色细胞呈淡灰绿色，红细胞呈黄色，结缔组织呈绿色。

6. MSB 染色方法（Dawes 和 Hiller 法，1964）

[试剂配制]

马汀黄溶液：马汀黄 0.1g，无水乙醇 95ml，磷钨酸 2g，蒸馏水 5ml。

猩红溶液：结晶猩红 1.0g，蒸馏水 97.5ml，冰醋酸 2.5ml。

甲苯胺蓝溶液：甲苯胺蓝 0.5g，蒸馏水 99ml，冰醋酸 1ml。

染色应用液：马汀黄溶液 45ml，结晶猩红溶液 30ml，甲苯胺蓝溶液 45ml。将上述 3 种染液分别过滤，按顺序混合均匀，即可使用。

[操作步骤]

（1）固定于任何常用固定液均可，石蜡包埋，切片 4～5μm，切片脱蜡，按常规处理至水。

（2）蒸馏水洗后，放入天青石蓝 - 苏木精染色 5～10min。

（3）1% 盐酸乙醇液分化，充分自来水洗返蓝。

（4）放入染色应用液内染色 5～8min。

（5）迅速经自来水冲洗，用滤纸吸干。

（6）常规脱水、透明、封固。

[结果]嗜酸性颗粒呈红色，嗜碱性颗粒呈蓝色，红细胞呈黄色，胞核呈蓝色。

7. 脑垂体曼氏染色方法

[试剂配制]

曼氏染色液：1% 伊红水溶液 45ml，1% 甲基蓝水溶液 35ml，蒸馏水 100ml。

[操作步骤]

（1）人的脑垂体不易取到，常用猪的脑垂体代替。猪的脑垂体近似桃形，取材时将猪脑垂体从漏斗处作矢状切，切成两块，固定于 Helly 液内 24h。

（2）组织固定后经自来水冲洗 12～24h，用蒸馏水洗 1～2h，然后进行脱汞、乙醇脱水、二甲苯透明、石蜡包埋和切片 5～6μm。

（3）切片脱蜡后，入各级浓度乙醇复水至蒸馏水，再入曼氏染色液染色 12～24h。

（4）切片染色用吸水纸吸干，入 95% 乙醇及无水乙醇脱水，每级需半分钟，二甲苯透明，中性树胶封固。

[结果]嗜酸性细胞呈鲜红色，嗜碱性细胞呈蓝色，嫌色细胞呈灰蓝色。

注：该方法经曼氏液染色时间较长，伊红质量要求较高，以进口的伊红 B 染色效果较好。

8. 脑垂体 Delafield 苏木精伊红染色方法

[操作步骤]

（1）取猪脑垂体固定于 Bouin 液 12～24h，常规脱水。

（2）石蜡包埋，切片 5～6μm。

（3）切片脱蜡后入各级乙醇复水至蒸馏水，再入 Delafield 苏木精染色 5～10min，再经流水冲洗 5～10min，然后经稀氨水液进行返蓝，水洗。

（4）入 1% 盐酸乙醇液（70% 乙醇配）内速分色，经流水冲洗后，再入蒸馏水浸洗。

（5）入 0.5% 伊红水溶液染色 1～2min。

（6）常规脱水、透明、封固。

[结果]嗜酸性细胞呈红色，嗜碱性细胞呈深蓝色，细胞核呈蓝色，嫌色细胞无色。

9. 脑垂体染色方法

[试剂配制]

过甲酸溶液：30% 过氧化氢溶液 31ml，浓硫酸 0.2ml，90% 甲酸溶液 8ml。将上液混合 2h 后可使用，当天有效。

碱性品红液：碱性品红 0.5g，70% 乙醇 100ml，副醛 0.75ml，浓盐酸 1.25ml。将上液装入 100ml 的瓶中，放入 37℃的恒温箱内，24h 后可用，瓶中不能有空气（瓶中要充满溶液）。

[操作步骤]

（1）取猪脑垂体固定于 Bouin 液 12～24h。

（2）常规制成石蜡切片，切片厚 5 ～ 6μm。

（3）切片脱蜡后，入各级乙醇复水至蒸馏水，再入过甲酸液氧化 30min。

（4）切片用自来水冲洗后，入 70% 乙醇浸洗。

（5）入碱性品红液染色 1 ～ 2h。

（6）切片染色后入 70% 乙醇浸洗 1min，再用自来水冲洗，蒸馏水浸洗。

（7）入 0.5% 荧光桃红水溶液染色 2min，蒸馏水洗。

（8）入 5% 磷钨酸水溶液处理 1 ～ 2min，自来水冲洗 5min，蒸馏水浸洗，然后入 70%、80% 及 90% 乙醇脱水（每级 1 ～ 2min）。

（9）入 0.2% 固绿乙醇溶液（95% 乙醇配制）染色几秒，再入 95% 乙醇洗去浮色后，常规脱水、透明、封固。

［结果］嗜酸性细胞呈绿色，嗜碱性细胞呈红色或紫红色，嫌色细胞无色。

10. PAS- 橙黄 G 垂体细胞染色方法（Peacse 法，1949）

［试剂配制］

Schiff 试剂：碱性复红 1g，1N 盐酸 20ml，偏重亚硫酸钠 1g，蒸馏水 200ml。先将 200ml 重蒸水煮沸，稍有火炽，加入 1g 碱性复红，再煮沸 1min，冷却至 50℃加入 20ml 1N 盐酸，待 35℃时加入 2g 偏重亚硫酸钠；棕色瓶内装好，封口，放入冰箱中保存待用。

过碘酸氧化液：过碘酸 0.5g，蒸馏水 100ml，经溶解后放入冰箱中保存待用。

橙黄 G 液：橙黄 G 2g，5% 磷钨酸水溶液 100ml，混合液溶解后，即可使用。

［操作步骤］

（1）组织经任何固定液处理 24h，组织切片脱蜡至水。

（2）过碘酸氧化液作用 5 ～ 10min。

（3）入 Schiff 试剂中染色 5 ～ 10min。

（4）自来水冲洗使组织变成红色（必要时用苏木精复染）。

（5）入橙黄 G 液内染色 30 ～ 60s。

（6）自来水洗，使切片呈淡黄色，可镜下观察到红细胞及嗜酸性细胞呈黄色为止。

（7）常规脱水、透明、封固。

［结果］嗜碱性细胞呈红色，嗜酸性细胞呈黄色，红细胞呈黄色，细胞核呈蓝色，嫌色细胞呈浅灰蓝色。

11. 垂体细胞 Crooke 染色方法

［试剂配制］

重铬酸钾溶液：重铬酸钾 0.25g，蒸馏水 95ml，冰醋酸 5ml。

碘酊溶液：碘 0.5g，95% 乙醇 100ml。

酸性复红水溶液：酸性复红 1g，蒸馏水 100ml。

Mallory 混合液：苯胺蓝 0.5g，橙黄 G 2g，磷酸钙 1g，蒸馏水 100ml。先将 50ml 1% 磷酸钙水溶液放入烧杯内，加入苯胺蓝加热溶解，再将另 50ml 10% 磷酸钙水溶液放入烧杯内，加入橙黄 G 2g，加热溶解冷却后分别过滤，再将两液混合即成。

[操作步骤]

（1）固定于 10% 中性甲醛液 24h，常规脱水、包埋及切片 5～6μm，脱蜡至水。

（2）入重铬酸钾酸溶液媒染 12～18h。

（3）自来水洗 1～2min，用碘酊溶液处理 5～10min。

（4）直接用 95% 乙醇脱色，观察黄色脱尽为止。

（5）蒸馏水速洗，酸性复红水溶液处理 10～15min。

（6）蒸馏水稍洗（保留一定的红色）。

（7）用 Mallory 混合液染色 15～20min。

（8）蒸馏水速洗，直接用无水乙醇迅速脱色 15～30s。

（9）用吸水纸将组织切片吸干。

（10）经二甲苯透明，中性树胶封固。

[结果] 嗜酸性细胞呈鲜红色，嗜碱性细胞呈蓝色，嫌色细胞呈浅蓝灰色。

12．Wolff 垂体细胞染色方法

[试剂配制]

苯胺蓝液：苯胺蓝 1g，蒸馏水 100ml。

橙黄 G- 磷钼酸液：橙黄 G 2g，磷钼酸 1g，蒸馏水 100ml。

氨水溶液：浓氨水 2ml，蒸馏水 100ml。

重铬酸钾水溶液：重铬酸钾 5g，蒸馏水 100ml。

[操作步骤]

（1）取组织固定于 Helly 液 12～24h，流水冲洗 12～24h。

（2）石蜡切片 5～6μm，脱蜡至水，进行脱汞处理至水洗。

（3）用 Ehrlich 苏木精液染色 3～5min。

（4）水洗后，入氨水溶液中返蓝。

（5）自来水洗 20～30min。

（6）重铬酸钾水溶液处理 10～20h，每隔 10h 更换新液 1 次，适宜放入暗处进行，水洗 1～2min，再用 1% 伊红液染色 1～2min。

（7）水洗后，用橙黄 G- 磷钼酸液染色 2～5min。

（8）水洗后，用苯胺蓝液染色 30～60s，水洗 2～5min。

（9）常规脱水、透明、封固。

[结果] 嗜酸性细胞呈橙黄色，嗜碱性细胞呈蓝色，嫌色细胞呈紫灰色，结缔组织呈蓝灰色。

13．Cameron Steel 垂体细胞染色方法

[试剂配制]

亮绿 - 橙黄 G 液：亮绿 0.2g，橙黄 G 1g，变色酸 0.5g，磷钨酸 0.5g，蒸馏水 100ml，

冰醋酸 10ml。

[操作步骤]

（1）组织用 Bouin 液或 10% 甲醛液固定 24h，石蜡包埋，切片 5～6μm，脱蜡至蒸馏水，切片入 0.3% 高锰酸钾水溶液氧化 3～5min。

（2）经水洗，入 5% 偏重亚硫酸钠水溶液漂白 1～2min，流水冲洗，移入 70% 乙醇 5～10min。

（3）切片入醛复红液染色 10～15min。

（4）经 80% 乙醇分化 1～2min。

（5）入 70% 乙醇洗 2min，蒸馏水洗 1～2min。

（6）入亮绿－橙黄 G 液染 2～5min，经 0.2% 醋酸水溶液速洗。

（7）常规乙醇脱水，二甲苯透明，中性树胶封固。

[结果] 嗜酸性细胞呈橘黄色，嗜碱性细胞呈深蓝色。

注：选用人的材料经 Bouin 液固定，则染色效果更佳，此法操作简单，易于掌握。

14．OHE 染色区别垂体前叶细胞染色方法

[试剂配制]

改良 Preiter 硝酸－地衣红染色液：地衣红 0.5g，80% 乙醇 98ml，硝酸 2ml。

[操作步骤]

（1）取人、犬或猪的脑垂体用 Helly 液或 Zenker 液固定 8～12h，石蜡切片 6～7μm。

（2）切片经常规处理至 80% 乙醇，移入改良 Preiter 硝酸－地衣红染色液浸染 2～4h。

（3）经 80% 乙醇分色 5～10min。

（4）切片下行至水，苏木精液染色 5～8min，经自来水洗，盐酸乙醇分色，蒸馏水洗，放入 0.5% 伊红液复染 5～8min。

（5）常规脱水、透明、封固。

[结果] 嗜碱性细胞呈棕褐色，嗜酸性细胞呈亮红色，嫌色细胞呈灰红色，胶原纤维呈红色，弹性纤维呈棕褐色。

15．Masson 脑垂体前叶细胞染色方法

[试剂配制]

丽春红－醋酸溶液：丽春红 1g 加 1% 醋酸水溶液 100ml。

亮绿－醋酸溶液：亮绿 2g，1% 醋酸水溶液 100ml。

[操作步骤]

（1）取人或猪的脑垂体用 Helly 液固定 24h。

（2）石蜡包埋，切片经脱蜡、脱汞去碘至蒸馏水。

（3）放入丽春红－醋酸溶液染色 5～10min。

（4）蒸馏水洗或用 1% 醋酸水溶液分色。

（5）经 1% 磷钼酸水溶液处理 5min，水洗，入亮绿－醋酸溶液染色 5～10min。

（6）水洗，如染色过深，可用 1% 醋酸水溶液分色，蒸馏水洗。

（7）常规脱水、透明、封固。

[结果] 嗜酸性细胞呈橘红色，嗜碱性细胞呈绿色或蓝色，嫌色细胞呈淡灰或蓝灰色，结缔组织胶原纤维呈鲜绿色。

注：本法简便，对脑垂体细胞的染色具有一定特异性，染色效果颇佳。

（五）松果体制片染色方法

对松果体的普通观察常采用甲醛或 Zenker 液或 Bouin 液或 Susa 混合液固定均可，一般用苏木精－伊红染色，显示其神经胶细胞用 Cajal 金升汞法或用下述 Rio Hortega 法染色，显示结缔组织可用 Mallory 法或 Heidenhain Azan 染色法染色，现将各种松果体制片染色方法介绍如下。

1. Rio Hortega 松果体碳酸银染色方法

[试剂配制]

硝酸银－吡啶溶液：2% 硝酸银水溶液，纯吡啶 5 滴。

吡啶水溶液：蒸馏水 10ml，吡啶 2～3 滴。

Penfield 碳酸银溶液：10% 硝酸银水溶液 5ml，加 5% 碳酸钠水溶液 20ml，滴加氨水至淡黄色沉淀恰好溶解为止（约 18 滴氨水），加蒸馏水 15ml，用时取 10ml 碳酸银溶液，加吡啶 2～3 滴即可使用。

[操作步骤]

（1）人或动物松果体，用 10% 甲醛液固定 24～48h 或以上，经水洗，冷冻切片 10～12μm，切片收集于蒸馏水中。

（2）入硝酸银－吡啶溶液于 50℃恒温箱浸染 20～30min，再移至室温（25℃）浸染 1～2h，切片以呈棕色为度，经吡啶水溶液浸洗。

（3）放入 Penfield 碳酸银溶液内浸染 1～2h（50℃），直至切片呈棕黄色为度。

（4）经蒸馏水洗，入 10% 甲醛液还原 5～10min。

（5）经 0.1% 氯化金水溶液调色至切片呈棕褐色为宜。

（6）用 2.5% 硫代硫酸钠水溶液固定 2～3min。

（7）水洗多次，切片铺于涂有蛋白甘油的载玻片上，置于 37℃恒温箱烤干，经二甲苯透明，中性树胶封固。

[结果] 神经胶质细胞呈棕色至黑色，细胞核呈黄色。

注：①松果体应尽量取较大动物或人的材料为好，应做矢状切面；②成年及老年的松果体固定后最好用硝酸脱钙，否则脑砂不易切片，同时易操作切片刀口；③可适当调整滴入硝酸溶液中的吡啶量，使切片在不同的 pH 溶液中浸染，以控制切片浸染时间。

2．松果体细胞改良染色方法（Achuarrc Hortega 法）

［试剂配制］

硝酸银－吡啶液：2% 硝酸银水溶液 100ml，吡啶 1ml。

硝酸银－碳酸钠铵银液：于 10% 硝酸银水溶液 10ml 中加 5% 碳酸钠水溶液 30ml，然后逐滴滴入浓氨水，直至沉淀刚好消失为止，再加蒸馏水 110ml，最后又加吡啶 2ml。

氨银液：10% 硝酸银溶液，逐滴加入浓氨水，直至产生的沉淀几乎溶解为止，过滤备用。

中性甲醛－吡啶液：每 100ml 中性甲醛中加入 0.2% 吡啶水溶液 4 滴。

［操作步骤］

（1）取材于犬或猪的松果体，用 10% 中性甲醛液固定 2 ～ 4d。

（2）按常规冲洗，脱水、石蜡包埋，切片 6 ～ 7μm。

（3）切片脱蜡经各级乙醇下行至水。

（4）将切片放入硝酸银－吡啶液内 1 ～ 2h（50 ～ 58℃温箱）。

（5）又入硝酸银－碳酸钠铵银液内 16 ～ 24h（25℃暗处）。

（6）再入氨银液内处理 1 ～ 2min，入中性甲醛－吡啶液 2 次，每次 3 ～ 5min。

（7）流水冲洗 5min，蒸馏水洗 1 ～ 2 次。

（8）入 0.2% 氯化金水溶液分色 10 ～ 15min。

（9）常规乙醇脱水，二甲苯透明，中性树胶封固。

［结果］松果体细胞呈深灰色。

（龚　林）

第 14 章　消化管

消化系统由消化管及消化腺组成。本章着重叙述显示特殊结构的染色法如黏液细胞、胃腺细胞的鉴别，小肠的潘氏细胞及嗜银细胞等。消化管是由一条连续性管道组成，可分为口腔、咽、食管、胃、小肠、大肠和肛门。

一、口腔与咽

（一）舌

舌为口腔内的器官，由舌黏膜和舌肌构成。舌背黏膜由角化的复层扁平上皮和固有层组成。舌黏膜向舌表面突出形成舌乳头，舌乳头有 4 种，即叶状乳头、丝状乳头、菌状乳头和轮廓乳头。味蕾为卵圆形小体，主要分布于轮状乳头及叶状乳头，少数散在于软腭、会厌及咽等部上皮内。味蕾内部有大量味细胞并列簇集成团，它属于感觉性上皮细胞。青少年时期的味蕾最多，到老年逐渐减少。味蕾的细胞类型因动物种类而异，人、猫、兔和豚鼠的四种细胞组成，在电镜下，这四种类型为 I 型细胞、II 型细胞、III 型细胞和 VI 型细胞。

1. 叶状乳头　位于舌体后部侧缘，呈长短不等的平行嵴状突起，其走向与舌的长轴相垂直，相邻叶状乳头间有深沟，乳头表面被覆角化上皮，侧面上皮内有味蕾。然而，人与实验动物相比，人的叶状乳头已经退化，但在某些哺乳动物（如兔）则较发达；它主要位于舌的侧缘，排列较为整齐。取材时，选择食草动物舌根两侧的叶状乳头，发达，呈白色，乳头上有沟纹，切片时要垂直于沟纹。实验室常取兔舌根部的叶状乳头，它位于舌的侧缘，肉眼观察成排排列，易于获得材料。

2. 丝状乳头　乳头呈圆锥状，数量最多，遍布于舌背，以舌尖部最多。丝状乳头的顶部覆盖着较厚的角化复层扁平上皮，其余部位为角化不全的复层扁平上皮；此结构使上皮更具韧性，耐摩擦，表层细胞并有脱落现象。丝状乳头呈圆锥形，尖端多向后方倾斜，上皮内无味蕾，末端具有毛刷状突起，使黏膜呈天鹅绒样。初级乳头圆锥形，次级乳头尖峰状，乳头内有毛细血管和神经纤维。

3. 菌状乳头　菌状乳头呈蘑菇形，体积略大，数量较少，散在于舌边缘与尖部的丝状乳头之间，固有层结缔组织发出初级乳头和数个低矮的次级乳头，上皮表面无角化现象。初级乳头顶部呈半球形，覆盖着较薄的角化上皮，其侧面则覆以非角化上皮，乳头固有层含有丰富的毛细血管，肉眼观察呈红色点状，在乳头顶部的上皮内有味蕾。

4．轮廓乳头　在舌乳头中，轮廓乳头的数量最少。乳头排列于舌界沟前方，呈矮柱状，体积大，顶部平坦；乳头周围的黏膜凹陷而形成环沟，沟两侧的上皮内有较多的味蕾，固有层内有小型浆液腺，称味腺（冯·埃布纳腺），其导管开口于环沟底，味腺的分泌物中含有丰富的唾液酯酶，分泌物不断冲洗环沟，清除味蕾表面食物残渣，溶解有味物质，有助于味蕾感受味觉的刺激。

（二）舌乳头和咽的固定与染色应用

舌乳头和咽的固定，以含重铬酸钾及升汞的混合液最适宜，如 Zenker 液、Helly 液或 Susa 液或 Bouin 液等常用固定液进行固定。咽壁取材行纵切面进行固定，一般观察用 HE 染色，也可根据不同要求作 Mallory 和 Heidenhain 偶氮卡红染色；显示味蕾不同的神经末梢和神经纤维用 Groβ-Schultze 法或 Cajal 法。

（三）舌乳头的染色方法

舌味蕾支持细胞染色方法

［试剂配制］

固定液：重铬酸钾饱和水溶液 40ml，10% 甲醛 40ml，冰醋酸 10ml；亦可加升汞饱和水溶液 20ml。

［操作步骤］

（1）取新鲜组织投入上述固定液内固定 24h。

（2）按常规脱水，石蜡包埋，切片 5 ～ 6μm，用 Held 苏木精液染色。

（3）用 3% ～ 5% 钼酸铵水溶液分色，自来水洗。

（4）常规脱水、透明、封固。

［结果］味蕾支持细胞呈深蓝色。

二、食管

食管壁的黏膜表面为未角化的复层扁平上皮。固有层除包括结缔组织外，还含有食管腺导管及许多免疫细胞，有时在食管腺导管周围还可见淋巴小结存在。食管的黏膜肌层由纵行的平滑肌束组成，并且由前向后逐渐增厚，食管壁的黏膜下层为比较致密的结缔组织，内含较多的食管腺。食管肌层较发达，具有肌性器官之称，由内环外纵两层肌组织构成；食管肌层的最大特点是存在骨骼肌，如犬的食管肌层全部是骨骼肌；猫的骨骼肌可伸展到食管的前 4/5，后 1/5 变为平滑肌；而人的食管上 1/3 段，内、外两层均含有骨骼肌，下 1/3 段横纹肌开始逐渐由平滑肌取代，中 1/3 段则是骨骼肌与平滑肌混合存在；食管壁的外膜为纤维膜。组织学切片通常取人的食管下 1/3 段为好，可作整个横切面，取材时注意保存其外膜和黏膜，同时要防止组织收缩变形。对食管的固定无严格要求，一般固定液均可使用。观察通常用苏木精－伊红染色，或视观察的目的选用其他染色方法。

三、胃

（一）胃的组织结构

胃的解剖位置为消化道最膨大部分，胃与食管相连处为贲门，在十二指肠相连处为幽门，胃的前缘称胃小弯，凸向左下方的后级称胃大弯，胃壁肌肉较厚，内有许多纵行皱襞。上皮为单层柱状，主要由表面黏液细胞组成。胃黏膜的固有层内有紧密排列的大量胃腺，根据所在部位和结构不同，胃腺可分为胃底腺、贲门腺和幽门腺。胃底腺分布于胃底与胃体部，由壁细胞、主细胞、颈黏液细胞、内分泌细胞和未分化细胞组成。壁细胞在胃底腺颈、体部较多；细胞多呈圆锥形，胞核呈圆形且居中，胞质呈强嗜酸性。主细胞又称胃酶细胞，主要分布于腺底部的下 1/3 或 1/2 段，数量多，它的光镜及电镜结构类似浆液性腺细胞，位于基部，胞质基部呈强嗜碱性，顶部充满酶原颗粒。颈黏液细胞的数量较少，位于胃腺颈部胃壁细胞之间，而在胃腺颈部胃腺开口于胃小凹。而颈黏液细胞顶部胞质内的颗粒，在应用 PAS 反应黏蛋白卡红染色的标本中染色较深，主细胞的颗粒却不着色，而犬和兔在贲门区的胃黏膜下均有与人一样的贲门腺，幽门腺为分支较多而弯曲的管状黏液腺。黏膜肌层由内环行与外纵行两薄层平滑肌组成；黏膜下层为一层较致密的结缔组织，内含血管、淋巴管和神经。其肌层较厚，一般由内斜行、中环行和外纵行三层平滑肌组成，外膜为浆膜。取新鲜胃组织固定于 Zenker 液或 Helly 液，苏木精－伊红或伊红－亚甲蓝等普通法染色。另外，对胃的主细胞含酶原颗粒可用制作胰腺细胞颗粒法染色，前酶原颗粒染于碱性染料，如苏木精及甲苯胺蓝等，壁细胞染于酸性染料，如伊红及刚果红等，颈黏液细胞顶部胞浆的颗粒，可用 PAS 反应黏蛋白卡红或黏原氧化苏木精染色及 Mallory 苯胺蓝制作法等。

（二）胃腺上皮细胞的特殊染色方法

1. 胃腺细胞 PAS-HE 复合染色方法

［操作步骤］

（1）取猫或犬的胃壁组织，切组织块时以胃黏膜皱襞横切面为好。

（2）固定于 Zenker 液或 10% 甲醛液 12 ～ 24h。

（3）组织常规脱水，石蜡包埋，切片 6 ～ 7μm。

（4）切片脱蜡、经各级乙醇下行至蒸馏水。

（5）移入 0.5% 过碘酸水溶液中氧化 5 ～ 10min。

（6）经 70% 乙醇浸洗后，移入 Schiff 试剂中染色 10 ～ 15min。

（7）直接入亚硫酸钠水溶液作用 2 ～ 3min。

（8）经流水冲洗 3 ～ 5min，再用蒸馏水洗 2 ～ 3min。

（9）经 Ehrlich 苏木精液染色 5 ～ 7min。

（10）经蒸馏水洗后，再经流水冲洗 10 ～ 20min 使其返蓝。

（11）经蒸馏水洗，用 0.5% 伊红液复染 3 ～ 5min。

（12）经蒸馏水洗短时，常规乙醇脱水，二甲苯透明，中性树胶封固。

[结果] 胃上皮细胞顶部的胞质呈紫红色，细胞核呈蓝紫色，颈黏液细胞呈紫红色，壁细胞呈桃红色，主细胞呈深红色，细胞质呈泡沫状。

注：①由于颈黏液细胞顶部胞质的颗粒呈 PAS 阳性反应，故此细胞在用该方法染色的标本中着色较深；②本方法浸染消化管的小肠、大肠上皮，其中杯状细胞为 PAS 阳性反应，呈紫红色，其他组织呈苏木精 - 伊红染色的图像。

2. K.S.Ludwig 胃腺细胞染色方法

[试剂配制]

过碘酸钠水溶液：过碘酸钠 1g，蒸馏水 100ml，硝酸 0.5ml。

盐酸 - 吖啶黄溶液：取 0.5% 吖啶黄水溶液 30ml 加蒸馏水 60ml，再加 5% 亚硫酸氢钠溶液 5ml 及 1N HCl 5ml，用前过滤。

盐酸乙醇液：70% 乙醇 80ml，5N HCl 2ml。

苄紫乙醇液：苄紫 1.5g，无水乙醇 250ml。

[操作步骤]

（1）取小块胃组织固定于 Susa 液或 Zenker 液 24h。

（2）常规脱水，脱汞去碘，石蜡包埋，切片 5 ～ 6μm。

（3）脱蜡后浸入乙醚 - 乙醇等量混合液处理 5min，转入 0.5% ～ 1% 火棉胶液使形成薄膜以防切片脱落，入 70% 乙醇硬化。

（4）洗于蒸馏水，每次 2min，放入过碘酸钠水溶液 5 ～ 10min。

（5）洗于蒸馏水 3min，入盐酸 - 吖啶黄溶液染色 30 ～ 45min。

（6）入盐酸乙醇液分色 3 ～ 5min，流水洗 5min，蒸馏水洗 3min。

（7）用 Ehrlich 的苏木精液染色 8 ～ 10min，流水冲洗后，稍洗于蒸馏水。

（8）上行乙醇脱水至无水乙醇后，转入乙醚 - 乙醇液（按 1 ∶ 1）脱火棉胶。

（9）经无水乙醇洗后，放入苄紫乙醇液染色 5 ～ 8min，无水乙醇分色。

（10）常规脱水、透明、封固。

[结果] 壁细胞呈红蓝色，主细胞呈灰蓝色，颈黏液细胞呈黄色，细胞核呈深蓝色。

3. Hoecke-Sebruyns 胃腺细胞鉴别染色方法

[试剂配制]

Ⅰ 液：比士麦棕饱和乙醇（70%）溶液。Ⅱ 液：苯胺蓝饱和醋酸（2.5%）水溶液。Ⅲ 液：1% 甲紫水溶液。Ⅳ 液（苏木精液）：苏木精 1g，氯化铝 0.5g，70% 乙醇 50ml；混合后觉拌，用前配制。Ⅴ 液：藏红花 2g，90% 乙醇 100ml。

[操作步骤]

（1）胃组织固定于 Bouin 液或 10% 甲醛液 24h，经 50% 乙醇洗，各级乙醇脱水。

（2）石蜡包埋，切片 5 ～ 6μm，切片脱蜡后经无水乙醇至 70% 乙醇。

（3）用Ⅰ液染色 3min，Ⅱ液染色 2h，再用Ⅲ液滴切片上染色 2min。

（4）用 70% 乙醇洗及分色，直至壁细胞呈暗蓝色为止。

（5）用Ⅳ液染色 30min，70% 乙醇洗，用Ⅴ液染色 3 ～ 10min。

（6）切片吸去溶液，放入醋酸乙醇液（按 1 ： 100 配制）处理 20 ～ 30s。

（7）常规脱水、透明、封固。

［结果］细胞核呈紫色，主细胞呈棕色，壁细胞呈蓝色，肌纤维呈蓝色，结缔组织呈黄绿色，上皮细胞呈蓝紫色。

4. 苯胺蓝多色制作方法　本方法应用于制作胃组织，对胃腺中各种特殊细胞有明显的鉴别与区分作用。

［操作步骤］

（1）切片脱蜡至水洗，以 Weigert 苏木精染色 10 ～ 15min。

（2）用饱和苦味酸水溶液处理 1 ～ 2min。

（3）自来水洗，入 1% 酸性品红溶液染色 1 ～ 5min（用显微镜控制）。

（4）蒸馏水洗，用 1% 磷钼酸水溶液分色 3 ～ 5min。

（5）再放入 0.5% 苯胺蓝溶液染色 5 ～ 10min，蒸馏水洗。

（6）常规脱水、透明、封固。

［结果］细胞核呈紫蓝色，含酶原的主细胞呈蓝色，胃分泌腺的壁细胞质呈红色，红细胞呈橙红色，杯状细胞呈蓝色。

5. Mallory 玫瑰红亚甲蓝染色方法

［试剂配制］

玫瑰红液：玫瑰红 2.5g，蒸馏水 100ml。

亚甲蓝液：亚甲蓝 1g，硼砂 1g，蒸馏水 100ml。

天青Ⅱ液：天青Ⅱ 1g，蒸馏水 100ml。

［操作步骤］

（1）切片脱蜡至水洗，放入玫瑰红液染色 1h 或更长（52 ～ 55℃温箱）。

（2）蒸馏水稍洗后，入亚甲蓝液 5ml，加天青Ⅱ液 5ml，蒸馏水 90ml，混合后滴在切片上，更换数次，取得染色一致才洗去染液。

（3）投入 95% 乙醇 100ml，加入 10% 松香无水乙醇溶液 2 ～ 5ml，把切片不断摇动，用显微镜控制至分化至切片显红色，而细胞核呈深蓝色为度。

（4）常规脱水、透明、封固。

［结果］细胞核呈蓝色，主细胞呈深蓝色，壁细胞呈红色。

6. 过碘酸 -Schiff- 甲苯胺蓝 - 橙色胃腺细胞染色方法（Cook.H.C 法）

［操作步骤］

（1）10% 甲醛液固定 24h，常规脱水，石蜡包埋，切片 5 ～ 6μm。

（2）切片脱蜡，入 10% 过碘酸水溶液处理 2min。

（3）蒸馏水洗，入 Schiff 剂染色 8min，自来水洗 10min。

（4）入 Mayer 苏木精液染色 2min。

（5）自来水洗，用 1% 盐酸乙醇液（用 70% 乙醇配制）分色，自来水洗 10min。

（6）0.5% 甲苯胺蓝水溶液染色 1min。

（7）自来水洗，用 70% 乙醇分色，直至酶原颗粒呈暗蓝色为止。

（8）水洗后入 0.25% 橙色液（用 50% 乙醇配制）10 ～ 20min。

（9）经乙醇脱水，二甲苯透明，中性树胶封固。

[结果] 酶原颗粒呈暗蓝色，细胞核呈蓝色。

7. Hamperl 主细胞颗粒染色方法

[试剂配制]

固定液：醋酸钾 3 ～ 6g，80% 乙醇 66ml，甲醛 33ml。

[操作步骤]

（1）取新鲜组织入上述固定液中固定 24h，直接入 95% 乙醇脱水，石蜡包埋。

（2）切片脱蜡，放入卡红液染细胞核。

（3）蒸馏水洗，放入稀释呈淡紫色的甲基紫水溶液染色 10 ～ 12h。

（4）蒸馏水洗，用无水乙醇分色，至主细胞颗粒清晰地显出为止。

（5）经无水乙醇脱水，二甲苯透明，中性树胶封固。

[结果] 主细胞颗粒呈暗紫色，细胞核呈红色。

8. Zimmerman KW 胃腺细胞染色方法

[操作步骤]

（1）取新鲜组织固定于 Carnoy 液 24h，常规脱水，石蜡包埋，切片 5 ～ 6μm。

（2）切片脱蜡，入 Delafield 苏木精液染色，盐酸乙醇分色，至结缔组织褪色为止。

（3）入新配 P.Mayer 液稀释液（即 P.Mayer 液 1 份加 50% 乙醇 9 份）内染色 12 ～ 24h。

（4）入 50% 乙醇的橙色饱和液染色，用 50% 乙醇分色。

（5）常规乙醇脱水，二甲苯透明，中性树胶封固。

[结果] 上皮细胞呈红色，主细胞颗粒呈灰蓝色，壁细胞呈黄色，黏液细胞呈红色。

四、小肠与大肠

（一）小肠

小肠是消化和吸收的主要部位，可分为十二指肠、空肠和回肠。上皮为单层柱状，绒毛部上皮由吸收细胞、杯状细胞和少量内分泌细胞组成。小肠腺除上述细胞外，还有帕内特细胞和干细胞。帕内特细胞位于肠腺基底部，其形态和肠上皮细胞相似，胞质内有粗大的颗粒，易被酸性染料所着色。嗜银细胞或肠道嗜铬细胞亦称为 Kultschitzky 细胞，正常见于胃幽门腺、小肠基底腺（Lieberkühn 滤泡）及阑尾的被覆黏膜，Masson（1928）认为那些常被称为嗜银细胞瘤的是一种类癌瘤细胞。黏膜肌层位于固有膜和黏膜下层之间，黏膜下层可见黏膜下神经丛，肌层为内环外纵两层结构，其间有肌间神经丛，呈点状分布，其结构与黏膜下神经丛相似。小肠壁的外膜除部分十二指肠壁为纤维膜外，其余均为浆膜。十二指肠是小肠的第一段，它的黏膜下层内有大量十二指肠腺；在人类，它可起于幽门窦，一般情况下，可达十二指肠远端处减少或消失。然而，回肠是小肠的末段，它的皱襞呈半环行；因回肠固有膜和黏膜下组织内富含若干淋巴小结聚集形成的集合淋巴结，使肠壁较厚，而在十二指肠和空肠多为孤立淋巴小结。

（二）大肠

大肠可分为盲肠、结肠与直肠，这三部分大肠的组织学结构基本相同。结肠分为升结肠、横结肠、降结肠和乙状结肠 4 部分，前三部分在腹中围成"∩"形，组织学取材一般取横结肠和降结肠做横或纵切面。直肠与降结肠无明显分界，其末端通向肛门，开口于外界，在直肠末端侧壁上有一对细长、暗红的直肠腺。其黏膜表面光滑，无绒毛，上皮为单层柱状，由吸收细胞和杯状细胞组成。黏膜下层为结缔组织内含小动、静脉和淋巴管。肌层由内环和外纵行两层平滑肌组成。外膜在盲肠、横结肠、乙状结肠为浆膜，在升结肠和降结肠的前壁为浆膜，后壁为纤维浆膜；在直肠上 1/3 段的大部、中 1/3 段的前壁为浆膜，其余为纤维浆膜。

五、小肠上皮细胞

（一）帕内特细胞

帕内特细胞为德国解剖学家 Paneth（1888）发现，细胞位于肠腺的基底部。形态和肠上皮细胞相似，呈锥体形，常三五成群，互相并列，细胞核为椭圆形，顶部胞质内充满粗大的嗜酸性颗粒，具有蛋白质分泌细胞的超微结构特点。这些颗粒位于核与腺之间，颗粒中含多量的金属锌，还有精氨酸和酪氨酸，有学者曾用免疫细胞化学方法测定其分泌颗粒内含有溶菌酶，溶菌酶对肠道微生物有灭杀作用，它还可吞噬肠内细菌和原虫，可见帕内特细胞在调节肠道菌群平稳中发挥着重要作用。有许多哺乳动物，如豚鼠、大鼠、小鼠、猴、牛和羊等动物其细胞数量颇多，而猫、兔、猪和犬的肠腺内无帕内特细胞。帕内特细胞在 HE 染色切片被染为红色，如伊红、藻红及酸性复红等，用 Mallory 三色染色法染为蓝色，Masson 三色染色法染为亮红色，Larren 介绍用 Best 卡红亦可显示出帕内特细胞颗粒。帕内特细胞的颗粒用含重铬酸钾的液体固定最适合，如 Helly 液、Zenker 液及 Regaud 液等。帕内特细胞颗粒可被含醋酸的固定液破坏，因此，不应使用 Bouin 液或 Carnoy 液等固定液固定。

（二）帕内特细胞染色法

1. Lendrum 荧光桃红 - 酒石黄染色方法　本种染色剂系 Lendrum（1947）推荐应用的一种普通组织染色剂，它能较好地显示帕内特细胞，亦用以显示包涵体。

[试剂配制]

荧光桃红 B 染色液：荧光桃红 B 0.5g，氯化钙 0.5g，蒸馏水 100ml。

酒石黄 - 溶纤剂液：酒石黄 2g，溶纤剂（2- 乙二氧基乙醇）100ml，水浴加热溶解，形成饱和液，冷却后过滤。

酒石黄稀释液：酒石黄原液 40ml，溶纤维 60ml。

[操作步骤]

（1）取组织固定于 10% 中性甲醛液或 Helly 液 24h，组织切片脱蜡至水。

（2）入 Mayer 苏木精液染色 5 ～ 10min，自来水洗。

（3）入荧光桃红染色液 15 ～ 20min。

（4）蒸馏水速洗，用酒石黄原 - 溶纤剂分化，镜下控制直到红细胞脱去荧光桃红颜色，同时包涵体显示清晰为度。

（5）自来水洗去黄色，再经溶纤剂洗。

（6）酒石黄稀释液复染，背景呈金黄色后，再用甲醇清洗 0.5 ～ 1min。

（7）常规脱水、透明、封固。

[结果] 帕内特细胞呈亮红色，细胞核呈蓝色，红细胞呈橘黄色，胶原纤维及背景呈黄色。

注：①用酒石黄原 - 溶纤剂分化时，使荧光桃红颜色先从肌肉脱掉，而后使帕内特细胞及包涵体脱色，在镜下控制十分必要；②帕内特细胞颗粒可被酸性物质破坏，故不要用含冰醋酸的 Bouin 液或 Carnoy 液等固定液来固定；③酒石黄原 - 溶纤剂既是分色剂又是复染剂，染色时可一次完成，可不用酒石黄稀释液复染。

2. Lendrum 帕内特细胞颗粒染色方法 本法对肠腺下的帕内特细胞颗粒染色显示最佳，但这些颗粒易受醋酸破坏，须组织在新鲜时用中性甲醛生理盐水液固定，才能获得良好的效果。

[操作步骤]

（1）取组织固定于 10% 中性甲醛液 24h，常规脱水，石蜡包埋。

（2）切片 5 ～ 6μm，脱蜡至水洗后，放入 Mayer 苏木精液对细胞核进行染色，经流水冲洗至蓝色。

（3）用 0.5% 玫瑰红水溶液溶于 0.5% 氯化钙水溶液中进行染色 20 ～ 30min，经流水冲洗。

（4）待切片将干时放入酒石黄原 - 溶纤剂饱和液中，既分化又做对比染色，用 95% 乙醇洗涤。

（5）常规脱水、透明、封固。

[结果] 帕内特细胞颗粒呈鲜红色，细胞核呈蓝色，细胞质和结缔组织呈黄色，肌纤维与红细胞均呈红色。

3. 改良 Lendrum 焰红染色方法

[试剂配制]

焰红 - 氯化钙液：焰红 0.5g，氯化钙 0.5g，蒸馏水 100ml。

橙黄 G- 磷钨酸液：橙黄 G 2g，磷钨酸 2g，蒸馏水 100ml。

[操作步骤]

（1）取材于人或小白鼠的回肠或十二指肠，用 10% 甲醛液固定 12 ～ 24h。

（2）常规石蜡包埋，切片 6 ～ 8μm，经二甲苯脱蜡至蒸馏水。

（3）切片移入苏木精液染色 5 ～ 8min。

（4）经盐酸乙醇液分色，流水冲洗 5 ～ 10min。

（5）蒸馏水浸洗，入焰红 – 氯化钙液染色 10 ～ 20min。

（6）蒸馏水洗去浮色后，入橘黄 G- 磷钨酸液染色 3 ～ 5min。

（7）蒸馏水浸洗后，移入 1% 亮绿水溶液染色 1 ～ 2min，蒸馏水稍洗。

（8）常规脱水、透明、封固。

[结果] 帕内特细胞颗粒呈鲜红色，细胞核呈蓝色，细胞质呈红色，结缔组织呈淡绿色。

注：①在动物禁食 24h 后，颗粒更明显，进食后颗粒释出而消失，其效果不佳；② Lendrum 原法用酒石黄，可改为橙黄 G，并增加亮绿色调使结果更为清晰。

4. 帕内特细胞天青Ⅰ– 亚甲蓝 – 伊红染色方法（李玉禄改良法）

[试剂配制]

混合染色液：0.1% 天青Ⅰ水溶液 8ml，0.1% 伊红 B 水溶液 8ml，0.1% 亚甲蓝水溶液 8ml，0.2mol/L 醋酸 3.4ml，0.2mol/L 醋酸钠 0.6ml，丙酮 10ml，蒸馏水 50ml，pH 3.4 ～ 4.5。

[操作步骤]

（1）取材于人或动物的小肠，入 10% 甲醛液内固定 12 ～ 24h。

（2）材料固定后，按常规进行冲洗、脱水、浸蜡、包埋、切片 4 ～ 6μm。

（3）切片脱蜡后，经各级乙醇复水至蒸馏水，再入混合染色液染色 6 ～ 10h。

（4）切片染色后，用纯丙酮迅速分色，镜下观察帕内特细胞颗粒染色适度即可脱水。

（5）常规脱水、透明、封固。

[结果] 帕内特细胞颗粒呈亮红色，细胞核呈蓝色，细胞质呈天蓝色。

5. 显示帕内特细胞中锌的二硫腙（Dithizone）染色方法（Ⅰ） 锌是人体内一种必需的微量元素，它广泛存在于动、植物中，在动物组织肝脏、胰腺中含量较多；它又是胰岛素和碳酸酐酶的基本成分，具有重要的生理功能，早在 1962 年 Midrikawa 等就曾介绍过对肠道内锌的组织学方面的研究。

[试剂配制]

Dithizone 作用液：二硫腙 50mg，溶于无水乙醇 0.2ml，浓氨水 0.3ml 及蒸馏水 4.5ml 中，充分摇动 70℃水溶 10min，过滤后置冰箱保存。用前取该液 1ml 加蒸馏水 50ml（20 ～ 100ml 均可），pH 为 8.0 ～ 8.5。

[操作步骤]

（1）取大白鼠小肠段，经无水乙醇固定 24h，石蜡包埋，切片 5 ～ 6μm。

（2）切片脱蜡经无水乙醇后，直接进入 Dithizone 作用液，室温（16 ～ 25 ℃）

30～60min，经水洗。

（3）经 Harris 苏木精液淡染细胞核 1～5min。

（4）充分水洗，蒸馏水洗后，用聚乙烯醇或甘油明胶封固。

[结果] 锌存在处呈红色颗粒，在肠腺基底部帕内特细胞颗粒呈红色或紫红色。

注：本方法简便，稳定性较好，是显示帕内特细胞内锌的一个理想的组织学方法。

6. 显示帕内特细胞中锌的 Okamoto 二硫腙方法（Ⅱ） 锌的二硫腙法的作用机制是由于锌离子与二硫腙的碱性溶液反应后．产生一种紫红色的内络盐并沉淀下来，这样的结果有利于证明胞质内锌的存在，也可应用于磷化锌中毒的病理检验与诊断。

[试剂配制]

二硫腙工作液：稀氨水或氢氧化钠水溶液（pH 8.5～9.0）50ml，无水乙醇的饱和二硫腙溶液 50ml。

[操作步骤]

（1）取组织块经无水乙醇固定 24h，常规脱水，石蜡包埋。

（2）切片 4～5μm，脱蜡至水。

（3）切片放入二硫腙工作液内处理 3～4h（室温）。

（4）自来水洗，苏木精液淡染细胞核 1～2min。

（5）自来水冲洗与蓝化，稍吹干后，甘油封固即可。

[结果] 帕内特细胞内锌盐呈紫红色，细胞核呈蓝色。

（三）嗜银细胞

早在 1870 年由德国消化生理学家 Heidenhain 在动物（犬、猫、兔等）的胃黏膜用重铬酸钾固定处理后，可以看到一种与铬盐亲和力很强的细胞，细胞内可见黄褐色沉淀物．随后此细胞也被发现于肠管，遂命名为肠嗜铬细胞。1897 年俄国学者 Kultschitzky 描述了这种细胞内的分泌颗粒多分布于细胞的基底部，观察到颗粒的数量随进食而增减，并推测细胞有内分泌功能，故又称为 Kultschitzky 细胞。1914 年法国学者 Masson 用氨银（染液中不含还原剂）染肠切片，显示含有黑色颗粒的亲银细胞，如切片用还原剂预处理后再银染，也能显示大量基底颗粒细胞,这类细胞又被称为嗜银细胞。其正常可见于胃幽门腺、小肠基底腺（Lieberkühn滤泡），以及阑尾的被覆黏膜，基于这种变异性嗜铬反应，可将 Kultschitzky 细胞毡直接还原氨性银溶液（产生黑色的金属银）呈黑色，因此又称作亲银细胞，Kultschitzky 细胞的肿瘤－类癌（通常又称为亲银细胞瘤 Argentafinom）亦呈阳性嗜银反应。然而，在 1928 年 Masson 认为那些常可被嗜银细胞瘤的是一种类癌瘤细胞。而在 1938 年 Friedrich Feyrter 应用经典的组织学染色技术，发现体内广泛存在一些着色很浅的特殊细胞，尤其在胃肠道多见，因此把这类细胞称为弥散内分泌细胞。1953 年 Feyrter 认为胃肠内分泌细胞具有以下特点：即经重铬酸钾或铬酸固定后，此类细胞的细胞质内呈棕黄色，呈阳性嗜铬反应．故称为肠嗜铬细胞；另外用浸银染此类内分泌细胞或能直接还原银而显色，称为亲银细胞；或加还原剂后才能还原银而显示的，又称之为嗜银细胞。

嗜银细胞分布在胃至结肠，在十二指肠最多，阑尾亦有；位于肠腺及胃腺上皮之间，基底部于基膜上，在肠上皮或肠腺细胞呈柱状或锥体状。细胞核位于基底部，基底部含许多粗大内分泌颗粒，颗粒对银盐和铬盐具有一定的亲和性，故称为嗜银、嗜铬或基底颗粒细胞。近年来研究证明，这种细胞有内分泌功能，故又称消化道内分泌细胞。在 HE 染色切片上，内分泌细胞多较圆，核圆、居中，胞质染色浅淡，目前主要用免疫组织化学法显示这类细胞。在胃、小肠与大肠的上皮与腺体中散在着种类繁多的内分泌细胞，以胃幽门部十二指肠上段为多，由于占胃肠道黏膜的面积巨大，这类细胞的总量超过其他内分泌腺细胞的总和；它们分泌的各种激素具有广泛而重要的作用，除调节消化腺的分泌和消化管的活动外，还能调节其他内分泌腺的活动。这类细胞的银浸方法可分为两种，一种为真正的亲银细胞，在胃腺呈圆形或锥体形，此种细胞银浸染后不需还原，颗粒与银直接反应即着色；另一种为嗜银细胞，所含的颗粒银浸染后需要还原才能显示出颗粒。由于存在于肾上腺髓质和肠嗜铬细胞的嗜铬性颗粒经甲醛固定后具有强弱不同的还原银溶液的能力，故又把这种性质称为嗜银性或亲银性。其中嗜银细胞也有还原银溶液的能力，但要在外来还原剂的帮助下才能完成。

嗜银反应的作用机制是细胞内颗粒中的物质不与甲醛结合形成还原性复合物，故其也不能还原银盐，但若在银盐外附加有还原剂，则附着于颗粒上的银盐可被外加还原剂作用而沉着，即银盐溶液附着于颗粒上在外加还原剂的作用下，使其产生金属银。而亲银细胞有直接还原银溶液的能力，不用外来还原剂帮助，溶液还原成黑色，只有当亲银细胞固定于甲醛液时，它才对重铬酸盐起嗜铬反应，这可能是胞质内颗粒中的 5-HT 和甲醛结合形成还原型复合物，然后在碱性条件下与适当的银盐溶液作用，首先银盐附着于颗粒上，然后还原为金属银。如显示亲银细胞，采用嗜银还原方法，如 Msson-Fontana 法能将它染成黑色，嗜银细胞用外加还原剂的银还原方法，如 Bodian 银蛋白盐法能将它很快地显示出来。这是由嗜银细胞颗粒所含的化学成分决定的，对这类细胞固定剂的选用必须含中性甲醛或含重铬酸钾 - 甲醛的混合液如 Kopsch 液或 Ortd 液或 Regaud 液固定为最佳。不要用乙醇（或含乙醇的固定剂），因为它会溶解嗜银颗粒。嗜银细胞用银浸染的方法，如 Masson-Fontana 法将其染成黑色，还可用铅苏木精染色或用甲苯胺蓝染色显示某些细胞的异染性等，含有嗜铬性颗粒的组织常用含有重铬酸盐的固定液固定，如 Regaud 液中固定，用 Leishman 或 Giemsa 法染色，而嗜铬细胞可染成特征性的黄绿色，嗜铬细胞用铬酸盐溶液固定后，用 Schmorl 法染成绿蓝色。

（四）消化道内分泌细胞亲银或嗜银制作方法

1. 二胺银亲银反应法（Lilliemasson 法）

[试剂配制]

二铵银液：取 28% 氢氧化铵溶液 2ml，缓慢加入 5% 硝酸银水溶液 40ml，边加边摇荡，至充分混匀静置呈轻微浑浊状为止。

氯化金水溶液：1% 氯化金水溶液 2ml，硫氰酸铵 2g，硫代硫酸钠 3g，蒸馏水 98ml，混合后将其充分溶解。

［操作步骤］

（1）组织块经 10% 中性甲醛液固定 24h，常规石蜡切片，脱蜡至水。

（2）切片经二铵银液染色 5 ～ 8h，取出切片用蒸馏水洗。

（3）入氯化金水溶液处理 1 ～ 2min 后，蒸馏水换洗 2 ～ 3 次。

（4）经 1% 核固红溶液复染细胞核 3 ～ 5min，蒸馏水洗 2 次。

（5）常规脱水，二甲苯透明，中性树胶封固。

［结果］亲银细胞胞核呈红色，胞质内颗粒呈黑色，其他组织显复染的颜色。

注：二铵银液须临用前配，应达到化学洁净，切片在浸染二铵银前后都要用蒸馏水清洗干净，硝酸银水溶液须 4℃ 保存。

2. 硝酸银嗜银反应法（De Grandi-Grimelius 法）

［试剂配制］

硝酸银液：1% 硝酸银水溶液 5ml，0.2mol/L 醋酸钠缓冲液（pH 5.6）10ml，双蒸馏水 85ml，临用前配制。

对苯二酚还原液：对苯二酚 1g，亚硫酸钠 5g，蒸馏水 100ml。

［操作步骤］

（1）组织块经 4% 中性甲醛液固定，常规石蜡切片，脱蜡至水。

（2）蒸馏水换洗 3 次：将切片放入硝酸银液浸染 2 ～ 3h（60℃）。

（3）切片不经水洗，直接入对苯二酚还原液处理 1 ～ 2min（45℃）。

（4）蒸馏水换洗 2 次，入 5% 硫代硫酸钠水溶液处理 2 ～ 5min。

（5）蒸馏水洗 2 次。

（6）需要用 Mayer 苏木精或核固红液复染细胞核 3 ～ 5min。

（7）蒸馏水洗，常规脱水、透明、中性树胶封固。

［结果］嗜银细胞内颗粒呈棕黑色，细胞核呈红色（彩图 14-1）。

注：①硝酸银溶液须临用前配制；②复染细胞核或背景时，不宜久染，以免过染而影响观察效果。

3. 蛋白银反应法（Bodian Halland 改良，1964）

［试剂配制］

蛋白银液：1% 蛋白银溶液 50ml，红铜丝 2g。

对苯二酚还原液：对苯二酚 1g，亚硫酸钠 5g，蒸馏水 100ml。

［操作步骤］

（1）切片脱蜡，按常规处理至水，蒸馏水洗 2 ～ 3 次。

（2）入新鲜配制的蛋白银液内浸染 20 ～ 24h（35 ～ 40℃ 温箱内）。

（3）经蒸馏水洗 2 ～ 3 次。

（4）入对苯二酚还原液中还原 10min，蒸馏水清洗 2 ～ 3 次。

（5）入 2% 草酸水溶液内处理 3 ～ 5min，蒸馏水清洗 2 ～ 3 次。

（6）用 5% 硫代硫酸钠水溶液固定 5 ～ 10min。

（7）自来水洗，蒸馏水洗 3 次。

（8）常规脱水、透明、封固。

[结果] 嗜银细胞颗粒呈棕黑色。

注：①一切玻璃器皿要经过清洁液浸洗，保证化学洁净；②配蛋白银液要注意量准，铜丝要求打磨光亮，避免出现银沉淀，影响染色效果。

4．De Grandi Grimelius 硝酸银制作方法（1970）

[试剂配制]

缓冲硝酸银液：1% 硝酸银水溶液 5ml，0.2mol/L 醋酸 - 醋酸钠缓冲液（pH 5.6）10ml，双蒸馏水 85ml。

还原液：对苯二酚 1g，亚硫酸钠 5g，蒸馏水 100ml。

[操作步骤]

（1）取组织固定于 10% 甲醛液内 3 ～ 4d，常规脱水；石蜡切片 4 ～ 5μm，切片脱蜡，按常规处理至水。

（2）经蒸馏水清洗 2 ～ 3 次。

（3）切片放入缓冲硝酸银液内浸染 2 ～ 3h（60℃温箱内）。

（4）直接放入还原液还原处理 1 ～ 2min（45℃温箱内）。

（5）蒸馏水洗后，放入 5% 硫代硫酸钠水溶液内处理 2 ～ 3min。

（6）经自来水清洗，蒸馏水洗。

（7）若需要可做对比染色（用 Mayer 苏木精或核固红复染）。

（8）常规脱水、透明、封固。

[结果] 嗜银颗粒呈棕黑色，细胞核及其他组织的颜色根据复染而定。

注：①此法增加硝酸银用量，一次浸银完成，减少 Grimelius 的重复浸染，其他程序与 Grimelius 法完全相同；②取材组织必须新鲜；③溶液应现配现用。

5．Fontana 嗜银细胞制作方法

[试剂配制]

氨银液：在 25ml 的 10% 硝酸银水溶液内逐滴加入浓氨水直到开始形成的沉淀物刚刚消失，再加入 25ml 的蒸馏水。此液应装在棕色瓶内，贮于暗处，放置 24h，用前过滤可保存 1 个月。

[操作步骤]

（1）将石蜡、冰冻或火棉胶切片移至水洗。

（2）如用含汞固定剂则需脱汞后再脱碘。

（3）蒸馏水浸洗 2 ～ 3 次。

（4）移至氨银液内浸染 18 ～ 48h（室温下置于暗处）。

（5）蒸馏水浸洗数次后，用 0.2% 氯化金水溶液处理 10min。

（6）蒸馏水洗后，用 3% 硫代硫酸钠水溶液定色 2～5min。

（7）流水冲洗 2～5min 后，用 1% 藏红花液对比染色 1min。

（8）蒸馏水洗后，常规脱水、透明、封固。

[结果] 嗜银细胞颗粒呈黑色，黑色素颗粒呈黑色，其他成分呈不同色调的红色或浅红色。

6．嗜银细胞显示方法

[试剂配制]

氨银液：取 20% 硝酸银水溶液 12.5ml，滴加氨水至产生的沉淀溶解为止，再加 20% 硝酸银数滴，该液应呈乳白状、无氨的气味为最佳，过滤后加蒸馏水为 100ml，保存于褐色瓶内，使用前用蒸馏水稀释 3 倍。

Cajal 液：硫氰化铵 3g，硫代硫酸钠 3g，蒸馏水 100ml，1% 氯化金水溶液 1ml。

[操作步骤]

（1）取小块组织用 Bouin 液固定 24h，在 70% 乙醇中加入数滴氨水洗去黄色为止。

（2）入氨银液处理 24h。

（3）蒸馏水洗，入 Cajal 液中处理 2～3h。

（4）蒸馏水洗数小时，经各级乙醇脱水，石蜡包埋，切片 5～6μm。

（5）切片脱蜡，二甲苯透明，中性树胶封固。

[结果] 嗜银细胞颗粒呈黑色，细胞核呈褐色。

7．Clara 焦性没食子蓝染色方法

[操作步骤]

（1）取小块组织固定于 10% 中性甲醛液 24～48h。

（2）常规石蜡包埋，切片 5～6μm。

（3）切片脱蜡入水后，蒸馏水洗，入 0.1% 焦性没食子蓝水溶液内染色 1～2d。

（4）蒸馏水洗后，经 95% 乙醇、无水乙醇脱水，二甲苯透明，中忙树胶封固。

[结果] 嗜银细胞颗粒呈蓝黑色。

8．龙桂开小肠嗜银细胞整染制作方法

[试剂配制]

铵银液：10% 硝酸银水溶液 10ml，40% 氢氧化钠水溶液 5ml。两种溶液混合后出现黑色沉淀，倒掉上面的清液，用蒸馏水洗沉淀 2～3 次，然后加蒸馏水 25ml，再滴加氨水，至沉淀全部溶解为止，最后加蒸馏水至 100ml。

[操作步骤]

（1）取猫的十二指肠固定于 20% 甲醛液内 3～5d，再用蒸馏水洗 2～3h。

（2）将固定后的组织块放入 25% 硝酸银水溶液浸染 2～3d（37℃恒温箱内）。

（3）组织经蒸馏水洗 5～10min 后，再浸入铵银液内 3～5h（暗处进行）。

（4）组织经蒸馏水浸洗后，入 20% 甲醛液还原 10～15h。

（5）组织还原后，用蒸馏水洗，按常规进行脱水、透明、包埋和切片 6μm。

（6）切片经二甲苯透明，中性树胶封固。

[结果] 嗜银细胞颗粒呈黑色，细胞核呈棕色。

9. Masson-Hamperl 浸银制作法

[试剂配制]

氨银液：取 10% 硝酸银水溶液任意量，滴加氨水至产生的褐色沉淀恰好溶解，呈现清澈液体，再滴加 10% 硝酸银溶液至再次出现雾状浑浊银液，加进蒸馏水 9ml 即可使用。

[操作步骤]

（1）取材于人或动物的十二指肠、回肠或阑尾，固定于 10% 甲醛液或 Bouin 液 24h。

（2）按常规法脱水、透明、石蜡包埋，切片 6 ～ 7μm。

（3）经二甲苯脱蜡、各级乙醇下行至蒸馏水。

（4）切片入上述氨浸银液内 15 ～ 30min（60℃）。

（5）切片经蒸馏水清洗。

（6）移入 1% 硫代硫酸钠水溶液固定 1 ～ 2min，经蒸馏水洗。

（7）常规脱水、透明、封固。

[结果] 嗜银细胞颗粒呈黑色。

注：脱水前可经伊红淡染，细胞质呈粉红色，切片进入氨银溶液，每隔几分钟观察一下，如切片呈现亮度色时，可将切片移至下步进行，此法稳定可靠，尤以猴的胃或肠经 Bouin 液固定或以胎儿的胃肠组织为佳。

10. 嗜银细胞硝酸银整块浸染法

[试剂配制]

对苯二酚还原液：对苯二酚 1g，甲醛 10ml，蒸馏水 100ml。

[操作步骤]

（1）取材于人或动物的胃、十二指肠、阑尾，用 10% 甲醛液或 Bouin 液固定 24h。

（2）甲醛固定的组织需经流水冲洗 12h 后，入蒸馏水浸洗，Bouin 液固定的组织应以加入氨水数滴的 70% 乙醇浸洗，除去黄色后，再经蒸馏水浸洗多次。

（3）组织块入 95% 乙醇 100ml 加氨水 5 ～ 10 滴，浸洗 12h。

（4）经蒸馏水洗、吸干，入 1.5% 硝酸银水溶液浸染 3 ～ 5d。

（5）放入对苯二酚还原液中处理 12 ～ 24h。

（6）入 50% 乙醇脱水 3h，95% 乙醇脱水 12h，无水乙醇脱水 6h，二甲苯透明、石蜡包埋、切片 6 ～ 8μm，贴片。

（7）常规脱蜡、透明、树胶封固。

[结果] 嗜银细胞颗粒呈黑色，底衬显淡黄色。

11. Soloia 铅铵苏木精染色方法　Soloia 用于浸染胰岛的 A 细胞和 D 细胞，甲状腺的 C 细胞、肠嗜铬细胞、胃的 G 细胞及垂体嗜碱性细胞及促肾上腺皮质激素细胞等，应用本

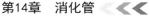

方法显示胰腺、胃及十二指肠的嗜银细胞可获得满意效果。

［试剂配制］

醋酸铵饱和水溶液：50ml 蒸馏水内加入 120～122g 醋酸铵可达饱和度。

铅铵甲醛混合液：5% 硝酸铅水溶液 50ml，醋酸铵饱和水溶液 50ml。将上述二液混合后过滤，按每 100ml 铅铵混合液加 2ml 甲醛，过滤备用。

铅铵苏木精液：苏木精 2g 溶解于 95% 乙醇 15ml 内，然后加进 100ml 铅铵甲醛混合液，即为铅铵苏木精液。混合开始，溶液呈灰蓝色，30min 后可变成茶黑色，再往铅铵苏木精染液里加入 100ml 蒸馏水，30min 后再过滤，最后加蒸馏水至总量为 375ml，装入棕色瓶中备用。

［操作步骤］

（1）取材于人或动物的十二指肠或回肠等，用 10% 甲醛液或 Bouin 液固定 24h。

（2）按常规法石蜡包埋，切片 6～7μm，经二甲苯脱蜡、各级乙醇逐级下行至蒸馏水。

（3）切片移入铅铵苏木精液染色 2～3h（37℃），如温度升至 45℃则染色 1～2h，23℃染色 6～8h 后，蒸馏水洗 2～3min。

（4）常规脱水、透明、封固。

［结果］肠内嗜银细胞胞质内颗粒呈蓝黑色。

注：①用 Bouin 液固定猴的十二指肠，在 37℃恒温下染 20min，嗜银细胞可显示出来；②采用 Bouin 液固定动物的十二指肠嗜银细胞的核常不着色，而其他细胞核都染成灰蓝色；③染色过程中要注意用 0.5% 铁明矾液处理已染色的切片有脱色作用；④经 Bouin 液固定的十二指肠切片，以同一瓶染液，先后染色时间不一，越后染者，时间适当延长，才能着色。

12. 铁氰化钾染色方法

［试剂配制］

铁氰化钾溶液：1% 氯化铁水溶液 75ml，1% 铁氰化钾水溶液 10ml，蒸馏水 15ml，临用前配制。

［操作步骤］

（1）取材于人或动物的十二指肠、回肠，用 10% 甲醛液或 Bouin 液固定 12～24h。

（2）常规脱水、透明、石蜡包埋，切片 6～7μm。

（3）切片经二甲苯脱蜡、各级乙醇下降至蒸馏水。

（4）移入铁氰化钾溶液染色 5～8min，切片用蒸馏水洗 2～3 次。

（5）移入 1% 沙黄乙醇液（用 20% 乙醇配制）染色 3～5min，蒸馏水速洗。

（6）常规脱水、透明、封固。

［结果］嗜银细胞胞质内颗粒呈蓝色，细胞核及其他细胞呈粉红色。

注：沙黄乙醇液配制时，乙醇选用 20% 的浓度，沙黄复染有时出现沉淀而浮在组织上，会影响操作，如将沙黄改为淡伊红复染，细胞质呈现粉红色，其效果相同，而且较简便。

13. Lillie-Masson 二铵银亲银反应制作方法（1976）

[试剂配制]

二铵银液：取 28% 氢氧化铵溶液（比重 0.9）2ml，一滴一滴加入 5% 硝酸银水溶液 35～40ml，开始可稍快，而后放慢，间歇滴加，并不断摇荡，在溶液呈恒定的轻微浑浊状态时停止。

氯化金水溶液：1% 氯化金水溶液 2ml，硫氰酸铵 2g，硫代硫酸钠 3g，蒸馏水 98ml。

[操作步骤]

（1）取新鲜组织固定于甲醛液即可，切片脱蜡至水，蒸馏水清洗数次。

（2）将切片浸入盛有二铵银液的染色缸中 6～8h（置于暗处）。

（3）蒸馏水洗后，用氯化金水溶液处理 3～5min。

（4）蒸馏水洗 2 次，入 5% 硫代硫酸钠水溶液处理 1～2min。

（5）充分水洗 3min 后，放入 0.1% 番红花红水溶液复染，水洗 2～5min。

（6）常规脱水、透明、树胶封固。

[结果] 亲银颗粒细胞呈黑色，背景灰黄色，其他组织呈复染的颜色。

注：①此法按 Masson 要求属浸银染法，可用于冷冻切片、石蜡切片等。②本法的 Lillie、二铵银溶液配制方法与其他方法的配法有所不同，常规配方是在硝酸银溶液内加氢氧化物，形成沉淀，然后滴加氨水，使溶液沉淀溶解；而 Lillie 的配法则相反，在浓氨水内滴加硝酸银液，边滴边溶，由溶解较慢至不溶时，呈现恒定的微浑浊状态为止；本法有一定难度，须不断实践总结经验。③使用的所有玻璃器皿，如烧杯、染色缸等必须化学洁净，以免影响染色效果。

14. Zugibe 硝酸银浸染方法（改良法）

[试剂配制]

铵银液：10% 硝酸银水溶液 4 份，10% 氢氧化钾水溶液 1 份。滴加浓氢氧化铵，边滴边摇荡，直至氨银液内恰好无沉淀为止，量其体积，用蒸馏水等量稀释，贮于暗处，可保留 2d。

[操作步骤]

（1）组织取材固定于中性甲醛液 24h，常规脱水，石蜡包埋，切片 5～6μm，组织切片脱蜡至水。

（2）蒸馏水洗 3 次，放入铵银液内浸染 3～12h（置于暗处）。

（3）镜下观察亲银细胞颗粒呈黑色时即可取出。

（4）用蒸馏水洗，放入 0.2% 氯化金水溶液中处理 3～5min。

（5）入蒸馏水洗，放入硫代硫酸钠水溶液处理 2～5min。

（6）水洗 3min，可选用苏木精－伊红或其他染液做对照染色。

（7）常规乙醇脱水，二甲苯透明，中性树胶封固。

[结果] 亲银细胞颗粒呈黑色，其他组织显示其对比染色。

注：①此法浸染亲银细胞颗粒或黑色素，较其他银染法优越，颗粒呈黑色而背景较淡，便于做对比染色；②配制氨银液时，称量要准确，操作时要认真，以免刀片上出现沉淀，影响观察。

15. Gomori Burtner 六胺银浸染方法

［试剂配制］

六胺银原液：六次甲基四胺 3g，蒸馏水 100ml，5% 硝酸银水溶液 5ml。此溶液放暗处（冷藏处），可保存数月。

六胺银应用液：六胺银原液 30ml，Holmes 缓冲液（pH 7.8，0.2mol/L 硼酸 16ml，加 0.05mol/L 硼砂液 8ml）。

0.1% 番红花红液：番红花红 0.1g 溶于 0.1% 醋酸水溶液 100ml 中。

Weigert 碘液：碘片 1g，碘化钾 2g，蒸馏水 100ml。

［操作步骤］

（1）组织固定于中性甲醛液 24 ～ 48h，常规脱水、石蜡包埋，切片 5 ～ 6μm，切片脱蜡至水。

（2）放入 Weigert 碘液中处理 5 ～ 10min。

（3）用 5% 硫代硫酸钠水溶液处理 2 ～ 5min。

（4）流水洗 5 ～ 10min，蒸馏水洗 2 ～ 3 次。

（5）将六胺银应用液预热 60℃在温箱内，把切片放入 60℃缓冲的银液内 2 ～ 3h，蒸馏水洗，用 0.1% 氯化金水溶液调色 5 ～ 10min。

（6）蒸馏水洗，用 5% 硫代硫酸钠水溶液固定 5 ～ 10min。

（7）用水洗 5min，用 0.1% 番红花红液内复染 3 ～ 5min。

（8）经纯丙酮脱水，二甲苯透明，中性树胶封固。

［结果］亲银细胞呈黑色，嗜酸性细胞、细胞核及平滑肌细胞呈黑色。

注：①六胺银应用液的浸染时间须严格控制，约 1h 后，即需注意在显微镜下观察；②如硝酸银过染，Gomori 提倡用 0.5% 硫酸加入 0.1% ～ 0.2% 铁明矾分化，直到背景清晰为止。

16. 碱性重氮反应制作方法 本方法是实验室常规方法之一，可较清楚地显示小肠及其他组织的嗜银细胞颗粒，方法简便易行。

［试剂配制］

坚牢红 B 盐溶液：坚牢红 B 盐 50ml，0.1mol/L 巴比妥 - 醋酸盐缓冲液（pH 9.2）50ml 或 1% 坚牢红 B 盐水溶液 5ml，碳酸锂饱和水溶液 2ml。

［操作步骤］

（1）切片脱蜡，按常规处理至蒸馏水。

（2）入坚牢红 B 盐溶液内孵育 30s 至 1min（置于 4℃冰箱内）。

（3）经流水充分洗涤 5 ～ 10min。

（4）入明矾苏木精液染细胞核 3 ～ 5min，用自来水洗。

（5）用 1% 盐酸乙醇液分化后，用自来水洗 10 ～ 15min 使其返蓝。

（6）常规脱水、透明、DPX 封固。

［结果］嗜银细胞颗粒呈橘红色至红色，细胞核呈深蓝色，细胞质呈黄色。

注：①阑尾和小肠肿瘤嗜银细胞颗粒呈阳性反应；②可用各种稳定的重氮染色剂，以红色重氮染色剂获得的结果较满意。

六、肠管的神经

在肠管所有各部分的组成中，它们的神经支配似乎是相同的，均由内源性神经与外源性神经两部分构成。内源性神经是指神经来自胃肠道的壁内神经丛，而胃肠道的壁内神经丛包括两个主要的神经丛，即肌间神经丛（Auerbach 丛）和黏膜下神经丛（Meissner 丛），神经节主要位于肌间神经丛和黏膜下丛。外源性神经是指神经来自胃肠道以外的其他部位，主要来源于交感神经节与腹腔神经节后纤维构成的交感神经以及迷走神经的节前纤维。早在 19 世纪初期，Langley 就建议将胃肠道这个局部的神经系统命名为肠道神经系统（enteric nervous system，ENS）。肠神经系统属于消化管壁内固有神经系统，包括肌间神经丛和黏膜下神经丛。目前，普遍采用 Furnes 和 Costa 的建议，将壁内神经丛分为浆膜下丛、肌间神经丛、深肌丛（位于环肌的黏膜侧）、黏膜下丛、黏膜丛（位于固有层内）。肌间神经丛与黏膜下神经丛由神经元与无髓神经纤维束构成。肌间神经丛的神经元为多突形，胞体成群存在，为多极神经元或双极神经元，属于副交感神经系统节后神经元；神经丛由神经节和节间连接来组成，节间连接束连接散在分布，形状不规则的神经节，胞突组成无髓神经纤维束，交织组成图案样的网状结构。在黏膜下膜内所见到的黏膜下神经丛分出细纤维，构成上皮下的另一个神经网，其在黏膜上皮内末梢可借铅浸染法显示出来，结构与肌间神经丛基本相似。在胃肠道及胆道的分层铺片，用浸银、镀铅、乙酰胆碱酯酶甲基蓝和菸碱腺嘌呤双核苷酸黄递酶染色法，可以见到壁内神经丛的全貌。

Dogiel 建议将肠道神经元分为 3 种类型，即 Ⅰ 型、Ⅱ 型和Ⅲ 型。Dogiel 认为 Ⅰ 型属运动神经元，Ⅱ 型属感觉神经元。依所含化学物质不同可分为 4 类，即含乙酰胆碱神经细胞、含胺神经细胞、含嘌呤核苷酸神经细胞和含多肽神经细胞。由于胃肠道各段神经节的大小、形态不同，节间连接束的粗细和长短的不同，神经丛的模式因胃肠道的不同部位、动物的种属不同及神经元的密度与胃肠道肌层厚度不同均有差异的变化。在哺乳类动物如结肠的神经细胞密度较小肠高，动物愈大，神经节分布愈稀疏；肌层愈厚，神经细胞密度愈高。目前，实验室最常用的是消化道全层铺片，在英文文献中通常称为整装撕片，即根据消化管壁内神经丛的结构特点，分纵层肌、环层肌及黏膜下层等分层撕开铺片，以暴露不同的壁内神经丛，再进行反应制作。随着近代组织学技术的发展，大量研究文献与实验资料证明肠道神经系统的独特性，其组织连接的复杂性和神经细胞类型的多样性，确实与其他两部分自主神经系统有所不同，它作为自主神经系统中的与交感和副交感神经系统并列的第三个部分，形成一个局部的神经系统。

消化道神经丛的染色方法

1．Г.Н.Чипитарян 硝酸铅法（1955）

[试剂配制]

硝酸铅溶液：醋酸盐 pH 4.7 ～ 5.0 缓冲液 10ml，3% 硝酸铅水溶液 10ml，2% β- 甘油磷酸钠水溶液 10ml，蒸馏水 70ml。

缓冲液：13.6% 醋酸钠水溶液 100ml 加 6% 冰醋酸水溶液 50ml。

[操作步骤]

（1）组织在丙酮或中性甲醛液中固定 1 ～ 4d。

（2）蒸馏水洗后，放入硝酸铅溶液内处理 5 ～ 6d（37℃）。

（3）用蒸馏水洗 15 ～ 20min，更换 2 ～ 3 次。

（4）经蒸馏水洗，入 0.1% ～ 0.5% 亚硫酸钠水溶液浸 1 ～ 2min，直至神经变成黑色为止。

（5）常规脱水、透明、封固。

[结果] 神经细胞呈棕褐色。

注：若在硝酸铅溶液中加有机磷化物，能缩短浸渍时间，而且各种细胞显示得更清晰。

2．显示小肠黏膜下神经丛的镀铅方法 国内外资料显示，消化管壁内的肌间神经丛的方法已有较多的报道，但应用撕片镀铅的方法显示小肠黏膜下神经丛的二维形态结构，尚未见有文献报道。笔者在黏膜下神经丛制作方面进行了探讨，而黏膜下神经丛分布于消化管壁的黏膜下层内，由于动物的大小、种类不同，黏膜下层的厚薄差异较大。且犬的肠壁黏膜下层较厚，比较适用于黏膜下神经丛的制作。现以显示犬的小肠黏膜下神经丛为例，将标本制备方法介绍如下。

[试剂配制]

缓冲液：13.6% 醋酸钠水溶液 100ml，6% 冰醋酸水溶液 50ml。

工作染色液：缓冲液 10ml，3% 硝酸铅 10ml，2% β- 甘油磷酸钠水溶液 10ml，蒸馏水 70ml。取配制好的缓冲液 10ml 于瓶中，加入 3% 硝酸铅水溶液 10ml，再向瓶中加入 2% β- 甘油磷酸钠水溶液 10ml 后，会出现乳白色悬浮物，当加入蒸馏水后即可消除。工作染色液保持 pH 在 4 ～ 5，放入 38℃ 的温箱内预热后，即可染色。

[操作步骤]

（1）将动物致死后，取小肠空肠段，用手术线结扎肠段两端，用细针尖注射器将冷纯丙酮注入肠中，使肠管充盈适度。

（2）投入冷纯丙酮中入冰箱内（4℃）固定 2d。

（3）将固定后的肠管剪成需要长的小段（约 1cm），置入蒸馏水洗多次。

（4）再将肠管沿肠系膜处纵行剪开，用镊子轻轻撕去黏膜及肌层，保留黏膜下层，即所需材料。

（5）将撕得的黏膜下层放入工作染色液孵育 48h（置于 38℃ 温箱内）。

（6）取出组织用蒸馏水洗 2 次，入 1% 硫化铵水溶液还原，使组织变黑棕色为止。

（7）蒸馏水洗后，修整、吸干、纯乙醇脱水、透明、树胶封固。

[结果] 神经细胞绝大部分为多极神经元，常三五成群分布，呈三角形或棱形，突起细而长，相互交织成网，可以与其他神经元连接，胞核体大，呈球形，通常居于核周质的中心，核仁明显，可见到粗大的毛细血管网，被染成棕黄色。

注：①此文章发表于《中国临床解剖学杂志》2011 年 7 月第 4 期；②提高工作液在孵育时的温度可缩短出现阳性结果的时间，但是温度过高，可引起细胞的破坏；③撕片时，要充分展开标本，仔细分离出黏膜肌层、黏膜下层和肌层，避免各层分离不全，影响染色和观察结果；④组织在浸染期间应摇动多次，使组织四周渗透均匀；⑤撕片经还原后，放置空气中的时间不要过长，以免引起细胞破坏。

3．神经丛硝酸铅浸染改良方法（改良法）　肌间神经丛和黏膜下神经丛属于肠神经系统，这些丛构成消化管壁的内部神经机构。而 ENS 通过释放各种兴奋性和抑制性神经递质，如乙酰胆碱、P 物质、血管活性肠肽及 NO 等调控胃肠运动功能。

[试剂配制]

缓冲液：13.6% 醋酸钠水溶液 100ml，6% 冰醋酸水溶液 50ml。

工作染色液：缓冲液 10ml，3% 硝酸铅水溶液 10ml，2% β- 甘油磷酸钠水溶液 10ml，蒸馏水 70ml。取配制好的缓冲液 10ml 于瓶中，加入 3% 硝酸铅水溶液 10ml，再向瓶中加入 2% β- 甘油磷酸钠水溶液 10ml 后，会出现乳白色悬浮物，当加入蒸馏水后即可消除，染色液保持 pH 在 4 ～ 5，放入 38℃的温箱内预热后，即可染色。

[操作步骤]

（1）将动物致死后，取小肠空肠段，用手术线结扎肠段两端，用带 7 号针头的医用注射器将冷丙酮（4℃）入肠管内，使肠管充盈适度。

（2）置入盛有冷丙酮的容器中，再将其放入冰箱（4℃）固定 1 ～ 2d。

（3）将固定后的肠管剪成需要的长度（约 1cm），用组织镊夹持放入蒸馏水中清洗。

（4）再将肠管沿肠系膜处纵行剪开，剪成 1cm 大小的方块，立体显微镜下剥去黏膜层、黏膜下层和环形肌层，即得到肌间神经丛铺片。

（5）将撕得的似半透明塑料薄膜样的神经丛铺片放入工作染色液内 4 ～ 8h（38℃温箱孵育）。

（6）取出组织用蒸馏水洗 2 次，放入 1% 硫化铵水溶液还原，直至组织变成棕黑色为止。

（7）将染成棕黑色的组织再次放入蒸馏水中漂洗后，修整、铺片、吸干，经纯乙醇脱水，透明，树胶封固。

[结果] 神经细胞呈棕黄色或棕褐色。

注：①可选用灌注固定，即从左心室灌注生理盐水，然后再灌注 4% 多聚甲醛液固定，亦可以运用甲醛液进行充盈灌注固定，可扩张肠管，利于撕片；②由于是组织铺片，可获得较大范围的肌间神经丛的显微摄影图像，有利于科学研究；③该法简便，稳定可靠，重复性

好，可避免血管和腺体等背景染色的干扰，清楚地显示肌间神经丛的整体结构及单个神经元和神经纤维；④为了获得符合规定大小铺片的面积，要注意肠管剥离的厚薄程度、扩张用力等问题；⑤剥离肠管是关键，宜用弯头眼科镊子从肠壁边缘分离，将黏膜层、黏膜下层撕掉，再顺肠管纵轴方向，轻轻地剥去组织中的环肌层，仅保留纵肌和外膜，呈半透明薄膜样即可。

4．**肠肌丛镀银制作方法** 本方法是借固定剂将肠充胀后，撕开肠壁的纵环肌层，然后镀银显示附着于肌层上的神经丛即肠肌丛或 Auerbach 丛。

［试剂配制］

固定剂：60% 乙醇 90ml，甲醛液（37% ～ 40%）10ml。

还原液：对苯二酚 1.5g，中性甲醛 3ml，蒸馏水 100ml。

分色液：将硫氰化铵 3g 溶解于蒸馏水 100ml，再加 1% 氯化金水溶液 1 ～ 2ml。

［操作步骤］

（1）选用幼年豚鼠，兔或猫也可。将动物致死后，迅速剖腹取小肠一段（长度数厘米至 20cm 均可），温热生理盐水注入肠腔，将腔内污物冲洗干净。

（2）结扎肠段两端，用细针头注射器将固定剂缓慢注入肠段（穿刺肠壁或通过结扎口均可），使肠管充满固定剂并稍膨胀。

（3）再用固定剂将充胀的肠段全部固定 5 ～ 20d。

（4）将固定后的肠管再剪成 1 ～ 1.5cm 长的小段，放入自来水冲洗 12 ～ 24h，再经蒸馏水洗 12 ～ 24h，中途换洗 2 次。

（5）将此小段肠管沿肠系膜处纵行剪开，将肠管可平铺成一方形薄片。

（6）用镊尖吻合较严的眼科镊轻轻撕去黏膜、黏膜下层及环行肌层，操作的动作是用镊尖夹紧组织后骤然扯去，最好从四角开始，撕扯动作可在蒸馏水内进行，可获得厚薄一致的理想神经丛。

（7）选择撕碎得较满意的神经丛与纵行肌层，同时放入新配的 20% 硝酸银水溶液内 10 ～ 20min（37℃避光）。

（8）蒸馏水速洗 15 ～ 30min，放入还原液中 10 ～ 20min（37℃）。

（9）水洗，若染色过深，可用分色液分色，组织应变成蓝黑色，如变色慢或色淡可再加氯化金液少许，流水冲洗 10min。常规脱水、透明、封固。

［结果］神经细胞胞体、突起与纤维呈黑色，平滑肌显淡灰色（如经伊红复染则肌纤维呈红色）。

注：脱水前可用低浓度伊红复染，效果更佳。

5．**肌间神经丛制作方法** 消化管的神经丛有肌间神经丛和黏膜下神经丛，肌间神经丛分布于肌层的内环肌与外纵肌之间，由数个神经元和无髓鞘神经纤维组成，其显示法见神经组织染色法中的铅盐镀染神经组织及 Bielschowsky-Groβ 法。在这里另外再介绍一种肠肌丛显示法即硝酸银浸染法。

[试剂配制]

对苯二酚还原液：对苯二酚 1.5g，商品甲醛液 3ml，蒸馏水 100ml。

硫氰化铵－氯化金溶液：硫氰化铵 1.5g，蒸馏水 50ml，1% 氯化金水溶液 1ml。先将硫氰化铵溶解于蒸馏水后，再加入氯化金水溶液，视颜色的深浅度，氯化金的量酌情增减。

[操作步骤]

（1）取猫或兔的小肠一小段（以猫的较好），先用注射器注入生理盐水洗净肠腔。

（2）用手术线结扎小肠一端，注入 10% 甲醛液使肠腔充满，再结扎另一端，放入固定液中固定 3～10d。

（3）流水冲洗 12～24h 后，再用蒸馏水洗 24h，换 3～4 次蒸馏水。

（4）剪开肠管，将其黏膜层及环行肌层除去，仅保留纵行肌层，分割成小块，放入 20% 硝酸银水溶液内 15～30min（37℃），速洗于蒸馏水。

（5）入对苯二酚还原液内处理 5～10min（37℃）。

（6）蒸馏水洗后，入硫氰化铵－氯化金溶液处理直至变为黑色为止。

（7）流水冲洗 10～30min。

（8）常规脱水，用滤纸或吸水纸将组织片压平、透明、封固。

[结果] 神经细胞与神经纤维呈棕黑色。

6. 肠肌间神经丛铺片硝酸铅法（改良法） 本方法是将原苏联学者契比达良（Г.Н. Чипитарян）的冰冻切片硝酸铅法改为肠肌分层剥离铺片法，本法可以观察到肠肌神经丛的神经元全貌，获得较满意的显示效果。

本方法的化学原理是组织内酸性磷酸酶与甘油磷酸钠反应生成磷酸盐，再与硝酸铅作用，生成的铅盐沉淀于组织内，此时为无色，然后与硫化铵作用后形成硫化铅，而变成黑褐色沉淀，化学反应方程式为：

$$Pb（NO_3）_2 + H_2S = PbS \downarrow （黑褐色沉淀）+ 2HNO_3$$

[试剂配制]

缓冲液：13.6% 醋酸钠水溶液 100ml 加 69% 冰醋酸 50ml。

孵育液：缓冲液 10ml，3% 硝酸铅水溶液 10ml，2% β-甘油磷酸钠水溶液 10ml，蒸馏水 70ml。

[操作步骤]

（1）选取猫的新鲜小肠 10～15cm，除去肠腔的内容物，然后将肠两端扎紧，用注射器向肠腔灌注预冷至 1～4℃的纯丙酮，使肠管膨胀有一定紧张程度为止。这一步很重要，它关系到铺片的厚薄程度，灌注完毕，将整个肠管浸入冷丙酮，放入 1～4℃冰箱 2～4d。

（2）将固定后的小肠剪成 1～2cm 的小段，蒸馏水洗 1～2min，在肠系膜的对侧用手术刀片切开肠的浆膜及纵肌，从环肌表面剥离下来，弃去环肌和黏膜层，经固定后的神经丛与纵肌粘贴得很牢固不易脱落，这就为剥离片的操作创造了良好的条件，撕下的神经丛纵肌、浆膜犹如透明的薄膜。

（3）将剥离片放入 40℃ 蒸馏水中加热 5 ～ 10min，然后放入 60 ～ 70℃ 蒸馏水加热 5min，可抑制多余的酶的活动。

（4）将蒸馏水加热后的剥离片放入在恒温箱中预热至 35 ～ 40℃，蒸馏水加热孵育液内处理 4 ～ 8h。

（5）经孵育后剥离片入蒸馏水洗 10 ～ 15min。

（6）放入 1% 硫化铵水溶液还原，直至剥离薄片呈黄色为止。

（7）流水冲洗，蒸馏水涮洗。

（8）脱水经 70% 乙醇、80% 乙醇各 5min，95% 乙醇将剥离片铺平拉薄，用毛笔将表面沉淀物刷干净，入无水乙醇内，镜下观察后，选择有神经丛的部位，剪成小块，放入纯乙醇内彻底脱水，二甲苯透明，中性树胶封固。

［结果］肌间神经丛呈咖啡色，背景呈浅黄色，对比分明。

7. Groβ-Schultze 肠壁肌间神经丛制作方法（Bielschowsky-Groβ 改良法）

［试剂配制］

氨银溶液：取任意量 20% 硝酸银水溶液放入烧杯中，逐渐滴加浓氨水，边滴边摇动，开始出现黄褐色沉淀时再继续加入氨水，使沉淀物被氨水溶解，至留下极少数微粒为止，氨水勿加过量。

［操作步骤］

（1）选取健康成年猫的十二指肠，用生理盐水稍冲洗肠内容物，月手术线将肠两端结扎，慢慢注入 12% 甲醛液，使肠管稍膨胀，将注好的肠管投入同一浓度的甲醛液中固定 1 ～ 3 个月，中间换 2 ～ 3 次新液。

（2）把肠管剪成约 1cm 长的小段，剪开肠管，取其外纵肌层，将剥离好的标本经几次蒸馏水洗，入 20% 硝酸银水溶液，置 37℃ 恒温箱中预热 1h，再将剥离好的标本于该液中浸染 20 ～ 30min，并随时观察，以肠肌呈现淡黄色时为适宜。

（3）标本从银液中取出后，先经 1% ～ 2% 甲醛液还原 2 ～ 3min，这时标本显淡黄色。

（4）将标本用滤纸稍吸干，再入预先配好的氨银液中处理 5 ～ 10min（室温 20 ～ 25℃），在显微镜下控制浸染，至神经元胞体及突起清晰可见为止，此时肉眼观察，标本呈深黄色。

（5）将标本放入 10% 氨水液中 1 ～ 2min，标本经蒸馏水洗，再入 1% 冰醋酸溶液中 1min，再转入 0.2% 氯化金水溶液分色 1 ～ 2min。

（6）放入 2.5% 硫代硫酸钠水溶液处理 3 ～ 5h。

（7）经蒸馏水洗。此时可根据需要，用中性红复染细胞核。

（8）常规脱水、透明、封固。

［结果］神经元的胞体呈棕黑色或灰紫色，其突起及胞体内的神经元纤维呈黑色（彩图 14-2）。

注：硫代硫酸钠水溶液既可起固定作用，也可除去银盐沉淀细胞的作用，否则易脱色。

8. 小肠肌间神经丛标本制作方法（改良法） 肌间神经丛标本制作难度较大，而此方法易于掌握，技术难度没有镀铅法要求的那么高，较易出现阳性结果。

［试剂配制］

固定液：60% 乙醇 88ml，甲醛 12ml。

对苯二酚－甲醛还原液：对苯二酚 3g，甲醛 12ml。

硫氰酸铵－氯化金液：硫氰酸铵 30g，蒸馏水 100ml，1% 氯化金水溶液 1ml；氯化金的用量视颜色深浅，可以酌情增减。

［操作步骤］

（1）取猫的小肠（十二指肠上端为好），用生理盐水洗净肠管，用线结扎肠的一端，注入固定液，使肠管尽量扩张，再结扎另一端，放入固定液中固定 2 ～ 3d。

（2）经自来水冲洗 24h，放入蒸馏水洗 5h，中途换蒸馏水 2 次。

（3）再把肠管剪成 2 ～ 3cm 长的小段，剪开肠道，取其外纵肌层，蒸馏水洗 4 次。

（4）将 2% 硝酸银溶液放入（37℃）恒温箱中预热，若染色过深，可预热好后，再将组织浸 30min，以淡黄色为度，速洗于蒸馏水。

（5）入对苯二酚还原液内 5 ～ 8min（37℃）。

（6）分色液洗后，入硫氰酸铵－氯化金液直至变为黑色，流水冲洗 10min。

（7）常规脱水、透明、封固。

［结果］神经细胞与神经纤维呈黑色。

（龚　林）

第 15 章　消化腺

　　消化腺有大消化腺和小消化腺两种类型。大消化腺（即三对大唾液腺、肝和胰腺）及分布于消化管壁内的许多小消化腺（如胃腺、肠腺、唇腺、舌腺和单细胞腺等），大消化腺是实质性器官，下面主要介绍大消化腺的内容。

一、大唾液腺

　　大唾液腺有 3 对，即腮腺、下颌下腺和舌下腺。人的大唾液腺与其他动物相比，犬的腮腺是混合腺，除腮腺、下颌下腺及舌下腺以外，犬还有一对颧腺，且也是混合腺结构，其组织学分类属黏液腺，在取材时，要注意区别。对于这三对大唾液腺以人的材料为好，而猴、犬的次之。一般以 Zenker 液或 10% 甲醛液固定，观察一般用苏木精－伊红染色即可获得良好效果。

（一）腮腺

　　人、兔和啮齿类动物的腮腺属于纯浆液腺，核呈圆形，位于细胞基部，细胞顶部胞质中含有嗜伊红的分泌颗粒，闰管长，纹状管较短。经 HE 染色切片下，小叶内许多浆液性腺泡断面，腺泡之间有染色较红而管腔较大的分泌管及较多的脂肪细胞。

（二）下颌下腺

　　下颌下腺位于下颌下三角内，为一对硬实的卵圆形腺体，其导管从腺体上缘发出，在下颌骨联合缝处，开口于口腔的底部。下颌下腺属于以浆液性腺泡为主的混合腺类型，纹状管长、闰管短。苏木精－伊红染色切片下，为混合性腺体，其中多数为浆液性腺泡，间有部分染色较淡的黏液性腺泡及混合性腺泡，腺泡间也有分泌导管。

（三）舌下腺

　　舌下腺位于口腔底舌下襞的深面，为一对扁平较小的条形腺体，上有几条平行的导管开口于舌下部。舌下腺为纯黏液性腺泡为主的混合腺类型，还有部分混合性腺泡，半月绞多，在混合腺泡中黏液细胞的胞质着色很淡，核扁平位于细胞的基部。舌下腺无闰管，纹状管也较短。经苏木精－伊红染色切片下，为混合性腺体，但多数为黏液性的腺泡及混合性腺泡，分泌导管很少见到。

二、胰腺

胰腺表面覆盖薄层结缔组织被膜，它可伸入腺实质内，将实质分隔成许多小叶。胰腺的实质由外分泌和内分泌两部分组成。外分泌部为浆液性复管泡状腺，构成腺的大部分，腺泡呈管状或泡状，长且分支，甚至彼此吻合，腺细胞也为浆液性，细胞核位于基底部，细胞质顶端含有许多嗜酸性酶原颗粒，被苏木精－伊红染色呈紫红色。这种酶原颗粒的数量与动物的生理状况有关，进食后不久，酶原颗粒减少甚或消失，而饥饿状态下，酶原颗粒充满于胞质上部使其细胞增大。外分泌部为浆液性腺，它分泌多种消化酶，如胰蛋白酶、胰脂肪酶、胰淀粉酶等，经导管排入十二指肠，发挥消化食物的作用。

（一）内分泌部——胰岛

胰腺的实质由外分泌部和内分泌部组成，内分泌部是散在于外分泌部之间的细胞团，称胰岛。它首先由 Paull Langerhans（1869）描述胰岛，故胰岛又称 Islet of Langerhans，胰岛是内分泌细胞组成的球形细胞团，分散在胰腺腺泡之间，是大小不等、染色较浅的细胞团；在胰腺的体部和尾部分布的胰岛数量最多，胰岛体积也较大，散布于胰腺小叶内。其形态多样，一般呈圆形或椭圆形，在 HE 染色中，胰岛细胞着色浅易于辨认。成人胰腺约有 100 万个胰岛，胰尾部较多，胰岛细胞呈团索状分布，细胞间有丰富的有孔毛细血管。胰腺的内分泌细胞大多聚集在胰岛内，少数细胞可散在分布于胰腺的外分泌部中，胰岛的内分泌细胞有 6 种，即 A 细胞、B 细胞、D 细胞、PP 细胞、H 细胞、C 细胞，不同的细胞分布、数量及形态各不相同。胰岛细胞有多种类型，苏木精－伊红染色标本不易区分，应用特殊染色，如 Masson-Goldner 染色法、电镜观察及免疫组织化学法可很容易辨出胰岛内的各种内分泌细胞的形态、数量及分布。胰岛经 Gomori 法染色，可显示出胰岛内主要的两种细胞，即甲、乙细胞。甲细胞数量较少，胞质内充满深红色颗粒；乙细胞数量多，胞质内颗粒呈蓝色。

啮齿类动物与人及其他实验动物相比，胰岛数量以胰左叶的头部及相邻部位数量最多，且雄鼠多于雌鼠，雌鼠在孕期胰岛大小和数量都会增加。在一些种类的动物中，如果胰在新鲜时用 Zenker 液或甲醛液固定并用 Mallory-azan 染色，可分辨胰岛中的三种颗粒细胞。犬的 A 细胞、B 细胞及 D 细胞各占总数的 20%、75% 和 5%，除这些颗粒型细胞外，在豚鼠胰腺的胰岛还含有称为 C 细胞的无颗粒细胞。由于胰岛的血管较外分泌部丰富，若用稀释的中性红溶液进行血管灌注胰腺而染色，肉眼即可辨认较大的胰岛，并能计数。另外一些种类的动物中，胰尾部的胰岛数比胰体部或胰头部者稍多，如豚鼠胰尾部胰岛较多。胰腺的固定常选用 Zenker 液、Helly 液或含重铬酸钾及甲醛混合液等。胰腺是一大消化腺，属实质性器官；胰岛是胰腺的内分泌部，没有包膜而边界清楚的细胞集团，在胰尾和胰体，这些部位胰岛较多，内、外分泌部十分明显，故选择成年的犬或豚鼠的胰腺尾部进行取材，其形态结构典型。

（二）胰腺制作方法

胰岛的染色方法较多，胰岛 A 细胞胞质内颗粒具有嗜银性，特别是对缓冲的硝酸银液具有结合力，经还原成棕黑色颗粒，醛品红可单独显示 B 细胞，一般观察用苏木精－伊红染色即获得良好效果。对其细胞内网器的显示用 Da Fano 或 Cajal 法，对线粒体的显示用 Regaud 液固定，以 Heidenhain 苏木精或其他方法染色均可，显示细胞中的酶原颗粒用 Launoy 法或 Heidenhain Azan 染色法效果更佳。另外，也可用甲醛液选用 Gomori 醛复红法和 Bencosme（1952）Masson 三色染色法，其他还有浸银制作及铅苏木精染色等。

1．胰腺 HE 整块组织染色方法

［试剂配制］

Regaud 液：3% ～ 3.5% 重铬酸钾水溶液 80ml，甲醛 20ml。

酸乙醇液：70% 乙醇 90ml，冰醋酸 10ml。

Harris 苏木精稀液：Harris 苏木精原液 10ml，蒸馏水 90ml。

［操作步骤］

（1）取豚鼠胰腺尾部切 0.3 ～ 0.4cm，放入 Regaud 液固定 24h。

（2）3% 重铬酸钾水溶液铬化 24h 后，自来水洗 24h。

（3）酸乙醇液媒浸 6 ～ 12h，Harris 苏木精稀液染色 14 ～ 20d。

（4）经酸乙醇液分色 6 ～ 12h。

（5）流水彻底冲洗 24h，蒸馏水洗 30 ～ 60min。

（6）1% 伊红水溶液内（加少许麝香草酚防腐）染色 3 ～ 5d。

（7）常规脱水、浸蜡、石蜡包埋，切片 5 ～ 6μm，贴片及烤片。

（8）二甲苯透明，中性树胶封固。

［结果］A 细胞呈深红色，B 细胞呈浅粉红色。

注：Harris 苏木精染色时间，可根据组织材料的厚薄及室温的高低等情况灵活掌握。

2．中性结晶紫染色方法

［试剂配制］

中性结晶紫液。Ⅰ液：中性结晶紫 1g，蒸馏水 25ml。Ⅱ液：橙黄 G 1g，蒸馏水 25ml。Ⅰ液与Ⅱ液混合摇匀，产生沉淀，过滤后，取滤纸上的沉淀晾干，溶于无水乙醇 25ml，即成中性结晶紫贮藏液。临用时，将 20% 乙醇稀释贮藏液至蓝紫色，放置 24h 使析出染料下沉即可用于染色。

［操作步骤］

（1）先将动物饲养 4 ～ 5d，取豚鼠的胰腺尾部，投入未加酸的 Zenker 液中固定 24h。

（2）用 50% 乙醇洗去固定用的余液 3 ～ 4h，再加碘除去汞盐沉淀。

（3）常规石蜡切片，用二甲苯脱蜡 15 ～ 30min，经等量二甲苯与无水乙醇混合液，下行各级乙醇至蒸馏水。

（4）入中性结晶紫液染色 12 ～ 24h，用滤纸或抹布擦去四周余色。

（5）依次经 50% 丙酮、纯丙酮、丙酮与二甲苯（按 1：1）混合物，二甲苯透明，中性树胶封固。

［结果］甲细胞颗粒呈橘黄色，乙细胞颗粒呈紫色，酶原颗粒呈紫色。

3. 显示胰腺甲、乙、丁细胞醛复红染色法（改良法）

［试剂配制］

卢戈液：碘化钾 1g，蒸馏水 25ml。溶解后加入碘 0.5g，待碘溶解后加蒸馏水 150ml 即可。

橙黄 G- 亮绿液：亮绿 200mg，橙黄 G 1g，磷钨酸 500ml，冰醋酸 1ml，蒸馏水 100ml。

醛复红液：碱性复红 0.5g，浓盐酸 1ml，70% 乙醇 100ml，副醛 1ml。将碱性复红溶于 70% 乙醇，再加入浓盐酸和副醛，摇动使其混合均匀，放置 1 ～ 2d（室温内），变成紫色即可使用。

［操作步骤］

（1）组织固定于不加冰醋酸的 Bouin 液内 24h，常规脱水，石蜡包埋，切片 5μm，切片脱蜡，经 70% 乙醇洗去苦味酸至水。

（2）入卢戈液处理 10 ～ 20min，经自来水洗。

（3）经 5% 硫代硫酸钠水溶液漂白 5 ～ 6h，自来水洗。

（4）蒸馏水浸洗，入 80% 乙醇洗 5 ～ 10min。

（5）醛复红液染色 15min，经 95% 乙醇分色，水洗，镜下观察乙细胞颗粒呈紫色，外分泌部基本无色。

（6）Weigert 苏木精液染色 10min，1% 盐酸乙醇液分色 1min。

（7）流水冲洗，镜下观察细胞核清晰呈蓝色为止。

（8）橙黄 G- 亮绿液染色 1 ～ 2min，切片吸干，放入 0.2% 醋酸水溶液速洗后，再放入蒸馏水速洗。

（9）常规脱水、透明、封固。

［结果］甲细胞呈黄绿色，乙细胞颗粒呈紫蓝色，丁细胞呈亮绿色，细胞核呈蓝黑色，胶原组织和某些黏多糖显紫蓝色。

注：染色前必须彻底清除苦味酸，卢戈液和硫代硫酸钠水溶液不宜使用过久，以免影响染色效果。

4. Bensley 显示胰腺甲、乙细胞染色方法（Ⅰ）

［试剂配制］

锇酸－重铬酸钾液：4% 锇酸水溶液 2ml，2.5% 重铬酸钾水溶液 8ml，冰醋酸 1 滴。

苯胺油水溶液：取苯胺油（化学纯）5 ～ 10ml 溶于 100ml 蒸馏水内，尽力振荡、过滤后，放置 1 ～ 2d，即可使用。

Altmann 苯胺油－酸性复红液：酸性复红 20g，苯胺油水溶液 100ml。

［操作步骤］

（1）取小块新鲜组织投入锇酸－重铬酸钾液内固定 24h。

（2）切片脱蜡入 5% 钼酸铵水溶液处理 5 ～ 10min。

（3）蒸馏水洗，入 Altmann 苯胺油 - 酸性复红液染色 3 ～ 5min（60℃）。

（4）蒸馏水洗，用 30% 乙醇苦味酸饱和溶液分色。

（5）经常规乙醇脱水，二甲苯透明，中性树胶封固。

[结果] 甲细胞颗粒呈红色，乙细胞颗粒呈紫色。

注：苯胺油 - 酸性复红液，Duesberg 将酸性复红减为 10g，此液只能用 1 ～ 2d，然而，关正次曾用 3% ～ 5% 石炭酸水溶液代替苯胺油水溶液，酸性复红只用 5g，该液能长久保存，且染色效果优于原法。

5. Bensley 显示胰腺甲、乙细胞染色法（Ⅱ）

[试剂配制]

Altmann 苯胺油 - 酸性复红液：酸性复红 20g，苯胺油水溶液 100ml。

Mallory 苯胺蓝 - 橙黄 G 液：苯胺蓝 0.5g，橙黄 G 2g，草酸 2g，蒸馏水 100ml。混合后煮沸短时，冷却后经过滤，可长久保存。

[操作步骤]

（1）取新鲜组织固定于 Helly 液 24h，石蜡包埋，切片 5 ～ 6μm。

（2）切片脱蜡入 Altmann 苯胺油 - 酸性复红液染色 5 ～ 10min。

（3）蒸馏水洗，用 1% 磷钼酸水溶液媒染 5 ～ 10min。

（4）入 Mallory 苯胺蓝 - 橙黄 G 液染色 1 ～ 2h。

（5）用 95% 乙醇分色，经无水乙醇脱水，二甲苯透明，中性树胶封固。

[结果] 甲细胞颗粒呈橘黄色，乙细胞颗粒呈蓝色，酶原颗粒亦呈橘黄色。

6. Gomori 铬矾苏木精 - 伊红染色方法

[试剂配制]

改良 Bouin 液：甲醛 10ml，苦味酸饱和水溶液 40 ～ 50ml，冰醋酸 1.25g，硫柳酸 1.25g。

高锰酸钾 - 硫酸混合液：0.3% 高锰酸钾水溶液及 0.3% 硫酸溶液等量混合。

[操作步骤]

（1）取新鲜组织固定于 Zenker 液或 Helly 液或改良 Bouin 液内 24h。

（2）石蜡包埋，切片 5 ～ 6μm。

（3）切片脱蜡，放入高锰酸钾 - 硫酸混合液氧化 1 ～ 2min。

（4）蒸馏水洗，放入 1% ～ 5% 焦亚硫酸钾水溶液脱色，再经充分水洗。

（5）入 Gomori 铬矾苏木精液染色 30 ～ 60min。

（6）蒸馏水洗，以 1% 硫酸水溶液 1ml 与 70% ～ 90% 乙醇溶液 500ml 的混合液中进行脱色，直至乙细胞颗粒呈深蓝色，甲细胞颗粒无色。

（7）蒸馏水洗，用 0.5% 伊红或藻红液复染 3 ～ 5min。

（8）蒸馏水洗，放入 5% 磷钼酸水溶液分色，直至结缔组织脱色适宜为佳。

（9）常规脱水、透明、封固。

［结果］甲细胞颗粒呈红色，乙细胞颗粒呈蓝色，细胞核呈蓝黑色。

注：本方法可将脑垂体嗜碱性细胞染成蓝色，嗜酸性细胞染成红色。

7. Grobéty 采用 Mann 甲基蓝 – 伊红染色方法

［试剂配制］

Mann 甲基蓝 – 伊红液：1% 甲基蓝水溶液 35ml，1% 伊红水溶液 45ml，蒸馏水 100ml。

［操作步骤］

（1）取材用 Bouin 液固定 24h，常规脱水，石蜡包埋，切片 5 ～ 6μm。

（2）切片脱蜡，入 Mann 甲基蓝 – 伊红液染 1 ～ 2d。

（3）经 70% 乙醇分色，直至结构与细胞清楚为止。

（4）速经无水乙醇脱水，二甲苯透明，中性树胶封固。

［结果］甲细胞呈深红色，乙细胞呈淡蓝灰色。

8. Bellsicy 酸性复红 – 甲基绿染色方法

［试剂配制］

锇酸 – 重铬酸钾液：4% 锇酸水溶液 2ml，2.5% 重铬酸钾水溶液 8ml，冰醋酸 1 滴。

Altmann 苯胺油 – 酸性复红液：酸性复红 20g，苯胺油水溶液 100ml。

草酸 – 亚硫酸钾液：1% 草酸水溶液和 1% 亚硫酸钾水溶液等量混合。

［操作步骤］

（1）取小块组织入锇酸 – 重铬酸钾液内固定 24h。

（2）经各级乙醇脱水，二甲苯透明，石蜡包埋，切片 4 ～ 5μm。

（3）切片脱蜡，用 0.25% 高锰酸钾水溶液处理 4 ～ 5min。

（4）入草酸 – 亚硫酸钾液漂白 3 ～ 5min。

（5）入 Altmann 苯胺油 – 酸性复红液染色 5 ～ 10min（60℃）。

（6）蒸馏水洗，用 1% 甲基绿水溶液染色 1 ～ 3s。

（7）蒸馏水洗，速经无水乙醇脱水，二甲苯透明，树胶封固。

［结果］甲细胞颗粒呈红色，乙细胞颗粒呈绿色，酶原颗粒和线粒体呈红色，细胞核呈绿色。

9. Rona 和 Morvag 胰岛细胞染色方法（改良法，1956）

［试剂配制］

酸性复红 – 苯胺蓝混合液：酸性复红 3g，苯胺蓝 1g，橙黄 G 2g，磷钨酸 1g，蒸馏水 200ml，加温煮沸，用前过滤。

酸性高锰酸钾液：0.3% 高锰酸钾水溶液及 0.3% 硫酸水等量混合。

Gomori 铬矾苏木精溶液：1% 苏木精溶液 50ml，3% 铬明矾水溶液 50ml，5% 重铬酸钾水溶液 50ml，0.5N 硫酸 2ml；该染液混合后 24h 即成熟，使用时间长短以染液表面产生金属光层为准，可持续 4 ～ 8 周，用时过滤。

[操作步骤]

（1）取动物胰腺投于 Susa 液中固定 24h，常规脱水，石蜡包埋，切片 6μm。

（2）经酸性高锰酸钾液氧化 1～2min。

（3）蒸馏水洗，入 1%～5% 焦亚硫酸钾水溶液脱色，充分水洗。

（4）入 Gomori 铬明矾苏木精液染色 30～40min。

（5）蒸馏水洗，放入 1% 硫酸乙醇液分色。

（6）自来水充分洗涤，入酸性复红 - 苯胺蓝 - 橙黄 G 液染色 5～15min。

（7）蒸馏水洗，用 95% 乙醇分色，速经无水乙醇脱水，二甲苯透明，树胶封固。

[结果] 甲细胞呈鲜红色或橘黄色，乙细胞呈深蓝色，酶原颗粒呈红色。

注：甲细胞颗粒亦可用硝酸银法浸染，如 Groβ-Schultze 法，结果是甲细胞颗粒呈深褐色。

10. 铬矾苏木精胰腺细胞染色法（Gomori，1941）

[试剂配制]

酸性高锰酸钾液：高锰酸钾 0.3g，硫酸 0.3ml，蒸馏水 100ml。

亚硫酸氢钠水溶液：亚硫酸氢钠 2g，蒸馏水 100ml。

0.5N 硫酸液：硫酸 27.9ml，蒸馏水加至 1000ml。

铬明矾苏木精液：1% 苏木精液 50ml，3% 铬明矾水溶液 50ml，5% 重铬酸钾水溶液 50ml，0.5N 硫酸 2ml，混合 24h 后，成熟即可使用。

玫瑰红（荧光桃红）液：玫瑰红 0.5g，蒸馏水 100ml。

磷钨酸液：磷钨酸 5g，蒸馏水 100ml。

[操作步骤]

（1）取组织固定于 Bouin 液 24h，常规脱水，石蜡包埋，切片 5～6μm，按常规处理至水。

（2）重新固定于 Bouin 液 24h 充分用流水洗，用酸性高锰酸钾液处理 1～2min。

（3）脱色于亚硫酸氢钠水溶液 2～3min，自来水冲洗。

（4）用铬矾苏木精液染色，在显微镜下观察见 B 细胞染成深蓝色为止，大约染色 15min，用 0.5% 盐酸乙醇液分化 1～2min。

（5）经自来水洗至切片呈蓝色，入玫瑰红液染色 3～5min。

（6）蒸馏水洗，5% 磷钨酸水溶液处理 1～2min，自来水洗 5～10min，切片恢复至红色。

（7）95% 乙醇分化，如切片过于红染，A 细胞不清晰，可先用 80% 乙醇浸洗 10～15s，再入 95% 乙醇。

（8）无水乙醇脱水，二甲苯透明，中性树胶封固。

[结果] B 细胞呈蓝色，A 细胞呈红色，D 细胞呈粉至红色。

注：①按原法分化，B 细胞蓝色颗粒明显、红色颗粒不明显，分化过度则 B 细胞颗粒蓝色较浅，应根据经验适当分化，以使清晰显示两种颗粒；②经磷钨酸处理后，切片于自来水洗时间不宜太久，避免玫瑰红掉色，而影响制作质量。

11. 醛复红染色法（Gomori 1950，Halmi 1952 改良）

[试剂配制]

淡绿 – 橙黄 G 液：淡绿 0.2g，橙黄 G 1.0g，磷钨酸 0.5g，冰醋酸 1.0ml，蒸馏水 100ml，此液可长期保存备用。

[操作步骤]

（1）固定于 10% 甲醛液、Helly 液，用不加醋酸的 Zenker 液最佳，固定时间为 24h，常规脱水，石蜡包埋，切片 5 ~ 6μm，脱蜡，常规脱汞至水。

（2）用 Lugol 碘液处理 20 ~ 30min，或用酸性高锰酸钾液处理 1 ~ 2min。

（3）用 5% 硫代硫酸钠水溶液漂白 2 ~ 5min（如选用酸性高锰酸钾液氧化，后用 1% 草酸溶液脱色 1min，然后用流水冲洗 5 ~ 10min）。

（4）蒸馏水洗 2 ~ 3 次后，染色于成熟的三聚乙醛复红液 20 ~ 30min，镜下观察 B 细胞呈亮深紫色，基底以呈无色或淡紫丁香色为宜。

（5）95% 乙醇洗 2 次，再放入 95% 乙醇中处理 5 ~ 10min。

（6）70% 乙醇洗，再用蒸馏水洗后，用 Ehrlich 苏木精液染色 3 ~ 5min。

（7）蒸馏水洗，速用 0.5% 盐酸乙醇液分化，经自来水冲洗返蓝 5 ~ 10min。

（8）迅速用淡绿 – 橙黄 G 液染色 30 ~ 50s。

（9）经 0.2% 醋酸水溶液洗，直接放入 95% 乙醇中脱水。

（10）经无水乙醇脱水、透明、封固。

[结果] 胰岛 A 细胞呈橘黄色，B 细胞呈紫红色，D 细胞呈绿色，胶原纤维呈绿色，弹性纤维、胃黏液细胞、垂体的 B 细胞及各种黏液组织均显紫红色。

注：①醛复红染液配制后放在室温内 3d（20℃）即可成熟，成熟液 4 ~ 5d 着色力强，染色效果最佳。随着染液配制时间的延长，着色力减低，染色时间也应增加。②根据不同的组织，醛复红液有不同的染色时间，如胰腺组织染色 10 ~ 20min，胰岛 B 细胞 15 ~ 30min。③对比染色，如用淡绿 – 橙黄 G 液染色应控制在 20 ~ 30s，过久则基底全部呈黄色，而影响观察。

12. 醛复红 Gabe 液对胰腺组织染色法（1952—1969）

[试剂配制]

氧化液：取甲醛 8ml 加新开封的 30% 过氧化氢 30ml，于该液 110ml 中加浓硫酸 0.22ml。

Gabe 液：淡绿 0.2g，橙黄 G 1.0g，磷钨酸 0.5g，冰醋酸 1.0ml，蒸馏水 100ml。本液可较长时间保贮备用。

Gomori 醛复红液：碱性复红 0.5g，浓盐酸 1ml，70% 乙醇 100ml，副醛 1ml。将碱性复红溶于 70% 乙醇，再加入浓盐酸和副醛，轻轻摇动使之混合均匀，放置室温下 1 ~ 2d，变成紫色即为成熟，过滤后放入冰箱内保存备用。

[操作步骤]

（1）组织用 Bouin 液固定 24h，石蜡包埋，切片 5 ~ 6μm。

（2）脱蜡后用 70% 乙醇将苦味酸的颜色洗净。

（3）蒸馏水洗，入氧化液内处理 20 ～ 30min。

（4）蒸馏水洗 1min，入 Gomori 醛复红液染色 10 ～ 15min（用于 100ml Gomori 醛复红液加 0.125% 冰醋酸的 70% 乙醇溶液 1ml，使液体酸化）。

（5）蒸馏水洗，放入 Gabe 液染色 5 ～ 10min。

（6）蒸馏水洗 1min，经无水乙醇脱水，二甲苯透明，中性树胶封固。

［结果］甲细胞颗粒呈红色，乙细胞呈紫色，丁细胞呈绿色。

13. 阿利新蓝 - 焰红显示胰腺甲、乙细胞染色方法

［试剂配制］

硫代硫酸钠作用液：0.5mol/L 氨水（浓氨水 33ml 加蒸馏水至 100ml）20ml，0.025mol/L 硫酸铜溶液（硫酸铜 0.62g 加蒸馏水至 100ml）20ml，0.2mol/L 偏重亚硫酸钠溶液（偏重亚硫酸钠 3.8g 加蒸馏水至 100ml）5ml。以上液分别配制，密闭保存，临用前按比例混合。

阿利新蓝液：阿利新蓝 0.5g 与浓硫酸 1.4ml 小心混合，玻棒搅匀，再加蒸馏水 5ml。

［操作步骤］

（1）豚鼠胰尾固定于 15% 中性甲醛液内 24h，常规脱水，石蜡包埋，切片 5 ～ 6μm，切片脱蜡至水。

（2）放入硫代硫酸钠作用液处理 1 ～ 2h，经蒸馏水稍洗。

（3）放入阿新蓝液染色 30min 至 1h。

（4）水洗，入 0.5% 焰红水溶液染色 3 ～ 5min，水洗。

（5）入 5% 磷钨酸水溶液处理 3 ～ 5min，流水冲洗，经 80% 乙醇分色。

（6）逐级乙醇脱水，二甲苯透明，中性树胶封固。

［结果］甲细胞呈红色，乙细胞呈蓝色，外分泌部呈深浅不一的红色。

注：①经实验证实，采用猫、犬、兔、鼠、豚鼠及人的胰腺材料进行染色比较，其结果以豚鼠的胰尾染色效果最好，犬的次之；②经选用多种固定液对胰腺组织固定后比较，以用中性甲醛固定的组织，细胞染色分化结果较好；③硫代硫酸钠作用液各原液，可提前配制，但应严密封存，临用时再按比例混合后使用；④阿利新蓝选用 8GX 质量较好，在配制时若有沉淀产生，则不宜使用，染液必须充分溶解，否则会影响染色效果。

14. 乙醇性硝酸银染胰岛丁细胞法（Hellerstrom and Hellman，1960）

［试剂配制］

乙醇性硝酸银液：硝酸银 10g，蒸馏水 10ml，95% 乙醇 90ml，1N 硝酸 0.1ml；用以前浓氨水将 pH 调到 5。

显影液：焦性没食子酸 5g，95% 乙醇 95ml，浓甲醛 5ml。

［操作步骤］

（1）取豚鼠胰尾用 Bouin 液或 10% 甲醛液固定 24h，再入 Bouin 液固定 2h（37℃），常规脱水，石蜡包埋，切片 5 ～ 6μm。

（2）切片脱蜡至水洗 1h，95% 乙醇洗 5～10min。

（3）入乙醇性硝酸银液浸染 10～20h（37℃避光），取出切片经肉眼观察应是无色，用 95% 乙醇稍洗 5～10s。

（4）入显影液内处理，直至切片呈棕褐色为止，95% 乙醇洗 2～3 次。

（5）常规脱水、透明、封固。

[结果] 胰岛丁细胞呈暗褐色。

注：组织宜取用豚鼠胰尾，经 Bouin 液固定，切片宜薄切片，有利于丁细胞的显示，浸银温度应适当，经乙醇洗涤时间不宜太长，否则易出现脱色现象，影响染色效果。

15. 胰岛甲、乙、丁细胞 Maldonado. R 染色法（1967）

[操作步骤]

（1）取豚鼠的胰尾，固定于 Susa 液内 24h，常规脱水，石蜡包埋，切片 5～6μm。

（2）切片脱蜡后，入各级乙醇下行入水。

（3）再入 1% 荧光桃红水溶液染色 8～10min。

（4）经蒸馏水洗后，放入 3% 磷钨酸水溶液中媒染处理 1～2min，切片经蒸馏水洗。

（5）入 0.05% 天青Ⅱ水溶液内染色 30s 至 1min 或用 0.1% 亮绿水溶液染色 1～2min，再入蒸馏水洗。

（6）入 Weigert 苏木精液染色 1～5min，经自来水洗后，再放入蒸馏水洗。

（7）常规脱水、透明、封固。

[结果] 甲细胞呈紫红色，乙细胞呈淡蓝色或淡紫绿色，丁细胞呈亮蓝色或绿色。

16. Gomori 改良 Bloom 染色方法

[试剂配制]

偶氮卡红溶液：用 0.1% 偶氮卡红 G 水溶液，加温煮沸 1min，冷后过滤，在 100ml 溶液内加冰醋酸 1ml；在室温下，溶液出现针状结晶，此时着色力差，染色时升温至 60℃，溶液呈透明状态时再进行染色。

Mallory 苯胺蓝染色液：苯胺蓝 0.5g，橙黄 G 2g，蒸馏水 100ml。以上物质混合后煮沸 30s，冷却后过滤，可长期使用。

[操作步骤]

（1）取豚鼠的胰尾固定于 Bouin 液内 24h。

（2）按常规脱水、透明、包埋，切片 5～6μm。

（3）切片脱蜡后，经各级乙醇下行至水洗。

（4）入偶氮卡红溶液于 56℃ 的恒温箱内染色 30～60min。

（5）切片染色后用蒸馏水洗，用 1% 苯胺油乙醇（95%）液分色，使乙细胞呈红色。

（6）切片经蒸馏水浸洗后，入 5% 铁矾水溶液媒染 5～8min。

（7）切片经蒸馏水浸洗后，入蒸馏水稀释 3 倍的 Mallory 苯胺蓝染色液染色 5～15min，使结缔组织染成蓝色，切片经蒸馏水洗。

（8）常规脱水，透明，封固。

［结果］甲细胞呈橘黄色，乙细胞呈鲜红色，丁细胞呈天蓝色。

17. 胰岛内各种细胞染色制片法（李梦英法）

［试剂配制］

2% 橙黄 G 液：橙黄 G 2g，蒸馏水 100ml，冰醋酸 1ml。

0.5% 苯胺蓝液：苯胺蓝 0.5g，蒸馏水 100ml，0.5% 醋酸水溶液 1～2 滴。

［操作步骤］

（1）取犬的胰尾组织投入 Bouin 液内固定 24h。

（2）按常规进行脱水，石蜡包埋和切片 4～5μm。

（3）切片脱蜡后，入各级乙醇下行至水，入偶氮卡红溶液染色 1h（56℃恒温箱冎）。

（4）切片冷却后入蒸馏水洗 1～2min，用滤纸吸干，入 1% 苯胺油 - 乙醇液进行分色，镜下观察直至甲细胞染成红色为宜。

（5）入 1% 醋酸水溶液固色 1min，用蒸馏水充分浸洗 2～3 次，需 1min。

（6）入 2% 橙黄 G 液染色 30min（在 40℃恒温箱内）。

（7）入 5% 铁明矾水溶液媒染 30min，水浸洗 2 次。

（8）经蒸馏水洗后，入 1% 醋酸水溶液固色 1～2min。

（9）入 0.5% 苯胺蓝液染色 5min，经蒸馏水洗。

（10）常规脱水、透明、封固。

［结果］甲细胞呈红色，乙细胞呈黄色，丁细胞呈浅蓝色，结缔组织呈深蓝色. 红细胞呈红色，酶原颗粒呈深红色。

18. Grimelius 硝酸银浸染方法

［试剂配制］

硝酸银液：1% 硝酸银水溶液 3ml，0.2mol/L 醋酸缓冲液（pH 5.6）10ml，蒸馏水 90ml。

还原液：对苯酚二酚 1g，亚硫酸钠 5g，蒸馏水 100ml。

［操作步骤］

（1）取豚鼠胰腺组织固定于 Bouin 液或 10% 中性甲醛液 24h。

（2）组织切片脱蜡至水，蒸馏水洗涤多次。

（3）入硝酸银液放入 60℃温箱内浸染 2～3h。

（4）用滤纸擦去周围银液，蒸馏水速洗。

（5）入还原液处理 1～5min（45℃），蒸馏水洗，显微镜下观察。

（6）用 5% 硫代硫酸钠水溶液处理 1～2min，蒸馏水洗 3～5min。

（7）用 1% 中性红或核固红液做对比染色，水洗 2～5min。

（8）常规脱水、透明、封固。

［结果］胰岛 A 细胞质内颗粒呈棕黑色，B 和 C 细胞阴性，细胞核呈红色。

19. 甲苯胺蓝显示异染性染色方法

[试剂配制]

甲基化试剂（Ⅰ液）：无水甲醇中 0.1N HCl（即 99.2ml 无水甲醇中含 0.8ml 浓 HCl）。

皂化溶液（Ⅱ液）：1g 氢氧化钾溶于 100ml 70% 乙醇。

甲苯胺蓝 O 染色液（Ⅲ液）：0.05g 甲苯胺蓝 O 溶于 100ml 0.1mol/L 醋酸缓冲液中，pH 5。

[操作步骤]

（1）取材固定于 Bouin 液或 10% 甲醛液 24h，常规脱水，石蜡包埋和切片 4～5μm，组织切片脱蜡至水，蒸馏水洗 2～3 次。

（2）切片以更换两次无水乙醇彻底清洗，每次 5min，经甲醇清洗 2～3 次，每次 2～3min。

（3）在一盖严的染色缸内放入甲基化试剂（Ⅰ液）中 37℃下保温处理 24～48h，直至组织的全部嗜碱性都被抑制为止。

（4）切片经各级乙醇下行至水，在自来水流中洗 3～5min。

（5）将切片吸干，切片置于 80% 乙醇中 2～3min。

（6）切片放入盛有皂化溶液（Ⅱ液）盖严的染色缸中处理 25～30min（室温 28℃），将切片浸入 80% 乙醇中 2～3min，将切片移经各级乙醇（70%～100%），每级 5min，自来水中洗 5min，蒸馏水中涮洗。

（7）在 pH 5 的甲苯胺蓝染色液中（Ⅲ液）染色 10～20min，在蒸馏水中洗。

（8）在水中封固切片并进行观察。

[结果] D 细胞呈现异染性，所有其他胰岛细胞与组织成分都不着色。

注：①永久性的标本的制作可以经两次无水叔丁醇脱水后，再经过二甲苯透明，用中性树胶封固；②经本法染过的切片，可采用乙醇硝酸银法再浸染来制成永久性标本；③显示的目的在于胰岛 D 细胞存在异染性着色。

20. Gomori-Halmi 改良醛复红染色法

[试剂配制]

醛复红液：盐基性复红 0.5g，70% 乙醇 100ml，浓盐酸 1.5ml，副醛 1ml；将复红溶于乙醇内，然后加入盐酸和副醛，充分摇匀，在室温内放置 24～48h，自然成熟呈现紫红色即可使用；用后可置于冰箱保存 2～3 个月。

淡绿 - 橙黄 G 液：淡绿 0.2g，橙黄 G 1g，磷钨酸 0.5g，冰醋酸 1ml，蒸馏水 100ml，此液混合配制后过滤使用，可长期保存。

[操作步骤]

（1）取新鲜胰腺组织用 Helly 液固定 24h，流水冲洗 24h。

（2）石蜡切片 3～5μm，脱蜡至水洗。

（3）用 Lugol 碘液处理 20～30min，蒸馏水洗 2～3min。

（4）用 5% 硫代硫酸钠水溶液漂白 2～3min。

（5）流水冲洗 5 ～ 10min，蒸馏水稍洗，再用 75% 乙醇速洗。

（6）用醛复红液染色 10 ～ 30min，镜下观察直至乙细胞胞质内颗粒呈现深紫色，背景无色或淡紫丁香色为止。

（7）用 95% 乙醇洗 2 ～ 3 次，再放入 95% 乙醇中 5 ～ 10min。

（8）放 70% 乙醇，蒸馏水稍洗后，用天青石蓝液染色 2 ～ 3min，水洗。

（9）用 Mayer 苏木精液染色 2 ～ 3min，水洗 1 ～ 2min。

（10）用 0.5% 盐酸乙醇液迅速分化，流水冲洗 5 ～ 10min 返蓝。

（11）用淡绿 - 橙黄 G 液滴染 2 ～ 5min。

（12）常规脱水、透明、封固。

［结果］甲细胞呈橘黄色，乙细胞呈紫红色，丁细胞呈绿色，细胞核呈黑蓝色，胰腺呈黄褐色，胶原纤维呈绿色，弹性纤维呈紫色。

注：①本方法采用 Helly 液固定效果最佳，如用 10% 甲醛液或 Bouin 液固定亦可；②在醛复红液染色之前，用 Lugol 碘液处理是非常必要的，否则乙细胞颗粒着色会十分困难，在染色的过程中颜色时常会被褪掉；③淡绿 - 橙黄 G 液染色的时间不宜过久，如过久则会导致基底部全部染成黄色的现象；④直接经无水乙醇脱水可减少甲、丁细胞的过度脱色，确保染色的效果。

21．Masson 三色染色方法（Bencosme 改良法）

［试剂配制］

Regaud 苏木精液：苏木精 1g，95% 乙醇 10ml，甘油 10ml，蒸馏水 80ml；先将苏木精溶于乙醇内，然后倒入蒸馏水内，再加甘油，此液室温下于数周后成熟。

分化液：苦味酸乙醇饱和液 2 份，95% 乙醇 1 份。

丽春红复红液：1% 丽春红水溶液 10ml，1% 酸性复红水溶液 10ml，1% 醋酸水溶液 20ml。

Masson 酸性苯胺蓝原液：苯胺蓝 2.5g，蒸馏水 100ml，醋酸 2.5ml；将蒸馏水煮沸后放入苯胺蓝，去火，放入醋酸，冷却后过滤。

酸性苯胺蓝应用液：1% 醋酸水溶液 20ml，Masson 酸性苯胺蓝原液 1ml。

［操作步骤］

（1）取材固定于 Helly 液固定 24h，常规进行脱水，石蜡包埋和切片 4 ～ 5μm，组织切片脱蜡至水，按常规脱汞，漂白处理，充分水洗。

（2）入 5% 铁明矾水溶液媒染 5 ～ 10min（55℃），蒸馏水稍洗。

（3）入 Reguad 苏木精液 10min（55℃），用 95% 乙醇洗至无多余颜色为止。

（4）用苦味酸液分色（55℃），镜下观察时先用 95% 乙醇洗。

（5）流水清洗至无苦味酸黄色为止（需要 20 ～ 40min，根据切片厚度而定）。

（6）入丽春红复红液染色 1 ～ 12h 后，用 1% 醋酸水溶液速洗。

（7）用 5% 磷钼酸水溶液分化，直至 δ 细胞无色或淡灰色为止，分化时间适当，约

10min（55℃）后，再经蒸馏水洗，镜下控制染色情况，蒸馏水再洗数次。

（8）入 Masson 酸性苯胺蓝应用液染色 10 ～ 20min 后，蒸馏水洗。

（9）1% 磷钼酸水溶液分化 10 ～ 45min。

（10）用 1% 醋酸溶液冲洗 5 ～ 30s，直至所有结构清晰为止。

（11）常规脱水、透明、封固。

[结果] A 细胞颗粒呈深红色或红棕色；B 细胞颗粒呈浅红色，细胞质呈浅灰色；D 细胞质未见颗粒，细胞质呈天蓝色，可见线粒体呈红色。

三、肝

肝是人体最大的实质性器官，也是体内最大的腺体。肝呈红褐色，表面光滑，质软而脆。在 16 世纪末，英国人 Glisson（1597—1677）对肝的结构进行了研究，将肝被膜称为 Glisson 囊，这种被膜是一层致密的结缔组织覆盖于肝表面。在肝门处，被膜逐渐增厚，随门静脉、肝动脉和肝管的分支伸入肝实质内，形成肝的支架，将其实质分隔成许多肝小叶。在 1883 年 Kiernan 最早观察猪肝提出肝小叶，至今仍为组织学及临床医学等所沿用，它是肝的基本结构和功能单位。在肝小叶之间的结缔组织，称为小叶间结缔组织，其发达程度因动物的种类而异。然而，在猪、骆驼等动物的肝小叶间结缔组织较多，如猪的肝小叶呈不规则多边形，小叶中心为中央静脉。以中央静脉为中心，肝细胞向四周放射排列，在数个肝小叶之间结缔组织较多，有一层很明确的结缔组织清晰地划出肝小叶界线，正由于肝小叶界线清楚，因此猪肝是制作组织学标本观察肝小叶最为优良的材料。而马和牛的肝小叶间结缔组织较少，肝小叶分界就不明显，不利于制作肝的切片标本。肝内部的支架除小叶间结缔组织外，还有大量网状纤维，分布于肝小叶内，构成肝小叶内部的支架，故肝亦是制作网状纤维的选用材料。肝细胞索在肝小叶周围部分排列较乱，肝细胞索之间的空隙即肝血窦。汇管区结缔组织中，有三种管道，即小叶间胆管、小叶间动脉和小叶间静脉。小叶间胆管为单层立方上皮组成，小叶间动脉的管壁平滑肌较厚，管腔小而规则，小叶间静脉管壁较薄，管腔大而不规则，腔中含有血细胞。若将动物（如兔）经锂卡红活体注射液后采用苏木精复染，显示肝细胞索呈蓝色，而肝血窦内有不规则的星状细胞，胞质内含有被吞噬的紫红色颗粒。若将动物（如兔）肝脏经卡红明胶注射浆或柏林蓝注射浆通过肝门静脉对动物的肝脏进行注射后，能完整地显示出肝小叶环绕着中央静脉。另外，采用人和其他一些动物的肝组织经硝酸银浸染后，显示肝细胞索呈黄色，在肝细胞之间可显示有互相吻合成网状的棕黑色条纹，即为胆小管（毛细胆管），下面介绍一下肝组织中常显示的几种细胞或结构及其染色方法。

（一）库普弗细胞（Kupffer 细胞）

库普弗细胞也可译为枯否细胞，是定居于肝内的巨噬细胞，它来自血液单核细胞，位于血窦内。库普弗细胞形状不规则，体积较大，呈阿米巴状，有多个膜性突起，用氯化金染色呈黑色星形，故也称星形细胞或星芒细胞。库普弗细胞常以突起附着于内皮细胞的表面或穿过内皮间隙、内皮窗孔而伸入窦周隙内。它是由骨髓造血干细胞分化而来的，是体内固定型巨噬细胞中最大的细胞群体，其胞质丰富，含有溶酶体和吞噬体，具有较强的变形能力和活跃的吞饮、吞噬能力，具有清除衰老变性血细胞及血液中的异物等作用，此外，它还能释放多种细胞因子，如集落刺激因子、干扰素及肿瘤坏死因子并可作为抗原呈递细胞，参与调节机体的免疫应答等。由于活的动物在注射色素后能被库普弗细胞吞噬在体内，因此，采用活体注射台盼蓝、卡红或墨汁等有颜色的染料的方法，再将动物致死后，取出肝脏，常规固定，石蜡包埋切片，可获得肝巨噬细胞吞噬异物的切片标本。总之，注射什么颜色的染料，在库普弗细胞中就可见同样颜色的颗粒，如台盼蓝为蓝色颗粒，卡红为红色颗粒，墨汁为黑色颗粒。一般来说，切片的复染应选用其对比色显著的染料，如注射蓝色或黑色染料，则应用红色染料复染细胞核；注射红色染料，则应用蓝色染料复染细胞核，形成对比，便于观察。

（二）毛细胆管

毛细胆管又称胆小管，位于肝板内，是由两个相邻的肝细胞膜凹陷形成的微细管道，它在肝板内连接成网状管道，直径 0.5～1μm，粗细较均匀。由于胆小管细胞膜向肝细胞内凹陷形成肝细胞内小管，并与高尔基复合体相连，而它在一般染色中不易看到；若从胆管注入硝酸银，即可显示出胆毛细管。目前，显示毛细胆管可选用 Golgi 法、Hortega 碳酸银法、氯化钡 - 铁苏木精染色法、色素注射法等方法来显示。近年证明肝细胞的酸性磷酸酶是由毛细胆管所排出的，若应用酸性磷酸酶或 ATP 酶的方法或浸银制作法也可显示出毛细胆管。

（三）肝糖原

肝细胞富含糖原，进食后糖原增多，饥饿时糖原减少，它主要存在于肝细胞、心肌和骨骼肌，它是重要的供能物质，其量的多少反映了糖代谢的情况，故糖原的显示有诊断价值。以 Best 卡红染色，先用酒精固定，使这种多糖类呈大块或细颗粒状沉淀。

（四）贮脂细胞

贮脂细胞最早是在 1952 年由 Ito 报道的，又在 1971 年 Wake 等将其命名为 Ito 细胞，它散在分布于窦周隙和肝细胞间隐窝内，人类的贮脂细胞数约为肝细胞数的 1/20，其形态不规则，呈星状，有突起，常附着于内皮细胞外表面。贮脂细胞内含有许多大脂滴，脂滴内储存有维生素 A。人体内摄取的维生素 A 有 70%～80% 是贮存于贮脂细胞内，它亦能合成胶原，在病理状况下如慢性肝病和肝硬化时，贮脂细胞活化，肝脏纤维也会增多，如给动物喂养大量维生素 A 以后，贮脂细胞也可大量增生。

常规 HE 染色不易鉴别贮脂细胞，可应用氯化金或硝酸银浸染法或甲苯胶盐染色法来显示。贮脂细胞胞质中线粒体、粗面内质网和高尔基复合体较为发达，其胞质内含有许多大小不等的脂滴，亦可选择相应的方法来显示。

（五）肝脏的各种细胞与结构的染色方法

1. 碱性复红染色方法（Shamoto M 等，1977）

[试剂配制]

Ⅰ液：0.15g 高锰酸钾溶于 50ml 蒸馏水中，再加入 0.15ml 硫酸。Ⅱ液：4% 亚硫酸氢钠水溶液。Ⅲ液：浓盐酸 1ml，副醛 1ml。加至 100ml 0.5% 碱性复红（于 70% 乙醇），室温，2d 后变成深紫色，用 1N NaOH 调节 pH 至 1.5～1.8，用 70% 乙醇稀释 100 倍，pH 变为 2.50～2.85。

[操作步骤]

（1）肝组织用 10% 中性甲醛液固定 24h。

（2）石蜡包埋，切片 5～6μm，切片脱蜡。

（3）切片用电热板加热至 70℃，5～10min，加Ⅰ液到切片上。

（4）再加Ⅱ液到切片上，如上法加热 1min，直至切片变白为止。

（5）冷却后用自来水洗数分钟，放入 30% 乙醇、50% 乙醇和 70% 乙醇。

（6）放入稀释的Ⅲ液中 3～5min（室温），再用 70% 乙醇分色。

（7）常规脱水、透明、封固。

[结果] 肝细胞呈紫色，胆色素呈黄绿色，核无色或灰白色，红细胞呈浅红色至紫色。

2. Mallory 法显示肝小叶染色方法（改良法）

[试剂配制]

苯胺蓝‐橙黄 G 液：水溶性苯胺蓝 0.5g、橙黄 G 2g、磷钼酸（或磷钨酸）1.0g、蒸馏水 100ml。

[操作步骤]

（1）将肝组织修成小块固定于 Susa 液 24h（固定 2h 后，用单面刀片将肝小块修成 2mm 厚小块），常规脱水，脱汞及石蜡包埋，切片 5～6μm。

（2）在 0.5% 酸性品红水溶液内染色 3～5min，蒸馏水稍洗。

（3）入苯胺蓝‐橘黄 G 液染色 10～20min。

（4）95% 乙醇换 2～3 次分色。

（5）常规脱水、透明、封固。

[结果] 肝细胞呈红色，小叶间结缔组织呈蓝色，小叶间胆管、动静脉呈橘黄色。

3. 锂卡红注射法显示肝库普弗细胞

[操作步骤]

（1）从家兔耳静脉每次注入锂卡红溶液，每天注射一次，共注射 5～8d，小白鼠注射 0.3ml，大白鼠为 2.5～3ml。

（2）致死动物取出肝脏，投入 Susa 液固定 12～24h。

（3）组织固定后，按常规进行脱汞去碘、冲洗、脱水、石蜡包埋、切片 7μm，贴片，用苏木精染细胞核。

（4）常规脱水、透明、封固。

［结果］细胞核呈蓝色，库普弗细胞胞质内有吞噬的红色颗粒。

4. 肝库普弗细胞染色方法

［操作步骤］

（1）用生理盐水配制的 1% 台盼蓝水溶液，消毒后对大白鼠进行腹腔注射，第 1 天注射 2 ～ 2.5ml，第 3 天再注射 2ml，第 4 天即可取材。

（2）用断头法致死大白鼠，剖腹取肝脏，厚 3 ～ 4mm，投入 Susa 液固定 12 ～ 24h。

（3）组织固定后，按常规进行脱汞去碘、冲洗、脱水、石蜡包埋、切片 7μm，贴片。

（4）切片脱蜡后，复水至 70% 乙醇时，用苏木精 - 伊红进行染色。

（5）常规脱水、透明、封固。

［结果］肝血窦库普弗细胞质内的吞噬颗粒呈蓝色，细胞核呈蓝紫色，细胞质呈浅粉色。

5. 肝库普弗细胞墨汁注射方法（Kupffer. V）

［操作步骤］

（1）从兔耳静脉注入 5% 墨汁生理盐水溶液 10ml 或新研磨的墨汁，用显微镜观察墨汁颗粒的大小，颗粒过大不可使用，有堵塞毛细血管的可能，间断注射 24 ～ 36h。

（2）将动物致死，取肝脏及脾、淋巴结，用 10% 甲醛液或其他固定液固定均可。

（3）常规脱水，石蜡包埋，切片 6 ～ 8μm，苏木精 - 伊红染色。

（4）常规脱水、透明、封固。

［结果］库普弗细胞内充满墨汁颗粒，细胞核呈蓝色，细胞质呈粉红色。

注：在脾和淋巴结的巨噬细胞亦具有吞噬现象。

6. 肝脏贮脂细胞染色方法

［操作步骤］

（1）动物中贮脂细胞以兔肝内最多，人及其他动物也可有不同程度的显示。取材剪取厚度约 0.3cm 的肝组织，固定于 5% 甲醛液中放入（4℃）冰箱中 24 ～ 48h。

（2）冰冻切片 15 ～ 20μm，用水或明胶进行贴片。

（3）切片用滤纸吸干，若带有少许水分，将会影响染色效果。

（4）入 0.01% ～ 0.02% 氯化金水溶液处理 5 ～ 10h（室温 25℃）。

（5）入 5% 硫代硫酸钠水溶液固定 5 ～ 10s。

（6）蒸馏水洗，如需复染，可选用苏丹Ⅳ复染，经它复染后，用纯甘油封固或经各级乙醇脱水，二甲苯透明，中性树胶封固。

［结果］贮脂细胞呈紫褐色。

注：若贮脂细胞出现收缩，可改用 1% 明胶液进行封固，细胞不至于收缩，但在高倍镜下观察时，则切片透明度不佳，有可能影响观察结果。

7. Best 胭脂红显示糖原　　此法设计虽较古老（Best，1906），但染色真实可靠，糖原着色鲜艳且不易褪色，至今仍被人们所采用（Goldstein，1962；Margatroy，1969；Marshall and Horobin，1974）。

［试剂配制］

胭脂红贮存液：胭脂红 3g，碳酸钾 1g，氯化钾 5g，蒸馏水 60ml；置于较大烧瓶内（以防溅出）文火煮沸；待冷后加入浓氨水 20ml 充分摇荡后过滤，盛入有色瓶中，保存于冰箱（4℃）可使用数月之久。

胭脂红应用液：胭脂红贮存液 15ml，浓氨水 12.5ml，甲醇 12.5ml。

Best 分色液：甲醇 40ml，无水乙醇 80ml，蒸馏水 100ml。

［操作步骤］

（1）石蜡切片脱蜡下行至水。

（2）苏木精染细胞核，染色后正确用酸乙醇液分色，使背景呈无色为宜。

（3）在胭脂红应用液内染色 5 ～ 15min。

（4）在 Best 分色液内充分分色后，95% 乙醇洗涤。

（5）常规脱水、透明、封固。

［结果］糖原呈鲜深红色，核蓝色，黏蛋白、纤维蛋白可被着浅红色（彩图 15-1）。

注：①配制的碳酸钾及氯化钾可能有抑制卡红染色的非特异性表现作用，故胭脂红贮存液尽可能清明色淡；而浓氨水却有增进卡红转化成胭脂酸的溶解作用。②染色后切片上如出现污染，可用卡红染色液过滤后立即使用。

8. Forsgen 显示胆汁色素染色方法

［操作步骤］

（1）取小块肝组织放入 3% 氯化钡水溶液处理 5 ～ 6h。

（2）以 10% 中性甲醛液固定 18 ～ 20h，常规石蜡包埋，切片 5 ～ 6μm。

（3）切片用 Mallory 结缔组织染色法进行染色。

（4）各级乙醇脱水，二甲苯透明，中性树胶封固。

［结果］胆汁色素呈黄色。

注：胆囊一般取材于人、犬、猫或兔，取下后将胆囊剪开，用生理盐水洗去胆汁，扎于软木板上，一般常用固定液固定，经苏木精 - 伊红染色，可观察它的单层柱状上皮及胆汁色素的情况。

9. Glick 显示胆汁色素染色方法

［试剂配制］

Stein 碘液：碘 10g，碘化钾 6g，蒸馏水 5ml，95% 乙醇 95ml。取此液 10ml 与卢戈碘液 30ml 混合。

［操作步骤］

（1）取肝组织固定于 10% 甲醛液或 95% 乙醇 10 ～ 12h，常规石蜡包埋，切片脱蜡至水。

（2）用 Stein 碘液处理 6～12h，蒸馏水洗 5～10min。

（3）放入 5% 海波水溶液漂白 5～10min，蒸馏水洗 2～3min。

（4）用沙黄（或其他红色核染料）复染 2～3min，洗于 70% 乙醇。

（5）常规脱水、透明、封固。

［结果］胆汁色素呈鲜绿色，细胞核呈红色。

10. Hortega 碳酸银显示毛细胆管制作方法

［试剂配制］

碳酸银液：10% 硝酸银水溶液 30ml，碳酸锂饱和水溶液 10ml。以上两种液体混合，将其产生的沉淀用蒸馏水洗 3～4 次，再用蒸馏水 100ml 与沉淀混合，一边滴加氨水一边摇动，使其充分溶解沉淀为止，过滤后，贮于棕色试剂瓶里。这种溶液仅能保持 1 个月左右，临用时，取此液 5ml 加蒸馏水 5ml 及吡啶 2～3 滴。

［操作步骤］

（1）取兔、豚鼠或大白鼠的肝脏修成小块，投入 10% 甲醛液固定 10～20d，当固定 2d 后，再将小块修成 3mm 的肝组织块。

（2）放入蒸馏水洗后，做冰冻切片，切片 5～8μm。

（3）经碳酸银液浸染 10～20min，先热染（勿煮沸），后冷染，如此反复数次。

（4）用蒸馏水速洗后，放入 20% 甲醛液内还原 1～2min。

（5）用 2% 硫代硫酸钠水溶液固定 20～30s，流水冲洗 12～24h。

（6）常规脱水、透明、封固。

［结果］胆小管呈黑色。

注：显示胆小管时，除 Golgi 神经细胞法及 Cox 染法以外，可用 Hortega 碳酸银法（1928）染色，显示肝内胆小管。

11. 氯化钡－铁苏木精显示胆小管的染色方法

［试剂配制］

苏木精液：苏木精 1g，95% 乙醇 10ml。此液最好提前 1 个月配制，使其充分溶解与成熟，溶解后加蒸馏水 90ml 煮沸过滤，临用时再以等量蒸馏水稀释即成。

［操作步骤］

（1）取 2mm 厚的肝组织经 3%～5% 的氯化钡水溶液处理 12h，再入 10% 甲醛液固定 12～24h。

（2）常规脱水，石蜡包埋，切片 5～6μm，切片常规脱蜡入水。

（3）2.5% 铁明矾水溶液处理 1～2h。

（4）蒸馏水速洗，入苏木精液染色 10～20h。

（5）用 2.5% 铁明矾水溶液分色直至胆小管清楚，细胞质几乎无色为止，一般 20～30min，再经流水冲洗 30min。

（6）常规脱水、透明、封固。

［结果］胆小管呈蓝黑色。

12. Golgi 浸染方法（Kopsch 改良法）

［试剂配制］

Regaud 液：3.5% 重铬酸钾水溶液 80ml，中性甲醛 20ml。

［操作步骤］

（1）取新鲜肝组织小块，厚度勿超过 3mm 为宜。

（2）组织固定于 Regaud 液 24h。

（3）再放入 3.5% 重铬酸钾水溶液铬化 1～2d，每天更换一次新液。

（4）经蒸馏水速洗，或直接进入 1% 硝酸银水溶液快洗至无浑浊，再更换新液浸染 24～48h（20～25℃）。

（5）组织经蒸馏水速洗后，移入 40%、80%、95%、纯乙醇各级脱水时间为 1～2h，最后用 Golgi 火棉胶快速包埋组织块。

（6）切片 20～30μm，移入 80% 乙醇洗涤。

（7）经各级乙醇脱水，二甲苯透明，中性树胶封固。

［结果］胆小管呈棕黑色，底衬为淡黄色或无色。

注：①本法对兔肝胆小管的显示效果较理想；②取材时组织块不宜过厚，以 3mm 较适宜，浸银温度不宜高，浸银制作后的脱水时间尽量缩短，避免脱色的现象出现。

13. La Manna 苏木精染色方法

［试剂配制］

苏木精液：取 10% 苏木精溶液 1ml 加 10ml 蒸馏水以及 10% 氯化铁水溶液 4 滴。

［操作步骤］

（1）取小块肝组织固定于 10% 甲醛液 12～24h。

（2）常规脱水，石蜡包埋，切片 5～6μm，再脱蜡至水。

（3）入 5% 氯化铁水溶液处理 20～30s。

（4）放入苏木精液染色 2～30min 后，经自来水洗后，入 5%～10% 氯化铁水溶液分化，直至胆小管清楚为止。

（5）自来水洗或入碳酸锂饱和水溶液处理 1～2min，蒸馏水洗。

（6）常规乙醇脱水，二甲苯透明，中性树胶封固。

［结果］胆小管呈黑色。

14. 显示胆毛细管的铁苏木精染色方法（张保真，1958）

［试剂配制］

Heidenhain 铁苏木精液：苏木精 0.5g，无水乙醇或 95% 乙醇 10ml；苏木精用乙醇溶解后加蒸馏水 90ml，经 4～6 周即成熟，用时以 1 倍蒸馏水稀释。若无成熟苏木精，可用碘酸钠使其氧化成熟，苏木精 1g 需碘酸钠 0.2g，溶后即可使用。

［操作步骤］

（1）取新鲜组织用乙醇－乙醚等量混合液固定 24h。

（2）入 2% 及 4% 火棉胶溶液各浸 24h，以氯仿透明、石蜡包埋，切片 7 ～ 10μm。

（3）切片脱蜡，用乙醚和乙醇（按 1 ∶ 1）混合液脱去火棉胶后，入 2.5% 铁明矾水溶液浸 1 ～ 3h。

（4）放入蒸馏水洗短时，放入 Heidenhain 铁苏木精液内染色 1 ～ 36h。

（5）入 2.5% 铁明矾水溶液内分色，切片渐渐脱色，用显微镜观察至核清晰显出为度，经自来水洗 15 ～ 60min。

（6）常规脱水、透明、封固。

［结果］含有胆汁的胆毛细管呈蓝黑色。

15. Kopsch 显示胆小管染色方法（改良法）

［试剂配制］

Regaud 液：3.5% 重铬酸钾水溶液 80ml，商品甲醛 20ml。

［操作步骤］

（1）取兔或犬的肝组织，固定于 Regaud 液 24h，蒸馏水洗。

（2）放入少量 0.75% 硝酸银水溶液洗 2 ～ 3 次，再放入新配的 0.75% 硝酸银水溶液浸染 24 ～ 48h（置暗处）。

（3）蒸馏水洗，入 50% 乙醇 2 ～ 3h，再入 80 ～ 95% 乙醇，无水乙醇 1 ～ 2h，Golgi 法快速火棉胶法包埋，切片 20 ～ 30μm。

（4）入 70% 乙醇稍洗，经 90%、无水乙醇脱水，二甲苯透明，树胶封固。

［结果］胆小管呈黑色（彩图 15-2）。

（龚　林）

第 16 章　呼吸系统

呼吸系统是连续而反复分支的管道系统，由鼻、咽、喉、气管、支气管和肺组成。鼻腔既是呼吸器官，又是嗅觉器官，鼻腔表面被覆鼻黏膜。鼻黏膜分三部分，即前庭部、呼吸部和嗅部。呼吸系统的取材一般以人、猴或犬的较好，特别是犬肺及鼻黏膜较典型。

一、嗅黏膜

人类的嗅觉与某些低等动物相比，不如它们的发达。嗅器即嗅黏膜，位于鼻腔深部的上鼻甲和鼻中隔深部的两侧，呈淡黄色，嗅黏膜由嗅上皮和固有层组成。嗅上皮为假复层柱状上皮，由支持细胞、嗅细胞和基细胞组成。支持细胞分布于嗅细胞之间，将嗅细胞分隔开使其每个细胞为一个功能单位。嗅细胞是一种双极神经元，散在于支持细胞之间，而基细胞为干细胞，具有分裂和分化能力，能分化为支持细胞和嗅细胞。嗅觉灵敏的动物嗅器发达，如犬嗅上皮细胞多而典型。取嗅黏膜时首先将两侧鼻翼剪去，即可看到鼻中隔深部两侧的嗅黏膜，连同鼻中隔取出，投入固定液。嗅器的固定，以含重铬酸钾及升汞的混合液最适宜，如 Zenker 液、Helly 液或 Susa 液。一般用苏木精 - 伊红染色，另外，Heidenhain Azan 法或 Biondi 染色法均有良好效果。嗅细胞属特化的双极神经元可用 Bielschowsky 法、Groß-Schultze 法和 Cajal Ⅳ法等方法显示效果良好。

二、喉

喉既是呼吸器官，又是发声器官，由甲状软骨、环状软骨、会厌软骨、杓状软骨和小角软骨构成支架，并通过韧带、肌肉和关节相连接。喉腔腔面覆盖黏膜，由上皮和固有层构成。其上皮在会厌、喉前庭、声襞等处为复层扁平上皮，其余部分为假复层纤毛柱状上皮。固有层结缔组织中，有丰富的弹性纤维和混合腺。而声襞处的固有层较厚，浅层为疏松结缔组织，深层为致密结缔组织，由大量弹性纤维构成声韧带。喉的形态与结构显示，一般用苏木精 - 伊红染色即可，亦可用阿利新蓝等染色剂显示杯状细胞等单细胞腺。

三、气管

气管下端分成左、右支气管，分别从肺门进入左、右两肺，气管和支气管的管壁结构相似，均由黏膜、黏膜下层和外膜组成。黏膜上皮为假复层纤毛柱状，由纤毛细胞、杯状细胞、刷细胞、基细胞和神经内分泌细胞等所构成。其中杯状细胞明显，上皮基底面有明显基膜，为染粉红色条带状结构。黏膜下层由疏松结缔组织组成，其中含有混合性腺体及血管、神经等，其外膜由透明软骨和疏松结缔组织组成。在软骨环缺口处可见平滑肌纤维束，大部分为横行，小部分为纵行，此处可见混合性腺体。喉和气管用 Bouin 液或 Susa 液固定为佳，原因是固定液内的苦味酸或三氯醋酸对组织具有一定的软化作用，一般采用苏木精 – 伊红染色即可。

四、肺

肺的结构单位是由一条细支气管连同其分支和肺泡构成一个肺小叶。肺的呼吸部包括呼吸性细支气管、肺泡管、肺泡囊和肺泡。肺泡上皮为单层上皮，由 Ⅰ 型肺泡细胞和 Ⅱ 型肺泡细胞组成。Ⅰ 型肺泡细胞数量少，无核部分扁平，含核部分略厚，突向肺泡腔面，胞质呈泡沫状，除有发达的细胞器外，还有许多嗜锇性板层小体，但它对单纯四氧化锇浸染并不着色，而对含碘酸钠的四氧化锇溶液则有选择地着色，故可与单纯四氧化锇溶液浸染做对照染色，以显示肺泡上皮内的 Ⅱ 型肺泡细胞。而在一些哺乳动物中，如牛、猪、羊的肺小叶为不规则多面形，小叶之间的结缔组织较发达，兔、犬及啮齿类动物的气管腺主要存在于黏膜固有膜内，而且单纯的浆液腺、黏液腺及混合腺等几种形成均可见到，然而，小鼠没有呼吸细支气管，大鼠、兔、犬的呼吸细支气管均被覆由克拉拉细胞（Clara cell）组成的无纤毛方形上皮。此外，还有神经上皮小体。克拉拉细胞又称细支气管细胞，它分布在气管、支气管、细支气管、终末细支气管和呼吸细支气管等的上皮内，尤其是以后两者内较多见。另外，神经内分泌细胞如 K 细胞又称嗜铬和（或）嗜银细胞或 Feyrter 细胞，具有特殊的分泌功能，它主要分布在肺细支气管上皮内，新生儿的 K 细胞数量较少，正常成人肺中则较难见到 K 细胞。Pearse AGE（1968，1969）提出的"APUD"内分泌细胞系，也包括呼吸系统黏膜上皮内的内分泌细胞，即 Kultschitzky Cells，简称 K 细胞。

20 世纪 60 年代由于电子显微镜的广泛应用，Bensch 发现人肺内支气管上皮存在一种胞质内含神经分泌颗粒的细胞，由于这种细胞和肠道内分泌细胞相似，并进一步研究表明，K 细胞就是光镜下所见的亮细胞和嗜银细胞。随后，又由 Bensch、Hage 及 Lauweryns 等的进一步研究报道，人与动物呼吸道上皮内存在着特殊的内分泌细胞，称之为肺内 K 细胞。另外，肺内存在肺巨噬细胞（PM），它是由单核细胞演化而来，广泛分布于肺间质，肺泡隔内最多，有少量可进入肺泡腔。肺巨噬细胞体积较大，可吞噬灰尘、异物后的巨噬细胞，称尘细胞，光镜下可见其胞质内有棕黑色颗粒。肺的取材以肺叶的 1/3 为佳，切片应观察到肺内支气管、细支气管、呼吸细支气管、肺泡管及肺泡等结构，一般认为犬肺组织较其他动物典型。而为了达到肺组织固定充分，常采用注射固定法，即将动物胸腔切开，找到紧接肺的气管，用注射器将固定液从气管向肺内注入，至固定液向外溢出为止，用手术线扎紧注射入口，投入 Bouin 液、Zenker 液、甲醛液或 Susa 液固定均可，石蜡包埋切片。肺脏结构显示一般用 HE 染色即可，肺弹性纤维常规染色不能显示，多选用地衣红和醛复红染色法显示，效果较好。气管、支气管、肺泡壁上的弹性纤维，尤其是靠近支气管周围的粗细纤维极为丰富，经染色后更为清晰，并且地衣红和醛复红染色简单、不易脱色等特点，故常被使用。亦可用 Gomori 网状纤维染色法及 Verhoeff 显示弹性纤维染色法制作。

五、呼吸系统切片标本制作方法

（一）肺石蜡包埋组织切片显示杯状细胞方法

[试剂配制]

阿利新蓝染液：3% 冰醋酸（pH 2.4 ～ 2.6）20ml，阿利新蓝（8GX）1g。

[操作步骤]

1. 选用健康家兔，从耳缘静脉注射 20 ～ 50ml 空气，使心脏形成空气栓塞，导致死亡，用 Bouin 液从支气管处灌注，注入肺中固定后，再投入 Bouin 液固定 24h。

2. 将固定好的肺部放入 70% 乙醇中浸泡直到无黄色为止，可放入 70% 乙醇中保存。

3. 80% 乙醇 24h，90% 乙醇 4h，95% 乙醇Ⅰ、Ⅱ 各 120min，95% 乙醇Ⅱ 120min，无水乙醇Ⅰ、Ⅱ、Ⅲ 各 60min，无水乙醇Ⅰ、Ⅱ 各 60min，放入二甲苯中透明 20 ～ 30min。

4. 透明后的组织在加二甲苯和软蜡（按 1∶1，56 ～ 58℃）混合物中浸 30min，蜡Ⅰ、Ⅱ（58 ～ 60℃）各浸 1h，然后用石蜡（56 ～ 58℃）包埋，蜡块冷却后即可修整，放入冰箱内。

5. 切片 4 ～ 6μm，放入水温箱 37 ～ 40℃展片，入恒温箱烤片 24h。

6. 切片经苏木精液染色 10min，水洗去浮色，入 1% 盐酸乙醇分化，自来水流水冲洗 30min，70% 乙醇 2min，80% 乙醇 2min，1% 伊红液染色 1 ～ 2min。

7. 常规乙醇脱水，二甲苯透明，中性树胶封固。

[结果] 肺组织的形态与结构和层次均基本保持完整，杯状细胞呈紫蓝色，细胞核呈浅蓝色，细胞质呈浅红色（彩图 16-1），细胞质与细胞核清晰可见。

注：①肺采用气管灌注固定是制作好肺标本的关键；②用于脱水的试剂容积应是组织的 10 ～ 20 倍以上；③组织脱水，由自低浓度乙醇向高浓度乙醇逐级进行脱水。

（二）肺内神经内分泌细胞

澳 - 苏丹黑 B 法显示肺Ⅱ型细胞的染色方法

[试剂配制]

甲醛 - 钙液：10% 甲醛液 90ml，10% 氯化钙溶液 10ml。

苏丹黑 B：用 70% 乙醇配制苏丹黑 B 饱和液，用前过滤。

钌红液：新鲜蒸馏水内加数粒钌红即可。

[操作步骤]

1. 取健康小白鼠，将其断头致死，取肺组织切成小块，入 4℃甲醛 - 钙液内固定 1 ～ 4h，做冷冻切片 10μm，切片贴附于载玻片上，自然干。

2．蒸馏水洗 1～2min，放入 1N 盐酸溶液中处理 17～20h。

3．经蒸馏水洗后，入丙酮内 24h（4℃）。

4．风干（去除丙酮）蒸馏水稍洗后，放入溴水溶液处理 20～30min。

5．蒸馏水洗，再放入 0.5% 偏重亚硫酸钠水溶液处理 1～2min。

6．蒸馏水洗，入 70% 乙醇 3～5min 后，苏丹黑 B 溶液内染色 30～50min。

7．70% 乙醇 30s，至组织不再脱色为宜。

8．蒸馏水洗 1～2min，置入钌红液染 3～5min，蒸馏水洗。

9．常规脱水、透明、封固。

[结果] 肺Ⅱ型细胞胞质呈黑色，细胞核呈桃红色；其他细胞胞质呈浅灰色，细胞核呈桃红色。

注：①溴－苏丹黑 B 法简单，成本低，所需试剂易于配制；②钌红（Ruthenium red）是由氯化钌（RuCl₃）氨液制成的含铵氧氯化钌；③取材选用的小白鼠较幼年的为好，取材后应快速固定，进行制片，可保持较久而不褪色。

（三）肺内 K 细胞甲苯胺蓝异染性染色方法（Solcia 改良法）

NE 细胞具有异染性，故通过甲苯胺蓝染色法可以显示 NE 细胞，本方法多应月于超微结构前定位，但对 NE 细胞显示也缺乏特异性。

[试剂配制]

GPA 固定液：25% 戊二醛溶液 25ml，苦味酸饱和液 75ml，冰醋酸 1ml。

[操作步骤]

1．取自出生 3d 大鼠的肺组织（厚 3～4mm）立即放入 GPA 固定液内 24h。

2．组织块经流水冲洗 4～6h，70% 乙醇处理 24～48h。

3．常规脱水，石蜡包埋，切片 4～5μm。

4．裱片（40～50℃），烤干 24h，脱蜡，水洗。

5．放入热盐酸溶液（0.2N HCl 60～70℃）水解 8～10h，水洗，换 3 次。

6．放入 0.1% 甲苯胺蓝水溶液内染色（pH 5）10～15min。

7．用 10% 钼酸铵水溶液（pH 5.4）处理 15～30min。

8．常规脱水、透明、封固。

[结果] 肺内 K 细胞质内颗粒呈红紫色。

注：①细胞的异染性着色在经过乙醇及二甲苯等有机溶剂时，立即褪色，因此当切片经甲苯胺蓝染色后，用 10% 钼酸铵水溶液稳定异染性着色，可使达到切片不易褪色的效果；②Solcia 改良法能显示多种内分泌细胞的内分泌颗粒，其特点是将标本用 60℃ 热盐酸水解后，除去细胞内其他的嗜碱性成分，主要显示内分泌细胞内颗粒的异染性；③为了避免异染颜色脱色，可用 10% 钼酸铵水溶液稳定异染颜色后，直接入无水乙醇脱水。

（四）肺 HE 染色制作方法（Novotmy-Gomort E 改良法）

［操作步骤］

1. 犬的肺组织比较典型，常用作制片材料，对犬注射麻醉剂，经股动脉放血致死后，打开胸腔，将肺和气管一并取出，再向气管内注射适量固定液，使其保持不萎缩或不膨胀的状态，浸入 10% 甲醛液固定 24h。

2. 组织固定 12h 以后进行修整，将肺叶从下 1/3 处剪下，切成 4 ～ 6mm 的小块，再放入固定液内继续固定 12h。

3. 组织经固定后，按常规进行脱水，石蜡包埋，切片 6μm。

4. 切片脱蜡后，入各级乙醇下行入蒸馏水洗，再用苏木精－伊红染色。

5. 常规脱水、透明、封固。

［结果］细胞核呈蓝紫色，细胞质呈粉红色。

（五）肺弹性纤维制作方法

［试剂配制］

软蜡的配制：白凡士林 1 份，蜂蜡 2 份，石蜡（58 ～ 60℃）3 份。将以上三种物质混合，使其均匀溶解即可。

地衣红溶液：地衣红 1g，70% 乙醇 100ml，硝酸 1ml。

［操作步骤］

1. 取动物的全肺固定于 10% 甲醛液内 12h 后，再从支气管附近取肺组织（弹性纤维丰富），切成小块再固定 12h。

2. 常规脱水和透明，用软蜡进行浸透与包埋，切片 20 ～ 40μm。

3. 切片脱蜡后，入各级乙醇复水至 70% 乙醇，再入地衣红水溶液染色 15 ～ 60min。

4. 切片染色后用蒸馏水洗去浮色，再入 70% 乙醇进行分色。

5. 常规脱水、透明、封固。

［结果］肺内弹性纤维呈棕红色。

（六）纤毛运动新鲜标本观察制作方法

［操作步骤］

1. 将青蛙断头致死，取上颚黏膜剪成小块。

2. 将所取组织放入载玻片上，滴加 0.65% 氯化钠水溶液数滴。

3. 加盖玻片后，放入显微镜下即可观察。

［结果］在黏膜的边缘处，可见纤毛细胞的纤毛运动。

注：新鲜标本的纤毛摆动很快，一般可维持 2 ～ 3h。

（七）肺泡上皮浸银制作方法（Jeker 法）

［试剂配制］

对苯二酚 - 甲醛液：对苯二酚 0.2g，0.5% 甲醛液 100ml。

氯化金溶液：蒸馏水 10ml，1% 氯化金水溶液 5 滴，冰醋酸 2 滴。

［操作步骤］

1．取大白鼠或豚鼠的全肺和一段气管，将注射器由气管插入并用线结扎牢固。

2．注入新配制的 0.5% 硝酸银水溶液，直至液体充满肺脏，切勿压力过大，以防止肺泡胀破。

3．注射后将全肺放入 0.5% 硝酸银水溶液浸染 4 ～ 6h（暗处）。

4．蒸馏水洗，切成小块再浸于 0.5% 硝酸银水溶液浸染 6 ～ 12h。

5．蒸馏水洗，冰冻切片 50 ～ 60μm，放入对苯二酚 - 甲醛液还原后，于镜下观察至肺泡上皮界限浸染成棕黑色为止。

6．蒸馏水洗，入氯化金溶液处理 5 ～ 15min。

7．蒸馏水洗，入 5% 硫代硫酸钠水溶液处理 5 ～ 10min。

8．流水充分洗涤，经各级乙醇脱水至 95% 乙醇，入石炭酸 - 二甲苯（按 1 ：1），再经二甲苯透明，中性树胶封固。

［结果］肺上皮细胞界线呈棕黑色。

注：本法亦可用石蜡包埋制片后，对细胞核染色采用沙黄等复染。

（八）肺泡Ⅰ、Ⅱ型细胞锇酸 - 碘化钠染色方法（Mc Nary.F.Jr 型肺，1970）

［试剂配制］

锇酸 - 碘化钠液：2% 锇酸水溶液 10ml，3% 碘化钠水溶液 30ml。

［操作步骤］

1．取大白鼠或小白鼠的小块肺组织，放入锇酸 - 碘化钠液处理 24h。

2．蒸馏水洗、脱水、透明、石蜡包埋，切片 6 ～ 8μm。

3．切片脱蜡、透明、封固。

［结果］光镜下可见肺泡Ⅱ型细胞的嗜锇性板层小体呈黑色，细胞质有小空泡。

注：①年龄太大的动物可因组织内巨噬细胞吞噬异物过多，易与板层小体混淆，难以鉴别，故而应选用出生后不太大的幼龄小白鼠材料为好；②在固定及脱水和包埋过程中应尽量不要使肺组织塌陷，以免影响观察；③可选对照组采用纯锇酸固定组织标本，作为对照。

（九）气管分离装片示假复层柱状纤毛上皮染色方法

［操作步骤］

1．以取犬的组织为好，取气管的上段，尽量将四周的结缔组织除去。

2．将气管剪成 2 ～ 3cm 长，放入 30% 乙醇处理 6 ～ 7d（室温），然后将气管剪开，用清洁解剖刀将气管内软状物刮出放入 30% 乙醇内，再用吸管吸取乙醇反复冲击粒状物，直到全部冲散分离，镜检可见呈柱状的纤毛状细胞即可。

3．取清洁载玻片，用吸管将分离的假复层纤毛柱状上皮吸一滴置于涂蛋白甘油粘贴剂的载玻片上，放入 50℃温箱烘干 3 ～ 4h 后，蒸馏水洗 5 ～ 10min。

4．入 Harris 苏木精液染色 15 ～ 30min，用蒸馏水洗去余色。

5．自来水洗 10 ～ 30min 后，再经蒸馏水洗。

6．用 0.2% 伊红乙醇液复染 3 ～ 5s。

7．常规各级乙醇脱水，二甲苯透明，中性树胶封固。

[结果] 纤毛和胞核呈蓝黑色，细胞质呈红色。

（十）喉组织切片制作方法

[操作步骤]

1．将手术取得喉标本，从后壁正中处切开暴露喉腔，用针钉将其定于木板上，浸入 10% 甲醛液 24h，选择需要做的切面进行修整。

2．投入 10% 三氯醋酸水溶液中进行处理 2 ～ 3d，自来水冲洗 8 ～ 10h。

3．经 70%、80%、90%、100% 等各级乙醇，每级 24 ～ 48h，再经二甲苯透明 8 ～ 10h，在常规经石蜡包埋，切片 6 ～ 7μm。

4．将组织贴于异形载玻片上，烤片 24h 以后，采用苏木精 - 伊红染色。

5．常规脱水、透明、封固。

注：①浸蜡时间需长于一般组织制切时间，若浸蜡不充分会影响切片质量，浸蜡液应定期过滤，去除杂质；②包埋时注意需要选择包埋平面，操作需迅速。

（龚　林）

第 17 章 泌尿系统

泌尿系统包括肾、输尿管、膀胱和尿道。它的主要功能是滤过血液、生成尿液、排出体内代谢产物、调节水盐代谢及酸碱平衡。此外，肾还具有内分泌功能。

一、肾

肾表面为结缔组织被膜，肾实质由浅层的皮质和深层的髓质组成，髓质为 10 ～ 18 个肾锥体。肾实质组织结构含大量肾小体、肾小管和集合管三个相互联系的结构群，而肾小体和肾小管又组成了肾单位，它是肾的结构和功能单位。其中，肾小管与集合管均为单层上皮管道，统称泌尿小管，而肾小体呈球形，亦称肾小球，其直径为 200μm，由血管球和肾小囊组成。

英国医生 Bowman，Sir William（1816—1829），对肾组织做出细致的研究，肾脏中的肾小囊（Bowman capsule）也是因他而得名。肾小囊壁层由单层扁平上皮构成，脏层上皮紧贴肾小球毛细血管网而不能区分，壁层与肾小球之间的腔隙为囊腔；通常情况下肾单位面积内的肾小体数量，在小鼠是其他实验动物的几倍。此外，啮齿类动物常可发现肾小囊上皮细胞不是扁平的而是立方形的；近曲小管管腔较小而不规则，染成深红色；管壁细胞较大，呈锥体形，细胞分界不清楚，游离面有刷状缘。远曲小管管腔较小，染色较浅，细胞呈立方形或低柱形。然而，集合管管壁细胞呈立方形或柱形，细胞分界清楚，细胞透明而着色浅。肾小球旁器也称球旁复合体，是位于肾小体血管极附近一些结构的总称，由球旁细胞、致密斑和球外系膜细胞组成。肾小球旁细胞位于输入小动脉在接近肾小球处，其中管壁中的平滑肌肥大，变为具有上皮样的形态，胞质弱嗜碱性，核大而圆。若对肾脏经卡红明胶肾血管注射，可显示由小叶间动脉发出侧支构成输入小动脉，入肾小体内形成盘曲成团的肾小球，然后又汇出较细的输出小动脉离开肾小体，在肾小管周围形成许多交织成网的营养小血管与毛细血管。

在肾组织取材时，人的肾组织由十几个肾锥体组成，而兔则只有一个肾锥体，故做一张好的肾脏切片，必须能同时观察到皮质和髓质的完整结构。由于人肾和兔肾均呈蚕豆形，取出肾后，应依长径两端修去，但不可过厚，放入固定液固定 2 ～ 3h 后，按肾锥体为小块进行修整之后，再入固定液固定 24h。肾的固定液以含升汞为佳，如 Zenker 液、Helly 液和 Susa 液，而用 Bouin 液或甲醛液较差。由于人的肾组织材料不易获得，常以取兔的组织材料来代替。而兔的肾的近曲小管、远曲小管、肾小球均甚清楚，如用作立方上皮教学片，则应选择其集合管的横断面清楚的组织标本，同时应将皮质全部切去（一般是在制成蜡块后修去皮质），一般观察采用 HE 染色，或 Heidenhain Azan 法染色亦可采用 Gomori 铬矾苏木精 – 葡萄海红法染色，肾血管的显示可用肾动脉墨汁灌注法。

二、球旁复合体

球旁复合体也称肾小球旁器，是位于肾小球血管极处的三角形区域，由球旁细胞、致密斑和球外系膜组成。

（一）球旁细胞

球旁细胞位于入球小动脉进入肾小囊处，其管壁的平滑肌细胞转变为上皮样细胞称为球旁细胞，其体积较大，上皮样沿血管壁排列，胞质嗜弱碱性，内有分泌颗粒；细胞核位于细胞中央，较大而呈圆形或卵圆形，染色质少，在胞质内含有大量 PAS 阳性的分泌颗粒，颗粒内含肾素；有人认为出球小动脉壁上也有球旁细胞。显示球旁细胞首先对动物的选择有很大关系，按 Erth（1966）介绍最好用胎儿或大白鼠或青蛙的肾脏，而 Harada.K 在实验过程均选用小白鼠。Harada.K（1966）利用 31 种固定液进行了观察，结果以含乙醇、三氯醋酸和升汞甲醛的固定液效果良好，球旁细胞的颗粒对染色剂的特异性强，用含有重铬酸钾的固定液则着色很淡；而 Harada.K（1972）用 28 种染色剂对肾小球旁器进行染色，其结果证明，效果最好的均为碱性染料，如新复红、甲基紫 2B、乙基酸、结晶紫和霍夫曼紫等。Harada.K 对球旁细胞的固定和染色剂的选择做了大量研究性工作，并取得了很大成绩。在显示球旁细胞颗粒，可选用 Helly 液固定，一般观察采用苏木精 – 伊红染色即可，特殊显示时，可用 Heidenhain Azan 法染色及 Bowie 球旁细胞颗粒染色法。

（二）致密斑

由远曲小管起始部靠近血管极侧的管壁上皮细胞特化，由立方形变为高柱状，排列紧密，细胞核深染，形成一个椭圆形区，称致密斑，它是一种离子感受器，能敏锐地感受流经远曲小管内的滤过液钠离子浓度变化，将信息传给球旁细胞，调节肾素的分泌。

三、膀胱

膀胱黏膜也是变移上皮，它的组织结构与肾盂相似，由内向外分别是黏膜、黏膜下层、肌层及外膜。黏膜上皮可移行，即收缩时细胞层次增多，膨胀时细胞层次减少，同时细胞形状也出现相应变化；肌层由平滑肌组成，外膜除膀胱顶部由浆膜覆盖外，均为纤维膜。与啮齿类动物相比，犬、兔或人在膀胱黏膜上皮有差异，犬或兔黏膜上皮无论膀胱呈收缩或膨胀状态，常见多层结构。因此，实验动物在取材时，膀胱应在同一状态下（收缩或膨胀）取材，便于观察比较，取材时应注意其生理情况，膀胱充盈即扩张时，膀胱上皮只有 2 ～ 3

层细胞,膀胱空虚即收缩时,膀胱上皮有 8 ～ 10 层细胞。有时为了观察收缩状态下的变移上皮,则在将尿液排出后,直接放入固定液。有时为了观察充盈状态,先将膀胱内的尿液抽出,再将固定液从输尿管注入,使其充盈,再投入固定液固定 24h,然后,将膀胱剪开,取其一块铺于软木板上,用木刺扎住周边。注意使黏膜面朝向固定液,用 Zenker 液或 Bouin 液固定均可。一般用苏木精 - 伊红染色即可满足教学要求。

四、泌尿系统的染色方法

(一)Heidenhain Azan 染色方法(改良法)

[试剂配制]

偶氮卡红 G 液:偶氮卡红 G 0.1g 加蒸馏水 100ml,混合加热煮沸短时,冷后过滤,将 100ml 滤液内加冰醋酸 1ml;此液在室温保存时,会出现大量极细的针状结晶,结晶若不溶解则无染色能力,故染前需加温使结晶溶解成透明液体后才利于染色。

苯胺蓝 - 橘黄 G 液:水溶性苯胺蓝 0.5g,橘黄 G 2g,蒸馏水 100ml,冰醋酸 8ml;混合后加温煮沸,冷后滤过,用时以蒸馏水稀释 1 ～ 3 倍。

[操作步骤]

1. 组织最好选用含有升汞混合液固定,如 Zenker 液、Helly 液和 Susa 液固定 24h,常规脱汞,石蜡包埋,切片 5 ～ 7μm。

2. 切片脱蜡,经各级乙醇至蒸馏水洗。

3. 放入偶氮卡红 G 液染色 40 ～ 60min(56 ～ 60℃),从温箱取出放入室温下,再染 5 ～ 10min。

4. 蒸馏水洗,放入含 0.1% 苯胺油溶液 5ml、95% 乙醇 95ml 的混合液中分色,直至细胞核呈鲜明红色,细胞质及结缔组织褪色为止。

5. 入含 1% 冰醋酸溶液 5ml、95% 乙醇 95ml 的混合液中,洗去苯胺油为止。

6. 入 5% 磷钨酸水溶液处理 1 ～ 3h 后,经蒸馏水速洗,放入苯胺蓝 - 橘黄 G 液染色 1 ～ 3h。

7. 蒸馏水洗,以 95% 乙醇分色,至微细的胶原组织呈深蓝色为度。

8. 经无水乙醇脱水,二甲苯透明,中性树胶封固。

[结果]细胞核呈深红色,细胞质呈粉红色,胶原组织呈深蓝色,肌组织却由于固定液的不同可染成红色或橘黄色。

注:Mc Gregor 在研究肾小球时,发现有三种染法最适用,即 Heidenhain 偶氮卡红法、Ohmri Reinblau 苦味酸法及 Lee Brown 改良 Mallory 苯胺蓝染色法(1921)。

(二)肾球旁细胞龙胆紫染色制片方法

[试剂配制]

甲紫液:1% 甲紫(用 7% 乙醇配)1 ～ 3 滴,蒸馏水 50ml。

［操作步骤］

1．取小白鼠的肾皮质一小块，固定于 Helly 液内 24h。

2．组织经冲洗与脱汞、脱水、透明、石蜡包埋后，切片 3 ～ 4μm。

3．切片脱蜡后，入各级浓度乙醇复水至蒸馏水，再放入甲紫液染色 12 ～ 24h。

4．入蒸馏水浸洗浮色，用滤纸吸干。

5．用 2/3 二甲苯与 1/3 苯胺油混合液进行分色。

6．用二甲苯洗掉苯胺油并透明，最后用中性树胶封固。

［结果］球旁细胞颗粒呈紫色，其他组织呈浅紫色。

（三）乙基紫染色方法（Bowie，1936，Wilson 改良法）

［试剂配制］

Bowie 原液：将比布里希猩红 1g 溶解于蒸馏水 250ml 中，再将乙基紫 1g 溶解于蒸馏水 500ml。将上述两液混合，呈现红色沉淀物，过滤后，倾弃液体，保留其沉淀物，放 60℃温箱内烘干，然后溶于 95% 乙醇 100ml 内。

Bowie 应用液：Bowie 原液 1ml，20% 乙醇 5ml。

［操作步骤］

1．新鲜组织 2 ～ 3mm 厚，投入 Helly 液固定 12 ～ 48h。

2．常规脱汞与脱水，石蜡包埋，切片 3 ～ 4μm，按常规处理至水。

3．用 Lugol 碘液脱汞及草酸溶液漂白处理，充分水洗。

4．入 50% 重铬酸钾水溶液于 40℃铬化 12 ～ 24h，蒸馏水冲洗数次。

5．放入 Bowie 应用液内染色 10 ～ 12h（室温），若于 37℃温箱内染 3h 即可。

6．用滤纸吸干，经纯丙酮洗 2 ～ 3 次。

7．入丙酮－二甲苯等量混合液内处理，镜下观察，直至切片呈紫红色为止。

8．常规脱水、透明、封固。

［结果］球旁细胞颗粒呈紫色或紫蓝色，弹性纤维呈紫色，导管上皮细胞胞质及胶原纤维呈橘黄色至红色，近曲小管细胞内线粒体呈红色或紫红色。

（四）球旁细胞结晶紫染色法（Harada，1970）

［操作步骤］

1．组织固定于 Zenker 液内 24h，常规脱汞脱水，石蜡包埋，切片 4 ～ 5μm，切片脱蜡，按常规处理至蒸馏水洗。

2．入 0.1 ～ 0.5% 结晶紫水溶液染色 3 ～ 5min。

3．入 0.01N 盐酸溶液处理 1min，蒸馏水洗后，再用滤纸吸干切片。

4．用苯胺油－二甲苯等量混合液分化，在显微镜下控制。

5．用二甲苯洗净苯胺油。

6．常规脱水、透明、封固。

［结果］球旁细胞颗粒呈紫红色。

注：①显示球旁细胞可选用小白鼠、大白鼠或鸟类的肾组织，易获得满意的结果，而人的材料染色结果不稳定；②含升汞的固定液效果较好，而含有铬酸盐及甲醛者效果不佳，颗粒着色较淡。

（五）球旁细胞颗粒复红染色方法

［试剂配制］

固定液：10% 甲醛液 100ml，重铬酸钾 5g，冰醋酸 2.5ml。

Ziehl 石炭酸 - 复红液：5% 石炭酸水溶液 100ml 加复红 1g 溶解后加无水乙醇 10ml。

Bowie 应用液：Bowie 原液 1ml，20% 乙醇 5ml。

［操作步骤］

1．取小白鼠或鸟类的肾，投入上述所配制的固定液内固定 24h，流水冲洗 24h，常规脱水，石蜡包埋，切片 4～5μm。

2．切片脱蜡，入含 1% 高锰酸钾溶液和 2% 硫酸溶液的等份混合液氧化 1min，用 1% 硫代硫酸钠水溶液脱色 1～3min，自来水洗 2～5min。

3．入配制的 Ziehl 石炭酸 - 复红液染色 1～2min。

4．流水洗后用 35% 乙醇 100ml 中加入少许 0.5% 盐酸溶液进行分色 2～5min，蒸馏水洗。

5．于切片上滴加 Bowie 应用液数滴后立即加蒸馏水数倍，染色 20～30s 后，再进行分色。

6．常规脱水、透明、封固。

［结果］球旁细胞颗粒呈深紫红色至蓝紫色。

（六）肾近血管球旁细胞颗粒制片方法（PAS 法）

［试剂配制］

1N 盐酸溶液：盐酸 8.5ml，蒸馏水 91.5ml。

偏重亚硫酸溶液：10% 偏重亚硫酸钠水溶液 10ml，1N HCl 10ml，蒸馏水 200ml。

Schiff 试剂（冷配法）：取碱性品红 0.5g，溶于 15ml 1N HCl（不加温），加进 0.6% 偏重亚硫酸钠水溶液 85ml，盖紧瓶塞，室温避光 24h，待溶液呈淡红色，加活性炭 300mg，摇动混合后过滤，溶液呈草黄色或无色为好，放入冰箱（4℃）保存备用。

［操作步骤］

1．取小白鼠的肾，投入 Helly 液固定 24～48h（置入冰箱内）。

2．组织按常规脱汞去碘、脱水、透明、石蜡包埋、切片 4～5μm。

3．切片经脱蜡，各级乙醇下行至蒸馏水。

4．移入 0.23% 高碘酸钾水溶液 20～30min。

5．经蒸馏水洗，移入上面配制的偏重亚硫酸溶液洗 1～2min。

6. 浸入 Schiff 试剂染色 20～30min。

7. 移入新配制的偏重亚硫酸水溶液洗 2～3 次。

8. 经蒸馏水洗后，用苏木精液淡染细胞核 3～5min。

9. 流水冲洗 5～10min。

10. 蒸馏水洗，常规脱水、透明、封固。

[结果] 近血管球旁细胞颗粒呈紫红色,肾小管上皮、血内皮基底膜及刷状缘均呈紫红色。

（七）肾小球旁细胞颗粒甲基蓝－伊红染色方法

[试剂配制]

甲基蓝－伊红液：0.3% 伊红水溶液 50ml，1% 甲基蓝水溶液 23ml。

[操作步骤]

1. 取小白鼠的肾，投入 Helly 液中固定 24h,组织经流水冲洗,脱汞去碘,常规脱水、透明、石蜡包埋，切片 4～5μm。

2. 经二甲苯脱蜡、各级乙醇下行至蒸馏水。

3. 将 1% 伊红水溶液滴于载玻片上染色 5～10min，用蒸馏水速洗并吸干。

4. 放入甲基蓝－伊红液内染色 2～5min。

5. 流水冲洗并吸干，用等份苯胺油和二甲苯分色，镜下控制球旁细胞颗粒染成紫红色，肾实质染成浅蓝色为宜。

6. 切片经滤纸吸干、二甲苯透明、中性树胶封固。

[结果] 近血管球旁细胞颗粒呈紫红色，肾组织呈浅蓝色，血管内红细胞呈橘红色。

注：①本方法的关键是掌握好分色的程度，镜下观察，肾小球旁细胞颗粒应清晰为度；②采用 Bowie 法或 Harada 法亦能显示出相似的结果。

（陈 明 龚 林）

第 18 章　男性生殖系统

男性生殖系统包括睾丸、生殖管道、附属腺及外生殖器。睾丸是男性生殖腺，产生精子和性激素。生殖管道由附睾、输精管、射精管和尿道构成，它们有使精子成熟及储存、运输精子等作用。附属腺有精囊腺、前列腺、尿道球腺等，它们的分泌物构成精液的主要成分，而外生殖器为阴茎和阴囊。

一、睾丸

睾丸除附睾缘外，均被覆一层浆膜，在浆膜下面是由致密结缔组织构成的白膜，浆膜及白膜组成睾丸的固有鞘膜。睾丸为实质性器官，白膜在睾丸后缘增厚形成睾丸纵隔，其中含有大量的胶原纤维和少量的弹性纤维。在许多哺乳动物由于种类的不同，它们的组织结构都有所不同，人类的白膜是一层较厚的纤维结缔组织囊，血管膜为薄层富含血管的疏松结缔组织，与睾丸间质相连。然而在动物马的睾丸白膜中还有少量的平滑肌细胞及许多睾丸动脉、静脉的分支集中形成血管层，在猪的血管层位于白膜的深层，而犬的血管层在白膜的浅层，在近睾丸的头部处，由白膜的结缔组织向睾丸内部伸入形成睾丸纵隔。而猪的睾丸纵隔发达，牛的睾丸纵隔薄而不完整；睾丸纵隔将伸入睾丸内部将其分成许多睾丸小叶。睾丸小叶中含有 1～4 条高度盘曲的精小管，精小管之间的结缔组织称间质，它可分为曲精小管和直精小管，曲精小管起始于小叶边缘，在小叶内盘曲折叠，进入末端形成直精小管，它又通入睾丸纵隔内，相互吻合成睾丸网。

睾丸间质位于生精小管之间的疏松结缔组织，其中含丰富的毛细血管和睾丸间质细胞。1850 年，由 Leydig 首先描述间质细胞，故又称为 Leydig 细胞。在光学显微镜下观察睾丸间质细胞的胞体呈圆形或卵圆形，胞质嗜酸性，胞核呈球形或椭球形，染色稍浅，常位于细胞的一侧或中央。睾丸间质细胞合成分泌雄激素，雄激素可促进精子的发生及性器官的发育与成熟，并可促进男性第二性征的形成，促进附属腺、生殖管道和外生殖器的发育。然而，在哺乳动物包括人睾丸的间质的组成成分大致相同，人类睾丸的间质约占睾丸总体的 22%，间质细胞占总体积 3%，而间质的其他成分主要有巨噬细胞、成纤维细胞及肥大细胞等，富含有胶原纤维、弹性纤维、毛细血管及毛细淋巴管。

二、生殖管道

（一）附睾

附睾紧贴睾丸后缘，由头、体、尾三部构成，头部主要有睾丸输出小管，体部和尾部主要由附睾管组成。睾丸输出小管的管壁主要由高柱状纤毛细胞群和低柱状的无纤毛细胞群围成，在腔面高低不平；而上皮基膜明显，它的外面具有较薄层平滑肌，当平滑肌收缩与纤毛摆动时，有助于输送精子向附睾管推进。

附睾管是一条长而高度弯曲的管道，而附睾管腔大，腔面平整，腔内常见大量精子，其管壁上皮是假复层柱状上皮，由高柱状主细胞、矮小的基细胞及顶细胞、狭窄细胞、亮细胞等组成。主细胞在附睾管起始段为高柱状，而后逐渐变低，至末段转变为立方形；而基细胞也可分布于附睾管的每一段，细胞矮小，呈锥形；顶细胞主要分布于附睾头部，胞体长，呈顶宽而基部窄，狭窄细胞在起始处较多。附睾管的上皮可分泌多种物质成分，可促进营养精子与促进精子在功能上的成熟。

（二）输精管

输精管为肌性管道，管壁由黏膜、肌层和外膜所组成。黏膜表面由假复层柱状上皮和固有层结缔组织构成，突向管腔形成纵行皱襞，其中含有丰富的弹性纤维；肌层由内纵、中环和外纵三层平滑肌所构成，外膜为疏松结缔组织组成，富含血管和神经。输精管上端接附睾管，下端膨大呈壶腹，以精囊腺汇成射精管，穿过前列腺汇入尿道的前列腺部，它能运输精子。输精管结扎术能阻断精子的运输与排出，是男性绝育手术常用部位。因此，我们可以在绝育手术中获得人的输精管的组织材料。

三、附属腺

附属腺包括前列腺、精囊腺和尿道球腺。附属腺的分泌物、排精管道的分泌物和精子共同组成精液。

（一）前列腺

前列腺是最大的附属腺，它环绕尿道起始段，是一个实质性器官，上宽下尖，呈栗子形，上端紧接膀胱底；在其最外面包一层被膜，被膜可伸入实质形成支架，被膜与支架均为结缔组织，内含平滑肌和弹性纤维；其腺实质由 30～50 个复管泡状腺组成，它的腺泡上皮形态多种多样，可以是单层立方、单层柱状或假复层柱状上皮；在部分腺腔中可见嗜酸性的板层小体，为分泌物浓缩钙化而成，称之为前列腺凝固体。老年男性，前列腺由于体内雄激素减少而出现萎缩，而有些老年人却反而出现前列腺增生肥大，取材时应注意区分。

（二）精囊腺

精囊腺为高度弯曲的囊状腺，由黏膜、肌层和外膜组成。它的上皮由假复层柱状上皮组成，其胞质内含有许多分泌颗粒和黄色的脂色素。精囊腺位于输精管壶腹的外侧，前列腺的上方，膀胱的后面，是一对呈长椭圆形囊状器官，其管道呈现高度盘曲状态。精囊的大小、形态、结构特点和功能状态具有明显的年龄变化，它具有分泌黄色黏稠液及为精子运动提供能量的功能，人类的精囊腺又称为精囊，而动物如猪的精囊腺是实质腺体，牛的精囊腺也是实质腺体，它的结缔组织被膜内含有丰富的平滑肌纤维，可伸入到腺实质内，把腺体分为许多小叶，而羊的精囊腺较小，结构与牛相似。由于人的精囊腺不易获得，可取猴或犬较大的动物代替，但尤其要注意动物的选择。

（三）尿道球腺

尿道球腺是一对豌豆大小的复管泡状腺，位于尿道膜部外侧，导管短，尿道球后上方，部分或全部被尿生殖膈的骨骼肌纤维所包裹；黏膜向腔内突起形成高大的皱襞，腺泡由单层柱状上皮围成，上皮细胞的细胞质内含有黏原颗粒，可分泌一种透明黏液物，起润滑尿道的作用。

四、阴茎

阴茎主要由两条阴茎海绵体、一条尿道海绵体、白膜及皮肤组成。它有贯穿其全长的尿道，在尿道海绵体前端呈橡果形膨大，称之为阴茎头。每个海绵体外面均包一层坚厚的纤维膜，而海绵体主要由勃起组织构成，勃起组织为含大量血窦的海绵状组织，血窦间为富含平滑肌细胞的结缔组织小梁，海绵体组织内感觉神经末梢丰富；而在阴茎头的皮肤乳头内分布有 Meissner 小体，在真皮乳头层及尿道黏膜处分布有生殖小体，在阴茎头的深面结缔组织内及阴茎海绵体的白膜处，分布有 Vater-pacini 小体，在取材时可供选择。

五、男性生殖器官的取材、固定和染色

男性生殖器官包括睾丸、附睾、输精管、前列腺、精囊及阴茎等。取材以人的组织为典型，由于人的生殖器官组织材料不易获取，故多取自动物组织代替，如猴、犬或猫等。睾丸为卵圆形实质性器官，表面有一层致密结缔组织的白膜，附睾位于睾丸后外侧，固定前勿从中间切开，选取完整的组织经固定之后，再将睾丸两侧切去或者取材时睾丸和附睾一起取下，投入固定液中固定，不可损伤附睾。固定后，再修整（选睾丸和附睾同时存在的平面为切面），再固定，这样可在同一张切片观察到睾丸和附睾的组织结构。前列腺与精囊腺最好是用人的材料，栗形的前列腺在修整时，经尿道的横切面，包括平面，以尿道口垂直切入（即水平切面），组织块不宜过厚，固定要充分。然而，由于在成年人的前列腺腔内可见分泌浓缩的圆形嗜酸性层状小体，可随年龄的增长而增多，甚至钙化为前列腺结石，故宜注意固定液的选择。一般前列腺、精囊腺固定选择 Zenker 液为佳，而人或动物阴茎用 Zenker 液、Susa 液或 Bouin 液固定均可；取附睾、输精管可分别放入 Bouin 液或 Carnoy 液固定，石蜡包埋，HE 染色即可。

六、男性生殖器官的染色方法

（一）Threadgold 睾丸间质细胞染色方法

[试剂配制]

铬酸-木醋酸溶液：木醋酸 10ml，1% 铬酸水溶液 20ml。

[操作步骤]

1．取小块组织入 Regaud 液固定 24h，入 3% 重铬酸钾水溶液于 37℃浸 2～3d，常规脱水，石蜡包埋，切片 5～6μm。

2．脱蜡后从 70% 乙醇取出，入 70% 乙醇配制的苏丹黑 B 饱和溶液染色 10～30min。

3．70% 乙醇洗短时，用 50% 乙醇分色。

4．用甘油明胶封固。

[结果] 间质细胞颗粒呈蓝色，细胞核无色，精细胞的内网器呈深蓝色。

按下列方法进行操作，亦能得到良好的结果。

1．取材固定 Champy 液 24h，蒸馏水洗 20～30min。

2．放入铬酸-木醋酸溶液处理 20～30h。

3．放入 3% 重铬酸钾水溶液铬化 3d（37℃），每天换一次新液。

4．经自来水洗 12～24h，石蜡切片 5～6μm。

5．切片经二甲苯脱蜡与透明、封固。

[结果] 间质细胞颗粒呈黑色。

（二）铁苏木精染色方法（M.Heidenhain 法）

[试剂配制]

苏木精液：苏木精 0.5g，无水乙醇 10ml。溶后加蒸馏水 90ml，经 4～6 周即可成熟，用时以 1 倍蒸馏水稀释。若无成熟苏木精，可用碘酸钠使其氧化成熟，苏木精 1g 需要碘酸钠 0.2g，溶后即可使用。

[操作步骤]

1．取新鲜组织用含升汞的固定液如 Zenker 液或 Helly 液固定 24h，或甲醛以及 Bouin 液固定 24h，若含汞组织，常规脱汞与脱水，石蜡包埋，切片 5～6μm。

2．切片脱蜡，入 2.5% 铁明矾水溶液媒染 2～13h。

3．蒸馏水洗短时，入上述苏木精液染色 1～24h。

4．入 2.5% 铁明矾水溶液分色，切片渐渐脱色，在镜下观察细胞核清晰为止。

5．经自来水流水洗 15～60min。

6．常规脱水、透明、封固。

[结果] 染色质、核仁、线粒体呈深蓝色或黑色。

注：切片用铁明矾水溶液媒染，再用苏木精液进行染色，经铁明矾与苏木精结合，生成

黑色铁漆（Lack），然后再用铁明矾进行分色。

（三）精子涂片染色方法

［操作步骤］

1．取人的精液涂片，用火柴杆沾些精液，均匀地铺一层于载玻片上，稍晾干（不宜完全干涸），入 Zenker 液内固定 1～2h。

2．放入 80% 乙醇，并加碘除去汞盐沉淀。

3．依次经 70%、50%、30% 乙醇至蒸馏水，每级 2～5min。

4．入 3% 三氯化铁水溶液内媒染 20～30min。

5．经 Heidenhain 铁苏木精液染色 1～2h。

6．常规脱水、透明、封固。

［结果］精子的头、颈、体、尾均呈蓝黑色。

（陈 明 龚 林）

第 19 章　女性生殖系统

　　女性生殖系统包括卵巢、输卵管、子宫、阴道和外生殖器。卵巢是产生卵细胞的具有内分泌功能的器官，输卵管是输送卵细胞和卵受精的部位，子宫是孕育胎儿的器官。对乳房的乳腺乳头取材与固定等处理，也列入本章叙述。

一、卵巢

　　卵巢一对，位于肾脏的后方，呈紫黄色，其表面有颗粒状突起，它是一个实质性器官，表面覆盖一层单层立方上皮或单层扁平上皮，上皮下方为致密结缔组织。卵巢实质分皮质和髓质，皮质在表面，由富含梭形细胞和网状纤维的结缔组织组成，其中有各级生长发育的卵泡；髓质在中央，由疏松结缔组织组成，含大量弹性纤维、血管和淋巴管等。初级卵泡在皮质外周，体积小，数量很多，由一个圆形的卵母细胞表面和一层扁平的卵泡细胞组成，两种细胞间有嗜酸性透明带出现；次级卵泡多位于卵巢深部，由初级卵泡继续发育而成，卵细胞之间形成卵泡腔，腔内充满卵泡液；成熟卵泡位于卵巢表层，它是卵泡发育的最后阶段，卵泡体积很大，当其卵泡细胞形成卵丘时并向卵巢表面隆起。这种卵泡不断扩大而居偏心位的裂隙逐渐汇合成为一个由卵泡液充实的小泡，称为 Graaf 卵泡，它由荷兰科学家 Regnier de Graaf（1616—1673）于 1672 年发现，他那时用"女性睾丸"（testis muliebris）的名称代表卵巢，卵巢能产生卵子和分泌女性激素，是女性的生殖腺。

　　在哺乳动物类，卵巢的结构随动物种类、年龄和性周期的不同而存在差异。卵巢表面除卵巢系膜附着部外，覆盖着一层由生殖上皮和白膜组成的被膜。年轻动物的生殖上皮为单层立方或柱状，随年龄增长而趋于扁平。人的卵巢表面生殖上皮下无基膜，而啮齿类动物基膜则非常明显。动物的卵细胞直接起源于卵巢的生殖上皮，其中一部分变为扁平的卵泡细胞。每个性周期中，单胎动物一般只排 1 个（偶尔 2 个）卵，而多胎动物可排出多个卵，如猪、兔、鼠等一个性周期中能排 10 ～ 26 个卵。由于卵泡液激增，成熟卵泡的体积显著增大，向卵巢表面隆起；成熟卵泡的大小，因动物种类不同而异，一般羊的为 5 ～ 8mm，猪的为 8 ～ 12mm，马的为 25 ～ 45mm，牛的为 12 ～ 19mm；卵巢的皮质由基质，处于不同发育阶段的卵泡，闭锁卵泡和黄体等构成；然而犬与其他实验动物相比，它的卵巢组织学结构受受精周期的影响变化最大，而马、牛和肉食兽的黄体细胞内，含有一种黄色的脂色素 - 黄体色素，致使黄体呈现黄色。然而，羊和猪的黄体细胞缺少这种色素，所以黄体呈肉色，牛、羊和猪的黄体有一部分突出于卵巢表面，而马的黄体则完成埋藏在基质内。由于人类与哺乳动物类的卵巢在细微结构上有所不同，因此取材与观察时，要注意选择与区分。

二、子宫

子宫为肌性器官，腔小壁厚，是胚胎发育的场所。成人的子宫为前后略扁、倒置的梨形，长 7～8cm，最大宽径约 4cm，厚 2～3cm，子宫分为子宫底、子宫体和子宫颈三部分。子宫壁由内向外分为内膜、肌膜和外膜三层组成。子宫内膜包括黏膜上皮和固有膜，无黏膜下层。黏膜上皮为单层柱状，由少量纤毛细胞、较多分泌细胞和储备细胞构成。单管状的子宫腺由上皮下陷而成，腺管较直，腺上皮主要由分泌细胞构成，而人的子宫腺较长，有时能穿过黏膜到达肌层，子宫腺的上皮和腔面的上皮相连，形态也相同。固有层的组织中含有大量梭形或星形的基质细胞、子宫腺和血管等。在固有膜中，子宫腺底部稍弯曲，末端有时分支，腺开口于内膜腔面，在上皮细胞游离缘有时有暂时性的纤毛。上皮随动物种类和发情周期变化而有所不同，在哺乳动物类如马、犬、猫等为单层柱状上皮，猪、反刍动物呈单层柱状上皮或假复层纤毛柱状上皮，上皮细胞有分泌功能。大多数动物的子宫包括三部分，即一对子宫角、一个子宫体和一个子宫颈。哺乳动物子宫是胚胎附植及孕育的地方，在发情和生殖周期中，子宫经历一系列明显的变化过程。在子宫固有膜的结缔组织内有不分支的子宫腺存在，但动物的子宫腺较人的短，不能到达肌层。实验动物的子宫肌层与人相同，但在子宫角靠近子宫体处，两个子宫角的肌层合成一个纵隔。然而，在妊娠期及绝经期实验动物与人一样，子宫角可也分三层，即内膜、肌层及外膜。它的内膜称为功能层黏膜，为单层柱状上皮，黏膜固有膜较厚。当动物妊娠时子宫内膜的纤维细胞增殖肥大，类似于蜕膜细胞的变化。而犬的子宫颈上端的子宫内膜为单层柱状上皮，兔的宫颈部则有一层纤毛上皮又称子宫颈上皮；在哺乳动物，子宫体的子宫颈部与子宫阴道部黏膜上皮相同，均为复层扁平上皮，犬的子宫颈上端的子宫内膜为单层柱状上皮，兔的宫颈部则有一层纤毛上皮，又称子宫颈上皮。在动物取材时，有必要注意选择与区分。

三、输卵管

输卵管有一对弯曲性管道，长 10～12cm，位于盆腔子宫阔韧带上缘内。输卵管由意大利解剖学家 Fallopio Gabriello 所发现，它是连接卵巢和子宫的弯曲性管道，它的管壁由黏膜、肌层和浆膜组成，黏膜多皱襞，它由表面为单层柱状上皮和固有层构成。黏膜上皮有两类细胞，一类是纤毛细胞，另一类是分泌细胞。纤毛细胞在漏斗部和壶腹部最多，峡部和子宫部逐渐减少，分泌细胞无纤毛，有微绒毛，其分泌物构成输卵管液。输卵管由内向外可分为以下 4 部分：输卵管子宫部为穿过子宫壁的一段；输卵管峡部最厚是子宫壁细而直的一段，常在此行输卵管结扎术，为此我们也可以在手术室获得人的输卵管组织材料；输卵管壶腹部约占输卵管全长的 2/3，管径细长而较弯曲，卵通常在这里受精；输卵管漏斗部最薄，为输卵管末端的膨大，游离缘有许多粒状突起，形态如伞状，它的肌层厚，为内环、外纵两层平滑肌，但无明显分界。哺乳动物之间的输卵管组织形态学结构无明显差异。

四、阴道

阴道为肌性器官，阴道壁由黏膜、肌层和外膜组成。黏膜有许多横形皱襞，黏膜表面被覆复层扁平上皮。黏膜由上皮和固有层构成：黏膜上皮较厚，为未角化的复层扁平上皮；固有层为致密结缔组织，内含丰富的弹性纤维和血管，肌层为排列不规则的平滑肌束，外膜为疏松结缔组织。阴道上皮也受卵巢激素的影响而出现周期性变化，根据阴道上皮脱落细胞可推知卵巢及胎盘的功能状态。由于癌细胞易脱落，通过阴道脱落细胞的检查，有助于癌变的早期发现及妇科疾病的诊断。阴道为子宫后方的一直管，阴道的末端开口于前庭，前庭以泌尿生殖孔开口于体外。而黏膜固有层较厚，由富含血管和弹性纤维的结缔组织构成；肌层分为内环行、外纵行两层，阴道外口处有环行骨骼肌构成括约肌，外膜由富含弹性纤维的致密结缔组织构成。

五、女性生殖器官的取材、固定与染色法的选择

卵巢的材料选择很重要，由于人的卵巢不易看到各级卵泡，尤其是成熟卵泡更困难，故多用动物组织代替，如兔、猪和猴较好。但实验室选用最多的是猫或兔，它们的卵巢内各级卵细胞比较清楚，标本易获得。采用脑垂体悬液催性的方法，可获得满意的各级卵泡，供教学的需要。但由于动物性周期变化的原因，所以并非所有的切片都能见到黄体的存在。由于人体子宫不易获得，当从病理尸解中获得子宫时，可对全子宫新鲜标本进行固定，再对子宫进行修整，其基本的方法是用剪刀从子宫颈到子宫角经两侧壁剪开子宫，再用利刀经过子宫底将子宫剖开，分为前后两半，再将组织交叉位置，确定内膜与肌壁，按需求常规取材，可获得理想的标本，而猫及犬的子宫，满足不了教学的要求。单纯观察子宫则取子宫底的一部分，包括内、中、外三层为佳，由于子宫肌层较厚，不利于切片。乳腺用人的材料，从病理外检中可获得，取羊、猫、兔或犬的材料也可代替，但不如人的材料典型，但易获得静止期乳腺和活动期乳腺的标本。也可将成熟的羊，经饲养同时注射雌激素和孕激素，可使乳腺腺体迅速增生、腺泡增大，使乳房发达可获得活动期乳腺。乳腺取乳头、乳晕及其下方乳腺组织，经乳房乳头的垂直切面即可。输卵管无特殊要求，一般在峡部、中间部和近壶腹部取材均可，但常取输卵管壶腹部横切片进行观察。

一般卵巢用甲醛液或 Bouin 液固定，由石蜡切片苏木精 - 伊红染色方法处理，也可用 Mallory 三色法或 Azan 法染色。子宫与阴道选用人的材料为佳，取横断面，观其横切面；而阴道切面垂直于横形皱裂，均可用 Zenker 液或 Bouin 液固定，一般采用 HE 染色。乳腺人的材料难得，取羊或猫的材料，最好取静止期与哺乳期的乳腺，行垂直于乳头的石蜡切片。乳腺常用 10% 的甲醛液和 Zenker 液固定为佳，HE 染色，选用 Mallory 法也适宜染色，同时

注意区分静止期与活动期乳腺的结构。输卵管以人的材料为佳，取其横断面，采月 Zenker 液或 Bouin 液固定均可，HE 染色。输卵管取材可在手术室中行输卵管结扎术时所取得，也可使用哺乳动物代替，但组织结构不如人的典型。其他组织一般采用甲醛液固定，苏木精 - 伊红染色，或视检查与观察的目的选用适当的染色方法。

六、女性生殖系统的染色方法

（一）苏木精 - 伊红染色制作方法

［操作步骤］

1．观察成熟卵泡时，可选择青春期的雌猫或雌兔的卵巢进行取材。取材时，用单面刀片沿长轴方向修去两侧，此时凭肉眼能见到奶黄色的圆状卵泡，另外输卵管、子宫及阴道也可用猫或兔的标本。

2．将标本固定于 Bouin 液内 24h，常规脱水，石蜡包埋。

3．切片 5 ～ 6μm，用苏木精 - 伊红染色。

4．常规脱水、透明、封固。

［结果］细胞核呈蓝黑色，细胞质呈红色，卵巢内的生长卵泡、卵泡腔及透明带呈淡红色。

（二）人及动物卵巢门细胞的浸银制作方法（Jan Jonek 法，1960）

卵巢门细胞或称门细胞，它位于卵巢门系膜处，为成群的上皮样细胞，包括血管及无髓神经纤维，门细胞的细胞质中含类脂如胆固醇酯及脂色素，并含有睾丸间质细胞相同的细胞结晶体，显示它的形态与结构有其特别的意义，现将方法介绍如下。

［试剂配制］

氨银溶液：20% 硝酸银水溶液 5ml，滴加氨水至沉淀溶解为止，每 10ml 氨银再加氨水 0.6ml。

还原剂：10% 甲醛液 100ml，1% 枸橼酸钠水溶液 1ml。

氯化金溶液：1% 氯化金水溶液 30 滴，冰醋酸 12 滴，蒸馏水 60ml。

［操作步骤］

1．取卵巢经 20% 甲醛液固定 24 ～ 36h，流水洗 15 ～ 20min。

2．脱水于 80% 乙醇 2h，96% 乙醇 12h，苯胺油 3 ～ 3h。

3．石炭酸 - 二甲苯液（按 1：1）10 ～ 15h，经 3 次纯二甲苯约 2h，入 58℃的石蜡浸 3h，切片 6 ～ 8μm 后，将切片脱蜡，经各级乙醇，蒸馏水洗。

4．入纯吡啶处理 12 ～ 24h，流水洗 24h 后，放入 3% 硝酸银水溶液浸染 12 ～ 24h。

5．蒸馏水速洗 30 ～ 60s，入上述氨银溶液处理 30 ～ 40min。

6．蒸馏水洗 10 ～ 30s，入还原剂还原 3 ～ 5min。

7．蒸馏水洗 10min，氯化金溶液镀金 30 ～ 40min。

8. 入 5% 硫代硫酸钠固定 30s，蒸馏水洗 1～2h。

9. 常规脱水、透明、封固。

注：①门细胞由 Berger 在 1923 年所发现；②在进行复染时，亦可选用沙黄染料进行复染。

（三）卵巢凋亡颗粒细胞制作方法

早在 19 世纪中叶，科学家们就已经发现细胞凋亡现象，直至 1972 年，才由病理学家 Kerr 正式将其命名为细胞凋亡。细胞凋亡是指机体为了维持内环境的稳定，由基因控制的细胞自主的、有序性的死亡。

[操作步骤]

1. 将家兔断头法致死，迅速剖开腹腔，取出双侧卵巢。

2. 投入 Bouin 液内固定 24h，常规脱水，石蜡包埋，切片 5～6μm。

3. 裱片后分别用三种不同染色方法进行染色，其方法如下。第一种是苏木精 - 伊红染色法，即切片脱蜡、复水后，进入 Harris 苏木精液内 30～40min，自来水洗，盐酸乙醇液分色，氨水液蓝化，脱水至 95% 乙醇，进入复制伊红液染色 10～15min，无水乙醇脱水，二甲苯透明，中性树胶封固。第二种是甲基绿 - 派洛宁染色法，即切片脱蜡，复水后，进入甲基绿 - 派洛宁液染色 16～24h，丙酮脱水，二甲苯透明，中性树胶封固。第三种是吖啶橙染色法，即切片脱蜡，复水后，在组织上滴加几滴吖啶橙 -PBS 液染色，加盖玻片封固。

[结果] 苏木精 - 伊红染色：光镜下可见细胞核染色均匀；凋亡细胞与周围细胞区分明显，凋亡细胞体积缩小，细胞核染为深紫色并且变形，呈块状新月形或三角形。甲基绿 - 派洛宁染色：光镜下凋亡细胞与周围细胞区分明显，而细胞核中 DNA 呈绿色，核染色质聚集，细胞质中的 DNA 呈红色，可见匀质致密和浓缩较强的物质。吖啶橙染色：荧光显微镜下可见凋亡颗粒细胞呈现较明亮的荧光，致密的染色质呈绿色米粒状。

（四）人子宫内膜颗粒细胞染色方法

[试剂配制]

焰红液：焰红 0.5g，氯化钙 0.5g，双蒸水 100ml。

酒石黄液：酒石黄 0.5g，乙二醇乙醚 10ml，配成饱和液。

[操作步骤]

1. 用新配制的 10% 中性甲醛液固定 12～24h，按常规石蜡切片方法制片，切片厚度 3～4μm，将制好待用的石蜡切片脱蜡下行到水冲洗。

2. Carrazi 苏木精液染色 10～15min，盐酸乙醇液分化适度。

3. 流水冲洗，使切片自然返蓝。

4. 蒸馏水冲洗，放入焰红液染色 20～30min。

5. 蒸馏水冲洗 2～3 次，这时切片呈桃红色，再用滤纸吸干组织周围的水渍，但组织不能干燥，保持湿润。

6. 放入酒石黄液分色 20 ～ 30min，镜下控制，蒸馏水洗 2 ～ 3 次。

7. 常规脱水、透明、封固。

[结果] 光镜观察，整个切片背景显黄色，而子宫内膜颗粒细胞颗粒呈桃红色．细胞核呈灰褐色，细胞质呈黄色。

（五）宫颈及阴道涂片巴氏（Papanicolaou）染色方法

巴氏染色法是经典的脱落细胞涂片染色法，它能清晰地显示细胞结构，特别是对核的染色质的显示十分清晰，可反映出细胞在炎症刺激下和癌变后的形态学变化，它适用于呼吸道、消化系统、泌尿系统、胸腔积液、腹水和女性生殖道等各部位脱落的细胞及刮取物涂片的临床诊断。

[试剂配制]

橘黄 G 液：橘黄 G 0.5g，蒸馏水 5ml。将橘黄 G 溶于蒸馏水内，待充分溶解后，加无水乙醇至 100ml，再加入磷钨酸 0.015g，用前过滤。

EA36 液：Ⅰ 液：0.5g 亮绿，蒸馏水 5ml，待充分溶解后加无水乙醇至 100ml。Ⅱ 液：俾士麦棕 0.5g，蒸馏水 5ml，待充分稍解后加无水乙醇至 100ml。Ⅲ 液：黄色伊红 0.5g，蒸馏水 5ml，待充分溶解后加入无水乙醇至 100ml。临用时，取 Ⅰ 液 4ml，Ⅱ 液 10ml，Ⅲ 液 4ml，混合后加磷钨酸 0.2g 和碳酸锂饱和水溶液 1 滴，即配制成 EA36 液。

[操作步骤]

1. 将宫颈或阴道涂片，空气中干燥，用 95% 乙醇和乙醚等量混合液固定 15 ～ 30min，放入空气中干燥，蒸馏水洗。

2. 放入 Harris 明矾苏木精液染色 3 ～ 5min。

3. 蒸馏水洗后，迅速在 0.5% 盐酸乙醇液中分色。

4. 自来水洗后，入稀碳酸锂水溶液碱化至细胞核呈蓝色为止，自来水冲洗。

5. 经 50%、70%、95% 乙醇中处理。

6. 入橘黄 G 液染色 1 ～ 1.5min，经 95% 乙醇洗 2 次。

7. 入 EA36（或 EA50）液染色 2 ～ 3min，经 95% 乙醇洗 1 ～ 2 次。

8. 无水乙醇脱水，二甲苯透明，中性树胶封固。

[结果] 细胞核呈蓝色，核仁呈红色，底层、中层及表层网状核细胞胞质均染成蓝绿色，表层固缩核细胞胞质呈淡红色或淡蓝绿色，红细胞呈鲜红色或橙红色。

注：①细胞结构清晰，透明度较好，涂片呈现多种颜色反应，可以观察女性激素水平；②新配制的染液有利于染色，染色过程中可以更换新液；③在涂片时．应使组织涂片均匀一致，若涂片中黏液较多时或涂制较厚时，由于染液的渗透性较差，可出现细胞不易着色或染色不均的现象；④溶液中的酸碱度会影响染色效果，必须认真配制，涂片经盐酸液处理后应用流水充分冲洗，用碳酸锂处理是为了保证其呈碱性，更有利于染色。

（六）垂体悬液制片兔卵巢切片的方法

由于卵巢中成熟卵泡在教学实验以及科学研究中时常需要观察，通常制作时选用发情母兔经自由交配 10 ～ 12h 后取材来获取，但由于发情母兔交配时间不易掌握，而时常导致结果不令人满意。现在多采用垂体悬液催情排卵的方法，可获得到满意的效果，其方法简单易行，利于推广。

[试剂配制]

垂体悬液制备：取新鲜兔脑垂体 3 ～ 4 个，研碎放入试管中，加生理盐水 10ml，上下推动试管中的玻璃棒，使垂体充分研碎于生理盐水中；再经离心机离心，取上清液，放入冰箱（4℃）备用。

[操作步骤]

1. 选取成年母兔，重量以 2.5 ～ 3kg 为佳，将制备好的垂体悬液注入其腹腔中。

2. 将兔喂养 12 ～ 14h，将其致死，取出双侧卵巢，放入 Bouin 液固定 24h，再经氨乙醇液除去 Bouin 液的黄色。

3. 常规乙醇脱水，石蜡包埋，切片 6 ～ 7μm，再经 Dolnick 苏木精 - 苦味酸或苏木精伊红染色。

4. 常规酒精脱水、透明、封固。

[结果] 镜下可观察到各期发育的卵泡，闭锁卵泡、黄体、白体以及血体等结构，胞核呈蓝色，胞质呈红色。

注：①在注射垂体悬液时，宜将母兔的腹腔悬空，将悬液注射入腹腔中，不要将其注射到肠管中去了，达不到催情排卵的作用；②垂体悬液的制备也可选用豚鼠、大白鼠及猪的垂体，一般来说，用量分别为豚鼠 10 ～ 12 个，大白鼠 15 ～ 20 个，猪垂体 1/5 ～ 1/4 个为宜；③通过实验观察说明，母兔经注射垂体悬液后 12 ～ 14h 取材，卵巢中具有大量的生长卵泡以及少量的成熟卵泡或血体等结构，而血体是由成熟卵泡内膜毛细血管破裂、基膜破碎导致卵泡腔内含有血液而成；④研究证明，多胎动物每个性周期中可排多个卵，如兔、猪、鼠等一次性周期能排 10 ～ 26 个卵，而本实验亦能观察到兔的多个卵子的排放；⑤ 1944 年，Stieve 发现一系列哺乳动物的排卵可由自由交配来激发，如兔在交配后 10h 卵泡即破裂，而采取本实验亦可在 12 ～ 14h 内出现卵泡膜破裂的情况。

（陈　明　龚　林）

第 20 章　胚　胎

一、胚胎的起源与发展

公元前 4 世纪，古希腊学者亚里士多德（Aristotle）最早对胚胎发育进行过观察，他推测人胚胎来源于月经血与精液的混合，并对鸡胚的发育做过一些较为正确的描述；公元前 5 世纪，古希腊学者 Hippocrates 也对鸡胚发育进行了观察；意大利学者 Malpihgh（1628—1694）观察到鸡胚的体节、神经管与卵黄血管，他们主张"预成论"学说，认为在精子或卵内存在初具成体形状的幼小胚胎，它逐渐发育长大为成为新的个体；荷兰学者 Leeuwenhoek（1632—1723）与 Graaf（1641—1673）分别发现精子与卵泡。1828 年，爱沙尼亚学者 Von Baer（1792—1876）发表《论动物的进化》一书，报道了多种哺乳动物及人卵的发现，他观察到人和各种脊椎动物的早期胚胎极其相似；His（1831—1904）最早制作胚胎连续切片，并做切片蜡版图形，重建胚胎模型，研究胚胎及其各部分的生育演变，奠定了人体胚胎模型，研究胚胎及其各部分的发育演变。1859 年，英国学者达尔文（Darwin，1809—1882）在《物种起源》中对定律给予强有力的支持，指出不同动物胚胎早期的相似表明物种起源的共同性，后期的相异则是由于各种动物所处外界环境的不同所引起；1887 年，Caial 发现用 Golgi 染色法对鸡胚的神经突起的染色效果远较成体动物为佳，认为这是因为此神经髓鞘尚未充分发育的缘故。德国人 Spemann（1869—1941）在前述 Roux 的研究基础上，用显微外科方法进行胚胎发育机制的研究。

20 世纪 50 年代，随着 DNA 结构的阐明和中心法则的确立，诞生了分子生物学，人们开始用分子生物学的观点和方法研究胚胎发生过程中遗传基因表达的时空顺序和调控机制。童第周（1902—1979）对卵质与核的关系、胚胎轴性、胚层间相互作用的研究及证明了文昌鱼分裂球具有一定的调整能力，他开创了我国"克隆"技术之先河，成为中国当之无愧的"克隆之父"；1951 年美籍华裔学者张明觉（M.C.Zhang）与澳大利亚人 Austin 先后发现精子在雌性生殖道内的获能现象，这一现象的发现揭示了精卵受精之谜，为哺乳类卵子体外受精成功奠定了理论基础；在 1982 年 Geugeon 发现人类的初级卵泡生长发育至成熟排卵需85d时间。随着生殖与胚胎学研究的不断发展，我国于 1988 年 3 月 10 日首例"试管婴儿"在北京医科大学诞生，继而长沙、广州、上海、成都等地也陆续有"试管婴儿"出生。1997 年克隆羊多莉轰动世界，1998 年美国人 T.Wakayama 和 R.Yanagimachi 成功地用冻干精子繁殖出小鼠；

2000 年世界首例克隆猪在苏格兰诞生，这是由 Alan Coleman 领导的研究小组克隆的。

目前，石蜡切片仍为研究胚胎的经典方法，胚胎标本可固定于不同的固定液，如 Bouin 液或 10% 甲醛液，按常规制成连续切片，用不同的染色方法显示所需观察的内容。同时胚胎标本也是医学、生物学观察的内容之一。由于胚胎是由受精卵演变成一个成熟有机体的过程，因此，对于胚胎标本的制作技术有其特殊要求，但基本操作仍与组织学技术相似，即利用整体胚胎，对所做的连续切片进行重塑，以研究整个胚胎内部的立体结构。

二、胚胎标本的制作方法

由于对胚胎的教学与研究的要求有所不同，要观察的标本差别也很大，对实验动物的类别要求也不一样；医学类院校本以人类的胚胎方面的材料进行科研与教学为理想，但由于人类的早期材料极难获得，故多采用两栖类、鸟类及其他哺乳类动物作为医学类胚胎标本的制作和研究的对象，而生物学常用鱼类与爬虫类等。

（一）鱼类

1. 鱼卵切片示早期胚胎发育制作方法

［操作步骤］

（1）取鲜鱼卵和鲜鱼白，将它们混合搅拌，放置 10 ～ 15min 后使其受精，再加少量蒸馏水。

（2）经 Bouin 液固定 24h。

（3）入 30% 乙醇洗 1 ～ 2h，直至除去余色为止。

（4）入 50% 乙醇、60% 乙醇、70% 乙醇、80% 乙醇、90% 乙醇和无水乙醇各 1 ～ 2h。

（5）香柏油或水杨酸甲酯或松脂醇透明 24h，经火棉胶 - 石蜡双重包埋，切片 7 ～ 10μm。

（6）苏木精 - 伊红染色或铁苏木精液染色。

（7）常规乙醇脱水、透明、封固。

［结果］卵细胞核、细胞膜呈蓝色或蓝黑色。

注：①鱼卵的主要成分为卵黄，易破碎，故脱水宜从 30% 乙醇开始；②包埋与切片时，应注意切面的方向；③亦可根据适当的染色法进行染色。

2. 鱼卵的制作方法

［操作步骤］

（1）新鲜鱼卵可用 Bouin 液固定 24h。

（2）固定后用蒸馏水洗涤 5 ～ 6h，再用 0.2% 氨水乙醇液（用 30% 乙醇配制）处理 1 ～ 2h，直至黄色除尽为止。

（3）整染、脱水、透明、浸蜡、包埋、切片、贴片及封固。

［结果］各期鱼卵细胞核与细胞膜呈蓝黑色。

注：①每逢春夏期间，可在园林的大鱼缸中收集金鱼卵来制作标本；②目前，鲤、草、青及鲢鱼等鱼类可以人工繁殖，鱼卵亦可向当地水产养殖部门解决。

（二）鸟类

1. **鸡胚胎整体封片制作方法**　制作鸟类胚胎标本以选择鸡为最适宜，下面以鸡的孵化与制作过程为例，介绍鸟类的制作方法。

［操作步骤］

（1）胚胎的发育要有一定量的新鲜空气，随着胚胎的不断发育成长，对氧的需要也增加，故孵化器（孵卵箱）的气门应逐渐打开至全开，如系恒温培养箱，则应用烧杯装一杯水置入箱内以维持箱内一定湿度，并每天开箱 1～2 次以通气。一般用孵化 16～36h，即 2～24 体节时期的鸡胚；选用受精卵，取新鲜鸡蛋，用照蛋器观察，若看到鸡胚中有胚的阴影呈现小圆盘状，有时可见周围有血管阴影，即为受精蛋。

（2）将受精蛋用镊子尖端在它的钝端气室处打一小孔，让空气逸出，这样卵黄就下沉，然后用镊子从气室开始，慢慢剥去卵壳，切不可触及卵黄，直至卵黄完全暴露为止。

（3）再用锋利直头眼科剪沿胚盘剪下，其四周与蛋全部分离后，将蛋轻轻置入盆内水中（仍要防止蛋液漏出），用镊子夹住胚盘边缘并移入盆内清水轻轻抖动，使附于鸡胚表面的薄膜脱去。取滤纸，剪成直径 5～6cm 的圆形，在中央剪一与胚盘大小相近的孔。将孔沿压在胚盘周边，以防固定时胚盘皱褶。

（4）将 Bouin 液滴入表面皿内的胚盘上固定 30～60min，再转入，要先在 70% 乙醇中洗去黄色，再移入蒸馏水中浸 10min。

（5）放入硼砂洋红液染色 2～3h 或更长。蒸馏水洗后，再放入 0.1% 盐酸乙醇液中脱色分化，置入低倍显微镜下观察，直至胚胎内部所需观察的结构能看清楚为止，若染色合适，就不需要进行分色了。依次经 70% 乙醇、80% 乙醇、90% 乙醇、无水乙醇及 3 级二甲苯脱水、透明，每级 2h。

（6）取白光纸一小张，用圆规划制与胚盘大小相一致的圆形，将鸡胚置于纸图上，用剪刀把鸡胚剪成整齐的圆形，随后放入纯二甲苯中，并除去衬托之白光纸圆片，最后用中性树胶封固。

［结果］各期鸡胚组织结构呈红色（彩图 20-1）。

2. **鸡胚切片制作方法**　鸡胚各期的切片，从孵化 13～28h 标本常做各部横切或连续横切，孵化在 34h 以上鸡胚可做后横切片外，还可做连续纵切片。

［操作步骤］

（1）孵化、取材、固定（同上法）。

（2）修整标本放入 50% 乙醇时，用滤纸衬托，再用眼科剪沿鸡胚四周剪成一个等腰三角形，亦可按依据标本大小而定，使鸡胚居于中央，头端靠近对角线，尾端靠近顶角，剪成之后放入 50% 乙醇中再去掉衬纸。

（3）用 Harris 苏木精液整块组织染色 3～9d 后，再作石蜡包埋，切片 6～8μm。

（4）常规脱蜡、透明、封固。

［结果］各期鸡胚的胞核与胞膜呈蓝黑色。

（三）两栖类

两栖类以蛙和蝾螈使用最多，蛙及蝾螈一般在初春至夏季排卵于池塘、沼泽地及小溪沟边的浅水内。新排出的卵清洁而透明，发现新鲜的卵后可用放大镜观察是否有分裂现象，若见分裂现象即可证明为受精卵。最常用的是采集蛙卵，进行标本制作。蛙卵的采集，宜在春末夏初的清晨采卵，卵与精子排在水中，进行体外受精，常见蛙卵成团块状存在于水塘中，蛙卵分动物极与植物极，卵黄聚集在植物极，而动物极含大量的色素（棕黑色），受精的卵一般动物极位于水面，植物极位于水底面，可采用 Romeis 液或 Bouin 液予以固定。

1. 蛙卵的制作方法　蛙卵为端黄卵，其中大部卵黄集聚于植物极，动物极内含有许多色素，植物极内则比较少。如果需要长期研究蛙胚发育过程，就需要采用人工授精的方法收集，即将雌蛙和雄蛙杀死，取出雌蛙的卵放在盛有少量水的玻皿内，再将雄蛙的睾丸和输精管取出，然后用剪刀剪碎后将其放入同一玻璃器皿，即有可能受精。

［操作步骤］

（1）将新鲜蛙卵放入 2% 甲醛液中，加温至 70 ～ 80℃，浸 5min，胶膜即脱落，同时受精卵也可被固定。

（2）脱水宜从 30% 乙醇开始至无水乙醇结束，每级乙醇脱水 1 ～ 2h。

（3）放入水杨酸甲酯或冬青油或松脂醇透明，浸蜡及包埋与鱼卵相同。

（4）切片染色可用铁苏木精液、卡红或沙黄等。

（5）常规脱蜡、透明、封固。

2. 蛙胚连续切片制片方法

［试剂配制］

苯胺水溶液：苯胺油 3ml，蒸馏水 80ml。

番红溶液：番红 1g，95% 乙醇 10ml，苯胺水溶液 90ml。将番红溶于乙醇中，再加苯胺水溶液，24h 后过滤保存备用。

苦味酸 - 亮绿液：苦味酸（95%）乙醇饱和液 25ml，0.5% 亮绿（用 95% 乙醇配制）乙醇制液 25ml。以上两液混合后即可使用。

［操作步骤］

（1）取小蝌蚪（或蛙胚），放入培养皿内，加少量 10% 甲醛液将其致死后，再加入多余蝌蚪体积 40 ～ 50 倍的 10% 甲醛液继续固定，这样可保证蝌蚪不变形。

（2）小蝌蚪经固定液固定后，用蒸馏水洗 2 ～ 3 次，放入 50%、70%、80%、95%、100% 各级乙醇脱水，每级 30 ～ 60min，脱水后将蝌蚪转入 1/2 纯乙醇与 1/2 二甲苯混合液和二甲苯进行透明，再将透明后的蝌蚪入 1/2 二甲苯与 1/2 石蜡，再浸入石蜡 2 次，每级需 30 ～ 60min，浸蜡后进行包埋，包埋时组织材料的方向一定要摆准确。

（3）小蝌蚪一般做连续切片，切片 8 ～ 10μm，先切成连续的长蜡带，再裱于涂有蛋白甘油的载玻片上，放在 38 ～ 40℃恒温箱内烘干即可。

（4）切片脱蜡后入无水乙醇 5 ～ 10min，再经入 1% 火棉胶液处理 1 ～ 2min，取出后稍晾片刻，然后将切片入各级乙醇入水。

（5）采用 Ehrlich 苏木精液染色 10～15min，自来水冲洗后蒸馏水浸洗；用 1% 盐酸乙醇液分色 15s，自来水冲洗后入蒸馏水浸洗，再入 0.5% 氨水液内蓝化，自来水冲洗 5min，再入蒸馏水洗 5min。

（6）放入 1% 番红水溶液染色 1～2h。

（7）切片染色后经蒸馏水浸洗，再入 50%、70% 的两级乙醇脱水，每级 3～5min。

（8）再将切片入苦味酸－亮绿液染色 10～15s，再用 95% 乙醇－苦味酸饱和液分色 3～5s。

（9）切片入无水乙醇内（在 300～500ml 乙醇内加氯仿 5～6ml，防止火棉胶溶解）脱水 2 次，每次 1～2min，用二甲苯透明 2 次，每次 10～20min，最后用中性树胶封固。

［结果］细胞核呈红褐色，细胞质呈浅绿色或黄绿色，卵黄呈橘黄色。

（四）哺乳类

由于人的早期胚胎不易获得，尤其是受精及卵裂时期更难得到，因此多采用动物代替。一般早期胚胎多取自小白鼠、家兔及猪，尤其是小白鼠及家兔，标本易获得，结构较典型。但首先要确定动物的胎龄、胎数及性周期的变化等情况，才能获得所需要的标本，再可进行标本制作。

1. 早期猪胚胎标本的制作方法　母猪一般在 7 月龄或 8 月龄达到性成熟，发情周期平均为 21d，发情开始前 2d 或 3d，定型的卵泡迅速增大而进行成熟分裂。猪经交配后，可获得猪的胚胎标本；但小于 6mm 的标本不易获得，依据 Patten《猪的胚胎学》著作为所描述的对猪胚各阶段的变化，即交配后 2d 左右为 2 细胞期；交配后 2.5d 左右为 4 细胞期；交配后 3.5d 左右为 16 细胞期；交配后 5d 左右为胚泡期（囊胚期）；交配后 7～8d 为原肠早期示内胚层分化；交配后 9d 左右为原肠晚期示中胚层形成；交配后 12d 为原条期三个胚层分化形成；交配后 14d 神经板形成，原条退缩，原肠分化成前中后肠。

［操作步骤］

（1）取 6～16mm 长的猪胚，固定于 Bouin 液内 24～48h。

（2）放入 0.2% 氨水（50% 乙醇配制）浸洗，直至无黄色为止。

（3）经 Harris 苏木精液整块组织染色 9～14d，再作石蜡切片。

（4）切片 6～10μm，切片经二甲苯透明，中性树胶封固。

［结果］各期猪胚细胞核呈蓝黑色。

注：6mm 以上的猪胚可做连续横切、左右纵切或背腹纵切。

2. 小白鼠胚胎标本的制作方法　选用小白鼠胚胎制作标本有很多好处，主要是由于小白鼠生长周期短，出生后 2～3 个月即达成熟，妊娠时间较短，仅 19～21d，属于高产实验动物，可在较短时间内可获得较多的实验标本供教学与科学研究所应用。

［操作步骤］

（1）选取健康小白鼠进行交配，可采用阴道查检的方法来确定胎龄。

（2）将交配好后的小白鼠进行取材，可取出卵巢、输卵管、子宫和阴道，平铺于吸水纸上连纸一起固定。

（3）固定于 Bouin 液内 12 ～ 24h。

（4）固定后再取胚胎进行脱水包埋，并作连续切片，切片 8 ～ 10μm，而对子宫常作纵切，经苏木精 - 伊红染色。

（5）常规脱水、透明、封固。

[结果] 小白鼠取胚组织的细胞质呈红色，细胞核与细胞膜呈蓝色。

3. 猪胚标本 HE 整体染色方法（连续切片制作法）

[试剂配制]

Ehrlich 苏木精稀释液：Ehrlich 苏木精原液 5ml，加蒸馏水至 50ml 即可。

伊红乙醇溶液：伊红 1g 放入 70% 乙醇 100ml 中，待溶解后即可使用。

[操作步骤]

（1）取猪胚 6 ～ 10mm 为宜，可连同羊膜一起固定于 Bouin 液内 24h。

（2）将胚胎入 70% 乙醇加氨水数滴，换洗多次，直至苦味酸的黄色脱尽为止，剥去羊膜并保存于 70% 乙醇中。

（3）入 Ehrlich 苏木精稀释液染色 7 ～ 10d。

（4）蒸馏水稍洗，入酸乙醇分色，直至无染色液溢出为止，再入氨水处理 3 ～ 5h。

（5）流水冲洗 12 ～ 24h 后，入伊红乙醇溶液染色 2 ～ 3d。

（6）入无水乙醇 + 香柏油（按 1 ：1）2 ～ 4h，香柏油透明 6 ～ 12h。

（7）入二甲苯 3 ～ 5min 以洗去香柏油，入苯和软蜡（按 1 ：1 配制）混合剂，软蜡 2 次，各 1h，硬蜡 2 次，各 30min。

（8）胚胎经包埋、修整及切片 10 ～ 15μm。

（9）切片入二甲苯 2 次，每次 30min。

（10）选用长盖玻片滴加中性树胶封固。

[结果] 猪胚胎细胞核和细胞膜呈蓝色，细胞质呈红色。

注：①胚胎包埋时要注意切面方向，对于较大胚胎时，可行横切面，由胚的头顶切起，宜头向下包埋；额切面则由胚的腹面切起，宜胚背向上包埋等。②对较小胚胎时，可将胚胎（无须选择方向）平放于溶蜡内包埋，胚胎放入包埋盒溶蜡后，不可再移动，采用这种包埋法也可避免胚胎损坏，至于切片的方向，在修整块时按需要进行解决。③修整蜡块时，宜将包埋蜡块按胚胎体形修整为长方形，胚胎周围的蜡应保留适当，在蜡块四周可清晰地看到胚体的头尾与背腹方向，亦可根据需要决定胚胎的切面方向。

4. 胚胎神经组织的浸银制作方法（Rager 改良法）

[试剂配制]

甲醛 - 冰醋酸 - 乙醇液：37% 甲醛液 5ml，冰醋酸 5ml，80% 乙醇 90ml。

硝酸银溶液：0.01% 硝酸银的 0.1mol/L 硼酸 / 硼砂缓冲液（pH 8）。

还原液：Ⅰ液，无水碳酸钠50g，蒸馏水1000ml。Ⅱ液，硝酸铵2.0g，硝酸银2.0g，无水硅钨酸10g，蒸馏水1000ml。Ⅲ液，37%甲醛液7ml，Ⅱ液1000ml。先将7mlⅡ液慢慢加入10mlⅠ液内，随加随用力摇动，再慢慢加入3mlⅢ液（加时必须按上列次序，用力摇荡，否则将生成白色沉淀）。

［操作步骤］

（1）将取得的胚胎标本，固定于甲醛－冰醋酸－乙醇液中3～4d后，常规脱水透明，石蜡包埋，切片10～20μm。

（2）切片贴片烘干后，经甲苯脱蜡下行入水，切片在1%铬酸水溶液内10～30min（37℃），再用蒸馏水洗10～15min，或用1%重铬酸钾水溶液或5%甲醛液的pH 7.4，0.1M磷酸缓冲液内（37℃）处理1～2h。

（3）入硝酸银溶液浸染20～24h（37℃避光）。

（4）速经蒸馏水洗后，放入0.5%醋酸水溶液内处理10～20min。

（5）在还原液内还原5～10min，直至切片呈灰褐色为止，再在0.5%醋酸水溶液内处理5min后，蒸馏水洗，用1%氯化金水溶液调色5～10min。

（6）常规脱水、透明、封固。

［结果］胚胎内神经纤维呈黑色。

5. 胚胎组织Golgi制作方法　Stensaas（1967）用本方法浸染兔的大脑皮质发育中的神经元获得成功，他用下列两种固定液进行固定，而Scheibel（1978）尤其主张应用重铬酸钾－水合氯醛液固定成年小动物脑组织内胶质细胞等。

［试剂配制］

重铬酸钾－水合氯醛液：重铬酸钾5g，蒸馏水99ml，水合氯醛3g。重铬酸钾溶解后，在临用时加水化氯醛即可使用。

Stensaas液：重铬酸钾5g，水合氯醛5g，甲醛（40%）5ml，25%戊二醛5ml，蒸馏水100ml，现配现用。

［操作步骤］

（1）组织固定在重铬酸钾－水合氯醛液内24～48h，24h后换新液1次。胚胎组织脆弱，换新液时可用薄绵纸包好。

（2）组织固定后，用1.5%硝酸银水溶液缓慢冲洗（也可用蒸馏水速洗1～2次），再放入新配制的1.5%硝酸银水溶液内浸染12～24h。

（3）经蒸馏水洗后，用50%、75%、95%及无水乙醇依次各级脱水，放置15～30min。

（4）放入苯内透明，石蜡包埋切片或火棉胶－石蜡包埋切片，切片厚6～10μm。

（5）常规脱水、透明、封固。

注：①Stensaas认为重铬酸钾－水合氯醛液对研究发育轴索系统特别有效；②切片只能保存半年时间，可拍数码照片备用。

（龚 杕）

附录 常用名词术语中英文对照

A

Alcian blue 阿利新蓝

Aldehyde fuchsin 醛品红

Alizarin red 茜素红

Aniline blue 苯胺蓝、亚尼林蓝

Argentaffin 嗜银的、亲银的（指组织）

Argentaffin cell 嗜银细胞

Argentaffin fibers 嗜银纤维

Argentaffin granules 嗜银颗粒

Argentation 银染法、镀银

Azocarmine 偶氮卡红

Azo dyes 偶氮染料

Azure 天青、天蓝

Acidophilic cell 嗜酸性细胞

Adrenal gland 肾上腺

Astrocyte 星形胶质细胞

Affinity 亲和力

Automatic sharpeners 自动磨刀机

Azofuchsin 偶氮复红

Azophloxine 偶氮焰红

Acid fuchsin 酸性品红（复红）

Absolute alcohol 无水乙醇

Alum 矾、明矾

Auerbach 肠肌丛

Azocarmine staining 偶氮胭脂红染色法

Azo 偶氮

Acid 酸

Adipose tissue 脂肪组织

Artefact 人工假象

B

Blood smear 血液涂片

Bone ground Section 骨磨片

Bone marrow smear 骨髓涂片

Brillant green 亮绿

Brain 脑

Bile canaliculus 胆小管

Blood 血液

Blade 刀口、刀片

C

Canada balsam 加拿大胶

Cardinal 鲜红色

Carmine 胭脂红

Cerebellum 小脑

Connective tissue 结缔组织

Collagenous fiber 胶原纤维

Cover-slip 盖片、盖玻片

Cresyl violet 克紫、焦油紫

Crystal violet 结晶紫

Chromaffin cell 嗜铬细胞

Connective tissue proper 固有结缔组织

Corti's organ 柯蒂器、螺旋器

Cochlea 耳蜗

Cerebrum 大脑

Cartilage 软骨

Colon 结肠

Capillary 毛细血管

Chondrocyte 软骨细胞

Circulatory system 循环系统

Cardiac muscle 心肌

Clearing 透明

Chief cells 主细胞

D

Dehydration 脱水

Dye 染料、染色剂

Dust cell 尘细胞

Diffuse neuroendocrine system 弥散神经内分泌系统

Desmosome 桥粒

Dense connective tissue 致密结缔组织

Digestive gland 消化腺

E

Eosin 伊红、曙红

Embedding 包埋

Ethanol 乙醇、酒精

Exfoliative cytology 脱落细胞学

Embryology 胚胎学

Eyeball 眼球

Erythrosine 赤藓红、藻红

Embedding 包埋

Esophagus 食管

Eosin Y 伊红 y

Eye 眼

Epididymis 附睾

Elastica interna of arteries 动脉的内弹性膜

Elastica externa of arteries 动脉的外弹性膜

Endocrine system 内分泌系统

Elastic artery 弹性动脉

Elastic cartilage 弹性软骨

Elastic fiber 弹性纤维

Endothelium 内皮

Embryo 胚

Epithelial tissue 上皮组织

F

Fixative 固定剂

Formalin 甲醛

Fuchsin 品红、复红

Fuchsin acid 酸性品红

Fuchsin basic 碱性品红

Filiform papilla 丝状乳头

Fungiform papilla 菌状乳头

Fast green 坚牢绿

Formic acid 甲酸、蚁酸

Frozen section 冰冻切片

Fat cells 脂肪细胞

Follicular cell 卵泡细胞

Fibrous cartilage 纤维软骨

Fat-storing cell 贮脂细胞

G

Gentian violet 甲紫

Giemsa stain 姬姆萨染色

Glacial acetic acid 冰醋酸

Golgi cell 高尔基细胞

Gold chloride 氯化金

Golgi type Ⅰ neurons 高尔基Ⅰ型神经元

Golgi type Ⅱ neurons 高尔基Ⅱ型神经元

Golgi staining 高尔基染色法

Gold chloride staining 氯化金染色法

Goblet cell 杯状细胞

H

Hematoxylin 苏木素、苏木精

Histology 组织学、显微解剖学

Histological staining 组织染色

Histotome 组织切片机

Histotomy 组织切片术

Haemalum 明矾苏木精

Haematein 氧化苏木精、苏木因

Heavy metal reaction 重金属反应

Histiocyte 组织细胞

Hydroquinone 对苯二酚

Hyperchromutosis 着色过度、染色过深

Hypochromatism 着色不足

Hydrochloric acid 盐酸

Hematoxylin and eosin staining 苏木精伊红（HE）染色法

Histological staining of tissue 组织学染色法

Heidenhain 偶氮胭脂红染色法

Hepatic plate 肝板

Hepatic macrophage 肝巨噬细胞

Hepatocyte 肝细胞

Haversian system 哈弗氏系统

Hyaline cartilage 透明软骨

Hardening 硬化作用

I

Impregnation 浸染、浸镀、浸透

Innovation 新方法

Iron alum 铁明矾

Iron hematoxylin 铁苏木精

Injection technique 注射技术

Internal 内耳

Iron-hematoxylin staining 铁－苏木精染色法

Intercalated disk 闰盘

Immunochemistry 免疫化学

Immune cell 免疫细胞

Internal elastic membrane 内弹性膜

J

Jelly 明胶

Juxtaglomerular apparatus 球旁器

Jejunum 空肠

Juxtaglomerular complex 球旁复合体

Juxtaglomerular cell 球旁细胞

K

Kidney 肾

Keratin 角蛋白

Kupffer cell 库普弗细胞

L

Liquor 溶液、溶剂

Lead nitrate 硝酸铅

Lead sulfide 硫化铅

Leukocyte 白细胞

Leukocytes staining 白细胞染色

Light green 淡绿、光绿、亮绿

Langerhans cell 朗格汉斯细胞

Lymphocyte 淋巴细胞

Lymph node 淋巴结

Laboratory 实验室、研究室

Lipofuscin 脂褐素

Large artery 大动脉

Large vein 大静脉

Lamellar corpuscle 环层小体

Lyon blue 里昂蓝

Loose connective tissue 疏松结缔组织

M

Mesothelium 间皮

Macrophages 巨噬细胞

Mast cell 肥大细胞

Magenta 品红、复红

Metachromasia 异染性、变色反应

Metachromatic staining 异染染色

Methodology 方法学

Methyl blue 甲基蓝

Methylene blue 美蓝、亚甲蓝、次甲蓝

Methyl green 甲基绿

Methyl violet 甲基紫

Microtome 切片机

Microtome knife 切片刀

Microscope anatomical 立体显微镜

Microsection 显微切片

Microscope 显微镜

Morphology 形态学

Mounting 封固

Mountant 封固剂

Mordant 媒染剂

Merkel cell 梅克尔细胞

Mesophragma 横纹肌

Muscle fiber 肌纤维

Molybdate 钼酸盐

Methylene blue staining 亚甲蓝染色法

Methods of tissue 组织染色的方法

Melanin granule 黑素颗粒

Melanocyte 黑素细胞

Myenteric plexus 肌间神经丛

Muscle spindle 肌梭

Muscle tissue 肌组织

Male reproductive system 男性生殖系统

Myelinated nerve fiber 有髓神经纤维

Macula sacculi 球囊斑

Myelin sheath 髓鞘

Maculae acustica 位觉斑

Macula densa 致密斑

Microglia 小胶质细胞

Motor end plate 运动终板

N

Nerve cell 神经细胞

Nerve ending 神经末梢（终板）

Neutral stain 中性染料

Neurofibril 神经原纤维

Neutral red 中性红

Nissl's body 尼氏小体

Neuroglia 神经胶质

Neuroglial cell 神经胶质细胞

Nervous system 神经系统

Nerve fiber 神经纤维

Nerve tissue 神经组织

Neurite 神经突起

O

Oxidase 氧化剂

Oilred-O 油红 O

Ovary 卵巢

Osteocytes 骨细胞

Oxalic acid 草酸

Osteon 骨单位

Osteocyte 骨细胞

Osseous tissue 骨组织

Oligodendrocyte 少突胶质细胞

P

Paraffin 石蜡

pathology 病理学

Pathomorphology 病理形态学

Paraffin section 石蜡切片

Periodic acid 过碘酸

Phloxine 焰红（荧光桃红）

Pyridine 吡啶

Plate cover 盖片

Prostate 前列腺

Prussian blue 普鲁士蓝

Pyrogallic acid 焦性没食子酸

Paneth cell 帕内特细胞（潘氏细胞）

Purkinje cell 浦肯野细胞

Purkinje fiber 浦肯野纤维

Ponceau 丽春红

Potassium dichromate 重铬酸钾

Potassium permanganate 高锰酸钾

Potassium alum 钾明矾

Picric acid 苦味酸

Plasma cell 浆细胞

Pharynx 咽

Pineal body 松果体

Parotid gland 腮腺

Pituicyte 垂体细胞

Pulmonary macrophage 肺巨噬细胞

Pseudounipolar neuron 假单极神经元

Parafollicular cell 滤泡旁细胞

Pinealocyte 松果体细胞

Pancreas islet 胰岛

Q

Qualification 合格、规格

Quality 质量

R

Reductor 还原剂

Resorcin 雷锁辛（间苯二酚）

Rivet 固定

Rotary microtome 轮转式切片机

Routine staining 常规染色

Ranvier's node 郎飞结

Reticulocyte 网织红细胞

Reticular fiber 网状纤维

Reticular tissue 网状组织

S

Saffron 藏红花

Section 切片

Section on emulsion technique 贴片技术

Stomach 胃

Smear 涂片

Smear stain 染色涂片

Spinal cord 脊髓

Staining 染色法、染色

Stain hematoxylin-eosin 苏木精伊红染剂

Sodium thiosulfate 硫代硫酸钠

Staining compound 复合染色法

Scarlet red 猩红

Sudan-Ⅲ 苏丹Ⅲ

Sudan-Ⅳ 苏丹Ⅳ

Sudan black-B 苏丹黑 B

Suprarenal gland 肾上腺

System 系统、方法

Schwann's cell 施万细胞

Stain Harris hematoxylin 哈瑞士苏木精

Sodium glycerophosphate 甘油磷酸钠

Serial cutting 连续切片

Synapse 突触

Schiff's reagent 雪夫试剂

Sudan black staining 苏丹黑染色法

Skin 皮肤

Silver method 浸银法、镀银法

Skeletal muscle（s）骨骼肌

Spleen 脾

Smooth muscle 平滑肌

Spiral organ 螺旋器

Striated muscle 横纹肌

T

Technique 技术

Thioine 硫堇

Toluidine blue 甲苯胺蓝

Toluidine blue staining 甲苯胺蓝染色法

Trichlormethane 三氯甲烷、氯仿

Trimming block 蜡块处理

Triple impregnation method 三重染色法

Trypan blue 台盼蓝、锥蓝

Thymus 胸腺

Type Ⅰ alveolar cell Ⅰ型肺泡细胞

Type Ⅱ alveolar cell Ⅱ型肺泡细胞

Toluylene red 中性红

Tartrazine 酒石黄

Tertiary butyl alcohol 叔丁醇

Thioflavin T 硫黄素 -T

Tongue 舌

Thyroid follicle 甲状腺滤泡

Trachea 气管

Thionine Staining 硫堇染色法

Tonsils 扁桃体

Trichrome staining 三色染色法

Trypan blue uptake 摄取台盼蓝

Tissue 组织

Testis 睾丸

Thyroid gland 甲状腺

Transitional epithelium 变移上皮

Toning 调色、增色

Testicular interstitial cell 睾丸间质细胞

U

Unroll 显示

Unmyelinated nerve fiber 无髓神经纤维

Uterus 子宫

Urinary system 泌尿系统

V

Victora blue B 维多利亚蓝 B

Victora blue 4R 维多利亚蓝 4R

Verhoeff stain 费尔霍夫染色

Veins 静脉

Vaseline 凡士林

W

Wright stain 瑞氏染色

Wall cell 细胞壁

Whole mount method 整体制片法

WBC（White blood cell ）白细胞

X

Xylol 二甲苯

Xylol-balsam 二甲苯 - 香胶

Y

Young Plasmocyte（Proplasmacyte）幼浆
细胞

Z

Zincum chloride 氧化锌

Zincum chromate 铬酸锌

参考文献

［1］王伯云，李玉松，等．病理学技术．北京：人民卫生出版社，2001．

［2］龚志锦，詹镕洲．病理组织制片和染色技术．上海：上海科学技术出版社，1994．

［3］芮菊生，杜懋琴，陈海名，等．组织切片技术．北京：人民教育出版社，1980．

［4］张哲，陈辉，万发义，等．病理组织制片和染色技术．上海：上海科学技术出版社，1988．

［5］蔡文琴，王伯芸．实用免疫细胞化学与核酸分子杂交技术．成都：四川科学技术出版社，1994．

［6］社卓民．实用组织学技术．北京：人民卫生出版社，1982．

［7］凌启波．实用病理特殊染色和组织化学技术．广州：广东高等教育出版社，1989．

［8］陈佛痴，等．组织学方法．长春：吉林人民出版社，1964．

［9］克拉克 G，陆怀南，译．生物染色程序．北京：科学出版社，1985．

［10］高铭都，黄义禄．病理组织切片技术．台北：台湾南山堂出版社，1988．

［11］成令忠，钟翠平，蔡文琴．现代组织学．上海：上海科学技术文献出版社，2003．

［12］孟运莲．现代组织学与细胞学技术．武汉：武汉大学出版社，2004．

［13］赵荧．形态学实验技术．北京：北京大学医学出版社，2008．

［14］周庚寅．组织病理学技术．北京：北京大学医学出版社，2006．

［15］全国卫生专业技术资格考试专家委员会．病理学技术．北京：人民卫生出版社，2010．

［16］唐军民．形态学实验技术．北京：北京大学医学出版社，2008．

［17］班克罗夫特，等．组织学技术．北京：北京大学医学出版社，2008．

［18］Defined Endocrine faction of pancreatic islet cell tumors. Histopathology, 1978.

［19］Sheehan D C, et al. Theory and Practice of Histotechnology. 2nd ed. The C. V. Mosby company. S. louis, 1980.

［20］Demham P L,et al. Nucleolar organizer region counts in Keratoacanthoma and Squamous tell carcinomas. J Pathol, 1985.

［21］Smith R, Crocker J. Evaluation of nucleolar organizer region associated proteins In breast malignancy. Histopathology, 1998.

［22］Smith P J,et al. The effect of a series of fixatives on the AgNOR technique. J Pathol, 1988.

彩　图

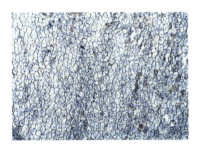

彩图 2-1　单层扁平上皮（腹膜表面观）硝酸银浸染苏木精复染（×10）

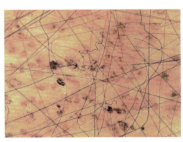

彩图 3-1　结缔组织铺片 Gomori 醛复红染色（×40）

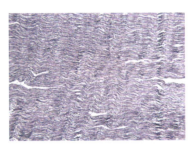

彩图 3-2　致密结缔纽织（项韧带）Verhoeff 铁苏木精染色（×10）

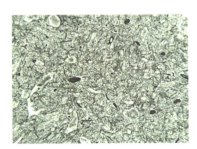

彩图 3-3　淋巴结（网状纤维）Foot 染色（×40）

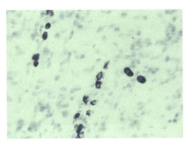

彩图 3-4　肥大细胞（肠系膜铺片）甲苯胺蓝染色（×40）

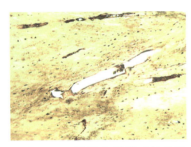

彩图 5-1　骨伏克曼管（长骨纵磨片）硝酸银浸染（×10）

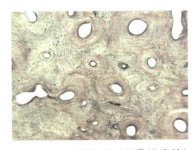

彩图 5-2　骨密质（长骨横磨片）硝酸银浸染（×10）

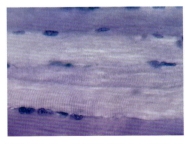

彩图 6-1　骨骼肌铁苏木精染色（×40）

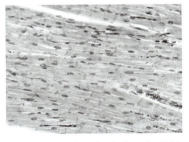

彩图 6-2　心肌闰盘·心肌组织块染色（×40）

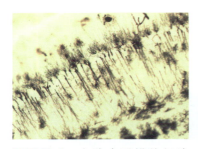

彩图 7-1 大脑皮质锥体细胞 Golgi 法（×40）

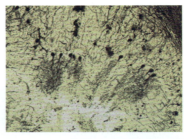

彩图 7-2 小脑皮质浦肯野细胞 Cox 法（×10）

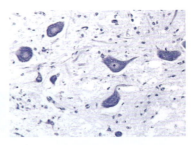

彩图 7-3 尼氏小体亚甲蓝染色（×40）

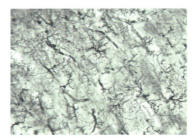

彩图 7-4 大脑小胶质细胞 Penfield 法（×40）

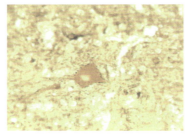

彩图 7-5 脊髓运动神经元（突触扣结）硝酸银浸染（×40）

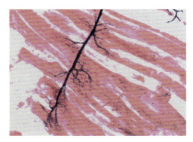

彩图 7-6 运动终板氯化金染色（×10）

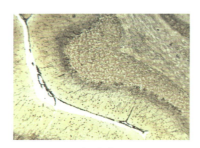

彩图 7-7 小脑皮质 Cajal Ⅳ 法（×10）

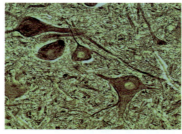

彩图 7-8 神经原纤维硝酸银浸染（×40）

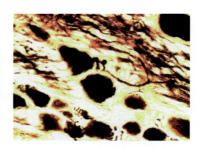

彩图 8-1 假单极神经元硝酸银浸染（×40）

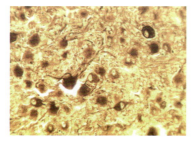

彩图 8-2 交感神经节（双极神经元）硝酸银浸染（×10）

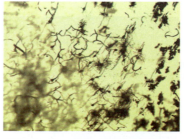

彩图 8-3 大脑星形胶质细胞 Golgi 法（×10）

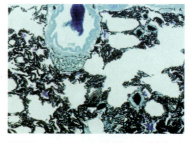

彩图 10-1 肺血管墨汁注射浆肺血管注射（×10）

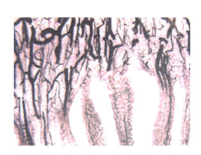

彩图 10-2 墨汁注射浆小肠血管注射焰红复染（×10）

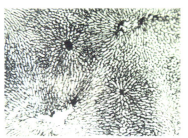

彩图 10-3 肝血管墨汁注射浆肝门静脉注射（×10）

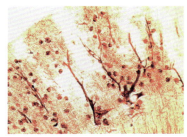

彩图 10-4 肾血管卡红注射浆肾血管注射（×10）

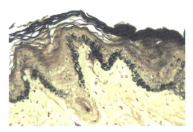

彩图 11-1 薄皮黑色素细胞硝酸银浸染（×10）

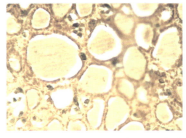

彩图 13-1 甲状腺滤泡旁细胞硝酸银浸染（×40）

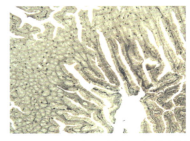

彩图 14-1 小肠嗜银细胞硝酸银整块浸染（×10）

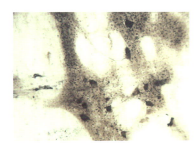

彩图 14-2 小肠肌间神经丛铺片硝酸银浸染（×40）

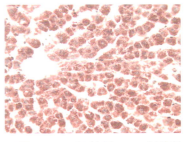

彩图 15-1 肝糖原 Best 氏胭脂红染色（×40）

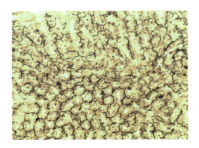

彩图 15-2 肝胆小管 Kopsch 改良法（×40）

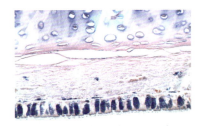

彩图 16-1 气管杯状细胞阿利新蓝－苏木精伊红染色（×40）

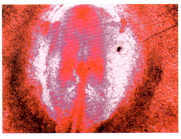

彩图 20-1 鸡胚头突期锂卡红染色（×10）